# TRAITÉ

## THÉORIQUE ET PRATIQUE

# DES BLESSURES

## PAR ARMES DE GUERRE.

## *Librairie de J.-B. Baillière.*

NOUVEAUX ÉLÉMENS DE PATHOLOGIE MÉDICO-CHIRUR-
GICALE, ou Traité théorique et pratique de médecine et de chirurgie, par L.-Ch. Roche, D. M. P., membre de l'Académie royale
de médecine, etc., et J.-L. Sanson, D. C. P., chirurgien en second
de l'Hôtel-Dieu de Paris, troisième édition. Paris, 1833. 5 vol. in-8
de 600 pages chacun.         36 fr.

TRAITÉ PRATIQUE DES MALADIES DE L'UTÉRUS ET DE
SES ANNEXES, *appuyé d'un grand nombre d'observations cliniques*, par madame Boivin, docteur en médecine, sage-femme, sur-
veillante en chef de la maison royale de Santé, et A. Dugès, professeur à la Faculté de médecine de Montpellier. Paris, 1833. 2 vol.
in-8.         14 fr.

— Atlas de 41 planches in-fol., gravées et coloriées, représentant en
120 figures les principales altérations morbides des organes génitaux
de la femme. Paris, 1833. in-fol., avec explication.     60 fr.

— L'Ouvrage complet pris ensemble, 2 volumes in-8, atlas in-folio.
        70 fr.

MÉMOIRES DE L'ACADÉMIE ROYALE DE MÉDECINE. T. I,
Paris, 1828. — T. II, Paris, 1832. — T. III, Paris, 1833. — T. IV,
1835. 4 forts vol. in-4, *avec planches.* Prix de chaque volume.
        20 fr.

DE L'OPÉRATION DU TRÉPAN DANS LES PLAIES DE TÊTE,
par A. Velpeau, professeur de la faculté de médecine de Paris,
chirurgien de l'hôpital de la Pitié, Paris, 1834. in-8.    4 fr. 50 c.

NOUVEAUX ÉLÉMENS DE MÉDECINE OPÉRATOIRE, *accompagnés d'un atlas de 20 planches in-4 gravées, représentant les
principaux procédés opératoires et un grand nombre d'instrumens
de chirurgie*, par A. Velpeau, Paris, 1832. 3 forts volumes in-8
et un atlas in-4.         30 fr.

TRAITÉ COMPLET DE L'ART DES ACCOUCHEMENS, ou To-
cologie théorique et pratique, avec un abrégé des maladies qui
compliquent la grossesse, le travail et les couches, et celles qui
affectent les enfans nouveau-nés, *accompagné de 16 planches gravées*, par A. Velpeau, deuxième édition, augmentée, Paris, 1835.
2 forts vol. figures.         16 f.

EMBRYOLOGIE OU OVOLOGIE HUMAINE, contenant l'histoire
descriptive et iconographique de l'œuf humain, par A. Velpeau,
*accompagnée de 15 planches dessinées et lithographiées avec le
plus grand soin*, Paris, 1833. 1 vol. in-folio cartonné.   25 fr.

DES CONVULSIONS CHEZ LES FEMMES pendant la grossesse,
pendant le travail et après l'accouchement, par A. Velpeau, Paris,
1834. in-8.         3 fr. 50 c.

COURS DE PATHOLOGIE ET DE THÉRAPEUTIQUE GÉNÉ-
RALES, professé à la faculté de médecine de Paris, par F.-J.-V.
Broussais, médecin en chef de l'hôpital militaire du Val-de-Grâce,
première et deuxième années, 1832 et 1833.—*Cours complet*, composé de 129 leçons. Deuxième édition. Paris, 1834. 5 forts volumes
in-8.         40 fr.

DE LA RÉUNION IMMÉDIATE DES PLAIES, de ses avantages
et de ses inconvéniens, par L.-J. Sanson, chirurgien de l'Hôtel-Dieu
de Paris, 1834. in-8.         3 fr.

# TRAITÉ

## THÉORIQUE ET PRATIQUE

# DES BLESSURES

## PAR ARMES DE GUERRE,

RÉDIGÉ

D'APRÈS LES LEÇONS CLINIQUES

**DE M. LE BARON DUPUYTREN,**

Chirurgien en chef de l'Hôtel-Dieu.

ET PUBLIÉ SOUS SA DIRECTION,

**Par MM. les docteurs A. Paillard et Marx.**

TOME SECOND.

**PARIS.**

J.-B. BAILLIÈRE,

LIBRAIRE DE L'ACADÉMIE ROYALE DE MÉDECINE,

Rue de l'École-de-Médecine, n° 13 *bis*.

LONDRES, MÊME MAISON, 219 REGENT STREET.

1834.

IMPRIMERIE DE COSSON ,
9, Saint-Germain-des-Prés.

# LEÇONS CLINIQUES

SUR LES

## BLESSURES PAR ARMES DE GUERRE.

## BLESSURES PAR ARMES DE GUERRE EN GÉNÉRAL.

### CHAPITRE I$^{er}$.

#### Des hémorrhagies considérées comme complication dans les blessures par les armes de guerre.

DANS le cours des précédens chapitres, nous avons décrit complétement plusieurs des complications qu'on rencontre si souvent dans les plaies ; tels sont le *tétanos*, l'*étranglement*, la *stupeur*, la *commotion*, etc. , etc. (Voyez plus haut). Il nous reste quelques autres complications à faire connaître encore, complications qui sont toutes aussi importantes et aussi fréquentes que ces dernières, telles sont les hémorrhagies, les abcès viscéraux, la pourriture d'hôpital, etc. Nous terminerons enfin toutes ces généralités sur les blessures par armes de guerre, par la description des cicatrices des plaies, et par celle de leurs maladies.

Nous commençons par la complication la plus commune, l'*hémorrhagie*, dont nous avons déjà dit quelques mots, mais d'une manière très-générale , à l'occasion des plaies par armes à feu, et seulement pour prouver qu'elles se rencontraient très-fréquemment dans ce genre de blessures , malgré l'opinion généralement accréditée.

### SECTION I<sup>RE</sup>.

De l'hémorrhagie traumatique considérée d'une manière générale.

On nomme *hémorrhagie* , tout écoulement de sang capable par son abondance de compromettre la vie.

Nous avons vu que ces écoulemens pouvaient avoir lieu à la suite des plaies produites par des armes piquantes, tranchantes, contondantes, à la suite de celles qui sont produites par arrachement, déchirure, écrasement; elles peuvent avoir lieu aussi dans les plaies par armes à feu, quoique avec des tendances différentes. Les hémorrhagies sont donc un accident commun à toutes ces blessures, aussi nous a-t-il paru plus utile d'en faire une histoire générale, au lieu de la diviser en autant d'articles qu'il y a de sortes de blessures capables de les produire.

La quantité de sang qu'un homme peut perdre avant d'être mis en danger varie à l'infini. Les uns ont avancé que la perte de quelques livres de sang suffisait pour donner la mort, d'autres au contraire, ont dit qu'un homme en pouvait perdre quinze ou vingt livres sans compromettre son existence. Quelque opposées qu'elles soient, ces assertions sont également vraies, et ces différences s'expliquent parfaitement par l'âge, la constitution, l'état de santé, ou de maladie des individus, par la lenteur ou la rapidité de l'écoulement du sang, par la quantité des boissons et des alimens pris pendant la durée des hémorrhagies et dans les intervalles qui les séparent. Ainsi, par exemple, les hémorrhagies faibles, mais prolongées, peuvent fournir en un mois, deux ou trois fois plus de sang qu'il n'en existe en circulation dans le corps d'un homme en état de santé ; pendant ce temps le sang est réparé.

Il est toujours utile, mais souvent il n'est pas toujours facile, d'apprécier la quantité de sang perdu dans une hémorrhagie. L'effroi la grossit toujours, l'eau et les autres liquides auxquels le sang se trouve mêlé en augmentent la quantité apparente. Les linges qui l'ont reçu peuvent, suivant la manière d'estimer les choses, conduire à des appréciations très-opposées entre elles et à la vérité. Deux bases peuvent être prises pour cette appréciation : 1º la quantité apparente de sang perdu, défalcation faite des liquides qui sont venus s'y mêler ; 2º l'état dans lequel se trouve le malade. Les récits des assistans, ceux des malades surtout, ne doivent être regardés que comme des indices souvent trompeurs, et qu'il faut soumettre à une vérification rigoureuse ; tel, par exemple, n'hésite pas à dire qu'il a perdu cinq ou six litres de sang, alors qu'il en a perdu tout au plus quelques onces. L'inspection attentive des vêtemens de corps et de lit est, lorsqu'elle est possible, un moyen assez sûr d'arriver à la vérité ; mais ici encore, on a besoin de se défier des apparences. Peu de sang suffit pour faire de larges plaques. On ne peut d'ailleurs apprécier ainsi cette quantité d'une manière juste, parce qu'on ignore de quelle quantité de sérosité le sang s'est dépouillé en les pénétrant ; l'appréciation est plus difficile encore, quand des lotions ont été faites. La couleur du sang est d'un rouge pourpre, plus vif dans le sang artériel et tirant sur le violet dans le sang veineux. Le mélange d'eau et de sang par égales parties n'altère pas sensiblement la couleur de ce dernier liquide ni sa concrescibilité ; il lui donne une couleur rouge pure. Le mélange de deux ou trois parties d'eau, et d'une partie de sang l'affablit, ne le laisse plus que rouge clair, et altère déjà sa concrescibilité. Le mélange de cinq ou six parties d'eau lui ôte presque toute sa concrescibilité, et lui donne une couleur rose foncée. Enfin, la couleur du sang se réduit à une couleur plus ou moins légèrement rosée, à mesure que la quantité de l'eau dans laquelle il est étendu, vient à être augmentée.

Dans ces nuances de décoloration par l'art, jamais celui-ci ne reproduit la couleur amaranthe. Celle-ci est le produit de la vie, et ce n'est qu'après des hémorrhagies très-fortes ou répétées, que le sang contenu dans les vaisseaux prend cette couleur amaranthe plus ou moins claire.

Parmi les liquides employés à arrêter les hémorrhagies et qui en se mêlant au sang augmentent la quantité réelle de celui qui a été perdu, il en est qui, en ravivant sa couleur, en lui donnant plus d'éclat et d'intensité, concourent à tromper sur la quantité réelle de celui qui s'est écoulé ; tels sont les acides étendus d'eau jusqu'à agréable acidité ; d'autres, au contraire, altèrent sa couleur purpurine, et lui donnent en le concrétant, une couleur grise, brune et même charbonnée ; tels sont les acides étendus dans une moins grande quantité d'eau que les précédens, les acides concentrés ; et parmi ceux-ci, l'acide sulfurique est celui qui donne au sang la couleur la plus foncée (1).

On voit quel inconvénient il y aurait à s'en rapporter à la couleur, pour arriver à l'appréciation de la quantité de sang perdu. Il vaut mieux examiner et bien consulter l'état du malade. Car c'est sur cet état que doivent s'appuyer les indications curatives.

La décoloration de la peau, la faiblesse du pouls, le refroidissement général du corps, l'anéantissement des forces, l'irrégularité du pouls, le ralentissement et l'accélération alternatifs des·mouvemens de la respiration, les syncopes plus ou moins répétées et prolongées, des battemens extraordinaires du cœur, des vomissemens, l'impossibilité de supporter les alimens les plus légers et même les boissons, des mouvemens spasmodiques, convulsifs, etc., tels sont les principaux symptômes qui annoncent des pertes considérables de sang, provenant soit des artères, soit des veines, et qui exigent qu'on arrête à tout prix l'hémorrhagie, sous peine d'accidens consé-

(1) La couleur du sang se modifie sous l'influence de divers gaz : il devient rouge cerise dans le gaz ammoniaque, rouge violet dans le gaz oxide de carbonne, deutoxyde d'azote, hydrogène carboné; rouge brun dans les gaz azote, carbonique, hydrogène, et protoxide d'azote; violet foncé passant au brun verdâtre dans l'hydrogène arseniqué ou sulfuré; brun maron dans le gaz hydro-chlorique ; brun noir dans le gaz sulfureux, brun noirâtre passant au blanc jaunâtre dans le chlore.

La couleur rouge du sang résiste à l'action des alcalis, de l'ammoniaque, des dissolutions d'alun, de prochlorure d'étain, de la noix de galle, etc., etc. Elle est altérée par les acides nitrique, sulfurique, et même par l'acide hydrochlorique : elle ne résiste point à l'action de l'air et de la lumière, et encore moins à celle de la putréfaction. L'ébullition la fait tirer au vert; quoique par réfraction, elle conserve encore sa teinte purpurine. Cette couleur varie d'ailleurs d'intensité et même de nuances selon que le sang provient des artères et des veines, et selon la constitution des individus et le genre des maladies. (Raspail, *Nouveau système de chimie organique.*) (*Note des rédacteurs.*)

cutifs très-graves, et mortels même, suivant la quantité de sang perdu par les malades.

Les hémorrhagies abondantes et répétées ont des effets bien plus durables qu'on ne le pense communément; elles jettent et elles retiennent pendant long-temps, les personnes qui les ont éprouvées, dans un état de pâleur, de langueur, de faiblesse, qui, suivant la quantité de sang perdu, l'âge et la constitution des individus, durent pendant des mois, des années et quelquefois même pendant la vie toute entière. Pendant tout ce temps, le sang reste rosé, quelquefois amaranthe, et peu concrescible, et ce n'est qu'au bout d'un temps fort long qu'il reprend ses qualités premières ; on croirait voir des personnes affectées de chlorose et d'anémie, tant est difficile la réparation de certains élémens du sang, de la matière fibrineuse et colorante surtout; mais ce qu'il y a d'extraordinaire, c'est que pendant ce temps, chez ces personnes presque exsangues, il se fasse des pléthores artificielles, des congestions, qui se manifestent par de l'agitation, de l'insomnie, des spasmes, de l'oppression, des étourdissemens, des battemens dans diverses parties du corps, au cœur, au col, à la tête, etc. ; symptômes qui disparaissent quand de petites émissions sanguines, de temps en temps répétées, viennent satisfaire au besoin évident qu'a la nature d'être débarrassée de ce surcroît de sang.

Dans un grand nombre de circonstances, les hémorrhagies traumatiques sont suivies de la mort. A l'autopsie des individus qui ont succombé de cette manière, on trouve les cavités du cœur, et les gros vaisseaux qui en partent ou qui s'y rendent, dans un état complet de vacuité; les tissus divers du corps, même ceux qui sont ordinairement les plus pourvus de vaisseaux, pâles, décolorés et tout-à-fait exsangues.

Le sang perdu doit être réparé chez les individus qui ne succombent pas aux hémorrhagies; mais le temps nécessaire à cette reproduction offre de nombreuses variétés, qui dépendent de l'âge, de la constitution des blessés, de la quantité de sang qui a été perdue, etc., etc.

La perte de douze, quinze ou dix-huit onces de sang, ne produit sur l'adulte qu'une faiblesse momentanée, et la nature ne tarde point à réparer cette perte. La perte de quelques livres de sang a des effets bien plus marqués, et se caractérise par la pâleur, l'extrême faiblesse et l'amaigrissement général du corps. La perte d'une plus grande quantité, de douze, quinze ou vingt livres, dans des hémorrhagies répétées, conduit toujours à un état d'anémie, marqué par une décoloration générale de la peau et des membranes muqueuses, et une langueur des fonctions qui dure, ainsi que nous l'avons dit, pendant des mois, des années, et même pendant la vie tout entière. Alors le sang prend une couleur amaranthe plus ou moins prononcée, et ce n'est que par degrés et à l'aide du repos du corps et de l'esprit, de bons alimens, tirés surtout du règne animal, de bouillons, de consommés, de boissons toniques, ferrugineuses, de l'habitation à la campagne, etc., etc., que les malades peuvent revenir à leur état premier. A l'aide de ces moyens sagement combinés on prévient ces fièvres nommées autrefois nerveuses ou putrides, qui attaquent si souvent les individus affaiblis par les hémorrhagies abondantes ou répétées.

On croit généralement que chez les enfans le sang se répare plus vite; nous admettons le fait; mais nous remarquerons aussi. que toute proportion gardée entre leur âge, leur développement, et ceux des adultes, les enfans ne peuvent pas supporter des pertes aussi grandes que ces derniers. Des hémorrhagies par suite d'application de sangsues, déterminent souvent chez eux un grand affaissement, et des convulsions qui sont souvent le prélude de la mort.

Il est d'observation que les femmes peuvent supporter de plus grandes pertes de sang que les hommes, comme si la nature en les assujétissant à des flux de sang périodiques, et à des pertes plus grandes encore lors de la parturition, avait mis en elles une force de reproduction plus forte.

La quantité de sang que certains individus peuvent perdre est quelquefois incroyable. Quelques uns ont perdu dans l'espace de quelques jours quinze, vingt, vingt-cinq livres de sang, quantité qui n'est assurément pas en circulation dans le corps de l'homme, mais qui se trouve accrue de moment en moment par les boissons que prennent les malades. On sait en effet que les hémorrhagies abondantes excitent une soif ardente. A peine portées dans l'estomac, ces boissons absorbées passent immédiatement dans la circulation, doublent et triplent même la masse du sang, et entretiennent ainsi la circulation ; on voit dans ces cas le sang se décolorer, devenir plus liquide, aqueux en quelque façon, et perdre avec sa fibrine toute faculté concrescible. C'est dans ces cas surtout que la réparation du sang est longue et difficile, si même elle est possible.

Le premier soin d'un chirurgien appelé auprès d'un malade affecté d'hémorrhagie, doit être de déterminer quelle est la source et la nature du sang qui s'écoule. En effet, deux sources fort différentes peuvent le fournir, et il importe d'autant plus de le distinguer, que les moyens d'y remédier diffèrent essentiellement. Les hémorrhagies sont de deux sortes, c'est-à-dire, qu'elles peuvent être fournies par les veines ou vaisseaux dans lesquels circule le sang noir, et par les artères ou vaisseaux dans lesquels circule le sang rouge.

## Section II.

### Hémorrhagies artérielles.

Les hémorrhagies artérielles ont pour caractères principaux de fournir du sang rouge, rutilant, de le fournir par jets alternativement plus forts et plus faibles, de telle sorte que la plus grande force des jets réponde aux contractions des ventricules, et leur moindre force au relâchement de ces ventricules ; mais ces caractères peuvent être altérés et la couleur du sang artériel peut se rapprocher de celle du sang veineux, lorsque quelque circonstance s'oppose au libre exercice de la respiration. Le jet du sang artériel ne peut être altéré que sous le rapport de la force ; car on l'a observé autant de temps que le cœur continue à battre, et on le voit dans les expériences faites sur les animaux, offrir jusqu'à la mort des alternatives de force et de faiblesse qui sont toujours en rapport avec la force et la faiblesse des contractions du cœur.

Les hémorrhagies veineuses produisent un sang plus foncé que celui des artères ; il est d'un rouge brun, tirant sur le violet ; il s'écoule par un jet faible, uniforme, et souvent même il coule sans jet et comme en bavant par l'ouverture de la veine ; mais il arrive quelquefois aussi, qu'il prend une couleur rouge analogue à celle du sang artériel ; c'est ce qui a lieu quand la veine ouverte est d'un grand calibre, quand l'écoulement du sang est abondant et rapide, et lorsque, par l'effet de ces circonstances, le sang artériel passant trop vite à travers les vaisseaux capillaires, n'a pas le temps de déposer dans les parties, les principes dont il est chargé. D'une autre part, les formes des jets du sang veineux peuvent se rapprocher de celles des jets du sang artériel. C'est ce qu'on voit, lorsque la circulation veineuse étant gênée par une ligature jetée autour d'un membre, une veine placée au devant d'une artère, vient à être ouverte. Alors, le sang qui jaillit de son ouverture offre des saccades fort analogues à celles du sang artériel. Combien de chirurgiens, trompés par cette apparence, n'ont-ils pas cru qu'ils avaient blessé l'artère brachiale dans la saignée du bras faite sur la basilique médiane? Tous les doutes sont faciles à lever lorsque l'hémorrhagie provient de vaisseaux placés à la surface du corps. Car, comme la circulation s'opère dans les artères, du cœur vers les parties, et dans les veines, des parties vers le cœur, il suffit d'exercer une compression sur le trajet connu de l'artère, entre la plaie et le cœur, pour faire cesser à l'instant même l'écoulement du sang, s'il est fourni par l'artère ; et d'exercer cette compression sur le trajet de la veine, entre ses radicules et la plaie, pour faire cesser l'hémorrhagie, si elle provient des veines. Il n'en est pas de même, lorsque le sang provient de la profondeur du corps. On n'a alors d'autres moyens de connaître la nature du sang qui s'écoule, que sa couleur, que beaucoup de circonstances peuvent altérer, ainsi que nous l'avons dit.

Les artères présentent des dispositions anatomiques et physiologiques qui rendent compte de la gravité plus grande des blessures et des hémorrhagies provenant de ces vaisseaux.

Elles sont composées de trois tuniques, l'une externe celluloso-fibreuse, très-résistante et très-extensible ; la moyenne, plus épaisse, d'un tissu très-analogue, comme je l'ai fait observer depuis long-temps dans ma thèse, au tissu fibreux jaune de certaines parties du corps; cette tunique est douée d'une grande élasticité; une troisième tunique est interne. Ces deux dernières membranes se déchirent facilement sous la pression d'une ligature ou d'une pince (1). C'est d'après la propriété anatomique de chacune de ces tuniques, que l'on explique un grand nombre des phénomènes relatifs aux plaies artérielles, à la cessation spontanée des hémorrhagies, et à leur traitement. La tunique externe, au contraire, se laisse couper très-difficilement par les ligatures qui

(1) La fragilité de la tunique interne des artères est telle que, pressée sous un fil elle éclate comme du verre, qu'une traction un peu forte, quelques mouvemens brusques des membres, l'action du pouce même sur une grosse artère (la carotide), suffisent pour produire le même phénomène. Elle est tantôt plus épaisse, tantôt plus mince, et se présente, soit au scalpel, soit aux réactifs, avec les attributs d'une couche inorganique, d'un vernis, d'un enduit d'ichtyocolle, de matière cornée ou épidermique qui n'offre aucune trace de vaisseaux ni de nerfs. Il résulte de là que sa rupture ou sa destruction est presque indispensable à l'oblitération des vaisseaux. Elle n'est pas plus tôt déchirée en effet, que les tuniques extérieures font un appel de fluides plus considérable, versent de la matière concrescible à l'intérieur, s'enflamment même parfois réellement de manière à se resserrer, à se coarcter au point de fermer le vaisseau. C'est même sur cette particularité qu'est fondée la doctrine de *Jones* et de la plupart des chirurgiens anglais concernant la ligature des artères.

A mesure qu'on se porte du côté des branches, on voit la tunique interne revêtir presque tous les caractères des membranes séreuses, devenir plus molle, moins fragile, plus résistante, s'organiser enfin, et cela parce que la tunique moyenne finissant par s'amincir considérablement, lui permet de se confondre insensiblement avec la tunique celluleuse qui lui transmet une grande partie de sa vitalité et de sa texture.

La tunique moyenne est si peu cohérente, qu'elle s'écrase sous les doigts, sous les mors d'une pince, ce qui fait qu'une ligature plate un peu serrée la rompt aussi facilement qu'une ligature fine, et qu'il suffit quelquefois de sa pression sur une grosse artère pour la rompre et en obtenir l'oblitération. Cette membrane moyenne est presque inorganique, ce qui est une des causes qui fait que ses plaies, soit par déchirure, coupure, en long ou en travers, ne se cicatrisent point. (*Note des rédacteurs.*)

sont appliquées sur elle; elle résiste beaucoup aussi, aux causes de dilatation qui agissent de dedans en dehors, et qui tendent à la déchirer, comme cela se voit dans l'anévrysme par dilatation : elle est susceptible d'un très-grand développement avant de se rompre; voilà pourquoi lorsqu'une ligature est appliquée sur une artère, elle n'est coupée complétement qu'au bout d'un certain temps; ce qui donne au caillot qui doit l'oblitérer le temps de se former et d'adhérer aux parties internes du vaisseau. Cette faculté de s'allonger explique comment dans les arrachemens des parties, la tunique celluleuse, rompue la dernière entre les tuniques artérielles, se file et forme un long tube dont la base se trouve au cœur, et le sommet à la plaie, tube dans lequel le caillot se forme plus facilement encore, qu'à la suite de la ligature. (Voyez *Plaies par arrachement*). C'est sur l'existence de cette tunique que se trouvent fondés les succès de la ligature et de la torsion, ainsi que nous le verrons quand nous ferons l'exposé de ces moyens.

Les propriétés élastiques très-marquées de la tunique moyenne des artères, donnent naissance à des phénomènes très-importans, relatifs aux hémorrhagies.

C'est à ces propriétés que les artères doivent une force considérable de rétraction, dans le sens de leur longueur et dans celui de leur calibre. Cette force de rétraction entre pour beaucoup dans la cessation spontanée des hémorrhagies. Les expériences sur les animaux vivans sont là pour le prouver. Les chiens auxquels on coupe les artères principales des membres, et qu'on abandonne ensuite à eux-mêmes, ne périssent souvent point d'hémorrhagie. Néanmoins cette force de rétraction a une étendue et des limites qu'il faut connaître, si on veut me-

surer avec exactitude le degré de confiance qu'on doit
leur accorder. Elles sont développées au plus haut degré
chez les animaux sauvages et carnassiers, beaucoup
moins chez les herbivores sauvages, encore moins chez
les herbivores domestiques, et surtout chez ceux qui
sont dans un état d'obésité. Dans l'espèce humaine, elle
est plus grande dans l'enfance et la jeunesse que dans
l'âge adulte et dans l'âge mûr : elle décroît dans la vieillesse et devient même nulle chez les sujets dont les artères sont ossifiées. Cette force de rétraction des artères
laisse ouvertes, et béantes, les plaies de ces vaisseaux,
quand ils ne sont pas complétement divisés, ce qui rend
les hémorrhagies plus graves. Si on joint à cela, la force
d'impulsion considérable avec laquelle circule le sang
dans les artères, et qui tend continuellement à écarter les
bords des plaies qui leur sont faites, on trouvera des raisons suffisantes pour concevoir la gravité de la lésion
des artères. C'est principalement dans cette puissance
d'impulsion du cœur, qui chasse le sang , que réside
la cause du danger des hémorrhagies artérielles. Toutes
les causes qui entretiennent ou excitent cette action,
prolongent le danger de ces hémorrhagies. Au contraire,
toutes les causes qui tendent à affaiblir ou à suspendre
cette action du cœur, diminuent le danger des hémorrhagies et les font cesser, comme on le voit dans la syncope. C'est ce qui explique pourquoi on a recours
quelquefois à des saignées, pour arrêter certaines hémorrhagies. Cette influence du cœur est, s'il est possible
de le dire, plus marquée encore dans les hémorrhagies
consécutives. C'est ainsi qu'on voit les hémorrhagies sus-
pendues par l'effet d'une syncope, pendant une opération,
reparaître dès que le cœur recommence à battre avec
quelque force. C'est encore ainsi que l'on voit survenir

tant d'hémorrhagies au fort de la fièvre traumatique, ou bien par l'effet de toute fièvre accidentelle qui survient avant l'entière oblitération des vaisseaux divisés; et dans ces cas surtout, la saignée qui fait tomber la violence de la fièvre et diminue la force du cœur, est un des moyens les plus puissans pour prévenir ou faire cesser ces hémorrhagies consécutives.

Les hémorrhagies artérielles sont un des accidens les plus fréquens et les plus graves des blessures et des opérations, et dès lors les moyens pour s'en rendre maître doivent fixer d'une manière toute spéciale l'attention du chirurgien (1). En effet, les hémorrhagies provenant d'ouvertures d'artères volumineuses, s'arrêtent quelquefois spontanément; mais ces cas sont rares chez l'homme, et on ne saurait abandonner un malade aux éventualités de cette cessation spontanée; toutefois, il est convenable d'examiner comment elles s'arrêtent d'elles-mêmes. La science et l'humanité peuvent également profiter de ces observations.

### Cessation spontanée des hémorrhagies artérielles.

La concrescibilité du sang est la cause première et principale de la cessation des hémorrhagies, soit artérielles, soit veineuses. Tous les moyens de l'art, sans en excepter la ligature, n'ont pour but que de déterminer cette concrétion sans laquelle ils ne produiraient aucun effet durable. Le sang doit aux élémens qui le con-

---

(1) Si l'on comptait, dit *Morand* (*Mémoire de l'Académie de chir.*; vol. 5, in-8°), ceux qui perdent la vie dans une bataille, on verrait que les trois quarts ont péri par quelque hémorrhagie; et dans les grandes opérations de chirurgie cet accident est presque toujours le plus formidable.

(*Note des rédacteurs*).

stituent la faculté, dans des circonstances données, de passer de l'état liquide à l'état solide. Cette concrescibilité, plus grande dans le sang artériel que dans le sang veineux, est due à la fibrine qu'il contient, sorte de chair coulante qui circule dans les vaisseaux, unie aux autres élémens qui composent le sang, et qui ne peut cesser d'être mise en mouvement, ou au dessous d'une certaine température, sans se concréter;

La concrescibilité du sang varie à l'infini dans les divers animaux et chez l'homme. Elle est la plus forte possible chez les oiseaux; elle est très-forte aussi chez les carnassiers; beaucoup moindre chez les herbivores. Elle est plus forte chez l'homme que chez ces derniers animaux; et il ne faut jamais oublier ces différences, quand il s'agit de transporter à l'homme les conséquences déduites d'expériences faites sur eux.

La concrescibilité du sang est plus grande chez le nègre que chez le blanc, chez l'homme adulte que chez l'enfant et le vieillard et la femme, chez un individu en santé que chez l'individu languissant, chez celui d'une constitution sanguine et bilieuse que chez celui d'une constitution lymphatique, chez le sujet qui est atteint d'une maladie inflammatoire que chez celui qui est atteint d'une maladie lymphatique.

Cette concrescibilité est d'ailleurs hâtée ou bien retardée par beaucoup d'autres influences. La cessation du mouvement y a une grande part. C'est ce dont on peut se convaincre par les syncopes qui suspendent ou ralentissent la circulation, favorisent la formation des caillots, et mettent si souvent terme aux aux hémorrhagies. Une fois sorti de ses vaisseaux, le sang est hors du mouvement de la circulation, et on le voit se concréter tôt ou tard par cette cause seule. Une autre cause de la con-

crescibilité du sang c'est l'abaissement de la température du nouveau milieu dans lequel se trouve ce liquide
en sortant de ses vaisseaux, et l'effet de cette cause est
d'autant plus marqué, qu'il y a une différence plus
grande entre ces milieux (1).

Ces deux causes en se combinant produisent dans l'intérieur du corps et sans contact avec l'air, des effets variables. Alors la stagnation du sang ne suffit pas toujours
pour en opérer la concrétion, quand la température du
corps reste la même. C'est ce que l'on observe dans certains
épanchemens sanguins et dans certaines tumeurs anévrysmales. L'abaissement de la température ne suffit pas non
plus seule pour produire cette concrétion, lorsque l'impulsion du sang conserve toute sa force. C'est ce qu'on
remarque dans quelques tumeurs anévrysmales dont on
abaisse en vain la température, par des applications de
glace et autres réfrigérans plus ou moins actifs.

D'autres circonstances s'opposent à cette concrétion
du sang, si importante pour la cessation spontanée des
hémorrhagies artérielles. C'est ainsi que la concrescibilité du sang est plus grande chez les individus qui n'ont
pas perdu de sang, que chez ceux qui ont été épuisés par
des hémorrhagies abondantes répétées. Dans ces derniers
cas, on voit le sang perdre de sa plasticité, dans la même

(1) Dans l'intérieur du corps le sang est à une température de 30 à 32
degrés; à sa sortie du corps, il rencontre l'air qui présente une température ordinairement beaucoup moindre, et il se concrète d'autant plus vite
et plus lentement, que cette température est plus basse ou plus élevée.
C'est ainsi que l'on remarque que les hémorrhagies sont plus difficiles à
s'arrêter spontanément dans les pays chauds que dans les pays froids.
C'est ainsi qu'après la bataille d'*Eylau*, et par un froid des plus intenses,
le nombre des amputations à pratiquer fut tellement considérable, que les
chirurgiens eurent à peine le temps de lier les principaux vaisseaux; cependant il ne s'ensuivit aucune hémorrhagie.     (*Note des rédacteurs*).

masse, et on le voit prendre successivement une couleur moins foncée, devenir amaranthe et acquérir une fluidité telle, qu'il perd dans quelques cas entièrement sa concrescibilité; c'est ce qui explique pourquoi on voit si souvent les hémorrhagies, semblables en cela à des attaques d'apoplexie, s'appeler les unes les autres et se renouveler pendant un temps infini.

Un des effets les plus remarquables des hémorrhagies abondantes, c'est la soif ardente qu'elles occasionent, et qui est portée bien plus loin que celle qui est causée par la sueur et par la chaleur. Rien ne paraît plus naturel, et cependant rien n'est plus funeste que d'y satisfaire, sous un rapport. En effet, en refusant de laisser prendre aux malades des boissons aqueuses en grande quantité, on conserve au sang sa plasticité; en les laissant se satisfaire au contraire, ce liquide prend une fluidité qui la lui enlève au point qu'on le voit dans certains cas tellement dépouillé de sa matière fibrineuse et colorante, qu'il lui est impossible de se former en caillot.

L'élévation de la température est une cause qui s'oppose à la concrétion du sang. Nous avons déjà parlé de celle de l'air qui dans les pays chauds favorise les hémorrhagies, et empêche la formation des caillots. C'est par l'élévation de sa température que l'eau chaude favorise les écoulemens sanguins, en entretenant la liquidité du sang, et que l'eau froide, au contraire, les arrête souvent, en favorisant la formation du caillot.

Certaines maladies spéciales, en altérant la composition du sang et diminuant sa plasticité, mettent obstacle à sa concrétion; tel est le scorbut en particulier. On sait combien les hémorrhagies sont quelquefois difficiles à arrêter chez les scorbutiques (1).

(1) L'albumine est plus abondante chez le fœtus et chez l'enfant que

II.

2

**La concrétion du sang n'est pas la seule et principale cause de l'oblitération des extrémités des vaisseaux divi-**

dans les âges suivans est surtout que dans l'âge adulte. Au contraire, la fibrine est moins consistante, plus mollasse et plus gélatineuse chez le jeune sujet; cette fibrine augmente en quantité à mesure que le développement de l'organisme approche de son terme. Ce principe diminue dans la vieillesse. Ces observations sont dues à *Fourcroy*. Elles ont été répétées par *Davy*, qui, en comparant le sang de l'agneau à un mouton adulte, a trouvé la fibrine moins abondante et moins coagulable dans le premier que dans le second. *Davy* assure que la densité du sang est moins grande chez la femme. Le sang de celle-ci serait alors à l'égard de celui de l'homme dans le même rapport que celui du jeune sujet l'est à l'adulte.

L'alimentation amène certainement dans les proportions de l'albumine et de la fibrine des différences notables. Une alimentation purement végétale n'amènerait pas les mêmes résultats qu'une alimentation purement animale. La diète prolongée diminue la fibrine, et fait prédominer l'albumine. Il résulterait de ces observations que le sang serait moins coagulable dans l'enfance, le vieillard et chez la femme, que chez l'homme adulte et chez les individus soumis à la diète et au régime végétal.

Dans le sang des mammifères, la proportion de la fibrine est d'autant plus grande, que l'animal est plus élevé dans la série, tandis que celle de l'albumine s'accroît en sens inverse.

Le sang des oiseaux est plus coagulable que celui des vertébrés vivipares, il se coagule presque en sortant des vaisseaux. Il jouit d'une plasticité très-remarquable, et c'est à ce caractère, dit M. *de Blainville*, que les plaies des oiseaux doivent de se cicatriser plus promptement que celles des mammifères. Ce professeur a vu déchirer des lambeaux de peau sur les premiers, et trois ou quatre jours après il était impossible d'apercevoir les traces de cette lésion, tant la force de cicatrisation avait été active pour réunir les parties divisées.

Chez les reptiles, l'élément aqueux se trouve en grande quantité dans le sang.

Chez les poissons, la partie séreuse est très-abondante dans le sang; aussi se coagule-t-il lentement.

Le sang est un liquide qui contient un alcali; un acide étendu d'eau en détermine constamment la coagulation. C'est alcali, c'est de la soude et surtout de l'ammoniaque, dont les auteurs ne tiennent aucun compte, et dont on reconnaît avec évidence les divers sels au microscope. Une fois ce

sés; il y en a encore d'autres : parmi elles nous trouvons d'abord la rétraction des vaisseaux au dedans des chairs, opérée en vertu de l'élasticité des fibres longitudinales de la tunique moyenne, concourir à ce phénomène, comme on le voit par la difficulté qu'éprouvent à s'arrêter les hémorrhagies qui résultent de la section imparfaite d'une artère, ce qui l'empêche de se rétracter au dedans des chairs (1). Nous avons déjà parlé de cette rétraction. La rétraction des parois des artères dans le sens de leur calibre est due à l'élasticité de leurs fibres transversales.

principe admis, la coagulation spontanée du sang n'offre plus, dit M. Raspail ( *Nouveau système de chimie organique* ), aucune difficulté inexplicable. L'acide carbonique de l'atmosphère, l'acide carbonique qui se forme dans le sang, par son avidité pour l'oxygène, sature le menstrue de l'albumine du sang qui se précipite comme un caillot. L'évaporation de l'ammoniaque et surtout l'évaporation de l'eau du sang qui sort en fumant des vaissaux, contribue encore à la coagulation du liquide. Je pourrais encore ajouter, dit M. *Raspail*, que la fermentation acide est susceptible de se manifester immédiatement au sortir des vaisseaux, dans un liquide élevé à 37° de température, et renfermant simultanément de l'albumine insoluble et du sucre, lequel acide rendrait la saturation du menstrue plus rapide. ( *Note des rédacteurs.* )

(1) M. *Dupuytren* admet des fibres longitudinales dans les artères. *Morand* admet aussi que les hémorrhagies artérielles sont en partie arrêtées par la rétraction de l'artère à l'aide de fibres longitudinales de la tunique moyenne et sa contraction à l'aide de ses fibres circulaires.

J.-L. *Petit* a, un des premiers, étudié avec attention le caillot qui se forme à l'extrémité d'une artère complétement divisée, et celui qui existe sur une artère qui a été ouverte latéralement. J.-L. *Petit* admet que, pour guérir une plaie latérale faite à une artère, la nature s'y prend de la manière suivante :

Le sang épanché autour de la plaie représente la forme d'un clou dont la pointe n'a qu'une longueur égale à l'épaisseur des parois de l'artère. Sa tête, placée à l'extérieur de l'artère, a beaucoup de largeur. Elle adhère fortement à la surface externe du vaisseau et au tissu cellulaire voisin. Il a montré une pièce à l'appui à l'Académie des sciences. C'était celle d'un

Cette rétraction des artères, suivant leur longueur et leur froncement, met sans doute obstacle à l'hémorrha-

homme qui avait été saigné au bras, et qui avait eu l'artère brachiale ouverte. Ce moyen n'est pas suffisant pour obtenir une guérison solide.

Voici la théorie du docteur *Jones* sur le mécanisme à l'aide duquel la nature arrête l'écoulement du sang après la division d'une artère.

1°. Quand une artère est complétement divisée.

Au moment où une artère est divisée complétement, elle se retracte subitement et fortement dans son enveloppe celluleuse. En outre, elle se contracte de manière à diminuer son calibre. En se rétractant dans sa gaîne celluleuse, l'artère laisse celle-ci inégale à sa surface interne, ce qui embarrasse le cours du sang et contribue à le coaguler dans cette gaîne celluleuse. C'est ce caillot que *Jones* nomme *caillot externe*. Ce caillot se prolonge jusqu'au point où l'artère a été divisée et s'est rétractée.

S'il n'y a point de vaisseaux collatéraux près de ce point, un autre caillot se forme dans l'intérieur de l'artère; celui-ci est mince, de forme conique; et ne remplit pas entièrement le canal. Il n'adhère à ses parois que par la circonférence de sa base et près de l'extrémité divisée de l'artère. C'est ce que *Jones* nomme *caillot interne*.

Enfin, entre ces deux caillots, l'un externe et l'autre interne, il s'épanche une lymphe coagulable provenant de l'extrémité coupée de l'artère. Cette lymphe les unit et adhère fortement à la tunique interne; elle s'épanche entre les tuniques de l'artère et dans le tissu cellulaire environnant. *Jones* nomme ce caillot *caillot lymphatique* ; les deux autres, l'interne et l'externe, sont nommés *caillots sanguins*.

Ces phénomènes se passent exactement de même dans le bout supérieur, et dans le bout inférieur de l'artère divisée.

Quand une branche collatérale se trouve très-près du point où une artère a été divisée, le caillot sanguin interne ne se forme pas, il n'y a que le caillot lymphatique et le caillot sanguin externe.

Ce caillot sanguin externe existe toujours quand l'hémorrhagie s'arrête seule. Mais il n'en est pas de même quand l'art intervient. Jamais il n'a lieu, par exemple, quand on applique une ligature, et il ne se forme pas toujours quand on a exercé une compression forte sur une plaie, quand on y a introduit de l'éponge, de l'agaric, etc., cela dépend d'ailleurs du degré de pression exercée.

Quant au caillot interne, que l'hémorrhagie ait été arrêtée par l'art ou par la nature, il n'y a qu'une circonstance dans laquelle il ne se développe

gie; mais cet obstacle n'est souvent que momentané
et insuffisant, et quelques instans ou quelques heures

point, c'est quand il se trouve une branche collatérale près du bout où
l'artère a été divisée.

2°. Quand une artère a été piquée seulement, ou incomplétement
divisée.

La nature éprouve quelquefois plus de difficulté pour arrêter l'hémorrhagie dans ce cas, que lorsque l'artère a été divisée complétement. Les anciens qui avaient bien constaté cette difficulté la levaient en achevant la
section de l'artère. Quand une artère a été piquée, le sang s'épanche entre
l'artère et son enveloppe : une couche de sang est maintenue au devant
de la blessure et il s'y coagule. C'est un obstacle temporaire à l'hémorrhagie; il faut que l'artère se cicatrise ou s'oblitère pour que cette hémorrhagie ne reparaisse plus. Quand la piqûre est légère, la réunion peut se faire
d'une manière tellement exacte qu'on ne trouve aucune trace de cicatrice; il
en est de même d'une plaie longitudinale.

Les plaies obliques ou transversales, lorsqu'elles ne dépassent pas le quart
de la circonférence de l'artère, peuvent guérir seules par suite de l'épanchement d'une lymphe coagulable entre les lèvres de la plaie. Le vaisseau
n'est point oblitéré dans cette circonstance, mais une plaie plus grande ne
peut guérir que par l'oblitération du vaisseau. ( *On the process employed by
nature, in suppressing the hemorrhagy from divided and punctured arteries*, 1810.)

*Béclard*, qui a renouvelé ces expériences de *Jones*, et qui a constaté
leur justesse, a ajouté quelque chose aux travaux de cet auteur. Il a remarqué que l'hémorrhagie était d'autant plus grave que la gaîne celluleuse
était détruite, et que dans ce cas, toutes les plaies transversales étaient
mortelles. Les piqûres et les petites plaies longitudinales pouvaient seules
guérir. Quand la gaîne celluleuse était conservée, *Béclard* a constaté que les
plaies qui intéressaient le quart de la circonférence de l'artère pouvaient
guérir comme l'a indiqué *Jones;* que celles qui occupaient la moitié de la
circonférence de l'artère étaient toujours mortelles et que l'hémorrhagie se
renouvelait sans cesse jusqu'à la mort. Il a remarqué aussi que dans les mêmes
circonstances, c'est-à-dire dans le cas de dénudation de l'artère de sa gaîne
celluleuse, celles qui intéressaient les trois quarts de la circonférence pouvaient guérir, parce qu'alors, la rétraction était telle que l'oblitération
pouvait avoir lieu. D'ailleurs, la section complète finissait par s'achever
seule, et le cas se trouvait être celui d'une artère complétement divisée.

après, le spasme qui avait produit cet effet étant détruit, et le cœur poussant de nouveau le sang avec force, l'orifice des vaisseaux s'élargit, et l'hémorrhagie se renouvelle. C'est ce résultat si commun qui m'a déterminé à ne panser les grandes plaies résultant des opérations, qu'au bout d'une, deux heures, et quelquefois même davantage. Alors très-communément, des vaisseaux qui ne fournissaient plus de sang immédiatement après l'opération, en donnent à cette époque. On les lie, et on se trouve presque toujours à l'abri de ces hémorrhagies qui causent tant de trouble au malade, et tant d'inquiétudes au chirurgien. Chaque jour, je m'applaudis d'avoir introduit cet usage à l'Hôtel-Dieu.

Lorsqu'une hémorrhagie s'arrête spontanément, voici ce que l'on observe dans les vaisseaux artériels et autour d'eux. A l'intérieur des vaisseaux il existe constamment un caillot de longueur variable, de forme conique, adhérent au pourtour du vaisseau, légèrement saillant et renflé au-delà de l'ouverture des vaisseaux qu'il oblitère,

( *Béclard*, sur les *blessures des artères*, *Mémoires de la société médicale d'émulation*, t. 8, année 1817.)

Ce froncement circulaire et cette rétraction des artères ne sont pas, suivant quelques auteurs, et surtout suivant quelques contemporains, les seules causes qui mettent obstacle à l'hémorrhagie. Le caillot externe de *Pouteau*, l'infiltration sanguine du tissu cellulaire ambiant, admise par *J. Bell*, le caillot interne de *J.-L. Petit*, etc., etc., ne suffisent pas davantage, suivant ces auteurs, pour expliquer comment il se fait qu'une hémorrhagie se suspend en quelque sorte d'elle-même après la section complète d'un gros vaisseau. Cette cause importante, cette puissance encore soupçonnée ou mal interprétée, est à trouver, et plusieurs savans de notre époque sont à sa recherche; mais c'est assez nous arrêter sur ce point obscur. On pourra consulter à ce sujet avec fruit les mémoires faits par M. *Velpeau* (*Journal universel et hebdomadaire de médecine*, 1830, t. 1er), et divers travaux faits par MM. *Amussat*, *Thierry* (*De la torsion des artères*. Paris, 1829), et autres chirurgiens et physiologistes distingués. (*Note des rédacteurs*.)

à la manière d'un bouchon. Cette partie saillante peut au besoin faire reconnaître les vaisseaux que l'on cherche à la surface des plaies. Ce caillot est d'autant plus adhérent et par conséquent plus résistant, que le sang a plus de plasticité, *et vice versâ*. Aussi le voit-on résister efficacement chez quelques animaux et céder aisément chez d'autres. On le voit surtout céder à l'impulsion du sang accrue par la fièvre traumatique, ou par des émotions morales qui accélèrent la circulation. De là, la nécessité de modérer l'une et de prévenir les autres. Les parois des vaisseaux ont subi elles-mêmes quelques modifications dans leurs rapports. La tunique moyenne et la tunique interne cédant à cette force élastique résidant spécialement dans la tunique moyenne, se sont retirées sur elles-mêmes un peu au dedans du vaisseau, tandis que la tunique celluleuse, restée dans sa longueur ordinaire, est retrécie à son ouverture, et coiffe le caillot, qu'elle étrangle en quelque façon. Dans d'autres cas, les vaisseaux divisés donnent lieu à une hémorrhagie interne qui ne se fait pas à la surface de la plaie, mais dans le tissu cellulaire ; il en résulte des infiltrations et même des épanchemens plus ou moins rapides et plus ou moins grands. C'est alors qu'il se manifeste des tumeurs plus ou moins larges, qu'il faut nécessairement inciser, quand on veut lier le vaisseau qui les fournit.

Le caillot qui se forme à l'extrémité des artères divisées, n'est qu'un moyen par lequel la nature suspend provisoirement les hémorrhagies. Il ne fait que préparer les moyens par lesquels leur retour devient impossible. Ces moyens sont, l'absorption de ce caillot, l'adhérence des parois du vaisseau entre elles, l'oblitération de son calibre et la transformation de la totalité du vaisseau en un cordon ligamenteux.

Le caillot ne serait d'aucune efficacité et serait chassé presque aussitôt que formé, s'il ne contractait des adhérences internes avec la surface intérieure du vaisseau divisé. Cette adhérence qui précède l'inflammation, est uniquement due à la force plastique du sang qui, comme une matière glutineuse, l'unit d'une manière plus ou moins forte à la paroi interne du vaisseau. Cette adhérence devient de jour en jour plus intime, et elle est telle au bout de quelques jours, qu'on a peine à détacher le caillot de la face interne du vaisseau qui le renferme. A cette époque, le caillot est moins volumineux, il a perdu par absorption ou par expression, sa partie séreuse, et la portion qui est engagée dans l'ouverture de l'artère, semble composée de fibrine légèrement colorée; la partie opposée est formée d'une matière analogue, par sa couleur et par sa consistance, à de la gelée de groseille brûlée; plus tard, le caillot a diminué encore de volume, mais il a plus de consistance, et offre des adhérences beaucoup plus intimes. Les parois des vaisseaux sont retractées, leur calibre est diminué, le caillot disparaît enfin, les parois des artères se touchent : alors, elles adhèrent ensemble, leur membrane interne est disparue, leur calibre est effacé; en même temps, la tunique moyenne et l'externe se sont converties en un cordon celluleux et fibreux de forme conique, lequel augmente de volume jusqu'au plus prochain vaisseau. Là finit l'oblitération, tantôt par un cul-de-sac léger, tantôt par une continuation régulière du calibre de l'artère principale dans celui de l'artère collatérale, qu'on trouve plus ou moins dilatée. Ceci s'observe dans l'intérieur et dans le bout supérieur de l'artère oblitérée.

L'oblitération d'une artère en privant les parties auxquelles elle se distribue, de leurs élémens de nutrition,

entraînerait leur mortification, si le sang qui contient
ces élémens ne pouvait y arriver par d'autres voies. Cette
mortification, par défaut de nourriture, est rare, quand
une ligature ne comprend que l'artère; elle est bien plus
commune, et même elle est presque inévitable, quand
elle comprend les nerfs principaux et les vaisseaux de
toute espèce qui entourent cette artère. On sent, en
effet, que lorsque la ligature n'embrasse que l'artère,
il n'y a qu'une chance de mortification pour le membre; qu'il y en a un bien plus grand nombre, quand
le nerf principal s'y trouve compris avec elle, et que ces
chances augmentent dans une proportion qui ne saurait
être calculée, quand une ligature intercepte toutes les
voies de communication entre un membre et le corps.
Alors elle équivaut presque à une amputation, et elle a
des suites plus fâcheuses que cette dernière.

Ce sont là des vérités qui devraient toujours être présentes à la pensée de toute personne qui fait une ligature
d'artère. Il est rare, lorsqu'on a pris le soin d'isoler parfaitement les artères qu'on veut lier, que le membre auquel elles se distribuent subisse la mortification dont nous
venons de parler : la nourriture et la vie s'y continuent
par le moyen des communications sans nombre, et par
les vaisseaux de tout calibre qui existent entre les parties
de l'artère qui sont situées au dessus, et celles qui sont
situées au dessous de l'oblitération.

Ces communications qu'on nomme des *anastomoses*,
prennent un développement proportionné au calibre
des vaisseaux oblitérés, et elles ramènent par un circuit
plus ou moins long, le sang du bout supérieur, dans le
bout inférieur de l'artère. Le sang circule à la manière
ordinaire, c'est-à-dire du tronc vers les rameaux dans
les artères émanées du bout inférieur; il circule d'une

manière contraire, c'est-à-dire des radicules vers le tronc, dans les artères émanées du bout supérieur. Il reprend son cours ordinaire du tronc vers les rameaux, quand il est arrivé dans le bout inférieur.

Ces changemens alternatifs et en sens contraire, dans le calibre des vaisseaux que le sang parcourt, ont des effets qui n'ont point été assez remarqués jusqu'au bout inférieur. L'influence du cœur sur ces vaisseaux se manifeste par les mouvemens alternatifs de systole et de diastole qu'on observe dans le reste du système arté-riel ; ce qu'on reconnaît ordinairement avec joie aux battemens des artères collatérales ; mais là finit ce si-gne de l'influence du cœur, et le sang arrivé dans le bout inférieur de l'artère le remplit, ainsi que ses divisions , sans y déterminer aucun mouvement de systole et de dias-tole. Le doigt appliqué sur les vaisseaux , les trouve pleins de sang, il est vrai, mais privés de ce mouvement de systole et de diastole (1).

C'est seulement lorsque le calibre des vaisseaux a été en quelque sorte régularisé, que l'influence du cœur se manifeste sur les vaisseaux du bout inférieur, par les effets ordinaires de dilatation et de resserrement

---

(1) Et si, comme il est arrivé à M. *Dupuytren* de le voir, quelqu'une des artères du bout inférieur vient à être ouverte, elle fournit du sang arté-riel sans doute , mais par un jet continu semblable à celui qui sortirait d'une veine, et non plus par saccades comme celui qui sortirait d'une ar-tère en communication directe avec le cœur.

, Voici un fait à l'appui :

« Un individu auquel l'artère fémorale avait été liée , eut une mortifica-tion du gros orteil; par suite de cette opération, M. *Dupuytren* pratiqua l'amputation de cet orteil; le sang qui provenait des artères divisées sortit en nappe, et non pas en jet , ainsi que cela arrive dans les cas ordinaires.

( *Note des Rédacteurs.* )

qu'il leur imprime. Toutefois, ce retour est lent et gradué; peu à peu ces vaisseaux prennent plus de développement et de consistance, on croit alors y sentir de légers frémissemens : plus tard, on y sent d'obscures battemens qui reviennent irrégulièrement et de loin en loin. Chez quelques individus, la circulation se continue de la sorte pendant toute la vie. Chez d'autres, le cœur reprend tout-à-fait son empire, et le fait sentir par des battemens uniformes dans toute l'étendue du bout inférieur, comme dans le bout supérieur de l'artère.

Il était impossible que ce phénomène du rétablissement du cours du sang, ne frappât pas l'attention des praticiens et des anatomistes, et qu'ils ne recherchassent pas avec soin les artères à l'aide desquelles il s'opère, afin d'en faire une application utile à la pratique des opérations. On a cru pendant long-temps que ce rétablissement avait lieu au moyen des vaisseaux les plus voisins du lieu où l'artère était oblitérée; de là, le soin qu'on a long-temps pris de ménager ces vaisseaux, en plaçant les ligatures dans leur intervalle. De là aussi, le soin que l'on prenait de pratiquer l'opération de l'anévrysme, en incisant la tumeur pour ne perdre que le moins possible de ces vaisseaux.

Des dissections attentives n'ont point tardé à faire reconnaître que les vaisseaux éloignés y avaient autant et plus de part peut-être, que les vaisseaux rapprochés des plaies ou des tumeurs anévrysmales. Ces observations n'ont pas peu concouru à répandre la méthode d'*Anel*, appuyée de l'autorité et de la pratique de *Hunter*, méthode qui est généralement préférée de nos jours à la méthode ancienne, ou par incision du sac dans l'opération des anévrysmes.

On doit à *Hunter* et à *Scarpa* d'avoir mieux développé

qu'on ne l'avait fait avant eux, les ressources que fournissent des vaisseaux éloignés pour le rétablissement de la circulation. Et c'est sans crainte aujourd'hui de voir ces ressources manquer, qu'on lie les troncs des plus gros vaisseaux à des distances très-grandes du point où ils sont malades, comme l'artère fémorale, par exemple, dans les cas de blessures ou d'anévrysme aux artères péronière tibiale, poplité, etc. (1).

Il s'en faut de beaucoup que toutes les hémorrhagies artérielles s'arrêtent spontanément; l'art est obligé d'intervenir dans le plus grand nombre des cas, pour suppléer à l'impuissance de la nature. De là est né le grand nombre de moyens proposés contre cet accident; on peut dire avec vérité qu'il n'est point de maladie contre laquelle on en ait proposé de plus nombreux, de plus variés, et en général de plus efficaces. Ce nombre est tel, qu'il a paru surcharger plutôt qu'aider. Mais comme il n'en est aucun qui ne puisse être utile dans des cas spéciaux et des circonstances données, loin de les proscrire, il nous a semblé plus convenable de faire connaître leurs espèces, leur mode d'action et leurs effets, sans toutefois jamais perdre de vue que la ligature l'emporte sur tous les autres moyens, dans les cas où elle peut être employée.

Ici commence une suite de moyens fournis par la nature ou par l'art, et qui ont pour but de déterminer la formation de ce caillot sans lequel aucune hémorrhagie ne saurait être définitivement arrêtée.

---

(1) Se développe-t-il des vaisseaux nouveaux formés de toutes pièces, et qui, étendus du bout supérieur au bout inférieur de l'artère, contribuent à rétablir la circulation? C'est une chose qui est possible, mais qu'il n'est point indispensable d'imaginer pour concevoir le rétablissement du cours du sang.                    ( *Note des Rédacteurs.*)

Nul doute que l'action de l'air seul, n'ait sur la cessation spontanée des hémorrhagies une grande influence : en effet, la concrescibilité du sang se manifeste lentement quand celui-ci est soustrait à son contact ; c'est ce que l'on remarque dans les épanchemens sanguins qui ont lieu dans les cavités séreuses, dans les sacs d'anévrysmes et ailleurs (1) ; elle a lieu bien plus vite quand le sang est exposé à l'air, et elle est même quelquefois si rapide, qu'à peine sorti de ses vaisseaux, le sang est déjà solidifié. Ceci explique comment il arrive que l'exposition des plaies à l'air fait souvent cesser complètement des hémorrhagies qui se renouvellent quand on a mis les parties en contact, et qu'on les soustrait à l'influence de cet agent.

La température de l'air ambiant n'a pas moins d'influence. Si elle est élevée, l'hémorrhagie persiste plus long-temps ; si elle est basse, l'hémorrhagie s'arrête plus promptement et plus sûrement, et aussi peut-on attribuer à la chaleur humide du corps aussi bien qu'à l'absence du contact de l'air, les hémorrhagies qui surviennent si souvent après. Aussi voit-on, toutes choses égales d'ailleurs, les hémorrhagies s'arrêter plus difficilement dans les pays chauds que dans les pays froids (2).

L'eau exerce aussi bien que l'air une influence très-grande sur les hémorrhagies, et cette influence est double comme la sienne. Par son contact elle détermine une sorte d'astriction qui ferme l'orifice des vaisseaux et détermine la coagulation du sang. Mais c'est surtout par

(1) Contenu dans un tube de verre hermétiquement fermé, ce sang demeure liquide. (*Note des Rédacteurs.*)

(2) Nous avons déjà cité l'observation remarquable qui a été faite à la bataille d'*Eylau*. (*Note des rédacteurs.*)

sa température qu'elle agit. Aussi la voit-on, à l'état de vapeur ou à l'état liquide, mais à une température élevée, provoquer les écoulemens de sang ; et, par un effet contraire, on la voit à une basse température arrêter les hémorrhagies. Il n'est personne qui ne connaisse ces effets de l'eau à des températures différentes, et il n'est pas une personne du peuple qui ne sache qu'on doit employer de l'eau froide pour arrêter les hémorrhagies. C'est incontestablement à cette méthode qu'il faut attribuer les succès de certains praticiens qui, pour arrêter les hémorrhagies qui succèdent aux grandes opérations, se contentent d'arroser constamment les plaies avec de l'eau froide.

L'emploi des réfrigérans n'est pas sans inconvéniens. Leur action stimulante détermine quelquefois des inflammations locales ou éloignées, comme des cystites, des métrites, lorsqu'ils ont été injectés dans la vessie ou dans la matrice ; des péritonites, des pleurésies, des arachnitis quand ils ont été employés, soit à l'intérieur, soit à l'extérieur. Mais leur plus grand inconvénient est, sans aucun doute, de déterminer des affections rhumatismales de toute espèce. Il est peu de malades, hommes ou femmes, exposés à des courans d'air et surtout à des ablutions et à des affusions d'eau froide, qui n'aient éprouvé par la suite des douleurs et des inflammations de nature rhumatismale, et nous en avons vus qui, après avoir été sauvés des dangers de l'hémorrhagie, ont succombé à des inflammations suivies de suppuration dans l'épaisseur des muscles, et surtout dans les grandes articulations. Ces maladies sont d'autant plus à redouter, que les sujets sont dans un plus grand état de faiblesse et de sueur au moment où leur corps a été exposé aux courans d'air froid et aux ablutions d'eau froide. Il ne faut donc recourir à ces moyens, que lorsqu'ils ne peuvent être remplacés par d'autres, et il n'en faut jamais prolonger l'application au-delà du besoin.

On voit dès lors que leur emploi est plutôt requis contre des hémorrhagies internes que contre celles qui ont lieu à l'extérieur ; car ces dernières peuvent presque toujours être combattues avec succès par d'autres moyens.

Il est évident que si à l'eau à basse température on unit des substances propres à former le caillot, on augmentera l'efficacité de cette eau. On possède un bon nombre de moyens de ce genre qui assurément ne valent pas la ligature, quand celle-ci est applicable, mais qui cependant peuvent rendre de grands services dans beaucoup de circonstances. Telles sont les liqueurs stiptiques et astringentes, comme l'eau de Rabel, l'eau alumineuse, l'eau avec le sulfate de zinc, les dissolutions de sulfate de cuivre, de fer, etc., etc., l'eau vinaigrée ou acidifiée par un acide quelconque, etc., dont on arrose, dont on lave les plaies, dont on tient leurs surfaces couvertes à l'aide de charpie, d'éponge, etc., etc.

Ces substances astringentes ne sont point employées seulement comme topiques, on les emploie aussi à l'intérieur et étendues dans une quantité plus ou moins considérable d'eau, suivant les cas. Il ne saurait y avoir de doute que ces substances, ainsi administrées, ne puissent donner au sang des qualités qui rendent plus facile la cessation spontanée des hémorrhagies. C'est en effet, ce que l'on voit dans les hémorrhagies internes contre lesquelles on ne peut faire usage d'aucune application locale extérieure.

Les astringens et les stiptiques agissent par leur température comme l'eau qui leur sert de véhicule ; ils doivent être employés froids ; ils agissent ensuite sur les parties auxquelles ils sont appliqués, en y mettant en jeu la contractilité de toute espèce dont elles sont pourvues, et enfin, en vertu de leurs propriétés chimiques, les liquides albumineux et fibrineux dont leur surface est couverte, sont concrétés. Les liquides albumineux sont toujours concrétés sous la forme blanchâtre, et les liquides colorés par le sang sous forme de bouillie noirâtre ou grisâtre, suivant la quantité de matière colorante qui s'y trouve. C'est en concrétant ceux de ces liquides qui sont placés aux extrémiés des vaisseaux divisés, qu'ils parviennent à arrêter les hémorrhagies.

Les lotions et les applications faites avec les substances astringentes ont la même manière d'agir ; mais les lotions et les injections qui renouvellent sans cesse la température, et le liquide coagulant, arrêtent plus sûrement les hémorrhagies que les applications dont la température finit par s'élever et dont la vertu coagulante s'épuise bientôt.

Les qualités irritantes des moyens employés sont d'autant plus efficaces, qu'elles ont plus d'action sur la contractilité du tissu des parties ; mais lorsque cette action irritante porte sur la sensibilité, plus que sur la contractilité, elle détermine des fluxions sanguines et quelquefois des écoulemens de sang, enfin une sorte d'hémorrhagie active ou par exhalation.

Quant aux vertus que les liquides tirent de leurs qualités chimiques, elles sont d'autant plus efficaces, que ces substances coagulent plus promptement le sang aux extrémités des vaisseaux. C'est de ces trois sources que les liquides acides, astringens, etc., etc., tirent leur vertu. Nous trouverons toujours que c'est à l'une, à l'autre ou à plusieurs de ces manières d'agir, que doivent leur efficacité, l'air, l'eau, les substances acides, les sels divers résultant de la combinaison des acides avec des bases terreuses ou métalliques. Les eaux dites anti-hémorrhagiques, ainsi que les poudres du même nom et nouvellement prônées dans quelques journaux, n'ont certainement pas d'autre manière d'agir.

On désigne sous le nom d'*absorbans* des substances qui, appliquées à une surface saignante, ont la propriété de se pénétrer du sang qui s'écoule, de se l'incorporer pour ainsi dire, et de former avec lui un composé solide et adhérent qui s'oppose à son écoulement, tels sont la charpie, l'amadou ou agaric, la toile d'araignée, l'éponge fine, la poudre de colophone, etc. Les absorbans ne sont guère utiles que lorsque le sang s'écoule en nappe; ils seraient complétement inefficaces pour arrêter une hémorrhagie produite par un artère d'un certain calibre. Ces médicamens ont d'ailleurs d'assez grands inconvéniens. Ainsi, l'agaric, la toile d'araignée, l'éponge préparée surtout, ont le grave inconvénient d'adhérer fortement aux parties, et de ne s'en détacher qu'après un temps fort long.

Les *cathérériques* et les *escharrotiques* viennent ensuite comme moyen hémostatique assez puissant. La ligne qui sépare les premiers des seconds n'est pas plus tranchée que celle qui sépare les cathérériques des styptiques. Ainsi, l'action de quelques oxides métalliques, de l'alun, du sulfate de fer, de cuivre et de zinc, des acides étendus, etc., se borne à resserrer, à crisper les tissus avant de les désorganiser. Ils sont regardés par les uns comme styptiques, par les autres comme cathérériques, et par d'autres comme caustiques. Cela dépend principalement de la quantité du médicament que l'on emploie : à une faible dose, il agira comme styptique, à une plus forte, comme cathérétique ou comme caustique. Mais il est certaines substances dont l'action est plus vive, et dont la causticité n'est point douteuse ; tels sont, à des degrés différens d'activité, les nitrates d'argent et de mercure, le beurre d'antimoine ou chlorure d'antimoine, liquide ou solide, l'oxide rouge de mercure, la potasse et la soude pures, les acides minéraux concentrés, etc. Le nitrate d'argent est la plus employée de ces substances : toutefois, on ne s'en sert guère que pour arrêter l'écoulement de sang fourni par les piqûres de sangsues. Les autres caustiques sont généralement peu employés. Quand ils le sont à l'état solide, leur action est trop lente, et ils ont besoin d'être soutenus par une compression telle, que celle ci suffit ordinairement seule, pour arrêter l'hémorrhagie ; si on les emploie à l'état déliquescent ou liquide, ils se répandent sur les plaies, et portent leur action sur d'autres parties que celles qu'ils doivent cautériser.

*Le cautère actuel* est un procédé très-communément employé pour arrêter les hémorrhagies qui proviennent des plaies accidentelles ou des plaies d'opération. On sait qu'autrefois les chirurgiens ont long-temps cautérisé les parties en les divisant ; ils ont même amputé les membres avec des couteaux rougis au feu afin que la plaie étant immédiatement réduite en escharre, le sang ne pût s'écouler au dehors ; mais il est douteux qu'un semblable moyen ait jamais réussi, et généralement on n'employait le cautère actuel qu'après les opérations terminées. C'est en effet le seul moment dans lequel il faut en faire usage.

Le fer chauffé à blanc est un moyen très-efficace pour obtenir l'escarrification des vaisseaux. La partie étant bien épongée et séchée, on applique le fer sur le point d'où provient l'hémorrhagie. On revient une première, une seconde et une troisième fois, si cela est nécessaire.

Si l'artère qui fournit l'hémorrhagie, est d'un certain volume, il est prudent de soutenir l'escharre par un appareil compressif assez puissant pour s'opposer à l'effort à l'aide duquel le sang tend à la détacher.

La douleur que produit l'application du cautère est vive, mais elle est instantanée et ne dure pas plus de quelques secondes. Elle est limitée d'ailleurs à la partie qui fournit l'hémorrhagie. Toutefois, le cautère actuel est impuissant lorsqu'on l'emploie contre des hémorrhagies fournies par de grosses artères. Aussi, ce moyen efficace ne doit-il être employé que dans les cas où la compression et la ligature ne peuvent point être mis en usage. Il convient particulièrement dans les cas où le sang est fourni par des parties où le système capillaire sanguin est très-abondant, et lorsque le sang s'écoule en nappe de tous les points de la surface d'une plaie, comme dans celles des tissus érectiles de la verge, des grandes lèvres, de la langue, etc.

Un précepte qu'il faut toujours avoir présent à l'esprit quand on emploie la cautérisation, c'est qu'il vaut mieux désorganiser les parties au-delà de ce qui est nécessaire que de rester en deçà. Si l'hémorrhagie n'est pas arrêtée de manière à ce qu'elle ne récidive pas, il est plus difficile de la combattre quand elle reparaît que la première fois, parce qu'alors les extrémités des vaisseaux étant détruites, sont plus profondément cachées au milieu des chairs enflammées.

La *compression* des artères est un moyen très-fréquemment employé pour arrêter les hémorrhagies artérielles. Elle peut être exercée directement sur l'orifice qui fournit le liquide, ou latéralement à des distances plus ou moins considérables de la plaie.

Quand on l'exerce sur l'orifice béant de l'artère, on

applique sur cet orifice où l'on a abstergé le sang, une boulette de charpie très-peu volumineuse, et aussi solide que possible. On la sontient avec le doigt, et on la recouvre successivement de plusieurs autres boulettes, de manière à former une pyramide, dont la pointe est appliquée au vaisseau, et la base aux compresses et au bandage qui doivent remplacer l'action de la main. Cette compression directe est généralement peu efficace, et détermine de vives douleurs. Les bandages et compresses se relâchent ordinairement quelques heures après, et les parties échappent à leur action.

On a conseillé et on a employé ensuite la compression directe avec un morceau de cire roulée entre les doigts, ou un morceau de sonde de gomme élastique qu'on introduit comme un bouchon dans la plaie. Ce procédé est applicable principalement dans les piqûres des parois abdominales.

On tamponne aussi directement avec du linge, de la charpie, et autres corps introduits dans les plaies qui résultent de l'opération de la taille, dans les fosses nasales, l'orbite, le sinus maxillaire, le vagin, le rectum, etc.

La compression latérale s'exerce sur les artères quand elles sont situées tout près des os qui peuvent fournir un point d'appui solide. C'est ainsi qu'il est facile de l'employer à la tête, sur le trajet des artères temporale et occipitale. Aux membres, on l'exerce à l'aide de tourniquets, comme celui de J.-L. *Petit*, ou de compresseurs semblables à celui que j'ai imaginé; mais généralement, elle ne saurait être employée avec avantage pour arrêter définitivement le cours du sang. Lorsqu'elle est faible, elle est inefficace; quand elle est forte, elle donne lieu à de vives douleurs, et finit par devenir intolérable. D'ailleurs, les artères échappent ordinairement à l'action de ces instrumens ; elles s'enfoncent dans l'intérieur des parties ; elles glissent vers les lieux où elles sont moins pressées, et ce n'est que sur des points fort peu nombreux, comme à l'aisselle, à l'aine, au haut du bras, etc., que la compression présente des ressources plus assurées, et qu'on l'on peut l'employer avec avantage, mais ordinairement comme moyen provisoire seulement, et rarement comme définitif.

La *ligature* des artères ouvertes est le moyen le plus simple et le plus sûr que l'on puisse opposer aux hémorrhagies artérielles, et on ne doit avoir recours à la cautérisation ou à la compression que lorsque cette ligature est impraticable.

La *ligature* des artères pour arrêter les hémorrhagies a été conseillée par des auteurs très-anciens ; on en trouve des traces dans *Hippocrate*, dans *Rufus*, *Archigènes*, *Galien*, *Celse* et autres (1) ; mais tous ces auteurs n'en ont parlé que d'une manière très-vague, et A. *Paré* (2) est celui auquel on attribue généralement

---

(1) *Celse* s'explique à cet égard de la manière suivante : « Quod si illa quoque profluvio vincuntur, venæ quæ sanguinem fundunt, comprehendendæ, circaque id, quod ictum est, duobus locis deligandæ intercidendæque sunt, ut et in se ipsæ coeant, et nihilominus ora præclusa habeant. » *Lib. 5, chap. 26.*

*Albucasis*, au XII<sub>e</sub> siècle, s'en est déclaré l'adversaire ; au XIII<sup>e</sup>, *Lanfranc* la vit, dit-il, pratiquer à *Milan* sur l'artère brachiale.

( *Note des Rédacteurs.* )

(2) La méthode employée par *Paré* ayant été attaquée, il la défendit avec sa naïveté ordinaire dans la partie de ses œuvres intitulée *Apologie* : il en attribue lui-même l'origine aux anciens, et cite plusieurs d'entre eux qui en ont parlé. Indépendamment d'*Hippocrate*, de *Galien*, de *Celse*, qu'il cite comme ayant recommandé la ligature des vaisseaux pour arrêter les hémorrhagies, il nomme encore *Avicenne*, *Guy de Chauliac*, *Calmethée*, *Holier*, *Vesale*, *Jean de Vigo*, *Tagault*, *Pierre de Argillata de Boulongne*, *Joannes Andreasa Cruce*, *Dalechamp*, etc., qui ont vanté et employé

la gloire de cette belle découverte. Il est le premier qui ait employé ce moyen méthodiquement après l'amputation.

Cette ligature peut être *immédiate* ou *médiate*.

La ligature *immédiate* est celle qui n'embrasse que les tuniques de l'artère et le tissu cellulaire au milieu duquel elle se trouve plongée. La ligature *médiate* est celle dans laquelle on comprend avec le vaisseau ouvert, une certaine épaisseur des autres tissus qui l'environnent.

Deux sortes d'instrumens sont nécessaires pour opérer la ligature immédiate ; les premiers servent à saisir le vaisseau et à faire saillir son extrémité au delà de la surface de la plaie ; les autres sont destinés à embrasser ses parois et à les comprimer.

Des pinces dites à disséquer, et qu'il vaut mieux nommer pinces à ligature, constituent l'instrument à l'aide duquel on saisit les vaisseaux. Il convient d'en avoir de grosses pour les artères volumineuses, de moyennes et de petites pour les vaisseaux de médiocre grosseur et pour ceux d'une grande ténuité. Les Anglais emploient très-souvent une sorte de crochet très-aigu et très-délié, nommé *tenaculum*, avec lequel ils accrochent et attirent les artères. Cet instrument est très-commode pour les artères d'un petit calibre. Nous avons déjà parlé de la

---

cette ligature des vaisseaux. Il termine cette liste en disant à son adversaire, auquel il reproche sa malhonnêteté dans son attaque contre lui, et son opinion exclusive pour l'emploi du fer rouge pour arrêter les hémorrhagies : « Or voilà, mon petit bonhomme, des authoritez qui vous commandent à l'armée lier les vaisseaux, et si pour estancher le sang vous falloit user de fers ardanz, il faudroit pour ce faire, une forge et beaucoup de charbon pour les chauffer, et les soldats vous auroient en telle horreur pour ceste cruauté, qu'ils vous assommeroient comme un veau, ainsi que jadis fut l'un des premiers chirurgiens de *Rome* (*Arcabuto.*) »   (*Note des Rédacteurs.*)

nature, de la forme, du volume, etc., des divers fils dont on fait usage pour pratiquer les ligatures et les sutures ; nous n'avons pas besoin d'y revenir. (*Voyez plus haut Sutures*) (1).

La plaie étant nettoyée, le chirurgien, guidé par des connaissances anatomiques positives, recherche les artères dans les lieux qu'elles occupent. S'il ne les aperçoit point à cause de leur rétraction dans les tissus, il fait suspendre un moment la compression. L'écoulement, ou pour mieux dire le jet de sang rouge les décèle bientôt. Alors, il saisit l'extrémité du vaisseau, soit en introduisant l'une des branches de la pince dans le canal béant qu'elle présente, soit en la saisissant par ses côtés opposés, et il l'attire au dehors, de manière à la faire saillir au-delà de la surface de la division. Un aide saisit alors un fil simple, double ou triple, suivant les cas, par sa partie moyenne, et le passe autour du vaisseau : il en ramène vers lui les extrémités, en manœuvrant autour de la main de l'opérateur et de sa pince, sans toucher ni à l'une ni à l'autre. Il fait alors avec les bouts des fils un nœud simple d'abord , puis saisissant les extrémités de la ligature à pleine main , il en serre l'anse jusqu'à ce qu'elle n'ait plus qu'un centimètre environ de diamètre ; rapprochant alors de cette anse, ses doigts

---

(1) On a employé pour faire des ligatures une infinité de substances. Le chanvre, le lin, la soie, les peaux de daim et de chamois, les boyaux de chat, le caoutchouc, des brins d'herbe, l'or, l'argent, le plomb, le platine, etc., ont été successivement mis en usage et recommandés. Chaque jour on en présente de nouveaux ; toutefois les fils de chanvre, de lin ou de soie sont encore les plus généralement employés, et semblent devoir suffire aux indications. Les espérances que les autres substances semblaient devoir réaliser, ont été presque toutes déçues.

(Note des Rédacteurs.)

opposés par leur face dorsale, il la porte avec eux dans l'intérieur des parties, en même temps qu'il la serre, sans exercer aucune traction sur le vaisseau. Les doigts indicateurs doivent être préférés aux pouces, ordinairement employés pour porter la ligature au fond des plaies, parce que leur longueur plus grande et leur forme plus effilée les rendent plus spécialement propres à cet usage. Avec eux, la ligature s'enfonce mieux, l'œil la suit plus facilement, et le nœud qu'elle forme se place juste à l'endroit indiqué. Ce premier nœud doit être serré avec d'autant plus de force, que l'artère est plus volumineuse. On le surmonte d'un second sur lequel il convient de tirer plus fortement encore, afin d'assurer la solidité de la ligature. Le nœud simple est aujourd'hui préféré avec raison au nœud double que pratiquaient nos prédécesseurs, et qui avait l'inconvénient de ne point embrasser le vaisseau avec autant d'exactitude, et de ne pouvoir être serré aussi facilement.

Quand les artères sont situées au fond de cavités profondes et étroites, ou qu'elles sont plongées au milieu d'un tissu cellulaire fibreux très-serré, qui ne permet pas de les attirer au dehors facilement, ainsi qu'on l'observe au crâne, dans l'épaisseur du derme chevelu, il faut abandonner la ligature immédiate, et recourir à la ligature médiate, ou à la compression. Dans d'autres cas, une aponévrose tendue à côté d'une artère s'opposant à ce qu'on puisse enfoncer assez profondément l'anse du fil, la section de cette aponévrose suffit pour dégager le vaisseau et pour rendre facile sa ligature. C'est ainsi qu'il m'est arrivé plusieurs fois de fendre le ligament inter-osseux de la jambe et de l'avant-bras afin d'isoler les artères tibiales antérieure et postérieure et même les artères inter-osseuses qui sont appliquées sur lui.

La ligature *médiate* se pratique de la manière suivante : l'endroit où existe l'orifice du vaisseau étant reconnu, le chirurgien porte au-dessus, et à une certaine distance de ses côtés, la pointe d'une aiguille, dont la convexité est embrassée par le doigt indicateur qui fournit un point d'appui à son talon. Cette aiguille est enfoncée dans les chairs, à quelques millimètres du vaisseau, et sa pointe est dirigée de telle manière que, décrivant un demi-cercle et conservant toujours la même distance, elle vient sortir au point opposé de la circonférence de l'artère : on la retire pour l'enfoncer de nouveau et continuer en un second temps le cercle qu'elle doit décrire. Une masse plus ou moins considérable de parties molles doit être embrassée suivant que l'artère est plus ou moins volumineuse. Les deux extrémités du fil étant alors rapprochées, l'opérateur saisit le vaisseau, avec les tissus qui l'entourent, et attire le tout au dehors, tandis qu'un aide procède à la constriction des parties, en se conformant aux règles précédemment indiquées.

La ligature médiate a été pratiquée quelquefois en passant sous l'artère, et à une distance peu considérable de la plaie, et avec une aiguille courbée, une anse de fil qu'on liait ensuite sur un cylindre de parchemin, ou de sparadrap roulé, afin de ne pas blesser la peau : on trouve l'origine de ce procédé dans *A. Paré*. On ne s'en sert plus maintenant.

Le premier effet de la ligature d'un vaisseau est de rapprocher ses parois, et de les presser avec force les unes contre les autres. Une douleur d'autant plus vive que le vaisseau est moins considérable, et qui dépend de la constriction des filets nerveux qui accompagnent toutes les artères d'un petit volume, se fait sentir à l'instant où on serre le fil, mais elle se dissipe bientôt. Au-devant du fil, il se forme un renflement qui s'oppose à ce qu'il soit chassé par l'impulsion du sang ; cet effet aurait lieu et l'hémorrhagie se renouvellerait, si le lien étant appliqué trop près de l'extrémité de l'artère : ce renflement ne pouvant se former, le vaisseau, en se rétractant, éluderait alors l'action de la ligature. En arrière du fil, les tuniques de l'artère s'épanouissent encore et forment à l'intérieur une cavité conoïde, dont le sommet est à la ligature, et la base vers le cœur, et à l'endroit où porte le fil. Les tuniques interne et moyenne de l'artère sont divisées, et la tunique celluleuse, restée intacte, se trouve appliquée à elle-même.

Si le vaisseau seul a été embrassé par la ligature, et si celle-ci est convenablement serrée, le sang s'arrête au-dessus du point comprimé, il s'y coagule et forme un caillot qui se comporte comme nous l'avons déjà dit. Si l'artère a été trop serrée par le fil, ou si elle a été trop exactement dépouillée du tissu cellulaire élastique qui l'entoure, la tunique celluleuse se divise trop promptement, le caillot encore fluide est chassé au dehors et l'hémorrhagie se renouvelle : quand au contraire l'artère n'est point assez comprimée, la tunique celluleuse et le tissu cellulaire que l'on a compris avec elle dans l'anse du fil, diminuent de volume, se condensent, et le sang rétablit, au centre du vaisseau et de la ligature, un canal à travers lequel il s'écoule en plus ou moins grande quantité : c'est ce qui se remarque très-souvent à la suite des ligatures médiates ; aussi doit-on toujours éviter d'une part de serrer trop fortement une artère et de l'autre de comprendre avec l'artère une trop grande quantité de parties.

Comme nous l'avons déjà dit, le caillot s'étend jusqu'à la première grosse branche collatérale ; il adhère bientôt avec force aux parois de l'artère, qui diminue peu à peu de volume, en suivant la réduction progressive du caillot. Celui-ci disparaît enfin, et alors le vaisseau se trouve réduit depuis la dernière branche qu'il fournit, jusqu'au lieu de la ligature, en un cordon fibreux qui se transforme insensiblement en tissu cellulaire, et se confond avec celui qui l'environne. Mais avant ces derniers changemens les parties situées au-devant de la ligature ont cessé de vivre ; elles ont été séparées par l'inflammation éliminatoire, et sont tombées avec le fil qui les étreignait (1).

Quelquefois il devient impossible de faire la ligature d'une artère à son extrémité divisée dans une blessure, soit parce qu'elle a été déchirée inégalement et qu'elle est rétractée au milieu des chairs, soit parce qu'elle y est enflammée, etc. C'est alors le cas de faire des incisions pour la mettre à découvert, ou bien de découvrir le vaisseau à trois, quatre ou six pouces et davantage, même au dessus de la plaie, afin d'en pratiquer la ligature immédiate sur des parties saines.

(1) Ce que nous venons de dire s'applique seulement aux ligatures définitives ou permanentes. Mais dans le but de soustraire les blessés à leurs inconvéniens ou à leurs dangers, on a imaginé de les rendre *temporaires*, et de les laisser appliquées le moins long-temps possible. On a pensé qu'en les laissant appliquées seulement deux, trois, quatre heures, beaucoup moins même, un seul instant et en les enlevant ensuite, etc., etc. (V. les travaux de *Travers*, de *Jones*, de *Johnson*, etc., etc.) cela suffirait pour altérer l'artère au point de déterminer son oblitération. On espérait par ce moyen avoir le double avantage d'oblitérer seulement les vaisseaux, de ne laisser aucun corps étranger dans les plaies, et d'obtenir plus sûrement une réunion par première intention. Des expériences sur les animaux, et des essais faits sur l'homme, ont produit quelques résultats intéressans. Mais les faits ne sont point encore assez multipliés, et d'ailleurs le raisonnement et quelques observations contradictoires ne semblent pas devoir encore permettre de se fier sûrement aux procédés et aux méthodes imaginés dans ce but. *(Note des Rédacteurs.)*

Depuis que la ligature avait été si heureusement employée par *A. Paré* contre les hémorrhagies artérielles ; on n'avait cherché qu'à la perfectionner dans ses moyens et dans ses applications : personne n'avait songé à lui substituer des moyens nouveaux , lorsque la *torsion* a été présentée comme aussi efficace que la ligature, comme moins douloureuse, et devant se prêter beaucoup mieux qu'elle au succès de la réunion par première intention.

Nous ne chercherons point à savoir si *Galien* (1) ou des auteurs postérieurs à lui ont, ou non , mis sur la voie de la torsion. Ces recherches presque toujours faites après coup, et presque toujours aussi dans l'intention de dépouiller les vivans en faveur des morts, seraient déplacées dans des leçons tout-à-fait consacrées à la pratique ; nous n'ignorons pas les travaux importans de MM. *Velpeau* (2) et *Thierry* sur la torsion des artères ; mais le véritable inventeur étant, suivant nous , celui qui a su faire prévaloir une idée et en faire une application utile, il nous semble que M. *Amussat* doit réellement être regardé comme celui de la torsion des artères.

Pour qu'elle puisse être exécutée suivant les idées de M. *Amussat*, elle exige des pinces d'une forme particulière, ce qui serait peut-être un inconvénient, si ces pinces ne pouvaient s'appliquer également à la ligature. Cet avantage incontestable doit les faire substituer dès ce moment à toutes les autres.

(1) Voici le passage de *Galien* relatif à la torsion : « Præterea venane sit an arteria ; post hac injecto unco attollat, et modice intorqueat. »

(2) M. *Velpeau* prétend avoir parlé de la torsion des artères à ses élèves en 1827. On peut en croire sans doute la parole de ce chirurgien ; mais, en fait de découvertes scientifiques, il faut des preuves positives, des preuves écrites ; or, jusqu'à présent, il n'y en a pas sur ce point en faveur de M. *Velpeau.*                    ( *Note des rédacteurs.*)

Ces pinces se composent, comme les pinces à ligature ordinaires, de deux branches terminées à une de leurs extrémités, par un talus d'où partent deux lames élastiques que leur ressort tend à écarter. L'extrémité opposée sur leurs faces correspondantes et aplaties, se compose de deux mors long d'un demi-pouce, ayant chacun la forme d'une moitié de cône, et pourvus de canelures et d'arètes situées en travers, qui se reçoivent, et sont reçues réciproquement. Au delà de cette partie prenante de la pince, chacune des deux branches se compose d'un cilindre légèrement aplati, long de quinze lignes environ, et séparés l'un de l'autre par un très-faible intervalle quand ces branches sont rapprochées. Cette partie de la pince est destinée à exercer sur les artères la pression qui doit couper leurs tuniques internes. Au delà, les deux branches offrent l'une, une espèce de mortaise carrée dont les bords font l'un vers l'autre un léger retour, l'autre une entaille de même forme, et qui lui permet d'être reçue dans la mortaise ; enfin cette dernière branche est pourvue d'un clichet mobile qui peut avancer et reculer à volonté, et s'engager dans la mortaise de manière à presser les mors de la pince l'un contre l'autre, et à fixer solidement entre eux les corps qu'ils ont saisis. Les deux branches de la pince sont pourvues en dehors de canelures ou rayures transversales destinées à les fixer plus sûrement dans la main de l'opérateur.

Les artères sur lesquelles on veut opérer se présentent sous deux états ; elles peuvent être divisées ou entières. Lorsque l'artère est divisée, on saisit avec une des pinces le bout du vaisseau à tordre, de manière à ce que les mors le saisissent en dehors par ses deux points opposés, rapprochent et appliquent ses parois l'une à l'autre. Cela fait, on attire légèrement le vaisseau à soi, et à l'aide d'une autre pince, on l'isole en refoulant en sens opposé toutes les parties vasculaires et nerveuses. On saisit avec le pouce, et ensuite l'indicateur de la main gauche, la partie de l'artère isolée, tandis que l'on prend la pince avec la main droite, et qu'on lui fait subir dans la main cinq ou six demi-tours, c'est-à-dire trois tours complets; ensuite on ouvre la pince, et on abandonne le vaisseau à lui-même après avoir légèrement comprimé et enfoncé avec le doigt l'artère dans le fond de la plaie. Il est important de la saisir avec une seconde pince ou avec les doigts, surtout si elle est volumineuse. Quand on ne prend pas cette précaution, la torsion s'étend au loin, les filets nerveux et le tissu cellulaire, qui entourent le vaisseau, sont tiraillés et déchirés, et il peut arriver des accidens, notamment des inflammations sur son trajet. Dans les expériences dont nous avons été témoins sur les animaux vivans, l'hémorrhagie a été constamment arrêtée à l'aide de la torsion ainsi pratiquée. Nous avons vu faire des tentatives pour détruire cette torsion, tant par des torsions en sens contraire, qu'à l'aide de frottemens opérés avec l'ongle sur l'extrémité des vaisseaux tordus, et le tout en vain.

Tous les vaisseaux divisés qui pourraient fournir du sang par leur bout supérieur ou leur bout inférieur, doivent être tordus de la même manière. M. *Thierry* pense qu'on peut pratiquer la torsion avec toute espèce de pinces, pourvu qu'elles soient munies d'un appareil particulier, propre à les tenir fermées. Il croit qu'il vaut mieux ne pas trop isoler les artères des parties voisines, et les tirer hors des chairs, parce qu'alors les tours de torsion s'étendent trop loin. Avant de tordre l'artère, il

ne la fixe point, soit avec les doigts, soit avec les pinces ;
c'est ce que font d'autres chirurgiens.

Lorsque les vaisseaux ne sont point divisés et qu'on
veut les tordre, il faut commencer par opérer la division du vaisseau. Cette opération préliminaire, sur
l'appréciation de laquelle nous reviendrons plus tard,
se pratique de la manière suivante : le vaisseau étant mis
à découvert, on le saisit, après l'avoir bien isolé des
parties voisines, avec une pince à clichet dans un
point ; on applique une seconde pince à quelque distance de la première, et on le coupe entre les deux
pinces, soit avec le bistouri, soit avec les ciseaux. La
compression étant opérée par les aides ou par la pince
suffit pour empêcher l'écoulement du sang : on pratique ensuite la torsion comme il a été dit plus haut.
Cette section préliminaire est-elle sans inconvénient ? Je
ne saurais l'admettre. On peut sans doute l'opérer sans
danger sur des animaux bien garottés ; mais sur l'homme,
cela ne saurait avoir lieu sans inconvénient. Cette méthode est-elle d'ailleurs applicable dans tous les cas ? On
peut en douter. On peut douter, par exemple, que cette
méthode soit applicable à l'artère sous-clavière que l'on
voudrait tordre, pour un anévrysme ou une blessure de
l'artère axillaire, à l'iliaque externe qu'on voudrait tordre, pour un anévrysme très-élevé de l'artère fémorale.
Ce sont des objections que l'habileté de M. *Amussat*
résoudra peut-être, mais qu'il est du devoir d'un praticien de signaler (1).

Voici au reste ce qu'on observe à la suite de la torsion :

(1) M. *Amussat* a proposé une manière particulière de tordre les artères,
dans le cas où on est dépourvu de pinces ou de tout autre instrument, et
que cependant l'hémorrhagie réclame un secours pressant ; il conseille de
découvrir l'artère avec l'ongle, un clou ou tout autre corps, de la traver-

le sang aborde jusqu'au bout de l'artère, et lui imprime des mouvemens et des battemens qui ne sauraient triompher de la résistance de la torsion. Un caillot de quelques lignes de longueur ne tarde pas à se former, et à joindre sa résistance à celle de la torsion, et lorsqu'au bout de quelques jours, on divise suivant sa longueur, le bout de l'artère tordue, on trouve successivement : 1° un caillot très-adhérent de forme conique et de quelques lignes de longueur dans le bout de l'artère ; 2° une espèce de refoulement vers le cœur, accompagné de plicatures des membranes internes des artères, plicatures analogues à celles que déterminent les cordons d'une bourse, alors qu'elle est serrée par eux ; 3° enfin, une espèce de cylindre en tire-bouchon formé par la tunique celluleuse, d'où il résulte évidemment, que celle-ci a seule pris part à la torsion, tandis que les autres l'ont abandonné, et ont été refoulées vers le cœur.

Oblitération des artères par section et refoulement de leurs tuniques internes.

M. *Amussat* paraît avoir pressenti les objections que nous avons faites, et c'est probablement pour les prévenir qu'il a imaginé pour oblitérer les vaisseaux une méthode qui dispense d'en faire la section. Cette méthode, plus ingénieuse encore peut-être que la première, consiste à couper les tuniques internes d'une artère en plaçant celle-ci entre les deux cylindres de la pince qu'on presse fortement l'un contre l'autre à l'aide du

---

ser avec une épingle, et de la tordre en se servant de cette épingle comme du bâtonnet d'un garrot. Après avoir fait un assez grand nombre de tours, il faut fixer l'épingle à l'orifice de la plaie pour empêcher que la torsion ne se défasse.     ( *Note des rédacteurs.* )

pouce et de l'indicateur de la main placés aux deux extrémités des deux cylindres. Cette pression, qui n'altère
en rien la tunique celluleuse de ces vaisseaux, divise la
tunique moyenne et interne des artères aussi nettement
que pourrait le faire un instrument tranchant. Cette division une fois faite, et l'artère étant fixée par la pince
qui l'a opérée, elle est saisie entre le cylindre d'une seconde pince qu'on fait mouvoir du cœur vers les radicules
en refoulant les tuniques internes vers ces mêmes radicules dans une étendue de huit ou dix lignes environ.
Les deux pinces sont retirées, et on abandonne ensuite
l'artère à elle-même. Dans les cas dont j'ai été témoin,
l'artère a été trouvée oblitérée au bout de quelques
jours.

Dans la section et le refoulement des tuniques internes
des artères, il y a une suite de phénomènes dignes du
plus haut intérêt.

La section des tuniques internes des artères par une
pression qui n'endommage en aucune manière la tunique
celluleuse est un phénomène analogue à celui que l'on
a depuis long-temps, il est vrai, observé à la suite des
ligatures d'artères; mais c'est avoir ajouté à la science
que d'être parvenu à produire ce phénomène par une
simple pression qu'on peut exercer et lever à volonté,
en quelques instans, et avec la plus grande facilité. La
résistance de la tunique celluleuse aux efforts de traction
que nécessite le refoulement, n'est pas un phénomène
moins surprenant. J'ai fait expérimenter que l'artère
crurale d'un chien, réduite à sa tunique celluleuse,
pouvait supporter sans se rompre un poids de vingt-
cinq à trente livres. Mais, ce qu'il y a de plus extraordinaire dans le refoulement, est que les tuniques internes et moyennes des artères après avoir été coupées

par pression, puissent, cédant à une autre pression moins forte exercée dans le sens de la longueur de l'artère, se séparer de la tunique celluleuse, et être refoulées jusqu'à un pouce et même davantage du point où elles ont été coupées. Là elles forment une sorte de bouchon qui est bientôt suivi de la formation d'un caillot extrêmement adhérent par lequel la circulation est complétement interceptée.

Si on examine l'artère au bout de quelques jours, on trouve à l'endroit où la section des membranes internes a été opérée, une espèce de collet formé par ces membranes un peu épaissies : à l'endroit où l'artère a été réduite par le refoulement à sa tunique celluleuse, on trouve un épaississement de cette tunique, avec diminution du calibre de l'artère, au lieu d'un anévrysme comme on serait tenté de le croire; enfin, à l'endroit où le refoulement s'est arrêté, on trouve un caillot et les membranes refoulées qui font saillie dans le bout de l'artère qui regarde ses radicules.

Le côté vers lequel on fait le refoulement n'est rien moins qu'indifférent; car, si au lieu de le faire du côté des radicules, c'est-à-dire dans le sens de la circulation, on le faisait du côté du cœur, c'est-à-dire dans un sens contraire à la circulation, la colonne de sang qui circule continuellement du cœur vers les artères ramènerait à leur situation première les membranes refoulées, et anéantirait ainsi une des conditions les plus indispensables pour l'oblitération des artères, tandis que, quand le refoulement a lieu dans le sens de la circulation, l'effort du sang tient les membranes refoulées, et concourt à l'oblitération de l'artère.

Cette méthode supplémentaire de la torsion, toute ingénieuse qu'elle soit, ne nous semble pas facilement applicable à l'homme ; elle exige en effet que l'artère soit soulevée, et dans beaucoup de cas les artères ne se trouveront pas dans des conditions qui permettent d'être soulevées ainsi : elle exige qu'elle soit embrassée avec deux pinces, dont une doit couper les tuniques et l'autre les refouler, ce qui ne pourrait encore se faire que très-difficilement dans la profondeur d'une plaie. Elle exige dans la section aussi bien que dans le refoulement des tuniques une mesure d'efforts que peu de personnes seraient capables de garder. Enfin, suivant M. *Amussat* lui-même, elle n'offre peut-être pas encore un degré de certitude qui permette de l'employer sur l'homme. Mais, quel que puisse être le sort de la section et du refoulement considérés comme méthode thérapeutique, ils offriront toujours un des phénomènes les plus curieux dont la physiologie se soit enrichie depuis long-temps.

Torsion de l'artère sans section préliminaire, suivant la méthode de M. *Thierry*.

M. le docteur *Thierry*, dont le nom s'associe honorablement aux travaux relatifs à la torsion des artères, propose, pour la torsion de ces vaisseaux non divisés, une méthode qui, si elle était sans danger, présenterait de grands avantages sous le rapport de l'exécution.

Elle consiste à mettre à nu l'artère, à passer sous elle une sonde cannelée en acier, un stylet, ou ce qui vaudrait mieux encore, un cylindre d'acier de quelques lignes de diamètre, et à tordre l'artère sur ce stylet en faisant mouvoir celui-ci circulairement, exactement comme cela se fait dans l'application du garrot. Après quelques tours, on retire le levier, on abandonne l'artère à elle-même, et on réunit la plaie par première intention.

Il semble résulter des expériences faites par M. *Thierry* sur cette espèce de torsion, que l'artère ainsi tordue ne revient jamais à son état naturel, et qu'elle s'oblitère constamment, Ce serait là, sans doute, une idée heureuse si elle était exempte de danger dans l'application pratique ; mais qui ne voit que la longueur de l'artère, que sa mobilité, que l'intégrité parfaite de ses membranes sont autant de conditions indispensables au succès de cette méthode ? car il faut, puisque la torsion est faite aux dépens de la longueur de l'artère, qu'elle en ait une assez grande pour qu'on puisse prendre sur elle ce qu'exige la torsion. Il faut ensuite que l'artère soit mobile pour que ses deux bouts puissent être ramenés vers le point où s'effectue cette torsion ; il faut enfin que l'artère soit saine et souple pour se prêter à une opération qui suppose en elle une flexibilité sans laquelle la torsion pourrait produire une rupture, toutes circonstances dont la réunion se rencontre rarement dans les cas qui nécessitent chez l'homme l'oblitération des artères (1).

En définitive, la torsion des bouts d'une artère divisée dans une opération ou dans une blessure, a pour elle tous les préjugés qui naissent d'expériences nombreuses et variées chez les animaux. Déjà même, elle compte en sa faveur quelques applications heureuses faites sur l'homme, et on ne peut nier que si elle réussissait elle

---

(1) Le tiraillement opéré sur l'artère dans cette méthode de M. *Thierry*, peut exciter des inflammations violentes et dangereuses de l'artère. *Liber*, après avoir tordu la carotide d'un cheval dans sa continuité, a remarqué une inflammation qui s'étendait jusqu'au cœur. ( *Dieffenbach, Dict. de chir. de rust.*)

(*Note des rédacteurs.*)

mettrait plus de chances en faveur de la réunion par première intention, que la ligature, qui laisse au fond des
plaies un corps étranger irritant, lequel détruit souvent
les tentatives de réunion ; mais il lui manque la sanction
que le temps et de fréquentes applications peuvent seuls
donner à une méthode opératoire de cette importance.

La méthode de la torsion dans les cas où il faut commencer par diviser les artères entières, ne nous paraît
ni exempte d'inconvéniens, ni applicable à tous les cas.

La méthode qui consiste à tordre sur elle-même une
artère entière, comme le fait M. *Thierry*, exige une
réunion de circonstances difficiles à trouver, et elle semble exposer aux risques de la rupture de ces artères et à
des hémorrhagies ; elle n'est pas non plus applicable à
tous les cas, et dans tous ceux que nous venons d'indiquer, la torsion et le refoulement exigent une habitude
et une dextérité non communes, et offrent dans leur
application plus de difficultés que la ligature. Quoi qu'il
en puisse être du sort réservé à ces méthodes, on doit
avouer que les expériences sur lesquelles elles se fondent
sont de nature à frapper vivement l'attention, et qu'il
est permis d'espérer qu'avec le temps il en sortira une
méthode utile. En attendant, la prudence commande de
ne les employer qu'avec réserve et dans les lieux où l'on
est assuré de trouver d'autres secours contre les accidens auxquels elles pourraient donner lieu lorsqu'elles
échouent.

## SECTION III.

### Hémorrhagies veineuses.

Les hémorrhagies qui proviennent des veines sont en
général moins graves que celles qui proviennent des ar-

tères, tant à cause de la nature des vaisseaux qui les fournissent, qu'à cause de la nature même du sang, et des forces à l'aide desquelles il circule (1).

Depuis les radicules jusqu'au ventricule droit du cœur, le système veineux se compose de conduits formés de deux membranes minces et peu résistantes, l'une extérieure, celluleuse, et l'autre intérieure, vasculaire. Cette dernière forme dans quelques points du système veineux, des replis ou valvules disposées de telle sorte qu'elles permettent au sang de circuler des radicules vers les troncs, ou de la circonférence vers le centre du corps et à s'opposer à toute circulation vers la périphérie.

Le sang qui circule dans les veines est d'un rouge violet, et dépouillé qu'il est des principes d'excitation et de nutrition qu'il a déposés dans son passage à travers les parties, sa perte entraîne moins d'inconvéniens que celle du sang artériel.

Jusqu'au cœur, le sang veineux ne circule, d'après l'opinion de la plupart des physiologistes, que sous l'influence du ventricule gauche, affaibli par le passage de ce liquide des artères dans les veines. Cette force est si faible qu'elle ne donne au sang veineux qu'un mouvement de progression, lent, faible, incapable d'exercer une distension au-dessus de la résistance des parois des veines (2). Si on examine ces vaisseaux dans l'état ordi-

(1) Quelques physiologistes pensent que les pertes de sang veineux sont aussi dangereuses que celles de sang artériel, et ils se fondent principalement sur ce que ce même sang veineux est destiné à former du sang artériel, et cela d'une manière instantanée. M. *Piorry* a fait sur ce point des expériences intéressantes sur des animaux vivans ; il affirme n'avoir jamais observé que la mort arrivât plus vite par les hémorrhagies artérielles que par les hémorrhagies veineuses.                    (*Note des rédacteurs.*)

(2) *Harvey* n'assignait d'autre cause au cours du sang dans les veines que

naire, on les trouve à demi remplis et aplatis, de sorte
que leur lésion ne donne lieu qu'à un faible écoulement
de sang, qui s'arrêterait presque seul, s'il n'y avait pas
des obstacles mécaniques à sa libre circulation, obstacles
de l'espèce de ceux qui resserrent la poitrine, qui mettent en contraction les muscles expirateurs, phénomène
qu'entraîne si souvent la douleur. Un obstacle tel qu'une
compression exercée entre le cœur et la veine ouverte,
vient-il s'opposer à la circulation du sang veineux, il
s'échappe avec plus de force de la plaie faite à ces vaisseaux, lors même qu'ils sont peu volumineux, et cet
écoulement prolongé peut mettre la vie en danger (1).

l'action du cœur dont l'influence impulsive s'étendait à travers les artères
et le système capillaire jusqu'aux veines. *Bichat* attribue le cours du sang
veineux à la seule action du capillaire.

Maintenant on admet comme agens de la circulation veineuse l'action du
cœur et celle des artères, celle du système capillaire, enfin l'action des
veines elles-mêmes, et d'autres causes accessoires, telles que le battement
des artères voisines des veines, la pression des organes voisins, surtout les
muscles, etc. M. *Barry*, dans plusieurs mémoires présentés à l'académie
royale de médecine et à l'Institut en 1825, admet que la pression atmosphérique est à la fois la cause qui fait mouvoir le sang dans les veines, et
celle qui préside aux absorptions. Lors de l'inspiration, dit-il, il se fait
un grand vide dans le thorax; ce vide a pour effet de faire affluer avec
grande force dans cette cavité, tout le sang des veines, et comme le système
veineux forme un canal partout continu, non seulement cette action d'aspiration porte sur les troncs veineux les plus rapprochés du cœur, mais
elle s'étend jusqu'aux origines de ce système. Or, si à chaque inspiration,
et par suite du vide que cette inspiration établit dans le thorax, le sang
veineux est aspiré dans le cœur, à quelle cause, ajoute M. *Barry*, attribuer
cet effet, si ce n'est à la pression de l'atmosphère sur la surface du corps,
pression qui cesse alors d'être contrebalancée.

( Note des rédacteurs. )

(1) Nous trouvons dans l'ouvrage de MM. *Roche* et *Sanson*, l'observation remarquable d'une hémorrhagie opiniâtre survenue à la suite de l'avul-
sion d'une dent, et qui était occasionée par l'obstacle qu'apportait à la

A partir du ventricule droit, le sang veineux arrivé au cœur, sans changer sa nature, se trouve soumis à d'autres puissances. En effet, le système dans lequel il circule, offre une organisation et des forces tout-à-fait semblables à celles dans lesquelles se fait la circulation du sang artériel : versé par les veines caves supérieure et inférieure dans l'oreillette droite, il reçoit de cet organe musculeux une impulsion qui le fait mouvoir en deux sens opposés : l'un lui imprime, malgré de légers replis valvuleux, un mouvement rétrograde qui le fait refluer jusque dans les veines jugulaires et sous-clavières, c'est la plus petite des impulsions ; l'autre force, plus puissante, le fait passer dans le ventricule droit, d'où il est chassé par les contractions dans l'artère pulmonaire, qui le fait passer enfin dans le tissu intime du poumon où ses caractères et ses propriétés se trouvent changés.

Les veines sont la source d'hémorrhagies dans une multitude de blessures, d'opérations et de maladies. Ces hémorrhagies sont souvent assez graves pour mettre en danger la vie des malades et même entraîner leur mort. Aussi n'est-ce pas sans un grand étonnement que nous avons vu ce sujet important complétement omis ou seulement effleuré dans la plupart des ouvrages de chirurgie.

Les symptômes des hémorrhagies veineuses ne sont, pour ainsi dire, qu'une circonstance physiologique des dispositions anatomiques que nous avons exposées. Ainsi ces hémorrhagies ont pour caractère principal la couleur

circulation, une tumeur fongueuse qui remplissait la veine cave supérieure et l'une des veines jugulaires. (*Nouveaux Elémens de pathologie médico-chirurgicale.* Paris, 1833, t. 2.)          ( *Note des rédacteurs.*)

noire du sang, son écoulement en nappe par un jet
continu et sans aucune saccade. Son écoulement est arrêté par une compression exercée au-dessous de la blessure, c'est-à-dire entre elle et les origines des veines ;
il est augmenté, au contraire, par la compression exercée au-dessus de ces blessures, c'est-à-dire entre elles et
le cœur, ou même par une compression assez légère sur
la blessure elle-même.

Quand on dit que le sang qui s'écoule des veines est
noir, on veut dire par là qu'il est seulement plus foncé
que le sang artériel ; en effet, le sang veineux est plutôt d'un rouge violet que d'une couleur noire, et cette
couleur suffit pour le distinguer du sang artériel, qui est
d'un rouge pourpre ou rutilant. Encore, cette couleur
noire varie-t-elle dans son intensité suivant la manière
dont s'exécute la respiration ; elle tend au noir quand
la respiration est ralentie ou presque suspendue ; elle
tend au rouge artériel lorsque, par suite d'une large
ouverture, le passage du sang est très-rapide des artères dans les veines, qu'il n'a pas le temps de se dépouiller de ses principes nutritifs et de sa partie colorante : c'est ce que l'on observe dans certaines saignées
et dans certaines blessures des veines.

L'écoulement en jet continu ou en nappe continue subit aussi quelques modifications ; il a lieu en nappe lorsqu'aucun obstacle ne s'oppose à son écoulement et que
la partie est dans un repos absolu ; il a lieu en jet lorsque
quelque obstacle s'oppose à son cours, comme la ligature
dans les saignées. Ce jet peut lui-même dans quelques
circonstances devenir saccadé. C'est lorsque les veines
qui le fournissent sont placées au voisinage d'artères volumineuses, car alors le sang veineux reçoit de celles-ci

un mouvement d'impulsion qui, joint à la couleur rouge
dont il a été question, en a plus d'une fois imposé pour
une hémorrhagie artérielle, et a souvent fait croire à
tort, dans la saignée du bras par exemple, à la lésion
de l'artère brachiale. Ces apparences sont quelquefois
telles, que j'ai vu des hommes d'une habileté incontestable m'envoyer chercher pour voir des malades dont ils
croyaient avoir blessé l'artère brachiale.

Le moyen de distinguer ces hémorrhagies veineuses
d'avec les véritables hémorrhagies artérielles, c'est que
les premières s'arrêtent complétement, quand on comprime les veines immédiatement entre la blessure et les
radicules de ces veines, tandis que les hémorrhagies artérielles au contraire augmentent quand l'artère blessée
est comprimée de cette manière ; elles sont arrêtées par
la compression qui est exercée sur le trajet de l'artère
entre la blessure et le cœur. Le jet du sang veineux
peut encore être en rapport exact avec la force et la fréquence des contractions des muscles qui les produisent.
Ces saccades cessent avec la contraction des muscles ;
elles se renouvellent, et leur énergie est en rapport avec
celle de la contraction des muscles ; c'est ce que l'on
voit encore dans les saignées. Cette circonstance suffirait
seule pour faire distinguer ces saccades d'avec celles qu'on
observe dans les hémorrhagies artérielles, lesquelles sont
régulières, indépendantes de l'action des muscles volon-
taires, et tout-à-fait sous l'influence du cœur.

Ces hémorrhagies veineuses long-temps continuées
amènent la pâleur, la faiblesse et la syncope dans laquelle souvent elles s'arrêtent ordinairement pour ne
plus reparaître. Souvent répétées, ces hémorrhagies,
comme on le voit dans les ulcères variqueux, donnent

lieu, tout aussi bien que les hémorrhagies artérielles, à une sorte d'anémie, dont les malades sont souvent des mois et même des années à se rétablir.

Elles s'arrêtent souvent d'elles-mêmes, et c'est ce qui arrive ordinairement dans les veines de petit ou de moyen calibre, lorsque les malades gardent le repos et se tiennent dans une situation qui rapproche les bords de la plaie et facilitent la circulation du sang. Le caillot qui se forme à l'extérieur de la plaie ou bien entre les lèvres de celle-ci amène non-seulement la fin de l'hémorrhagie, mais encore la cicatrice de la plaie faite aux veines. La circulation s'y continue comme auparavant. Mais les hémorrhagies des veines ne cessent pas toujours d'elles-mêmes, et elles nécessitent souvent l'intervention de l'art.

Les armes piquantes peuvent traverser les veines de part en part sans donner lieu à aucune hémorrhagie. Mais les instrumens à la fois piquans et tranchans peuvent en déterminer une. Ce sont surtout les instrumens tranchans dont l'incision est perpendiculaire au cours des veines qui y donnent le plus souvent lieu, soit que ces vaisseaux aient été divisés dans la totalité ou dans une partie seulement de leur épaisseur. Les ruptures, les déchirures et les écrasemens des veines y peuvent aussi déterminer des hémorrhagies.

Les piqûres par des instrumens très-aigus et déliés se ferment presque aussitôt qu'ils ont été retirés des blessures qu'ils ont faites; ils ne produisent que de légères infiltrations. Ces blessures pourraient tout au plus donner lieu à une phlébite que la douleur, la rougeur, la tuméfaction et l'engorgement survenus autour de la piqûre et sur le trajet de la veine font bientôt reconnaître, et que l'on combat par la diète, les saignées, les sangsues, les applications émollientes, etc.

Les instrumens piquans et tranchans, tels que la lancette, le stylet, l'épée, la bayonnette, etc., etc., donnent lieu à de graves hémorrhagies. Lorsque cette blessure est produite, s'il survient des obstacles quelconques à la circulation dans la veine, tels qu'une position déclive de la partie blessée, la présence d'une tumeur placée sur le trajet de la veine, une compression maladroitement exercée sur cette veine entre le cœur et la blessure, des efforts faits par les malades, qui contractent soit les muscles des parties d'où les veines blessées tirent leur origine, soit ceux de la poitrine, et qui empêchent le sang des veines de pénétrer dans cette cavité et de traverser librement le cœur et les poumons, etc., les hémorrhagies seront d'autant plus graves que l'effet de ces causes se prolongera plus long-temps. Pendant certaines opérations et particulièrement dans certaines extirpations de tumeurs volumineuses situées au cou ou ailleurs, le chirurgien est incommodé par un écoulement continuel et abondant de sang noir ; il suffit pour le faire cesser d'engager le malade à suspendre ses cris et à respirer profondément, la bouche étant largement ouverte.

Mais lorsque ces instrumens piquans et tranchans ont atteint des veines d'un très-fort calibre, comme la crurale, l'axillaire, la sous-clavière, les jugulaires internes, les veines caves supérieure ou inférieure, ils peuvent donner lieu à des hémorrhagies rapidement mortelles. Ces blessures peuvent être parallèles ou obliques, ou perpendiculaires aux veines.

Les blessures parallèles à l'axe des veines sont difficiles et rares à cause de la forme cylindrique et de la mobilité de ces vaisseaux, circonstances à l'aide desquelles ils échappent à l'action de ces instrumens. Ces plaies sont d'ailleurs les moins graves, car aucune force contractile ne tend à en écarter les bords. On pourrait, en mettant la partie lésée dans un état d'extension, rapprocher facilement ces bords et hâter leur agglutination. Les plaies obliques sont plus communes que les précédentes ; elles se rapprochent davantage, quant à leurs effets, des plaies transversales. Celles-ci sont, sans aucun doute, les plus fréquentes de toutes. Elles peuvent n'attaquer qu'un point, la moitié ou la totalité de la circonférence du vaisseau. Celles qui n'attaquent qu'un faible point du vaisseau n'offrent ordinairement que peu de danger, à moins qu'elles ne soient en rapport immédiat avec la cavité de quelque membrane séreuse dans laquelle il pourrait se faire un épanchement, lequel constituerait alors une maladie nouvelle.

Mais dans les cas ordinaires, ces sortes de plaies se ferment, soit par l'effet de la réaction des parties voisines, soit par l'effet d'un petit épanchement autour de la plaie. Celles qui intéressent la moitié ou les deux tiers du calibre des veines sont les plus graves, si surtout la position dans laquelle se trouve le membre tend à écarter les lèvres de ces plaies. Alors, en effet, le sang trouvant une voie large et toujours ouverte pour s'écouler, il peut, suivant le calibre du vaisseau et suivant les circonstances, constituer une hémorrhagie grave et même mortelle. Dans ce cas encore, la position qui rapproche le mieux les lèvres de la plaie est presque toujours le moyen le plus efficace à employer. On peut y ajouter une légère compression qui soutienne sans les aplatir les parois des veines.

Enfin, quand ces vaisseaux sont coupés en travers et dans la majeure partie de leur circonférence, et que les bouts supérieur et inférieur ne tiennent plus que par une faible languette, l'hémorrhagie est très-abondante, et ne cesse que lorsqu'on achève la section de la veine en coupant cette languette.

*Traitement.* La compression est le moyen le plus généralement employé contre les hémorrhagies veineuses. La ligature l'est beaucoup plus rarement ; mais ni l'une ni l'autre ne doivent être employées sur les veines de la même manière qu'elles le sont sur les artères. En effet, la ligature et la compression, qui doivent être appliquées principalement entre le cœur et les blessures faites aux artères, doivent au contraire sur les veines être appliquées entre leurs radicules et les blessures. Ceci est une conséquence de la manière dont se fait la circulation dans ces vaisseaux. Cependant, quelque simples que soient ces idées, elles sont souvent méconnues. C'est ainsi que nous avons vu plusieurs fois la compression exercée sur les bouts supérieurs des veines, comme si on avait eu affaire à une artère ; telle fut la conduite tenue sur un enfant qui avait eu la veine crurale ouverte ; soit qu'on eût méconnu la nature du vaisseau lésé, soit qu'on eût oublié les préceptes de l'art, on appliqua la compression entre la blessure et le cœur ; l'hémorrhagie ne fut pas arrêtée. On augmenta la compression, l'hémorrhagie s'accrut dans la même proportion. Rien ne put éclairer les personnes appelées auprès de ce malheureux enfant. On se décida alors à l'envoyer à l'Hôtel-Dieu ; mais déjà il avait perdu tout son sang et il expira quelques instans après. Je constatai à l'ouverture du corps que l'artère crurale était intacte ; que la veine seule était blessée et que la compression avait été exercée au dessus de la blessure, c'est-à-dire entre celle-ci et le cœur, et que, loin d'avoir pu arrêter l'hémorrhagie, elle n'avait pu que l'augmenter et la rendre mortelle.

Ce n'est pas de cette manière seulement que la compression mal appliquée, au lieu d'être utile, peut devenir funeste aux malades. Pour être efficace quand elle est employée contre les hémorrhagies artérielles, la compression doit en aplatir les parois, en effacer le calibre, et le rendre imperméable au sang poussé par le cœur. Au contraire, quand elle est appliquée aux veines, elle doit se borner à fournir à leurs parois un soutien léger; cet appui suffit presque toujours pour s'opposer à l'écoulement du sang au dehors, et pour l'obliger à passer au delà de la blessure. Mais lorsque la compression est portée, comme sur les artères, au point d'oblitérer le calibre des veines, elle détermine toujours au dessous du point comprimé, un amas de sang que dénote bientôt le gonflement du membre et la couleur violacée de la peau; elle est bientôt suivie d'une éruption de ce sang que rien ne saurait empêcher, soit à travers la veine ouverte, soit à travers les veines du voisinage. Quelque petit que soit d'ailleurs leur calibre, la compression, dans le cas de lésion des veines, ne doit être opérée ni au dessus ni au dessous du lieu de la blessure. Elle doit l'être toutes les fois que cela est possible sur le point même de la blessure, et doit toujours avoir pour but de soutenir et non pas d'aplatir ces vaisseaux. Telle est en outre l'influence des efforts de la respiration sur les hémorrhagies veineuses, qu'il faut s'attacher par tous les moyens à prévenir les uns et à rendre l'autre parfaitement libre.

Lorsque la blessure atteint un des gros troncs veineux renfermés dans le ventre ou la poitrine, elle reste inaccessible aux moyens chirurgicaux, elle est des plus graves, et ordinairement elle fait périr plus ou moins promptement les blessés avec tous les signes d'une hémorrhagie interne, sans qu'il soit possible de lui opposer aucun moyen efficace (1).

Il est rare qu'on ait besoin d'avoir recours à la ligature dans le cas de blessure des veines, à moins qu'on n'ait pour but d'arrêter un écoulement incommode, et capable de troubler le cours d'une opération. Dans le cas où elle doit être employée, c'est d'abord, et avant

(1) Voici en abrégé une observation de grosse veine intérieure blessée, due à M. *Breschet*, et insérée dans le *Répertoire* général d'anatomie et de physiologie pathologiques et de clinique chirurgicale.

Le nommé *May*, jeune commis marchand, en se battant en duel, reçut en octobre 1827, une balle de pistolet à la partie antérieure, supérieure et droite du thorax, immédiatement au devant et au dessous du tiers externe de la clavicule. Le blessé mourut quelques jours après. A l'autopsie, M. *Breschet* trouva dans la cavité du thorax une grande quantité de sang liquide qui la remplissait de telle sorte, que le poumon droit n'était pas apparent; il était refoulé sur la partie antérieure et supérieure de la colonne vertébrale, comprimé, réduit à un très-petit volume, mais il n'était ni distendu par l'air, ni crépitant : il était sans inflammation. En disséquant couche par couche la plaie, on s'assura que le corps vulnérant avait successivement parcouru une ligne, qui partant du bord antérieur du tiers externe de la clavicule, traversait les muscles grand et petit pectoraux, passait au dessus du sommet du poumon, arrivait sur le côté droit du corps de la cinquième vertèbre dorsale, le traversait de part en part, et se terminait au côté gauche de cette vertèbre. La clavicule avait été frôlée, la veine sous-clavière effleurée à sa partie antérieure, les muscles pectoraux et intercostaux traversés ainsi que la plèvre, le sommet du poumon droit contus, et la veine azygos ouverte un peu au dessous de la courbure qu'elle décrit avant son embouchure dans la veine cave sur le côté droit du corps de la cinquième vertèbre.

M. *Breschet* fait suivre cette observation de réflexions très-judicieuses sur la gravité des blessures des veines; il fait remarquer que jusqu'à présent on s'est peu occupé de leurs plaies, et que néanmoins ce point de la pathologie chirurgicale présente beaucoup d'intérêt.

( Note des rédacteurs. )

tout, sur le bout inférieur et ensuite sur le supérieur qu'on applique cette ligature, dans le cas où il fournirait par reflux du sang apporté quelque veine communiquante. La ligature au bout inférieur a les mêmes inconvéniens que la compression, c'est-à-dire qu'en retenant le sang au dessous du point où elle est appliquée, elle détermine une distension des veines, distension qui ne cesse que lorsque le sang a repris son cours par les veines collatérales, ce qui le ramène souvent à la plaie, par laquelle il s'échappe par un grand nombre d'ouvertures à la fois, sans que l'on puisse fixer une ligature sur chacune d'elles (1).

Quand un obstacle à la circulation veineuse est impossible à reconnaître et à enlever, comme cela a lieu toutes les fois qu'il dépend de l'aplatissement des veines principales par une tumeur, alors l'hémorrhagie se reproduit d'une manière opiniâtre, quel que soit le moyen employé pour la faire cesser. La ligature des deux bouts du principal vaisseau veineux ne suffit pas, l'hémorrhagie se reproduit sans cesse, et les pertes réitérées du sang finissent souvent par amener la mort du malade par suite d'épuisement.

S'il existe encore des doutes sur la possibilité de la réunion des plaies latérales des artères, il n'en saurait exister pour celle des veines, que ces plaies soient droites, obliques ou perpendiculaires à l'axe du vaisseau. Ces

---

(1) Nous ne parlerons pas de la suture employée comme moyen de guérison des plaies des veines. Cette méthode, qui a été mise en usage sur la veine jugulaire, n'a pas encore reçu la sanction de l'expérience pour pouvoir être adoptée comme un moyen curatif exempt d'inconvéniens. D'ailleurs, ainsi que nous l'avons vu, on possède dans la compression employée avec discernement un moyen très-efficace pour guérir ces blessures.

(*Note des Rédacteurs.*)

plaies guérissent toutes par une inflammation adhésive, qui tantôt a lieu entre les lèvres de la plaie seulement, tantôt entre celles-ci et le tissu cellulaire ambiant, et au bout de quelque temps, ces cicatrices ne laissent presque aucune trace à l'extérieur ou à l'intérieur de la veine. Les blessures perpendiculaires à l'axe des veines, lorsqu'elles ont divisé la presque totalité de leur calibre, peuvent guérir en conservant ou en perdant la totalité de ce calibre. Dans le premier cas, les choses se passent comme nous venons de le dire; dans le deuxième cas, un caillot se forme dans les deux bouts de la veine. Deux inflammations surviennent, l'une qui unit la veine aux parties molles ambiantes, l'autre qui altère le caillot, et à la suite de laquelle celui-ci est absorbé. La veine se convertit en un cordon cellulo-fibreux, jusqu'au point où elle s'unit d'une part avec le bout inférieur, et de l'autre part avec le point où elle communique dans le bout supérieur. Pendant et après ce temps, la circulation se fait à l'aide des veines collatérales et par des communications plus nombreuses encore que dans les artères.

Les deux bouts d'une veine entièrement divisée, peuvent se réunir complétement, et la circulation s'y continuer comme auparavant, ou bien elles peuvent s'oblitérer, et la circulation se faire par les voies collatérales.

### De l'entrée de l'air dans les veines.

Les blessures faites aux veines peuvent être suivies de l'entrée de l'air dans ces vaisseaux, et de la transmission de ce fluide élastique dans les cavités droites du cœur, de sa dilatation et de son mélange au sang, d'où résultent des accidens qui donnent ordinairement la mort avec la rapidité de la foudre.

Cette absorption inconnue aux anciens, observée depuis un petit nombre d'années seulement, est un fait constant que désormais l'ignorance, la paresse ou de honteuses passions pourront révoquer en doute ; il a été observé par *Beauchêne* à l'hôpital Saint-Antoine, par *Graëfe* à Berlin, par M. *Clémot* à Rochefort, par M. *Mott* à New-York, par moi à l'Hôtel-Dieu de Paris, etc., et si l'on n'a pas cité un plus grand nombre d'exemples de cette absorption, c'est que probablement ceux qui ont eu l'occasion de l'observer ne se sont pas rendu compte de ses effets, ou bien n'ont point eu le courage de faire connaître les circonstances qui avaient déterminé la mort.

Cette absorption a toujours eu lieu dans des circonstances évidemment analogues. Toujours les mêmes effets l'ont suivie, et l'ouverture des corps a toujours permis de constater la présence de l'air dans les cavités droites du cœur.

L'adhérence naturelle, l'adhérence morbide de certaines veines aux parties qui les entourent et qui les empêchent de s'affaisser et les force à rester béantes, la section imparfaite de ces vaisseaux dans les opérations, laquelle a encore le même résultat, sont des circonstances qui disposent à l'absorption de l'air par les veines.

C'est toujours dans le cours de l'extirpation de tumeurs situées au col, au sommet du dos et de la poitrine que cette absorption a eu lieu. C'est toujours dans le moment où ces tumeurs sont alternativement soulevées et abaissées dans le travail de l'extirpation, que l'air pénètre dans l'orifice des veines divisées absolument comme il pénètre dans le corps d'un soufflet lorsque ses ailes sont écartées, ou encore peut-être, comme les expériences du docteur *Barry* tendent à le prouver, par une sorte d'aspiration venant du cœur, et opérée dans l'oreillette droite lors de sa dilatation. Le soulèvement des tumeurs qu'on cherche à extirper, écarte les parois des veines divisées, et leur abaissement fait dans cette circonstance l'office d'un soufflet dont on rapproche les ailes, ce qui force l'air à cheminer vers le cœur par le canal qui l'a reçu. Un sifflement tel que celui qui résulte de l'inspiration de l'air qui rentre dans la cloche de la machine pneumatique, et sous laquelle on a pratiqué le vide, annonce cette absorption; il arrive bientôt avec le sang dans l'oreillette droite. Un cri aigu poussé par le blessé annonce ses effets délétères sur le cœur, une syncope le suit, et dès ce moment la vie a pour toujours cessé chez le malheureux dont les veines ont absorbé quelques pouces cubes d'air. A l'ouverture du corps, on trouve constamment des bulles d'air sur le trajet de quelques veines étendues de la plaie vers le cœur ; on en trouve dans la veine cave supérieure, mais c'est surtout dans l'oreillette et le ventricule droit du cœur que se trouve la plus grande quantité de cet air absorbé. Il y est mêlé en plus ou moins grande quantité avec le sang que ces cavités contiennent, il en soulève, il en distend les parois de telle sorte qu'on pourrait se demander si c'est en s'opposant mécaniquement à leur contraction, qu'il fait cesser la circulation et la vie. On n'en trouve pas dans l'artère pulmonaire, il semble qu'il n'ait pas eu le temps d'aller à travers le poumon et dans les cavités gauches du cœur. Ces effets sont absolument identiques à ceux de l'insufflation de l'air dans les veines, pratiquée par plusieurs physiologistes, par *Goodwin*, *Hallé*, *Bichat*, *Magendie*, etc., etc., et par tous ceux qui se sont livrés avec soin à la physiologie expérimentale; ils sont identiques enfin, à ceux que les vétérinaires observent lorsque, voulant faire périr un animal sans endommager son corps, ils insufflent de l'air dans l'une ou dans l'autre veine jugulaire.

La rapidité des effets de l'absorption de l'air par les veines ne laisse presque jamais le temps de les combattre; il faut donc s'appliquer à la prévenir. On doit être toujours en garde contre cet accident terrible lorsqu'on pratique des opérations, ou lorsqu'on a à traiter des blessures dans les régions voisines du cœur, et qui peuvent intéresser les grosses veines qu'elles renferment. Il faut éviter avec le plus grand soin d'imprimer aux parties des mouvemens alternatifs d'abaissement et de soulèvement analogues à ceux des ailes d'un soufflet, et qui favorisent l'entrée de l'air dans les veines divisées (1).

Peut-être pourrait-on prévenir encore cet accident en comprimant l'orifice béant des veines, à mesure qu'elles sont ouvertes, comme on le fait pour les artères,

(1) M. *Bérard* aîné, dans un mémoire intitulé : *Mémoire* sur un point d'anatomie et de physiologie du système veineux, a fait des recherches des plus intéressantes sur la raison anatomique des ouvertures béantes des veines dans certaines parties du corps. (Voy. *Archives de médecine, année* 1830, et *Journal hebdomadaire*, même année), et il la trouve non pas dans la texture même des veines, mais dans leurs connexions, dans leurs adhérences avec les parties voisines.

A cet égard, les sinus de la dure-mère avaient déjà fixé l'attention des anatomistes, mais on avait regardé cette disposition anatomique comme un cas exceptionnel: l'aspect des vaisseaux du foie adhérent au tissu du foie aurait pu faire soupçonner qu'il pouvait entrer dans le plan de la nature de

mais dans un but différent ; peut-être le pourrait-on aussi en faisant comprimer à l'avance le tronc des veines

faire circuler le sang noir dans des canaux maintenus dilatés par une autre cause que l'abord de la colonne de liquide qui les parcourt.

Si on ouvre la veine cave supérieure au-dessus du lieu où la membrane séreuse du péricarde se réfléchit sur elle, on voit que cette veine ne s'affaisse point, et que ses parois restent écartées malgré l'écoulement du sang qu'elle contenait. Cela tient à l'adhérence de cette veine et à un prolongement fibreux que le péricarde envoie sur elle, car la veine disséquée et isolée s'affaisse comme une veine sous-cutanée. Les deux veines sous-clavières, la jonction de ces veines aux jugulaires sont également fixées aux parties voisines. Les lames aponévrotiques du cœur remplissent, à l'égard de plusieurs des veines de cette région, une fonction qui n'avait point été soupçonnée, celle de les maintenir dans un certain degré de tension et de dilatation. Si on examine l'axillaire depuis le muscle scalène jusqu'au creux de l'aisselle, on la verra présenter un canal dont les parois sont attachées extérieurement à une aponévrose qui descend de la clavicule, et couvre d'abord le muscle sous-clavier. La conformation est la même dans des veines volumineuses situées près des apophyses transverses des premières vertèbres cervicales, dans celles qui viennent des environs de l'épaule gagner la partie inférieure de la jugulaire interne. On la retrouve encore entre les feuillets de l'aponévrose temporale. En ajoutant à ces vaisseaux, les sinus de la dure-mère, les canaux veineux du diploë, décrits par MM. *Chaussier, Fleury de Clermont, Dupuytren*, et ceux des vertèbres représentés par M. *Breschet*, on voit que l'on trouve déjà dans une assez forte partie des divisions de la veine cave supérieure une conformation qui doit avoir une grande influence sur le cours du sang veineux. Cette conformation se retrouve aussi dans plusieurs des divisions de la veine cave inférieure. La veine cave elle-même, dans son trajet à travers le diaphragme, est entourée d'une toile fibreuse qui s'attache au pourtour de l'ouverture aponévrotique qui lui livre passage. Les veines sus-hépatiques sont, comme on le sait, adhérentes au tissu du foie, et restent béantes quand on les divise ; les veines du rachis représentent ici ce que nous avons vu déjà au cou ; les gros troncs de la veine hypogastrique adhèrent au contour des ouvertures fibreuses qu'elles traversent, et sont ainsi maintenues dilatées par l'aponévrose pelvienne supérieure. En examinant attentivement quelques autres points du système

voisines des tumeurs à extirper, et plus sûrement encore en complétant la section imparfaite des veines pour leur permettre de s'affaisser (1).

Dans un grand nombre de cas, les blessures des veines n'aboutissent qu'aux lèvres des plaies; dans quelques cas, elles aboutissent à de grandes cavités séreuses ou muqueuses; telles sont pour les premières les plaies de l'oreillette droite qui aboutissent au péricarde, celle des veines caves supérieure et inférieure, celles des veines mésentériques, dans le péritoine. Dans ces cas, l'hémorrhagie se complique de la formation d'un épanchement, de la gêne plus ou moins grande qu'il peut déterminer, de l'inflammation et des abcès qui peuvent en être la suite.

Mais il est une circonstance, rare, il est vrai, des blessures des veines, et qu'il est important de connaître,

veineux, on trouverait probablement encore cette disposition qui n'avait guères fixé jusques à présent l'attention des anatomistes et des physiologistes.

Les expériences de M. *Poiseuille* tendent à prouver que l'entrée de l'air dans les veines, et par suite dans les oreillettes, n'est possible que pour les veines dépourvues de valvules, c'est-à-dire depuis la racine des membres jusqu'au cœur. Cette absence de valvules dans ces parties est encore dans certains points du système veineux, la source d'accidens hémorrhagiques. En effet, la lésion de ces veines dans les points où elles sont soumises au reflux du sang, produit par la contraction du cœur et les mouvemens de l'inspiration, est suivie d'hémorrhagies dans le bout de la veine qui regarde le cœur, ce qui n'a pas lieu dans les autres parties. Ce reflux se fait sentir quelquefois très-loin chez quelques individus.

(Note des rédacteurs.)

(1) Nous avons entendu à l'Hôtel-Dieu de Paris, M. *Clémot* nous rapporter plusieurs observations d'entrée de l'air dans les veines pendant le cours d'opérations: en posant le doigt sur les orifices des veines divisées, il arrêtait les effets terribles de cette entrée de l'air, et suspendait tous les accidens.            (*Note des rédacteurs.*)

c'est celle dans laquelle une artère a été blessée en même temps qu'une veine et dans leurs faces correspondantes par un instrument piquant ou tranchant, et même par un instrument contondant, tel qu'une balle, des grains de plomb, etc. Une communication s'établit quelquefois entre la veine et l'artère blessées, et dans les points correspondans. Cette communication constitue ce qu'on nomme improprement un *anévrysme variqueux*. Nous allons la décrire.

### De l'anévrisme variqueux ou artérioso-veineux.

Plusieurs sortes de blessures peuvent causer cet anévrysme. Les armes piquantes et tranchantes y donnent le plus souvent lieu ; telle est surtout la lancette à la suite de la saignée du bras, depuis que les élèves consacrent leur temps à l'étude des sciences accessoires à la médecine, et négligent l'essentiel, et encore depuis que les chirurgiens et les médecins regardent comme au-dessous d'eux une opération aussi nécessaire et si dangereuse quand elle est mal faite ; tels sont encore les coups d'épée, ou de pointe de sabre, à l'aisselle, au jarret, etc. Il n'est pas enfin jusqu'aux projectiles lancés par la poudre à canon qui ne puissent produire ces anévrysmes variqueux.

La formation des anévrysmes artérioso-veineux a lieu de plusieurs manières : tantôt ils se forment à la suite d'une communication qui s'établit immédiatement entre la veine et l'artère après la blessure des deux vaisseaux, tantôt par suite de contusions, de désorganisations et par suite de la chute de portions de leurs parois, d'où résulte une communication entre elles.

Dans le premier cas, une lutte s'établit entre la colonne

de sang artériel et la colonne de sang veineux. La lutte
n'est pas longue. La colonne de sang veineux, dépourvue
de toute force, cède bientôt à l'effort de la colonne de
sang artériel que le cœur met en mouvement. Il passe
bientôt dans les veines, et arrondit les ouvertures de l'artère et de la veine ; une inflammation établit entre elles
une adhérence, et amène la cicatrisation de leur ouverture
commune, et alors s'est établi l'anévrysme variqueux
dans toute sa simplicité. Dans le second cas, du sang s'é-
panche entre l'artère et la veine qu'il écarte, et forme à
la longue un anévrysme faux consécutif, suivant les ju-
dicieuses remarques de Scarpa ; et alors aussi, la circulation entre l'artère et la veine se fait à travers la poche
anévrysmale.

Une semblable communication doit amener des changemens notables, tant dans le système artériel que dans
le système veineux, et dans la nature du sang contenu
dans l'anévrysme. Les plus remarquables de ces changemens sont l'augmentation du calibre de l'artère, au
dessus du point de communication, et la diminution de
ce calibre, au dessous de ce point, l'amaigrissement, la
raideur du membre, des difficultés dans les mouveméns :
du côté des veines, on voit survenir la dilatation de leur
calibre au dessus du point de leur communication, et par
suite leur disposition variqueuse, d'où est venu le nom
d'anévrysme variqueux imposé à cette maladie : on voit
surtout un changement dans leur parois, qui deviennent épaisses, dures, consistantes, comme des artères
dont elles semblent continuer le système, et dont elles
remplissent en partie les fonctions. Ces changemens,
que j'ai eu plusieurs fois l'occasion de constater sur le
cadavre, consistent surtout dans l'épaisseur qu'acquièrent les tuniques celluleuses et vasculaires de ces veines,

sans qu'aucune superposition du tissu cellulaire ambiant y prenne la moindre part.

Ce changement dans la nature des veines n'est pas, comme quelques personnes l'ont dit, le produit de l'impression du sang artériel; car du sang veineux circule dans l'artère pulmonaire, et du sang artériel dans les veines pulmonaires, sans que l'artère pulmonaire soit système veineux, et les veines pulmonaires, système artériel. Ce changement est le produit de l'impulsion que le sang artériel reçoit du cœur, et de la nécessité que la résistance soit proportionnée aux efforts. Aussi voit-on un système artériel à la base de chacun des ventricules du cœur, quelle que soit la nature du sang qui circule dans leur cavité.

Dans quelques anévrismes produits par les projectiles lancés par la poudre à canon, les choses se passent à peu près de même qu'à la suite des blessures par armes piquantes ou tranchantes. C'est ce qui arrive à la suite de blessures par coup de fusil chargé à plomb. Alors, en effet, un de ces projectiles peut traverser en même temps une veine et une artère, et faire à l'une et à l'autre une ouverture qui se correspondent, et par laquelle le sang passe des artères dans les veines. C'est ce que nous avons vu sur un commissaire priseur qui reçut la décharge d'un coup de fusil chargé à plomb, à la partie antérieure et interne de la cuisse, et qui eut un anévrysme artérioso-veineux, suite de la lésion simultanée de l'artère et de la veine crurale, et qui guérit par l'usage d'un bandage compressif. La guérison du malade n'a point permis de constater l'état anatomique des parties, mais, très-certainement, ce grain de plomb passant entre l'artère et la veine avait agi comme le fait un instrument piquant ou un instrument tranchant.

Il en est autrement dans le cas de projectiles plus volumineux, tels que chevrotines, balles, et autres corps lancés par la poudre à canon. Ces corps peuvent dans leur
passage à travers les parties, atteindre, confondre, désorganiser même, sans les entamer immédiatement, les
parois correspondantes, voisines des grosses veines et des
grosses artères. L'inflammation qui s'établit autour de
ces parties contuses, privées de la vie immédiatement ou
consécutivement, peut transformer les parties vivantes
en une espèce de sac dans lequel le sang artériel et veineux viennent se mêler, se confondre, et duquel ils partent ensuite pour passer dans les veines, et alors encore
se trouve formé un anévrysme artérioso-veineux.

Le sang contenu dans cet anévrysme est formé d'un
mélange en diverses proportions de sang artériel et de
sang veineux qui finissent par se confondre entièrement,
à mesure qu'ils avancent dans la circulation.

Les signes de l'anévrysme variqueux sont presque toujours faciles à reconnaître. A la suite d'une blessure plus
ou moins étendue ou profonde, une veine placée sur le
trajet de l'artère que la cause vulnérante a pu atteindre,
présente des pulsations manifestes, et un bruissement
sensible au toucher aussi bien qu'à l'ouïe : ce bruissement
isochrone au mouvement du pouls augmente et figure
assez bien le bruit d'un soufflet, toutes les fois que les
contractions des ventricules chassent le sang dans les vaisseaux. Si l'on comprime l'artère blessée entre le cœur et
le point où le bruissement se fait entendre, il cesse tout
à coup : en la comprimant au-dessous, au contraire, il
augmente sensiblement d'intensité. En interceptant le
cours du sang dans la veine devenue pulsatile au dessus
de la lésion, le bruissement et le soulèvement de ses
parois continuent dans sa partie supérieure ; si l'on agit

sur celle-ci, tout mouvement s'arrête dans la portion de veine située plus haut encore ; mais il augmente, et se propage en descendant, autant que le permettent les valvules dont la veine est garnie vers les branches d'où elle tire son origine.

Tels sont les signes pathognomoniques constans de la maladie. Les phénomènes qui s'y ajoutent quelquefois encore, sont variables, et dépendent des dispositions spéciales des parties blessées. Lorsque la veine ouverte est profonde, volumineuse, protégée par des feuillets aponévrotiques solides, l'augmentation de volume du liquide qu'elle transporte, qui résulte du passage du sang artériel dans sa cavité, devient à peine sensible. On n'aperçoit ordinairement ni tumeur bien distincte, ni même de dilatation considérable. Les veines superficielles, suppléant aisément à l'embarras produit par la surcharge qu'éprouve le tronc principal, le membre ne présente ni engorgement, ni varices. Mais lorsqu'une artère volumineuse est ouverte dans une veine superficielle, libre de tout soutien extérieur et d'un calibre peu considérable, la colonne de sang rouge, poussée avec violence, agit en proportion de sa force sur les parois trop faibles du canal à sang noir, et y détermine graduellement une dilatation très-apparente. C'est ce qui a lieu par exemple après l'ouverture de l'artère brachiale dans la saignée sur la veine médiane basilique. Alors l'endroit de la blessure présente ordinairement une tumeur ovoïde, pulsatile, bruissante, allongée du côté de la base du membre. La partie supérieure de la veine, plus ou moins fortement distendue, devient quelquefois flexueuse, et semble supporter difficilement la surcharge sanguine qu'elle éprouve.

A la partie inférieure de la région affectée, les branches d'origine de la veine ne pouvant se débarrasser avec une entière liberté du sang que leur transmettent les vaisseaux capillaires, deviennent plus volumineuses, et forment des cordons variqueux, dont la saillie et la tension augmentent lorsque le bras est abandonné à lui-même, et reste allongé le long du tronc. Une élévation prolongée du membre, détermine au contraire la diminution des pulsations veineuses, et des varices situées au dessous de l'ouverture de l'artère et de la veine.

L'anévrysme variqueux ne constitue presque jamais une maladie très-grave. Les sujets qui en sont atteints n'éprouvent ordinairement que des incommodités peu gênantes, et il est plus rare encore qu'ils soient exposés, par suite de ses progrès, à de véritables dangers. Dans la plupart des cas, la maladie reste stationnaire, lorsque la veine dans laquelle passe le sang s'est dilatée au point de mettre sa cavité en rapport avec la quantité de sang qu'elle doit désormais recevoir, et ramener vers le cœur. —Il est même arrivé alors, chez quelques sujets, que la gêne qu'é-prouvait jusque là le retour du sang veineux au-dessus de la blessure n'existant plus, les varices de la partie inférieure du membre ont diminué, et avec elles, l'engourdissement qui les accompagnait. La maladie peut exister de cette manière pendant un grand nombre d'années, ou même durant toute la vie des sujets, sans occasioner d'accidens. On n'a jamais remarqué que le mélange d'une quantité considérable de sang artériel avec le sang veineux, quelque considérable et quelque rapproché du centre circulatoire qu'il parût, ait entraîné la plus légère altération dans la santé. Cependant, il n'est pas sans exemple de voir l'anévrysme variqueux augmenter graduellement de volume, les veines de la surface du membre s'engorger de plus en plus, l'engourdissement et la gêne

dans les mouvemens faire des progrès, et ces incommodités réclamer enfin la pratique d'opérations dont, en
d'autres circonstances, les praticiens ont pu s'abstenir
sans inconvéniens.

Voici l'avis que je donnais sur un malade pour lequel
me consultait M. *Husson*, malade atteint d'un anévrysme
artérioso-veineux, par suite d'un coup de feu chargé de
chevrotines et reçu à l'épaule. Cette consultation se
trouve donnée, sous forme de lettre, dans le *Répertoire
d'anatomie et de physiologie pathologique et de clinique
chirurgicale.*

« Mon cher Husson,

» A la suite d'une blessure faite, il y a dix-huit mois,
par une arme à feu chargée de chevrotines, blessure qui
a traversé l'épaule d'avant en arrière, à la hauteur du
col anatomique de l'humerus, le jeune parent de l'hono-
rable député, M. *T*...., a été affecté, comme vous l'avez
très-bien établi, d'un anévrysme variqueux à l'aisselle
droite.

» Les signes de cet anévrysme, si bien décrit par
*Hunter*, sont tellement apparens qu'il ne saurait y avoir
de doutes sur son existence chez votre malade ; mais cet
anévrysme n'est pas simple : il est composé ; car il existe
en même temps un anévrysme résultant de *communication accidentelle* entre l'artère et la veine, et un autre
anévrysme qui consiste dans la présence d'une *tumeur
pulsatile développée* entre l'artère et la veine, ou, pour
parler le langage reçu, un anévrysme faux consécutif.

» *Scarpa* a très-bien fait connaître cette complication,
et il rend parfaitement raison des symptômes qu'on
observe en pareil cas, et qu'on trouve réunis chez votre

malade; c'est-à-dire une petite tumeur arrondie, avec des mouvemens alternatifs d'expansion et de retraite, entre l'artère et la veine, et une dilatation du sang à travers l'ouverture étroite qui conduit de l'anévrysme faux *primitif* dans la *veine* qui s'en trouve dilatée. Ce cas est analogue, sous quelques rapports, à celui de M. C***, que vous connaissez, et il en diffère sous d'autres. L'analogie consiste en ce qu'il existe chez les deux malades un anévrysme variqueux, ou une communication accidentelle de l'artère avec une veine ; et la différence, c'est qu'il n'est que cela chez M. *C...*, tandis qu'il y a en outre, chez M. *T.*, un anévrysme faux consécutif entre l'artère et la veine blessée.

» Comment des chevrotines ont-elles pu intéresser en même temps l'artère et la veine axillaires, et produire la blessure qui les a mises en communication? Comment cette blessure, une fois produite, a-t-elle pu se cicatriser, et guérir sans déterminer d'accidens, et surtout sans laisser après elle d'autre maladie que l'anévrysme pour lequel vous demandez mon avis? Toutes ces choses ne peuvent être expliquées que par un concours de circonstances heureuses et fortuites, dont les blessures par arme à feu offrent souvent des exemples presque merveilleux.

» Après avoir déterminé la nature du mal, je me suis appliqué à déterminer son siége, ce qui importait au moins autant que la détermination de sa nature. A ne considérer que la hauteur de la blessure et la direction qu'a dû suivre le projectile mis en mouvement par la poudre à canon, il semblerait que l'artère et la veine aient dû être intéressées à une grande hauteur ; cependant un examen attentif et des épreuves par pression, répétées sur plusieurs points de l'artère, m'ont convaincu que la lésion de ces vaisseaux est située au-dessous de sa partie moyenne, et tout près de leur terminaison ; circonstance qui , dans le cas où une opération deviendrait nécessaire, permettrait de la pratiquer dans le creux de l'aisselle , et sur l'artère axillaire ; tandis que , dans le cas contraire , il faudrait opérer, soit en avant, soit en arrière de la clavicule, sur l'artère sous-clavière , en incisant ou sans inciser le scalène antérieur.

» La différence que j'indique ici entre la hauteur des ouvertures faites par le projectile, de son trajet apparent, et le point où les vaisseaux ont été lésés , tient sans aucun doute à la situation dans laquelle le membre se trouvait au moment où la blessure a été reçue.

» Quel traitement exige cet anévrysme? Le malade peut-il sans inconvéniens abandonner ce mal à lui-même? La compression pourrait-elle le guérir? Enfin une opération est-elle nécessaire, et en quoi devrait consister cette opération? Voilà ce que vous demandez. Toutes ces questions sont subordonnées suivant moi à celles-ci : l'anévrysme composé que M. $T$. porte à l'aisselle est-il fort incommode? est-il ou peut-il devenir dangereux?

» Cet anévrysme ne cause actuellement que peu d'incommodités, bornées à un peu de faiblesse et d'engourdissement; il n'existe d'ailleurs ni œdème au membre, ni dilatation bien forte des veines, ni palpitations au cœur, ni accélération dans la respiration, symptômes qn'on observe dans certaines affections de l'espèce de celle-là. Ces incommodités pourraient-elles survenir plus tard? Cela est possible, et pourtant cela ne me paraît pas probable, si surtout ce jeune malade veut s'astreindre dès ce moment et pour toujours, à un régime très-austère, et s'il veut éviter toutes les causes capables d'apporter du trouble dans la circulation, ou seulement de l'accroître d'une manière immodérée. Que si, malgré ces

précautions, les incommodités du mal venaient à augmenter, il serait temps de songer à l'attaquer par des
moyens plus efficaces que le régime, la tempérance et le
calme des passions. Or quels devraient être ces moyens?
La compression ? Elle est très-difficile à exercer, fort incommode en général, et, dans le cas particulier dont il
s'agit, elle occasionerait certainement des douleurs into-
lérables et une tuméfaction dangereuse du membre; car
elle s'exercerait en même temps sur l'artère, sur les
veines, et sur la presque totalité des nerfs du bras réunis
autour de l'artère, à la hauteur où se trouve l'anévrysme.
Cette compression serait d'ailleurs sans efficacité contre
le mal ; comment, en effet, pourrait-elle oblitérer une
ouverture de communication ancienne, arrondie, orga-
nisée *à l'instar de la membrane interne des artères et
des veines*, alors que *la ligature elle-même*, appliquée
suivant la méthode de *Hunter*, échoue presque toujours
dans les anévrysmes variqueux anciens, quoiquelle soit
bien faite, et qu'elle intercepte le cours du sang de haut
en bas avec une exactitude que la pression la mieux
faite ne saurait jamais atteindre ?

» Ce que je dis de la compression, et ce que je dis de
la ligature pratiquée entre l'anévrysme et le cœur, dans
les cas de communication ancienne entre une veine et
une artère, n'est pas seulement fondé sur le raisonnement ; mon opinion à cet égard est encore appuyée sur
l'épreuve comparative que j'ai plus d'une fois faite de ces
deux moyens.

» Si la compression est insuffisante, il résulte qu'il
n'y a que la ligature de l'artère qui puisse guérir votre
malade.

» Deux méthodes peuvent être employées à cet effet :
la ligature du bout supérieur de l'artère, faite suivant la

méthode de *Hunter* ; et la ligature des bouts supérieur et inférieur, pratiquée suivant la méthode ancienne, ou bien avec des modifications que j'indiquerai.

» Je dois à la vérité de dire que la première méthode, qui réussit assez souvent dans les *anévrysmes variqueux nouveaux*, échoue presque toujours dans les *anévrysmes variqueux anciens*; et j'en vais donner les raisons qui n'ont été jusqu'à ce jour indiquées par personne que je sache.

» Dans les anévrysmes variqueux récens produits par une plaie *récente*, les bords de l'ouverture accidentelle qui constitue la maladie, n'ont subi aucune transformation; mais, comme dans toutes les plaies récentes, ils sont disposés à inflammation et à réunion, et l'on conçoit qu'il y a alors un obstacle suffisant au passage du sang; de là, l'oblitération de l'artère. Voilà pourquoi la compression et la ligature ont plus d'une fois réussi dans ces cas.

» Il n'en est pas de même lorsque le temps a fait cesser l'inflammation, et amené la cicatrice des lèvres de la plaie; alors les bords de l'ouverture de communication sont lisses, arrondis et transformés en une membrane en tout semblable à celle que revêt l'extérieur des artères, et tout aussi peu disposés que cette dernière à se prêter à une *inflammation adhésive*, seul moyen qui existe pour qu'une artère ou une plaie qui lui est faite puisse s'oblitérer ou se cicatriser; et comme cette ouverture persiste même après la ligature du bout supérieur de l'artère, le sang que les anastomoses fournissent au bout inférieur, revenant de bas en haut jusqu'à cette ouverture, les battemens, la dilatation, le bruissement, suspendus pendant quelque temps, ne tardent pas ordinairement plus de deux, trois ou quatre jours à se reproduire ; on a fait courir inutilement au malade les chances d'une première opération , et l'on est presque toujours obligé d'en pratiquer une seconde sur le bout inférieur de l'artère.

» Il est une circonstance particulière aux anévrysmes variqueux , qui rend cette méthode plus fautive pour eux que pour les autres espèces d'anévrysmes ; cette circonstance est la facilité plus grande que la circulation trouve à se continuer ou à se rétablir à travers les anévrysmes variqueux que dans les autres. En effet, lorsqu'une ligature a été appliquée au bout supérieur d'une artère, dans un cas d'anévrysme ordinaire, cette ligature est aussi bien un obstacle au cours rétrograde du sang qu'à son cours direct, et cet obstacle s'oppose également à ce que les battemens se continuent par le bout inférieur et par le bout supérieur ; car elle convertit la tumeur anévrysmale et le bout inférieur de l'artère en un cul-de-sac , en un impasse où le sang , soustrait à l'empire de la circulation , est obligé de se concréter. Il n'en est pas de même dans les anévrysmes variqueux , car la ligature qui s'oppose au cours direct du sang ne peut rien contre son cours rétrograde. Ce fluide , ramené par les anastomoses vers la ligature appliquée au bout supérieur, ne trouve plus un impasse comme dans les anévrysmes ordinaires ; il trouve, au contraire , dans la communication accidentelle de l'artère et de la veine , un diverticulum , à l'aide duquel la circulation se continue sans difficulté et sans obstacles , et presque aussi facilement qu'avant que la ligature eût été appliquée.

» Pour mettre le sang qui circule dans un anévrysme variqueux dans un état semblable à celui que les anastomoses ramènent dans l'anévrysme faux, primitif ou consécutif, il faudrait, après avoir fait la ligature du bout supérieur de l'artère, faire la ligature des bouts supérieur et inférieur de la veine dans laquelle le sang artériel est versé. Alors, mais seulement alors, le sang serait mis hors de circulation, et par conséquent dans la nécessité de se concréter : cette méthode n'a pas encore été tentée. La co-existence d'un anévrysme faux consécutif avec un anévrysme variqueux pourrait-elle ajouter aux chances de guérison par le moyen d'une seule ligature appliquée au bout supérieur de l'artère? Je le crois. En effet, les difficultés plus grandes du rétablissement de la circulation, qui devrait se faire non plus de l'artère à la veine directement, mais à travers une tumeur anévrysmale, et la concrétion du sang dans cette tumeur, pourraient bien ajouter à l'efficacité de la ligature pratiquée suivant la méthode d'*Anel* ou de *Hunter*. Toutefois, je pense qu'il serait encore plus sûr de faire deux ligatures, l'une pour arrêter l'abord du sang dans la tumeur par le bout supérieur, l'autre pour empêcher son retour par le bout inférieur.

» Il faut donc, lorsque le mal est ancien, et lors même qu'il est compliqué d'anévrysme faux consécutif, il faut pratiquer en *même temps* la ligature des deux bouts de l'artère ainsi accidentellement mise en communication avec une veine; ce qu'on peut faire en incisant la double tumeur anévrysmale, ou bien sans toucher à celle-ci en faisant séparément la ligature du bout inférieur et celle du bout supérieur de l'artère.

» Il faudrait, dans le premier cas, suspendre exactement le cours du sang dans les veines aussi bien que dans les artères, par une compression exercée sur les veines au dessous, et sur l'artère au dessus du mal. Il faudrait ensuite inciser les parties vis-à-vis de l'ouverture de communication, entre l'artère et la veine; ce qui entraîne ordinairement des écoulemens de sang, des longueurs interminables, des difficultés presque insurmontables et quelquefois de véritables dangers ; car l'écoulement du sang par les veines n'est pas moins incommode, en pareil cas, que celui qui auraitlieu par les artères : il l'est au point qu'on a vu plusieurs fois les efforts d'opérateurs, très-habiles d'ailleurs, échouer contre les difficultés qu'oppose un écoulement continu en nappe et d'un sang noir, dont la source ne peut être aperçue, écoulement qui ne saurait être modéré, et qui masque à chaque instant les parties qu'il faut mettre à découvert, et sur lesquelles on doit agir. L'incision étant faite, il faudrait pratiquer une ligature sur le bout inférieur de l'artère, afin de ne pas se priver, comme on le faisait en liant le bout supérieur, du secours des battemens pour la détermination du siége précis de l'artère ; ce bout étant lié, il faudrait procéder avec les mêmes précautions à la ligature du bout supérieur.

» Dans le second procédé on devrait ménager avec soin la tumeur anévrysmale, et à cet effet il faudrait faire une incision sur le trajet du bout inférieur de l'artère et en faire la ligature en premier lieu, après quoi on ferait une seconde incision sur le trajet du bout inférieur qu'on lierait à son tour. De la sorte, tout abord de sang dans la tumeur serait interdit, tant par le bout supérieur que par l'inférieur, et la circulation directe et la circulation rétrograde seraient également empêchées, sans que pour cela on eût besoin de toucher la tumeur qui se trouverait circonscrite entre deux ligatures sans avoir été entamée ; que si on voulait tenter l'opération dont j'ai parlé plus haut, il faudrait lier d'abord le bout supérieur de l'artère, après quoi on mettrait à nu les deux bouts de la veine intéressée, et on en ferait la ligature le plus près possible de l'ouverture qui établit une communication entre elle et l'artère.

» Je suis convaincu que la résistance des parois de la veine suffirait pour neutraliser l'effort du sang rouge, ramené par les artères collatérales, et que cette méthode aurait l'avantage d'abréger la durée et de diminuer les dangers de l'opération qui consiste à lier les deux bouts de l'artère.

» Dans le cas où votre jeune malade devrait être opéré, il devrait l'être suivant l'une ou l'autre de ces dernières méthodes, et avec les précautions que je viens d'indiquer.

» Mais doit-il être opéré? encore une fois, je ne le crois pas, et mon opinion se fonde sur le peu d'incommodités que sa maladie lui cause, sur la possibilité de recourir, plus tard, tout aussi bien qu'aujourd'hui, à une opération, si elle pouvait devenir nécessaire.

» Je vous laisse juge souverain de mon opinion.

» Votre ancien ami, fidèle et dévoué,

DUPUYTREN. »

# CHAPITRE II.

### De la fièvre traumatique.

La fièvre traumatique ou vulnéraire est cette fièvre qui survient à l'occasion d'une blessure plus ou moins grave, et qui a pour but d'en préparer la guérison.

Cette fièvre est quelquefois bornée à la partie blessée, c'est ce qui a lieu quand ces blessures ne pénètrent pas à une trop grande profondeur ; mais elle est toujours accompagnée de symptômes généraux lorsque les blessures sont un peu étendues. Lorsqu'elle est bornée à la partie qui est le siége de la blessure, et à son voisinage, elle se borne à produire un développement plus ou moins grand de la sensibilité, de la chaleur et de la rougeur dans la partie affectée ; en un mot, elle détermine une inflammation légère, qui se termine avec la cicatrice de la plaie. Cette fièvre locale est quelquefois plus forte, lorsque l'inflammation, par quelque cause que ce soit, dépasse les limites dans lesquelles elle devrait être renfermée : alors on voit souvent les plaies passer à l'état de suppuration, au lieu de guérir par première intention ; mais dans beaucoup de cas, et par l'effet de causes variées, la fièvre locale devient générale, dans les grandes blessures, et dans les grandes opérations. Cette fièvre commence avec la fluxion sanguine qui survient au bout de quelques heures dans les plaies ; elle est toujours en rapport avec

cette inflammation; elle se développe, s'accroît, diminue, et se termine avec elle ; elle est avec cette inflammation dans des rapports constans de force et de faiblesse,
à moins qu'elle ne se joigne à quelque fièvre gastrique ou
intestinale, à des érysipèles ou à d'autres affections.

Les caractères de cette fièvre traumatique générale
sont la fréquence, la dureté, le développement du pouls,
la chaleur et la sécheresse de la peau, la soif, l'agitation,
l'inappétence et l'insomnie, la diminution et quelquefois
la suspension des excrétions alvines et urinaires : elle
est continue, et elle offre des exacerbations plus ou moins
fortes que séparent des rémittences plus ou moins tran-
chées : elle n'est précédée ou accompagnée de frissons
que dans le cas où l'inflammation locale se complique
d'inflammation ou de suppuration éloignées.

Elle se termine ordinairement après deux ou trois
jours de durée par une détente générale suivie de trans-
pirations et d'évacuations alvines et urinaires plus abondantes, plus faciles, par le retour du sommeil, de l'appétit, etc. , etc.

Cette fièvre traumatique exige de la part du chirurgien l'attention la plus soutenue ; en effet, c'est presque
toujours pendant son cours que se manifestent les inflammations et les suppurations internes qui font le danger des grandes blessures et des grandes opérations,
et en particulier dans les amputations, à tel point que
je suis porté à la regarder comme une des causes principales de cette redoutable complication, dont nous parlerons plus loin.

La cause première de la fièvre traumatique étant dans
l'inflammation qui suit les blessures, il importe par dessus tout de maintenir cette inflammation dans de justes
bornes, afin que la fièvre n'atteigne pas cette intensité

qui la rend si souvent dangereuse : de là, l'utilité, la
nécessité des évacuations sanguines locales ou générales,
de la diète sévère, pendant la durée de cette inflammation, de l'usage des boissons adoucissantes, etc, etc.;
enfin, de tout ce qui pourrait émouvoir, agiter, irriter,
échauffer les malades pendant que cette inflammation
locale existe.

# CHAPITRE III.

Des suppurations éloignées et des abcès viscéraux, considérés comme complication des blessures par armes de guerre.

Les plaies sont souvent suivies d'inflammation violente, d'abcès ou suppuration qui se développent dans leur voisinage ou loin d'elles. Ces suppurations ont une si grande influence sur l'issue des plaies accidentelles et des grandes opérations, et détruisent si vite les espérances que l'on fondait sur leur guérison, qu'il devient nécessaire de nous en occuper ici d'une manière un peu détaillée.

Ces inflammations et ces suppurations qui ont si souvent lieu lors de l'existence des plaies se divisent naturellement en deux classes.

A l'une appartiennent celles qui se développent dans leur voisinage ; à l'autre, celles qui ont lieu dans des parties plus ou moins éloignées de celles qui sont le siége des blessures ; nous avons déjà parlé de ces inflammations locales. (*Voyez* page 119, blessures par ponction ou piqûre compliquées d'accidens inflammatoires, t. 1er.) Nous parlerons seulement ici des inflammations et des suppurations éloignées.

Au cortége des accidens locaux si nombreux et si souvent funestes qui se manifestent dans les plaies, viennent se joindre fréquemment des accidens de même nature dans des parties éloignées et dans des organes les plus essentiels à la vie, de telle sorte qu'on pourrait s'étonner à bon droit de ne pas voir plus d'insuccès à la suite des grandes plaies et des grandes opérations chirurgicales. Ce n'est pas d'aujourd'hui seulement que ces inflammations et ces suppurations internes et éloignées ont éveillé l'attention des praticiens. Il n'en est aucun, pour peu qu'il ait été attentif, qui n'ait eu à en déplorer la fréquence et la gravité. C'est ce que démontrent les travaux de *A. Paré, Dionis, Valsava, J.-L. Petit, Hunter, Quesnay* (1), *Morgagni* (2), *Ledran* (3), et ceux plus récens de MM. *Ribes, Velpeau, Maréchal, Blandin, Dance, E. Legallois* (4), *Cruveilhier, Hodgson, Arnott, Rose, Louis*, etc.

Les suppurations internes et éloignées ont été regardées par quelques personnes comme des suppositions ménagées par l'amour-propre pour expliquer et justifier des insuccès malheureusement trop fréquens à la suite des grandes opérations. De pareilles imputations ne prouvent qu'une chose, c'est l'ignorance des personnes qui se les sont permises.

Tous les auteurs ne sont point d'accord sur les causes non plus que sur la théorie des suppurations que l'on ren-

(1) *Mémoire sur les vices des humeurs, et Traité de la suppuration.*

(2) *De sedibus et causis morborum per anatomen indagatis.*

(3) Plaies d'armes à feu, page 64. Voilà ce que dit cet auteur : « On voit quelquefois un prompt reflux de la matière purulente, faire des abcès sur des parties éloignées de la plaie. La matière purulente pompée par les vaisseaux sanguins, est portée dans le torrent de la circulation ; elle s'arrête pour l'odinaire au poumon ou au foie. Ce reflux est annoncé par des frissons irréguliers suivis de violens accès de fièvre, et ces frissons se succèdent souvent de fort près jusques à ce que les malades périssent.

(*Note des rédacteurs*).

(4) Des maladies causées par la résorption du pus. (*Journal hebdomadaire de médecine*, 1829, t. 3, p. 166.)

contre à l'intérieur du corps à la suite des grandes plaies et des grandes opérations ; mais ils s'accordent d'ailleurs, sur le fait de leur fréquence et de leur gravité. En effet, il est rare qu'on fasse l'ouverture du corps des personnes décédées à la suite des grandes opérations sans qu'on trouve dans quelqu'une des grandes cavités splanchniques ou dans le tissu des organes qui y sont renfermés, dans la cavité des membranes séreuses qui les tapissent des traces de pus tantôt épanché, tantôt infiltré, et qui a été évidemment la cause de la mort des sujets.

Quelles sont les causes, quels sont les symptômes, les effets et les moyens curatifs de ces accidens presque toujours mortels ? C'est ce que nous allons chercher à établir. D'abord, il est hors de doute que dans un certain nombre de cas, des lésions organiques ont précédé et ont préparé ces suppurations internes. Comment, à moins de se refuser à toute évidence, pourrait-on nier qu'il en soit ainsi, lorsque, à la suite des grandes opérations nécessitées par des affections scrofuleuses ou cancéreuses externes, on trouve à l'autopsie des sujets des tubercules cancéreux, ou plus souvent des tubercules scrofuleux actuellement en suppuration. Nous ne voulons pas certainement confondre ces dépôts et ces infiltrations purulentes avec ces affections ; nous voulons seulement constater un fait sur lequel beaucoup de personnes ferment les yeux, et qu'il importe d'établir pour la théorie, et surtout pour la pratique.

Les inflammations chroniques qui préexistent aux grandes plaies et aux grandes opérations, et dont l'existence est attestée par des points douloureux, par une petite fièvre lente, par la gêne et la difficulté dans l'action des parties qui en sont le siége, et surtout par des traces de lésions organiques anciennes, déterminent très-souvent

encore après les grandes plaies et les grandes opérations
de vastes suppurations internes. Il semble alors que dans
ces cas, l'inflammation, jusque là restée chronique et la-
tente, passe tout à coup à l'état aigu : des douleurs de
diverse nature, et principalement des douleurs rhumatismales suscitées ou rappelées par quelque imprudence
des malades, ou par les variations dans la température,
deviennent également causes de ces graves affections; et
même, abstraction faite de toute disposition organique
matérielle, on voit quelquefois le refroidissement subit,
l'ingestion de substances froides, les courans d'air froid
imprudemment établis à la surface d'un corps affaibli
ou en sueur, des écarts de régime, des émotions violentes, etc., etc., suffire pour déterminer ces terribles
complications des plaies. Les indigestions auxquelles des
praticiens ont attribué une part de la production de ces
inflammations n'en sont souvent qu'un effet ou un symptôme.

Quelques unes des circonstances que nous venons
d'exposer ont toujours été reconnues comme ayant existé
dans les cas nombreux d'inflammation et de suppuration
interne qu'il nous a été donné d'observer, ce qui ne nous
permet guère de douter qu'elles ne soient causes nécessaires, puisque sans elles il n'y aurait pas eu de suppuration interne. Parmi les causes de suppurations internes,
nous trouvons encore les suppressions subites de suppurations externes abondantes et anciennes, que déterminent les amputations pratiquées soit à l'occasion des caries
scrofuleuses, des fractures comminutives, des ulcères
vastes et anciens, etc., qui entretiennent une sécrétion
considérable de pus. Le changement brusque qu'apporte
dans la circulation la soustraction d'un membre, et qui
oblige le sang à refluer vers les parties du corps qui ont

été conservées, est encore une cause probable de ces désordres intérieurs auxquels prédispose également la constitution pléthorique ou sanguine de quelques individus.

La détermination des causes productives de ces inflammations internes et des abcès viscéraux importe beaucoup. Cette connaissance fournit la base de leur traitement préservatif : nous ne nierons pas que dans quelques cas il puisse y avoir absorption du pus à la surface des plaies par les vaisseaux lymphatiques et par les veines, et que ce liquide ne puisse être mis en circulation avec ceux que contiennent ces vaisseaux, et qu'il ne puisse enfin être déposé presque sans inflammation préalable sur diverses surfaces, et dans le parenchyme des organes. J'ai trouvé moi-même, il y a plus de vingt ans, un cas d'absorption de pus par les lymphatiques sur un individu mort à la suite d'un phlegmon érysipélateux terminé par suppuration. Les lymphatiques étaient remplis de pus, depuis le lieu du mal jusqu'aux glandes voisines, dans lesquelles ils se rendaient (1). Il en peut être de même des veines, alors surtout qu'elles ont été divisées, et que leurs orifices sont restés béans à la surface des plaies en suppuration. Rien de plus commun que d'observer à la suite des grandes plaies et des grandes opérations, dans les veines, l'existence du pus, de caillots grisâtres ou à apparence purulente à leur surface comme dans leur intérieur; mais il s'en faut de beaucoup que cet état soit toujours le résultat de l'absorption; il est bien plus souvent celui d'une inflammation de la membrane interne des veines, de la phlébite, en un mot.

Nons reviendrons, plus tard, sur la question de l'absorption, lorsque tous les phénomènes de la maladie

---

(1) Cette observation remarquable a été publiée par M. *Kergaradec.*

dont nous nous occupons auront été exposés dans leur entier, et que nous aurons réuni tous les élémens du problème que présente cette maladie. Nous dirons seulement ici que dans la théorie de l'absorption par les veines tout est fatalisme; on ne peut dire, ni ce qui détermine, ni ce qui peut empêcher l'absorption, et l'homme de l'art semble n'être là que comme observateur impuissant, et propre, tout au plus, à constater les déplorables effets d'une maladie qu'il n'a pu ni prévenir, ni guérir, ni modérer.

Rien n'est plus obscur, rien n'est plus insidieux que les symptômes des inflammations et des suppurations internes à la suite des grandes plaies et des grandes opérations, et, quelle qu'ait été l'attention avec laquelle on ait étudié ces symptômes, il arrive souvent que les malades meurent avant qu'on ait pu déterminer le genre de leur maladie. Si dans ces cas, nos observations sont exactes, ces abcès sont précédés d'une fièvre traumatique plus forte que ne le comporte l'étendue de la plaie. Cette fièvre est continue, et offre des redoublemens précédés de frissons violens. Ces frissons, qui surviennent du cinquième au dixième jour environ, sont moins peut-être le symptôme de l'inflammation que ceux de la déposition du pus dans les organes affectés. Quoi qu'il en soit, ces frissons ne manquent jamais, et ils se renouvellent pendant plusieurs jours de suite, une ou deux fois, et ils affectent dans certains cas dans leur retour une régularité qui en a souvent imposé pour de la périodicité, les a fait regarder comme les symptômes d'une fièvre intermittente ou au moins rémittente, et a conduit à un traitement approprié à ce dernier genre de maladie.

Très-souvent une indigestion signale le début de la maladie; mais en général, dès le principe de cette affection, la plaie devient blafarde, s'affaisse, la suppuration diminue, prend une mauvaise odeur, et devient séreuse. Cependant les malades n'accusent aucune douleur locale, et paraissent ne souffrir que de la fièvre et de l'agitation générale qu'elle cause ; avec quelque soin que l'on interroge leurs organes et leurs fonctions, quelque attention que l'on mette à explorer les uns et les autres, on ne découvre souvent ni douleur, ni autre signe qui puisse faire présumer quel est le siége du mal ; néanmoins, la fièvre continue, la suppuration tarit à la surface de la plaie, la peau prend une teinte ictérique, la langue devient sèche, noire, un délire obscur survient, la poitrine s'embarrasse ; alors on y reconnaît quelquefois seulement des signes d'épanchemens, les malades meurent, et à l'ouverture de leurs corps, on trouve des désordres qu'on était loin de soupçonner pendant leur vie.

Cette marche générale de la maladie offre quelques modifications suivant l'organe vers lequel se dirige l'effort fluxionnaire. Ainsi, à la plupart des symptômes précédens, se joint un délire continuel avec des redoublemens qui répondent aux exacerbations de la fièvre, quand c'est vers le cerveau que se fait la fluxion. On observe de la sensibilité à l'hypochondre droit, des vomissemens, quand c'est le foie qui est atteint, etc., etc.

Mais ce n'est pas seulement dans les organes renfermés dans les cavités splanchniques, c'est souvent à l'extérieur ou dans les membres que se forment les collections purulentes ; ainsi, nous les avons observées dans le tissu cellulaire, dans l'épaisseur des mollets, aux jarrets, aux cuisses, aux aisselles, au cou, dans l'épaisseur des muscles eux-mêmes, tels que les psoas, les iliaques, les fessiers, etc., etc., à la suite de l'opération de la pierre, de la hernie, des amputations, et autres grandes opérations.

A l'ouverture des corps, on trouve des fluxions sanguines avec injection forte des vaisseaux, une simple tache, une simple ecchymose, une exhalation de sérosité, des épanchemens de pus dans les cavités des membranes séreuses, des infiltrations, et enfin, des foyers circonscrits dans le parenchyme des organes.

Tous ces effets différens semblent n'être que des degrés de la même maladie. La fluxion sanguine et l'infiltration séreuse paraissent être le premier degré de ces désordres. Les épanchemens de matière purulente sont plus communs, et c'est tantôt dans les membranes séreuses, tantôt dans les membranes synoviales qu'on les découvre. Les plèvres sont parmi les membranes séreuses celles qui en sont le siége le plus fréquent, et parmi les cavités articulaires, celle du genou en est le plus communément affectée. Mais aucune synoviale n'en est exempte, et souvent on en trouve dans un très-grand nombre, et même quelquefois dans toutes ou presque toutes à la fois.

Dans les membranes séreuses on ne découvre presque aucune rougeur ou épaississement qui puisse attester une inflammation antérieure; mais les traces d'inflammation n'offrent aucune espèce d'équivoque dans les membranes synoviales : on les trouve toujours dans un état de phlogose évidente.

Les infiltrations et les collections de pus apparaissent très-souvent dans le parenchyme de certains viscères à la suite des grandes plaies et des grandes opérations; c'est principalement dans le poumon, le foie, la rate, le rein, qu'on les observe; on en trouve aussi dans le cerveau, dans le cœur, etc., etc.

Ces collections et infiltrations siégent dans tous les points de ces organes, mais principalement à leur périphérie; elles sont en nombre variable. Il y en a dix, douze, quinze, vingt, trente et davantage dans le même viscère; leur volume est aussi très-variable, on en trouve depuis celui d'une lentille jusqu'à celui d'une grosse noix et plus. Dans quelques unes le pus est phlegmoneux, dans d'autres il est séreux. Souvent il est combiné avec les molécules élémentaires des organes, de manière à former des masses compactes, de consistance caséeuse, qui offrent quelque analogie avec les gros tubercules scrofuleux. Tantôt la matière est logée dans une cavité qu'elle s'est formée à elle-même par la destruction du tissu propre de l'organe; cavité tapissée quelquefois par une couche pseudo-membraneuse; tantôt, et dans le foie surtout, le pus tient en suspension des espèces de grumeaux que constituent les molécules détachées de l'organe, et que l'on prendrait de prime abord pour des morceaux de tubercules incomplètement ramollis. Le tissu environnant est le siège d'une vive injection ou d'une coloration brunâtre très-marquée; souvent de larges ecchymoses existent aussi en même temps. Cette altération n'est point bornée à une seule partie: presque toujours, au contraire, beaucoup de points la présentent simultanément et à des degrés différens : ici l'on voit le pus liquide au milieu d'une cavité remplie de détritus organiques; là, apparaît au contraire une masse blanche et compacte. Tantôt, dans le poumon, par exemple, on observe un point grisâtre comme s'il était le siége d'une pneumonie avancée; tantôt un lobule paraît simplement rouge, ecchymosé, et infiltré d'un sang rouge ; enfin, dans d'autres circonstances, on ne voit qu'une petite tache semblable à celles qui constituent les pétéchies (1). Lorsque l'on presse les masses divisées à l'aide du scalpel, on en exprime du pus qui souvent semble sortir en partie des branches veineuses (2).

Suivant une théorie indiquée par des auteurs déjà anciens, par *Quesnay*, et en particulier, par *Ledran*, théorie rendue plus probable encore par les expériences

(1) Cette circonstance a été surtout parfaitement bien décrite par *Dance*, dont la science déplore la mort prématurée.　　(*Note des Rédacteurs.*)

(2) Toujours à l'aide d'une dissection attentive faite sous l'eau avec un microscope, ou tout simplement à un beau soleil, on reconnaît aisément; surtout dans les poumons, que les vaisseaux veineux du voisinage sont remplis d'un pus très-pur, et que leurs parois sont colorées extérieurement d'une vive injection.

Maintenant si l'on demande comment il arrive que les poumons sont plus souvent le siége de ces collections purulentes que les autres organes, nous répondrons, dit M. *Blandin* (*Dict. de médecine et de chirurgie pratiques*, t. 2 ), qu'ils sont les premiers organes que traverse ce sang attiré par le pus; que toutes leurs parties en sont arrosées, et qu'en conséquence ils sont plus promptement, plus fortement et plus généralement irrités par son contact : il n'est pas moins facile de concevoir que le foie, organe extrêmement vasculaire, et dont certaines veines ont des parois excessivement minces, et réduites à leur tunique interne, soit très-sensible à l'irritation produite par le sang altéré, et que par suite, il présente de nombreux exemples de collections purulentes aiguës produites sous son influence. Enfin, qui n'aperçoit la raison de la prédilection très-remarquable de ces abcès pour la périphérie des organes parenchymateux, dans l'apparition des ecchymoses qui en sont le principe vers ces points? Le sang, pour former ces échymoses, en effet, tend à se répandre dans les lieux où il est soumis à la pression la moins forte; or, il est notoire que cette condition se trouve près de la surface extérieure des organes. Quant au siége si commun des abcès en bas et en arrière des poumons, il est simplement un effet de la tendance qu'ont les fluides, même pendant la vie, à obéir à l'action de la pesanteur.

(*Note des Rédacteurs.*)

des modernes sur l'absorption veineuse et développée avec talent par MM. *Ribes*, *Velpeau*, *Maréchal*, etc., les abcès viscéraux sont le produit d'une véritable absorption du pus des plaies, et de son dépôt dans les organes. Suivant d'autres auteurs, la phlébite ou l'inflammation des veines de la partie blessée serait la cause première de ces collections : c'est le pus provenant de la membrane interne des veines, qui, mêlé au sang, et transporté dans le torrent de la circulation serait déposé dans les organes; telle est l'opinion de *Dance*, à laquelle se sont rattachés MM. *Blandin*, *Cruveilhier* (1).

Ceux qui soutiennent l'opinion que le pus est absorbé à la surface des plaies, s'appuient sur la section que les veines ont subie, sur leur ouverture restée béante à la surface des plaies, et sur la faculté absorbante que les ex-

---

(1) M. *Cruveilhier* regarde les abcès viscéraux que l'on observe à la suite des grandes plaies, des opérations chirurgicales et de l'accouchement, comme le produit de l'introduction du pus dans le système veineux et de son dépôt dans les organes, principalement le poumon et le foie, que traversent les veines qui en sont chargées. Voici comment il s'exprime à cet égard ( *Anatomie pathologique du corps humain*, 11ᵉ livraison) : « Les poumons sont pour les corps étrangers introduits dans la circulation générale, et le foie pour ceux introduits dans le système veineux abdominal, un aboutissant inévitable et à la fois une barrière qu'ils ne peuvent franchir que dans un certain nombre de cas, le jeu de mots des anciens, *vena portarum*, *porta malorum*, n'est donc que l'expression exacte et précise d'une vérité pratique de la plus haute importance. Toutes les causes morbides qui pénètrent avec les alimens dans le canal intestinal arrivent au foie, qui les retient, qui les évacue quelquefois au moyen d'une sécrétion bilieuse plus abondante, et qui, dans d'autres cas, les laisse passer dans les voies de la circulation veineuse générale. Les causes morbides qui pénètrent dans l'économie par d'autres voies que le canal alimentaire, celles qui ont pu traverser le foie, arrivent au poumon, qui les arrête souvent, d'autres fois les évacue par l'exhalation si abondante dont l'intérieur de cet organe est le siége, et quelquefois aussi

périences de M. *Magendie*, et celles plus récentes de M. *Barry* ont constatée, sur le pus trouvé dans les veines, sur la couleur grisâtre du sang dans les veines voisines des plaies, etc.

Ceux qui soutiennent l'opinion de la phlébite, s'appuient principalement sur la présence du pus dans les veines enflammées, sur celle des caillots purulens qu'on rencontre dans les veines voisines des blessures, et surtout dans celles de l'utérus dans les péritonites puerpérales, sur l'étendue de cette inflammation, et la hauteur à laquelle elle remonte le long du système veineux. *Bordeu* n'aurait pas manqué d'attribuer ce transport du pus des surfaces en suppuration vers les organes intérieurs à la communication qui existe entre toutes les parties du tissu cellulaire; *Mascagni* n'aurait pas manqué de l'at-

les laisse passer par les veines pulmonaires, et de là dans le torrent artériel, qui les porte à tous les organes, et les dépose dans le système capillaire général. Les inflammations des plèvres, du péritoine, des synoviales, du cerveau, du tissu cellulaire, des muscles, de la muqueuse gastro-intestinale et bronchique doivent donc avoir lieu dans un certain nombre de cas d'infection du sang. On conçoit d'après cela que les causes morbides peuvent circuler un grand nombre de fois à travers le système capillaire, et se déposer successivement dans le système capillaire des différens organes et même dans différens points du système capillaire du même organe.

Les veines, ajoute M. *Cruveilhier* (*loc. cit.*), constituent un vaste réservoir dans lequel se passent tous les grands phénomènes de la nutrition, des sécrétions et de l'inflammation, et dans lequel sont déposés, avec les produits de l'absorption, toutes les causes morbides qui pénètrent ou s'engendrent dans l'économie. Mais la puissance éliminatrice de l'organisme, si active quand il s'agit de débarrasser l'économie des matériaux nuisibles qui y ont pénétré par la voie de l'absorption, échoue le plus souvent lorsque ces matériaux sont introduits directement dans les voies circulatives, et y sont formés de toutes pièces comme dans la phlébite. « La phlébite, dit M. *Cruveilhier*, domine toute la pathologie. Le chirurgien doit l'avoir toujours présente dans les opérations qu'il pratique. (*Note des Rédacteurs.*)

tribuer aux vaisseaux lymphatiques. Depuis que les veines ont été admises avec les vaisseaux lymphatiques au partage de la fonction de l'absorption, on a pensé que le pus était pris par les veines.

Je ne partage aucune de ces opinions; on ne saurait nier que le pus puisse être absorbé par les vaisseaux lymphatiques; mais jamais nous ne l'avons vu au delà des glandes lymphatiques, et nous sommes convaincu que là il subit une décomposition qui en change la nature.

La raison admet sans doute la possibilité de l'absorption du pus par les veines; mais nous n'avons trouvé nulle part la certitude d'un fait démontré. J'ajoute que dans beaucoup de cas on a pris pour du pus ou de la matière purulente fournie par les vaisseaux pendant la vie, une altération qui peut bien n'être qu'un effet de la mort. Beaucoup de caillots grisâtres et à apparence puriforme peuvent bien n'être qu'un effet de la stase du sang, du travail de la fièvre pendant la vie, et de la chaleur qui se continue quelque temps dans le corps après la mort. Nous dirons, avec la défiance qui nous a été toujours inspirée par les expériences, à proprement parler, que, frappé depuis long-temps de cette apparence de pus dans le sang contenu dans les veines voisines des plaies, et quelquefois même de l'intérieur du corps sans qu'il y ait eu plaie à l'extérieur, nous avons imaginé de renfermer dans des tubes de verre, du sang veineux, nous les avons placés sous l'aisselle des malades atteints de fièvre traumatique, et nous avons vu ce sang prendre les apparences de celui qui avait frappé si vivement notre attention. Mais admettons que le pus soit ainsi absorbé; comment se fait-il qu'au lieu de se disséminer dans toute l'économie animale, d'être mélangé avec tout le sang, et d'y être dénaturé, et ensuite excrété par les divers émonctoires dont l'économie est si abondamment pourvue, il se porte sur certains organes de préférence à d'autres ? Quelle est la cause de cette triste prérogative ? Pourquoi exercent-ils une puissance élective sur cette matière mêlée au sang? Ces questions sont bien difficiles à résoudre, et elles le deviennent encore davantage quand on songe que du pus injecté même en assez grande quantité dans les veines des chiens, n'a jamais produit de dépôts purulens dans les organes intérieurs. Nous avons fait ces expériences il y a déjà un grand nombre d'années.

Il y a toutefois au milieu de toutes ces incertitudes, quelques faits incontestables, et c'est à eux qu'il faut se rattacher. D'abord ce phénomène des dépôts et des infiltrations purulentes a lieu dans des circonstances où il n'y a pas eu de plaie, comme l'ont observé bien des auteurs, et *Quesnay* (1) en particulier ; de telle sorte qu'une plaie ne serait pas toujours nécessaire pour que ces abcès se forment, et que la fièvre traumatique serait une des causes occasionelles principales, et celles que nous avons indiquées seraient seulement des causes déterminantes.

Comment la fièvre traumatique pourrait-elle favoriser la formation des dépôts et des infiltrations de pus ? Cette fièvre, qui survient dans les plaies, au moment de leur inflammation, a pour but et ordinairement pour résultat la formation d'une plus ou moins grande quantité de pus : c'est en quelque façon une fièvre pyogénique ; elle donne aux humeurs qui affluent vers la partie malade la nature qu'elles doi-

---

(1) *Quesnay* a décrit non les dépôts qui suivent les opérations, mais ceux qui leur ressemblent, et que l'on voit survenir souvent vers le déclin de certaines fièvres graves ; il admettait que le pus, tout d'abord formé par les artères, était ensuite déposé par elles en certains lieux.

( Note des rédacteurs. )

vent avoir pour qu'elles se convertissent en pus. Serait-il donc bien étonnant que cette disposition s'étendît au delà des humeurs qui affluent vers la partie enflammée, et que, par l'effet d'une disposition devenue plus générale, et par suite de causes sans effets dans l'état de santé, des suppurations se fissent à l'intérieur? Qui pourrait nier que l'état de suppuration d'une partie quelconque de l'individu n'appelle dans d'autres parties de cet individu, d'autres suppurations, en un mot, que la suppuration amène la suppuration, ou produit dans nos corps des dispositions particulières qui la multiplient partout où quelque point d'irritation peut exister? Le pus engendre le pus, disaient les anciens; nous adoptons cet axiôme en l'expliquant par les dispositions générales que détermine une suppuration locale.

S'il est vrai que les accidens de suppuration dans des lieux éloignés des plaies et des blessures tiennent souvent à des circonstances antérieures aux blessures et à des circonstances concomitantes, mais accidentelles, il en résulte que c'est contre ces causes qu'il faut diriger les secours de l'art, et qu'il faut s'appliquer à faire une médecine préservative, toujours plus efficace, et particulièrement dans ces cas, qu'une médecine curative. Ainsi, lorsqu'une grande opération doit être pratiquée, il faut s'assurer si le sujet est atteint de tubercules scrofuleux, squirrheux ou autres, dans quelques uns des viscères essentiels; il faut s'assurer s'il y a chez lui quelque inflammation chronique; dans ces cas, on s'applique à combattre cette dernière par la diète, les saignées, les sangsues, les boissons délayantes, etc., etc., de manière à faire cesser ces dispositions et empêcher les tubercules de passer de l'état inerte à l'état inflammatoire et de ramollissement; on empêche aussi de cette manière l'inflammation chronique de passer à l'état aigu. Si l'opération doit avoir pour but de faire cesser une suppuration abondante et ancienne, il faut établir un large cautère, éviter de réunir par première intention, etc. Si le malade est sujet à des affections rhumatismales, il faut le mettre dans des conditions qui préviennent le retour de ces affections, c'est-à-dire le tenir dans une exposition au midi, le couvrir de flanelles, éloigner de lui les courans d'air froid, éviter de faire les pansemens quand les malades sont en sueur, établir autour d'eux une température constante, etc. Si le sujet est replet et d'une constitution sanguine, il faut lui pratiquer, à titre de préservatif, de fréquentes et copieuses saignées ; s'il est sujet à des évacuations sanguines, périodiques et régulières, lui appliquer, soit avant, soit après l'opération, des sangsues sur les lieux qui sont le siége habituel de ces évacuations. Si les malades ont des affections cutanées, il faut entretenir ces affections ; si elles ont disparu, on les rappelle à l'aide de quelque irritant, tels que vésicatoire, sinapismes, etc., etc.

Si, malgré tous ces traitemens préservatifs, ou si par suite de leur négligence, les frissons et la fièvre qui précèdent et accompagnent les suppurations intérieures, se manifestaient, il faudrait avoir grand soin de s'assurer s'ils ne tiennent pas à la manifestation d'un érysipèle autour de la plaie, ou ailleurs, ce qu'on reconnaîtrait facilement. Si rien de pareil n'avait lieu, il faudrait, sans perdre de temps, s'appliquer à combattre par tous les moyens de l'art, ces suppurations intérieures, car c'est à elles que sont dus ces frissons et la fièvre ; il ne faudrait point s'en laisser imposer par des apparences d'indigestion, car ces apparences sont plutôt une suite qu'une cause. Mais par quel moyen efficace l'art peut-il guérir les redoutables effets de ces suppurations intérieures? Nous devons l'avouer; ceux que nous possédons ont en général peu d'efficacité. Nous avons employé et vu employer, sans effet, contre elles, presque toutes les ressources de la médecine; nous avons employé les antispasmodiques les plus puissans, les toniques, les stimulans, les révulsifs de toute espèce : tantôt, considérant les frissons comme des symptômes nerveux, nous employâmes les antispasmodiques qui n'ont servi qu'à masquer les symptômes; tantôt nous administrâmes le quinquina sous toutes les formes et à toutes les doses, et nous vîmes constamment la langue se sécher, la soif s'animer, une fièvre brûlante se déclarer et précipiter la maladie vers son terme fatal (1); tantôt, partant de cette idée, que les suppurations internes sont le produit d'une congestion purulente et sans inflammation préalable, nous avons employé à titre de dérivatifs, de larges et de nombreux vésicatoires sur divers points du corps ; et nous ne les avons vus produire qu'une excitation générale plus grande et plus incommode aux malades (2); tantôt, usant de la méthode antiphlogistique, nous avons fait saigner les malades, appliquer des sangsues, et ils ont succombé comme dans les méthodes précédentes, malgré un adoucissement notable dans leurs souffrances, et pourtant, il faut convenir que cette mé-

---

(1) MM. *Marjolin* et *Blandin* ont employé sans succès le sulfate de quinine pour détruire la périodicité des frissons. Cette périodicité a été détruite, mais la maladie n'a pas été entravée. ( *Journal hebdomadaire*, t. 2, p. 699.)

(*Note des Rédacteurs.*)

(2) M. *Blandin* (*Dict. de médecine et de chirurgie pratiques*, t. 2, p. 228) dit avoir réussi chez un malade par l'application successive de plusieurs vésicatoires volans sur le tronc et sur les membres, pendant qu'à l'intérieur il donnait des diurétiques et sudorifiques.

thode est la plus rationnelle, et celle qui semble promettre le plus de succès; c'est à elle que je me suis arrêté depuis long-temps, persuadé que si elle ne guérit pas, elle est celle qui entraîne le moins d'inconvéniens. Si l'état des malades n'était point amélioré par elle, on pourrait encore avoir recours à l'emploi de l'émétique à haute dose, suivant la méthode de *Rasori* (1).

(1) M. *Breschet* avait déjà parlé depuis long-temps de ce moyen comme pouvant produire des résultats avantageux. Dans ces derniers temps, M. *Sanson* aîné, chirurgien de l'Hôtel-Dieu de Paris, a eu l'idée de l'employer et n'a eu qu'à s'en louer dans plusieurs cas de résorption purulente à la suite de grandes blessures ou de graves opérations. Plusieurs observations de succès, dus à ce moyen, méritent de fixer l'attention, et doivent engager à renouveler son emploi contre une affection si rebelle, qui fait échouer tant d'opérations si habilement pratiquées, et arrête si souvent la marche de graves blessures vers leur guérison. Voici une formule employée dans ce cas par M. *Sanson:*

Emétique, 12 grains; infusion de feuilles d'oranger, 8 onces; sirop diacode, 1 once. Une cuillerée toutes les deux heures. On continue pendant un, deux ou plusieurs jours, suivant la violence et la durée des phénomènes. ( *Bulletin thérapeutique,* 1ʳᵉ livraison.) ( *Note des Rédacteurs.* )

# CHAPITRE IV.

### De la pourriture d'hôpital.

La pourriture d'hôpital est une lésion particulière dont la définition est très-difficile à donner. Celle-ci ne peut même consister que dans l'exposé de ses symptômes essentiels : c'est une espèce de gangrène humide qui attaque les plaies, et principalement les plaies qui résultent de coups de feu. Elle règne le plus ordinairement d'une manière épidémique, sur les hommes rassemblés dans un lieu malsain, et principalement dans les hôpitaux, d'où lui vient ce nom de *gangrène humide*, ou pourriture d'*hôpital*. Néanmoins, sous le rapport des lieux dans lesquels elle se développe, et le genre de plaies qu'elle affecte, elle présente de fréquentes variétés. Elle peut attaquer toute espèce de solution de continuité, même les plus légères égratignures, les ulcères ordinaires, les ulcères de nature spécifique, scrofuleux, vénériens, scorbutiques, cancéreux.

Les causes sous l'influence desquelles elles se développent sont la malpropreté des individus, l'encombrement des salles de blessés, le voisinage de foyers d'infection, l'humidité, la viciation de l'air. On la voit régner surtout dans les grandes chaleurs de l'été, quoiqu'elle puisse également se rencontrer dans toutes les saisons.

Les tempéramens bilieux, mélancoliques, les affections morales tristes, la mauvaise nourriture, les fatigues excessives, etc., constituent des circonstances individuelles qui favorisent son développement.

Cette maladie paraît d'une nature contagieuse ; en effet, de nombreuses observations faites par *Pouteau* et autres praticiens (1), prouvent d'une manière convaincante que la pourriture d'hôpital peut être communiquée à une plaie, à l'ulcère le plus simple, à la personne la mieux constituée et la plus saine, par les linges et la charpie, imprégnés du pus provenant de solutions de continuité atteintes de cette complication. C'est alors par une véritable inoculation que cette maladie se reproduit. On peut en avoir contracté le germe dans un hôpital, et elle se développe au-dehors. C'est ainsi que l'on a vu des blessés qui, pour échapper à l'épidémie, étaient sortis

(1) La nature contagieuse de la pourriture d'hôpital est prouvée, dit M. *Thomson* (*Traité de l'inflammation*), parce qu'on peut la communiquer par le contact des éponges, de la charpie, des bandages et des vêtemens de ceux qui en sont infectés, aux personnes qui en sont éloignées ; parce qu'on l'a vue envahir les plaies légères des chirurgiens ou de leurs aides, qui étaient employés à panser les personnes infectées, et cela même dans les circonstances où ces praticiens ne vivaient pas dans le même appartement que les individus atteints de la gangrène ; 3° parce qu'on peut souvent suivre les traces de la transmission de la maladie d'un individu à un grand nombre de malades ; 4° parce qu'elle attaque les plaies récentes aussi bien que les anciens ulcères, et cela peu de temps après que les plaies ont été placées dans le voisinage de personnes affectées de pourriture ; 5° parce qu'on peut prévenir les progrès de la maladie dans des cas particuliers, en éloignant la personne infectée avant que la contagion que répandent ses plaies ait eu le temps d'opérer ; 6° parce qu'elle reste long-temps dans une salle d'un hôpital, ou dans un vaisseau particulier sans paraître dans les autres salles, et les autres vaisseaux, si l'on prend soin d'empêcher les rapports entre les lieux infectés et ceux qui ne le sont pas.

(*Note des Rédacteurs.*)

d'un hôpital infect, et s'étaient retirés dans un endroit élevé où ils respiraient un air pur, et chez lesquels cependant la maladie s'est développée.

Les symptômes de cette maladie sont les suivans (1) : une douleur vive se manifeste sur la plaie qui se recouvre bientôt d'un enduit visqueux et blanchâtre. Des taches grises ou d'un blanc sale, ressemblant à des aphthes ou à des ulcères vénériens, se font remarquer çà et là ; elles se multiplient peu à peu, s'étendent, se rapprochent et se réunissent bientôt, de manière à recouvrir complètement la solution de continuité qui revêt bientôt un aspect uniforme d'un gris cendré. Elle est en même temps souvent sanguinolente, dure, et quelquefois boursouflée. Cet état se borne, dans certains cas, à une partie seulement de la solution de continuité, tandis que le reste continue de marcher vers la cicatrisation. Un cercle rouge pourpre, et toujours œdémateux, se forme sur la peau qui entoure la solution de continuité, ou la portion de la solution de continuité affectée de pourriture. Si la

(1) M. *Blackader*, chirurgien anglais, qui a observé la pourriture d'hôpital dans les hôpitaux militaires de l'Espagne, pense que lorsque la matière morbifique qui produit la pourriture d'hôpital a été appliquée sur quelque partie de la surface du corps d'où l'épiderme a été enlevé; sur la plaie d'un vésicatoire par exemple, il apparaît d'abord une ou plusieurs petites vésicules qui sont remplies d'un liquide aqueux ou d'un limon sanguinolent d'une couleur livide ou d'un brun rougeâtre. La vésicule est ordinairement située sur le bord de la plaie: son volume est assez souvent celui de la moitié d'un pois, elle s'ouvre facilement, la vésicule qui la recouvre étant très-mince. Quand la vésicule est remplie d'un fluide aqueux et n'a pas été ouverte, elle devient analogue à une escharre d'un gris blanc, ou de couleur de cendre; mais lorsqu'elle contient un liquide très-coloré ou lorsqu'elle a été ouverte, elle a l'apparence d'un léger caillot de sang d'une couleur sale, brunâtre ou noirâtre. ( *Observations on phagedena gangrenosa*, in-8°, Edimbourg, 1818.)          (*Note des Rédacteurs.*)

maladie ne se borne point encore, soit naturellement, soit par les efforts de l'art, qui ramène par des méthodes variées la plaie à son état naturel, elle peut faire des progrès très-rapides, et même effrayans. Les bords de la plaie se durcissent, se renversent, ses environs se boursouflent par le dégagement d'une grande quantité de gaz dont les chairs paraissent infiltrées. Les chairs tombent ensuite sous forme d'escarres molles d'un rouge grisâtre, et semblables au cerveau d'un fœtus putréfié ; une suppuration sanieuse, abondante, fétide, s'écoule chaque jour. Ces désordres s'étendent très-loin, tant en largeur qu'en profondeur. Aucun organe n'est épargné, la peau, les aponévroses, les tendons, les muscles, les vaisseaux, les nerfs, le périoste, les os eux-mêmes et les viscères, etc. C'est dans ces circonstances que l'on voit les plus épouvantables ravages locaux (1). C'est alors aussi que l'on voit la santé générale du sujet s'altérer, la fièvre se développer, la langue se sécher, l'anxiété, l'insomnie, et un trouble général de toutes les fonctions se déclarer, et

(1) M. *Blackader* a observé parmi un certain nombre de cas graves, un individu chez lequel la moitié des os du crâne fut nécrosée ; en arrière, la pourriture s'étendit jusqu'à la seconde vertèbre cervicale, et en avant jusqu'au milieu de l'arcade zygomatique de l'os temporal. La plaie n'était dans le principe qu'une très-légère solution de continuité du péricrâne. Dans un autre cas, les muscles, les artères et les nerfs des deux cuisses fussent disséqués, les tégumens et le tissu cellulaire ayant été détruits entièrement, à l'exception d'une légère bandelette de peau qui resta au côté interne des cuisses. Ce n'était aussi d'abord qu'une plaie simple dans les parties molles; dans d'autres exemples, les cavités des articulations du genou, du coude, de l'épaule, du poignet furent largement mises à découvert ; et dans un cas qui se termina par la mort, les tégumens et le tissu cellulaire de la partie antérieure du cou furent détruits, et la trachée-artère offrit l'aspect le plus horrible. ( *Op. cit.,* p. 3.)                    (*Note des rédacteurs.*)

la mort survenir, si on ne peut borner les progrès du mal. La mort paraît surtout causée par l'absorption de la matière putride.

La durée de la pourriture d'hôpital varie beaucoup; on l'a vue durer plus dé trente jours, mais, dans les cas ordinaires, elle cesse au neuvième ou au dixième jour; et souvent au quatrième ou au cinquième, une amélioration notable se manifeste. L'heureuse terminaison de la maladie s'annonce par la cessation des douleurs, le changement de couleur du pus qui vient blanc, consistant, et qui n'est plus fétide; par l'affaissement des bords de la plaie, le retour de celle-ci à l'état vermeil, et la disparition du cercle rouge, pourpré, œdémateux qui l'entoure, et qui prend alors un caractère franchement inflammatoire; enfin la plaie reprend sa marche progressive vers la cicatrisation. Cette marche est quelquefois entravée par des rechutes, par des points d'ulcération gangréneuse qui se manifestent de nouveau sur un ou plusieurs des points de la plaie. Cette récidive peut même avoir lieu plusieurs fois.

La pourriture d'hôpital est une fâcheuse complication des plaies, car elle en retarde toujours la guérison, et quelquefois c'est une maladie fort dangereuse, quand elle est étendue, qu'elle se renouvelle à plusieurs reprises, ou qu'elle est opiniâtre. Souvent même cette maladie est mortelle, quand elle attaque de grandes plaies, et surtout les plaies avec fracas des os, car, ainsi que nous l'avons dit, elle peut y faire des ravages effroyables, détruire presque toutes les parties molles d'un membre, atteindre les viscères, produire de grandes hémorrhagies par suite de l'érosion de gros vaisseaux. La résorption des matières putrides provenant de la plaie, est encore par dessus tout, une cause d'infection générale; il en résulte des fièvres de mauvais caractère, des dépôts viscéreux, et par suite une mort plus ou moins prompte.

Le traitement de la pourriture d'hôpital est préservatif ou curatif.

Le traitement préservatif consiste à éloigner les causes que nous avons désignées comme pouvant donner lieu au développement de la maladie. C'est surtout l'encombrement des blessés qu'il faut éviter. On aérera, on isolera autant que possible les salles qui les contiennent; on donnera de bons alimens, des boissons toniques, du vin généreux en petite quantité; on surveillera attentivement l'état des voies digestives, et, suivant les cas, on aura recours à des vomitifs, à des purgatifs, à des boissons adoucissantes, ou à des saignées locales, ou à des toniques, à des amers, ou à des aromatiques.

Les pansemens doivent être fréquens quand la suppuration est abondante, et faits avec soin et une grande propreté. Il est avantageux, quand ces plaies ne sont pas irritées, de soutenir la fermeté et le ton des chairs par des potions toniques, aromatiques, et même par l'application de plumasseaux de charpie trempés dans ces liquides. On ne saurait d'ailleurs, dans ces pansemens, prendre trop de précautions pour prévenir l'inoculation. Ainsi les instrumens qui ont servi au pansement de blessés atteints de pourriture d'hôpital doivent être soigneusement lavés, les linges lessivés et désinfectés; on fait des fumigations d'acide muriatique oxigéné, ou bien d'acide nitrique. Enfin les précautions les plus minutieuses ne doivent point être négligées.

Quand cette complication est déclarée sur les plaies, on doit continuer à employer ces mêmes moyens généraux; mais il faut aussi en joindre un tout-à-fait local, et des médicamens internes. On met d'abord les malades à une diète plus ou moins sévère, suivant l'étendue du mal. On a recours à des boissons délayantes et acidules, rafraîchissantes s'il y a de la soif, ou bien à des boissons toniques ou laxatives, à des purgatifs ou à des vomitifs, à des saignées générales ou locales, suivant l'état des voies digestives, et les forces générales du blessé. Quant aux applications locales, on fait usage de tous les médicamens antiseptiques possibles, et il n'en est peut-être aucun qui n'ait été essayé.

*Dussaussoy* prétend que le meilleur moyen consiste dans l'emploi de la poudre de quinquina, unie à l'essence de térébenthine. On renouvelle l'application de ces substances toutes les 24 heures. Sous l'influence de ce moyen, on voit, dit *Dussaussoy*, une inflammation franche s'établir, les escharres se détacher, et la plaie reprendre sa marche vers la cicatrisation. Mais ce moyen ne réussit pas toujours, ainsi que plusieurs autres dont on a vanté l'efficacité, tels que la liqueur de Labarraque, le suc de citron, l'application de tranches de citron elles-mêmes, etc. (1), et on est obligé d'avoir recours à un remède plus actif, à la cautérisation faite soit avec le cautère actuel, soit avec le nitrate d'argent, les acides ou les alcalis, tels que la potasse caustique. Le nitrate acide de mercure a, dans ces derniers temps, eu le plus grand succès entre mes mains (2); cette application, faite avec

(1) Les cas les moins graves de pourriture d'hôpital paraissent quelquefois avoir cédé à l'usage extérieur des acides végétaux et des acides minéraux étendus : le suc de limon, le suc de citron, le vinaigre concentré.

( *Note des Rédacteurs.* )

(2) M. *Blackadder* dit avoir retiré le plus grand succès de l'application de la solution d'arsenic de *Fowler*, ou de la liqueur arsénicale de la pharmacopée de Londres, comme topique dans la pourriture d'hôpital : il pré-

vigueur à la surface et dans la profondeur des plaies , doit être suivie d'un pansement fait avec une des substances précédemment indiquées. On la renouvelle au bout de vingt-quatre ou trente-six heures , si l'aspect des chairs et la qualité du pus indiquent que son action n'a pas été assez forte. Une inflammation franche autour de la plaie indique au contraire qu'on a triomphé, et une suppuration louable détache au bout d'un certain temps l'escharre qui résulte de la cautérisation ; on continue , suivant les cas, des applications locales, toniques ou émollientes, et quand la solution de continuité est tout-à-fait débarrassée de pourriture, on procède à un pansement ordinaire. Il est digne de remarque que les plaies qui ont été affectées de pourriture d'hôpital se cicatrisent en général avec beaucoup plus de promptitude. Mais, jusqu'à ce moment, il faut surveiller bien attentivement l'état général et local du malade, combattre avec énergie les moindres récidives de pourriture , et mettre les individus qui en ont été atteints au milieu des conditions hygiéniques les plus favorables au rétablissement de la santé.

tend qu'il n'a jamais vu d'effets délétères produits par l'absorption de cette substance. « La solution, dit M. *Blackadder*, est assez forte quand elle est étendue dans une égale quantité d'eau; dans les cas peu graves, elle est encore assez forte lorsqu'elle est affaiblie par deux fois la quantité d'eau. On peut l'employer pure dans les cas graves : on trempe un linge dans cette solution; alors on l'applique sur la plaie qu'on a bien nettoyée; on peut y tremper de la charpie pour l'insinuer dans le fond des plaies, on renouvelle cette application lorsque les linges ou la charpie sont secs ; et jusqu'à ce qu'on ait déterminé une escharre insensible, noire, sèche sur toute l'étendue de la plaie, et que le malade n'y ressente plus de douleurs lancinantes et brûlantes. »

( Note des Rédacteurs. )

# CHAPITRE V.

## DES CICATRICES DES PLAIES PRODUITES PAR DES ARMES DE GUERRE, ET DE LEURS MALADIES.

La cicatrice, moyen employé pour réunir les parties molles divisées, ou pour combler les vides formés par la destruction plus ou moins profonde de ces mêmes parties molles, a été, dans tous les temps, le sujet de l'observation des hommes de l'art : de là des systèmes et des hypothèses fondés sur une observation mal dirigée, et qui n'ont point tardé pour la plupart à être renversés par des faits mieux constatés (1).

La nature guérit les plaies de deux manières : 1° par première intention, par union immédiate et sans intermédiaire d'aucun tissu ; 2° après suppuration et par suite de formation d'un tissu nouveau nommé *tissu de cicatrice* (2), lequel est destiné à remplacer les tissus naturels ou les portions de tissus naturels détruits, et à en remplir les fonctions. Nous avons déjà décrit les phénomènes auxquels la nature donnait naissance. (*Voyez* t. I, Blessures par armes tranchantes. — Réunion immédiate, p. 149. — Réunion après suppuration, p. 196. ) Nous n'entrerons pas de nouveau dans les détails du mode de formation des cicatrices. Nous nous bornerons ici à parler de leurs formes et de leurs dispositions les plus générales, et à décrire les maladies principales qui peu-

(1) *Hippocrate, Galien, Boerhaave, Vanswieten, Garengeot, Fabre, Louis, Quesnay, Bichat, Cruveilhier, Delpech,* etc.

(2) Ce tissu a été nommé *inodulaire* par *Delpech.*

vent les atteindre aux diverses époques de leur existence (1).

La considération de l'aspect extérieur des cicatrices, des blessures et des grandes plaies, offre de l'intérêt, non-seulement sous le rapport de l'histoire de ces plaies et de ces blessures, dont elle est le complément, mais encore sous le rapport du jugement que les hommes de l'art sont souvent appelés à porter sur le genre de blessures auxquelles elles ont succédé, lorsqu'ils y sont invités, soit par l'autorité administrative, comme dans les conseils de recrutement ou de révision, soit par l'autorité judiciaire, comme dans tous les cas de médecine légale, etc., etc. En effet, combien de fois n'avons-nous pas vu donner, pour cicatrices de blessures par armes à feu, des cicatrices d'ulcères variqueux, vénériens ou scrofuleux? combien de fois n'est-il pas arrivé que des gens de l'art ont été appelés à décider, sur le seul aspect de la blessure, quelle était la nature de l'arme qui l'avait produite; et qui ne sent dès-lors combien il est nécessaire d'apporter à cet examen toute l'attention possible ?

La cicatrice récente est rouge ou rougeâtre, et, toutes choses égales d'ailleurs, plus gonflée et plus saillante qu'elle ne devra l'être par la suite. A mesure qu'elle vieillit, cette cicatrice blanchit et s'affaisse. On peut opérer ce changement fort désiré par quelques malades, à l'aide de la compression seule, ou secondée par des compresses trempées dans de l'eau de Goulart.

Les cicatrices fort anciennes se distinguent par leur

(1) On peut voir une description très-complète du tissu de la cicatrice dans un mémoire publié par l'un de nous, M. *Paillard*, sur les cicatrices de chaque degré de la brûlure. ( Voir *Journal hebdomadaire de Médecine*, t. 8, an 1830, n°° 96 et 97. )

blancheur des tissus voisins de la peau ; elles ne sont pas recouvertes de poils, quel que soit le nombre de ceux qui l'environnent. La nature, qui peut reproduire la peau, n'a pas, dans l'homme, la faculté de reproduire l'organe sécréteur et le bulbe de poils sans, doute parce que cet organe est trop compliqué.

Il est impossible de confondre la cicatrice d'une plaie faite par une arme à feu avec celle qui est le résultat d'un instrument tranchant. La forme arrondie ou en gouttière des plaies par arme à feu, fait toujours contraste avec la forme presque linéaire des blessures par arme blanche. Les blessés et ceux qui sont venus présenter comme titres à une récompense nationale des cicatrices anciennes et linéaires, comme provenant des blessures reçues en juillet, ont été faciles à déjouer. Les cicatrices des amputations ont aussi leur caractère. Celles qui ont été faites par les projectiles lancés par la poudre à canon sont entièrement irrégulières, et leur surface est presque toujours parsemée de saillies qui répondent aux os, et d'enfoncemens qui répondent aux muscles. Les amputations faites par art se distinguent au contraire par la régularité de leurs lignes aussi bien que par celle de leurs surfaces ; aussi n'était-il pas difficile de distinguer à une certaine époque les conscrits qui s'étaient coupé volontairement l'extrémité de l'indicateur de la main droite , pour éviter ou pour quitter le service, d'avec ceux qui l'avaient eu emporté par un coup de feu.

Je ne parlerai pas de la différence que les méthodes apportent dans la forme des cicatrices ; car il est trop évident qu'elles doivent faire reconnaître à la première inspection la méthode qui a été mise en usage ; mais on peut distinguer en les examinant attentivement, si la réunion a eu lieu avec ou sans suppuration. Ont-elles eu lieu après suppuration ? Elles résultent toujours du rapprochement des lèvres de la plaie et de la formation d'un tissu cutané nouveau , parfaitement reconnaissable à sa couleur et à sa surface unie et blanche. Ont-elles eu lieu par un rapprochement exact des lèvres de la plaie et sans suppuration ? Le tissu cutané nouveau manque absolument, et les deux lèvres de la plaie ne sont séparées que par un trait linéaire ; on pourrait même juger, par l'étendue du tissu cutané nouveau, du temps qu'une plaie a mis à guérir.

Parmi les cicatrices , les unes sont libres , les autres sont adhérentes. On appelle *libres* celles qui n'établissent aucune adhérence avec les tissus voisins, et qui permettent tous les mouvemens de glissement et de déplacement nécessaires à la libre action des parties. On appelle cicatrices *adhérentes*, celles qui établissent une union intime et contre nature entre les tissus qui ont été blessés et les tissus voisins ; telles sont les cicatrices qui unissent la peau aux tendons , aux os, etc., etc.

Les cicatrices adhérentes sont presque toujours déprimées dans quelque point de leur surface ; de ce point déprimé part communément une colonne fibreuse plus ou moins moins large, qui va s'attacher par son extrémité opposée aux organes avec lesquels elle établit des adhérences. Les cicatrices adhérentes peuvent tout aussi bien avoir lieu dans la profondeur qu'à la surface du corps , et elles y déterminent les mêmes effets. Lorsque ces cicatrices ont lieu entre des parties naturellement peu mobiles entre elles, elles ne donnent lieu à presque aucune incommodité ; mais, lorsqu'elles siégent sur des parties très-mobiles entre elles, il en résulte des inconvéniens plus grands, la peau cesse de pouvoir glisser sur les os et sur les tendons, et l'on voit ces derniers arrêtés dans leur mouvement de glissement, les muscles dans celui de leur contraction, les membres dans leurs mouvemens par la résistance qu'offrent ces adhérences : ces obstacles, au reste, ne sont jamais plus grands que dans le principe de la formation de ces adhérences; on les voit diminuer et quelquefois disparaître complétement avec le temps, l'exercice, les applications émollientes et les douches qui relâchent le tissu de ces cicatrices.

Les cicatrices, quoique organisées à l'instar des tissus qu'elles sont destinées à remplacer, n'ont jamais cependant la perfection d'organisation des tissus primitifs; aussi la cicatrice de la peau, quoique contenant comme l'enveloppe naturelle, un épiderme, un chorion et un corps muqueux, offre toujours un tissu moins parfait et beaucoup plus altérable que le tissu qu'elle remplace; elle est dépourvue de poils et de follicules sébacés; son épiderme se reproduit plus difficilement; son chorion a moins d'épaisseur, et en tout elle offre moins de résistance. C'est à ces imperfections d'organisation que sont dus beaucoup d'accidens et de maladies qui leur surviennent.

La surface de la cicatrice offre souvent un défaut de souplesse, une sécheresse et une raideur qui la rendent incommode, ce qui tient évidemment à ce que son tissu est tout-à-fait dépourvu de follicules qui sécrètent la matière huileuse qui ordinairement lubréfie la surface de la peau (1). Les onctions journalières huileuses et gélàti-

---

(1) *Delpech* a fondé une doctrine tout entière de la cicatrice sur l'existence de la pseudo-membrane développée sur la plaie à laquelle il donne le nom de membrane *pyogénique*. Suivant ce professeur, à mesure que la plaie s'avance vers sa cicatrisation, cette membrane acquiert une plus grande densité, et finit par passer à l'état fibreux. C'est ce qu'il nomme tissu inodulaire ; il le regarde comme doué d'une force de crispation indéfinissable,

neuses sont, dans ces cas, les moyens les plus propres à suppléer à la matière onctueuse de la peau, et à faire cesser ces inconvéniens. Il se développe quelquefois sur les cicatrices, des rougeurs, des phlyctènes, des boutons, des pustules, des démangeaisons, par suite de fatigues, d'excès ou d'écarts quelconques dans le régime : ces accidens, très-légers d'ailleurs, cessent très-facilement avec les causes qui les ont déterminés.

Les cicatrices sont rarement affectées de varices, et l'on conçoit en effet que leur système vasculaire, et leur système veineux en particulier, étant emprunté aux parties voisines, il soit naturellement très-peu développé. On en observe pourtant quelquefois ; nous en avons vu de très-nombreuses dans une cicatrice très-étendue, résultant d'une brûlure. Mais si elles sont rares dans le tissu même des cicatrices, elles sont communes au dessous : c'est ce qu'on voit à la suite des cicatrices de vastes ulcères et des brûlures. Elles ne se bornent pas toujours au point blessé, elles s'étendent même quelquefois à un membre tout entier. On traite ces varices par les moyens ordinaires.

Rien n'est plus commun que les douleurs auxquelles donnent lieu ces cicatrices ; parmi ces douleurs, les unes tiennent à des adhérences, et ne se font sentir que lorsque les parties aux dépens desquelles elles sont formées, se mettent en mouvement. Ces douleurs exigent quelque-

et qui travaille toujours au rapprochement des bords de la solution de continuité. Cette force, il la conserve lorsque la cicatrice est achevée, et c'est elle, dit *Delpech*, qui met un obstacle insurmontable à l'allongement de la cicatrice. Cette opinion, vraie sous beaucoup de rapports, est néanmoins très-exagérée. Est-ce à la sécheresse du tissu de la cicatrice qu'est du en partie ce défaut d'élasticité, et sa tendance à revenir sur lui-même?

( *Note des Rédacteurs.* )

fois que l'on coupe , que l'on détache les adhérences et les brides qui en sont la cause. Dans ces cas , il faut que des mouvemens imprimés aux parties empêchent les adhérences de se rétablir, et qu'une cicatrice plus large vienne permettre les mouvemens empêchés par les brides , comme cela se fait pour les cicatrices des brûlures.

Les douleurs qui sont indépendantes d'adhérences ou de brides, sont plus fréquentes que celles que nous venons d'indiquer ; elles ont lieu sans changement appréciable dans l'épaisseur, la chaleur et la couleur de la cicatrice ; elles se font sentir principalement dans les temps humides et froids, surtout au déclin de l'âge ; elles s'unissent souvent aux douleurs rhumatismales , et sont pour les vieux militaires un continuel sujet de plaintes , et une cruelle compensation de la gloire. Ces douleurs sont une suite de l'organisation imparfaite dans le tissu des cicatrices. Elles peuvent être adoucies plutôt que guéries. On emploie souvent contre elles des vêtemens de flanelle, l'habitation des pays chauds, les bains gélatineux, des embrocations, des linimens calmans, les bains d'eau en vapeur, les douches de vapeur, et surtout les eaux thermales, dont quelques unes ont été affectées de toute antiquité au traitement des anciennes blessures. Si les douleurs sont le résultat de l'organisation imparfaite des cicatrices , leur moindre épaisseur, et leur résistance moins grande que le tissu cutané naturel, amènent aussi souvent leur déchirure et des ruptures , des excoriations et des ulcérations. Les excoriations peuvent résulter de simples frottemens, et n'avoir pas de suites fâcheuses, mais elles peuvent aussi devenir causes de maladies, d'inflammations graves par exemple, d'où résulte la nécessité de ne pas les négliger, et de les protéger à l'aide de divers moyens, tels que plaques de cuir bouilli rembourrées, etc.

Ces excoriations négligées et souvent répétées conduisent tantôt à des érysipèles, tantôt à des ulcérations plus ou moins nombreuses et opiniâtres. Ces ulcérations ont un caractère particulier ; elles sont irrégulièrement arrondies et déterminées par un cercle à bords épais et en forme de *cupule* ; elles se couvrent de croûtes qui tombent pour se renouveler sans cesse. Ces ulcérations ne peuvent être guéries qu'à l'aide du repos, des émolliens, etc. Si c'était le principe dartreux ou vénérien qui parût en être la cause, il faudrait les combattre par des remèdes appropriés. Quelquefois ces ulcérations deviennent par le temps et l'habitude une sorte d'émonctoire qu'on ne peut supprimer sans inconvéniens ; alors il faut les laisser subsister, ou ne les guérir qu'après avoir établi ailleurs un émonctoire moins incommode. Avant d'être définitive, une cicatrice peut se rouvrir jusqu'à deux ou trois fois. On voit alors une ulcération superficielle parcourir rapidement la surface des cicatrices et ramener la suppuration au point où elle était au premier temps de la blessure. Les malades se désolent, les chirurgiens s'inquiètent quand ils n'ont pas l'expérience de ces sortes de choses, et croient en voyant ainsi se détruire en quelques instans le produit de plusieurs semaines, et même de plusieurs mois de patience, de voir désespérer de la guérison ; cependant il n'y a de détruit que la superficie de la cicatrice ; sa base reste, et cette base fibreuse, analogue au chorion que la nature paraît avoir tant de difficultés à produire à la surface du corps, refait bientôt ce qui a été la proie de l'ulcération.

Les érysipèles qui surviennent aux cicatrices peuvent avoir lieu avant qu'elles soient terminées, ou peu de temps ou long-temps après qu'elles sont achevées. Les érysipèles qui surviennent pendant la formation des cicatrices ont ceci de remarquable, qu'ils en entraînent presque toujours la destruction. On voit souvent en moins de quelques jours et même de quelques heures, dans certains cas, les plaies se rouvrir, et présenter à l'œil du chirurgien affligé leur étendue première. Mais deux cas peuvent se présenter; la déchirure peut être superficielle et n'entraîner que la destruction de l'épiderme et celle du corps muqueux, et dans ce cas le rétablissement est prompt et facile; il n'exige que la reproduction des parties les plus superficielles de la peau, et l'on voit la cicatrice se réparer en quelques jours. Il est un cas plus grave, c'est celui où toute l'épaisseur de la cicatrice est détruite. Cette destruction peut avoir lieu d'une manière lente, et pour ainsi dire par les progrès d'une inflammation ulcérative ou bien par l'effet d'une gangrène; dans le premier cas, la maladie, gagnant de proche en proche, détruit en plus ou moins de temps toute la cicatrice; dans le second cas, la gangrène détruit simultanément la cicatrice.

La destruction par ulcérations qui se rapprochent et finissent par se joindre a beaucoup d'analogie avec la pourriture d'hôpital, et peut être arrêtée dans ses progrès par des moyens analogues à ceux que requiert cette affection. La destruction par gangrène est toujours précédée d'un travail inflammatoire plus ou moins intense, et se termine par la formation d'une escharre qui en peu de jours tient la place du tissu de la cicatrice.

Lorsque l'inflammation qui doit produire la gangrène attaque la cicatrice d'une plaie par arme à feu ayant deux ouvertures, l'une d'entrée et l'autre de sortie, et par conséquent un canal, au lieu d'avoir pour produit une large bande ou plaque qui forme l'escharre, elle a pour produit une espèce de bouchon de forme conique, plus ou moins allongée, de couleur grise ou noire, et dont la chute met en évidence le fond de la plaie renouvelée. Dans ce cas, la cicatrice est très-longue à se reproduire. Cette gangrène exige, comme dans toutes les gangrènes par excès d'enflammation, l'emploi des antiphlogistiques. Toutes ces destructions ont des effets différens, et les suites sont toujours proportionnées à la largeur, et surtout à la profondeur à laquelle elles pénètrent.

Ce que nous venons de dire des accidens qui arrivent à la cicatrice avant qu'elle soit achevée, peut avoir lieu aussi, mais plus difficilement et plus rarement, lorsqu'elle est terminée. La fréquence de ces accidens diminue à mesure que la cicatrice devient plus forte et plus ancienne.

La rupture et la déchirure des cicatrices diffèrent essentiellement des ulcérations et des gangrènes ; elles sont presque toujours le résultat de quelque violence extérieure, de quelque coup, contusion ou quelque effort ou mouvement violent, par suite desquels elles ont été portées au-delà de leur extensibilité naturelle. Elles sont le résultat incontestable de la ténuité des cicatrices, ténuité qui ne leur permet pas d'opposer la même résistance que le tissu cutané qu'elles remplacent. On voit très-rarement, en effet, la peau saine se déchirer ; on la voit rester intacte dans le voisinage des cicatrices ainsi rompues par suite de violence quelconque. Ces ruptures arrivant sans causes intérieures ou aggravantes n'exigent ordinairement pour être guéries que le repos, la situation, des bandages et des topiques de nature sédative.

Quelquefois les tiraillemens répétés du tissu d'une cicatrice amènent des maladies bien plus graves que la rupture; tels sont le gonflement douloureux, les dégénérations scrophuleuses, squirrheuses et même cancéreuses.

Le gonflement douloureux des cicatrices dont nous voulons parler n'est pas le gonflement passager que déterminent les violences extérieures, les écarts de régime, etc., etc., mais un gonflement chronique plus ou moins durable et permanent.

Le gonflement simple qui provient des tiraillemeus de la cicatrice ne peut être guéri que lorsqu'on a soin d'éviter les tiraillemens : mais il peut tenir à uue disposition scrophuleuse, et doit alors être traité par les moyens appropriés à cette maladie; enfin le gonflement peut par l'effet de toutes les causes qui précèdent, ou par l'effet de quelque disposition propre à l'individu, prendre au déclin de la vie une nature cancéreuse, et dans ces cas-là il faut enlever la cicatrice quand cela est possible, et même dans certains cas on est obligé d'avoir recours à l'amputation des membres, quand le mal est trop étendu pour pouvoir êtreenlevé, etque la formation de la nouvelle cicatrice entraînerait ou trop de difficultés, ou le renouvellement des mêmes accidens. C'est ainsi qu'il y a quelques années, je fus obligé de pratiquer l'amputation de la jambe à un habitant de la Belgique pour un vaste cancer qui lui était survenu sur la cicatrice d'une brûlure profonde faite dans son jeune âge par de l'acide sulfurique répandu sur l'articulation du pied avec la jambe, le pied et la partie inférieure de la jambe. Cet individu avait cependant passé sa jeunesse et son âge mûr sans aucune espèce d'accident; le cancer ne se déclara, sur la cicatrice continuellement tiraillée, qu'aux approche de la vieillesse.

Tel était encore le cas d'une vieille femme qui entra à

l'Hôtel-Dieu en 1830 pour se faire traiter d'un cancer à la main. A l'âge de cinq ans, elle avait été brûlée à la main et à l'avant-bras. Cette brûlure avait été mal soignée, et il en était résulté une grande difformité ; des cicatrices nombreuses, raides et tendues, unissaient l'avant-bras au poignet, et les doigts entre eux, de telle sorte que les mouvemens de la main étaient difficiles, gênés, douloureux ; elle resta dans cet état jusqu'à l'âge de soixante ans. A cette époque, cette cicatrice, continuellement tiraillée, fit éprouver des douleurs lancinantes, rougit, s'ulcéra et devint le siége d'un horrible cancer pour lequel l'amputation devint nécessaire ; elle fut pratiquée en effet, mais la malade succomba quelques jours après.

# SECONDE PARTIE.

## BLESSURES PAR ARMES DE GUERRE DANS CHAQUE RÉGION DU CORPS.

***

## CHAPITRE PREMIER.

### BLESSURES DE LA TÊTE.

Les armes piquantes, tranchantes, contondantes, déchirantes, écrasantes, etc., etc., produisent sur la tête des blessures nombreuses et variées ; ces blessures peuvent atteindre les parties molles seulement, ou les os et les parties molles, tout à la fois ; ou bien, après avoir traversé ces parties molles et dures, ces armes peuvent pénétrer dans les cavités qu'elles forment et y blesser les organes qui y sont contenus.

Les blessures de la tête se divisent naturellement en celles du crâne et en celles de la face.

### SECTION PREMIÈRE.

Des plaies des tégumens du crâne par armes piquantes. De l'érysipèle et du phlegmon diffus du cuir chevelu.

Les piqûres des tégumens du crâne tirent une gravité particulière du grand nombre de vaisseaux et de nerfs qui rampent dans leur épaisseur, de la structure aponévrotique et celluleuse de cette partie, du voisinage du crâne, du cerveau et de ses enveloppes. L'abondance des nerfs des tégumens du crâne rend leurs piqûres fort douloureuses, et fait qu'elles sont très-souvent accompagnées des accidens propres à la lésion des filets et des troncs nerveux. La présence des aponévroses et du tissu cellulaire lâche et abondant donne à l'inflammation qui complique les piqûres une grande tendance à s'étendre rapidement au loin et à se compliquer d'étranglement en prenant la forme érysipélato-phlegmoneuse. Quant aux hémorrhagies, elles compliquent rarement d'une manière bien grave les piqûres, ou bien elles sont très-facilement arrêtées.

Ces piqûres des parties molles extérieures du crâne ne seraient donc rien par elles-mêmes, et n'auraient aucune espèce d'importance, si elles ne donnaient point souvent lieu à des accidens nerveux ou inflammatoires. C'est ainsi que j'ai vu la lésion du nerf frontal par un instrument piquant, donner lieu d'abord à des douleurs excessives, puis à la perte de la vue du côté blessé. L'incision de la plaie et, très-probablement, la section complète du nerf blessé firent cesser les douleurs, mais la vue ne fut pas recouvrée. Ce phénomène très-singulier ne peut être expliqué que par les anastomoses qui existent entre le nerf frontal et le ganglion ophthalmique. La section des nerfs par le débridement des piqûres est en effet le plus sûr moyen de faire cesser les accidens nerveux graves qui surviennent quelquefois dans cette espèce de lésion.

Les érysipèles simples ou le phlegmon diffus sont bien plus communs à la suite des piqûres des tégumens du crâne, que dans les autres parties du corps.

Les *érysipèles simples* sont annoncés par des frissons, de la fièvre, et souvent du délire; la peau du crâne devient d'un rose léger, puis œdémateuse, etc., etc. Nous

n'insisterons pas davantage sur les symptômes de l'érysipèle ou inflammation du cuir chevelu, dont la description se trouve dans tous les ouvrages de médecine et de
chirurgie : nous parlerons maintenant du phlegmon
diffus.

Ce *phlegmon diffus*, qui survient si souvent à la suite
des plaies de tête, et surtout des piqûres, est une des
plus graves maladies dont l'homme puisse être atteint,
aussi allons-nous entrer dans quelques détails sur ce sujet. Il consiste dans l'inflammation du tissu cellulaire
situé sous l'aponévrose occipito-frontale et le muscle
de ce nom. Elle est annoncée par des maux de tête très-
forts, par des frissons, des nausées, des vomissemens :
le cuir chevelu devient d'une extrême sensibilité; en
touchant seulement les cheveux du malade, on lui fait
éprouver de très-vives douleurs. Les tégumens du
crâne se tuméfient, ils deviennent œdémateux et, à la
pression, conservent l'empreinte des doigts; une fièvre
continue avec redoublement se déclare, et est suivie
presque toujours de délire : le front et les oreilles sont
souvent envahis, et cela arrive ordinairement du cinquième au sixième jour. Bientôt on sent çà et là des points
de fluctuation ; les parties molles se sont séparées du péricrâne, des abcès volumineux se forment et fusent vers
les tempe et les apophyses mastoïdes; ces abcès s'ouvrent
ou sont ouverts par l'art, et une immense quantité de pus
s'écoule. A travers ces ouvertures, s'échappent avec le
pus, des lambeaux grisâtres, formés par le tissu cellulaire épicrauien et par l'aponévrose occipito-frontale
mortifiés. Il est bien rare que le péricrâne ne soit point
affecté et qu'il ne s'ensuive plus tard une nécrose dans
une partie plus ou moins considérable des os du crâne.

Lorsque le pus s'est ainsi écoulé par les ouvertures

faites au cuir chevelu, le volume de la tête diminue beaucoup, on croit que le malade va mieux aller, mais cette espérance est bientôt déçue : les lambeaux du tissu cellulaire gangrené continuent à s'écouler par ces ouvertures, la suppuration reste toujours très-abondante, et finit par épuiser et faire succomber les malades. Mais la mort arrive, souvent avant cet épuisement, par la propagation de l'inflammation aux membranes du cerveau et au cerveau lui-même, ce qui est annoncé par les symptômes propres à ces affections : des frissons avec augmentation de fièvre, du coma, du délire, etc.

A l'ouverture des sujets, on trouve la dure-mère séparée de la face interne des os, et entre elle et eux une quantité plus ou moins considérable de pus ; l'arachnoïde elle-même enflammée, et à sa surface et étendu en nappe, du pus en plus ou moins grande quantité. Cette distinction du pus, rassemblé en masse ou étendu en nappe à la surface de la dure-mère, de l'arachnoïde ou du cerveau, est d'une grande importance. En effet, dans le cas de collection, de foyer, l'opération du trépan peut l'évacuer avec facilité ; dans le second cas, c'est tout-à-fait impossible, et les malades meurent inévitablement.

Une complication rare il est vrai, mais très-grave, des phlegmons diffus du crâne, c'est une hémorrhagie par les artères volumineuses qui sont contenues dans l'épaisseur des parois du cuir chevelu, ou entre lui et l'aponévrose épicranienne. Les artères participant à l'inflammation, s'érodent, s'ulcèrent et laissent échapper le sang qu'elles contiennent. Mais, ainsi que nous l'avons dit, cette complication est fort rare.

En 1829, un cas de ce genre s'est cependant présenté à notre observation.

OBSERVATION.

Une vieille femme fut amenée à l'Hôtel-Dieu, dans le cours du mois de février 1830, pour une plaie qu'elle portait à la tête, et qui était le résultat d'une chute sur cette partie du corps. Une inflammation violente s'empara du tissu cellulaire sous-jacent à l'aponévrose épicranienne, et se termina par une suppuration abondante qui amena le décollement des parties molles du crâne dans une grande étendue. Après avoir assez bien supporté pendant quelques jours les suites de cette violente inflammation, la malade éprouva spontanément une hémorrhagie très-considérable, provenant de la face interne du cuir chevelu. Cette hémorrhagie fut très-difficile à arrêter : le sang qui s'écoulait était artériel ; deux appareils simples que l'on réappliqua successivement furent traversés en peu de temps ; cependant on réussit à se rendre maître de l'hémorrhagie à l'aide d'un bandage contentif un peu serré. Mais épuisée pas la suppuration qui durait déjà depuis long-temps et par la perte de sang qu'elle venait d'éprouver, la malade ne tarda pas à succomber.

La gangrène du cuir chevelu n'arrive pas après la destruction du tissu cellulaire sous-aponévrotique, comme on le voit souvent à la suite des phlegmons sous-cutanés des membres. Cela se conçoit parfaitement bien, puisque les artères qui le nourrissent sont encore contenues dans son épaisseur. Il n'en est pas de même de la peau des autres parties du corps qui ne reçoit la vie que des petits-vaisseaux contenus dans le tissu cellulaire sous-cutané ; quand celui-ci est détruit, la peau ne reçoit plus de matériaux de nutrition, de là ces gangrènes quelquefois si étendues qui succèdent à des phlegmons sous-cutanés et à ces érysipèles phlegmoneux qui attaquent les membres.

Le traitement des piqûres des tégumens du crâne est le même que celui des piqûres ordinaires. Raser les cheveux, pour mettre à découvert toute l'étendue du mal, extraire les corps étrangers, pansement simple que l'on peut rendre émollient ou résolutif par l'emploi de médicamens, tel est le traitement primitif en quelque sorte, de cette lésion. Mais c'est surtout à prévenir les accidens inflammatoires et nerveux que le chirurgien doit s'appliquer. Le meilleur moyen à employer, soit pour prévenir, soit pour détruire ces accidens, c'est l'emploi du débridement qui consiste dans une incision cruciale, sur le lieu même de la piqûre, débridement qui intéresse tous les tissus traversés par l'arme piquante. Les saignées générales abondantes secondent avec efficacité ce moyen. Lorsqu'un érysipèle simple se déclare, c'est encore au débridement qu'il faut avoir recours, ce qui n'empêche pas d'employer en même temps, et suivant les indications qui se présentent, les vomitifs ou les purgatifs, et les autres moyens dont il a été déjà question à l'occasion des blessures par armes piquantes considérées d'une manière générale. (*Voy.* tom. premier. )

Dans le phlegmon diffus, il faut employer ces moyens avec une énergie plus grande encore, s'il est possible, afin de le prévenir; et lorsque, malgré leur emploi, il a marché et est arrivé à suppuration, il faut multiplier les incisions sur le cuir chevelu, ouvrir chaque foyer pour empêcher le pus de séjourner, de détruire le tissu cellulaire, le péricrâne lui-même, et de produire ainsi la nécrose des os. Mais c'est moins à guérir qu'à prévenir cette terminaison que le chirurgien doit s'attacher ; car, ainsi que nous l'avons dit, un phlegmon diffus étendu des parois du crâne et arrivé à suppuration est une maladie presque constamment mortelle.

La nécrose des os du crâne est une maladie fort commune dans les phlegmons diffus du crâne terminés par suppuration : cette lésion est extrêmement grave : lorsqu'elle est superficielle, l'exfoliation des lames osseuses attaquées peut se faire et se fait au bout d'un temps plus ou moins long, quarante, cinquante, soixante jours, davantage même, et les malades guérissent avec une cicatrice adhérente et enfoncée ; mais lorsqu'elle est profonde et qu'elle occupe les deux tables de l'os, que les pièces nécrosées sont étendues en largeur, il est très-rare que les malades ne succombent point à l'abondance de la suppuration, et à la propagation de l'inflammation éliminatoire à une grande étendue de la dure-mère et de l'arachnoïde. Il est bien rare qu'une nécrose, un peu étendue, des os du crâne, ne se termine point par la mort. Nous avons observé cependant un cas de guérison remarquable de cette maladie, à l'Hôtel-Dieu, il y a peu de temps : cette nécrose occupait presque toute la voûte du crâne et était la suite d'un phlegmon diffus. Lorsque le périoste externe est détruit, la dure-mère qui tient lieu de périoste à l'intérieur ne paraît pas susceptible d'éprouver les changemens nécessaires à la reproduction de l'os, seulement elle s'épaissit et se durcit un peu. Cependant on aurait tort de nier d'une manière absolue la possibilité d'une régénération osseuse dans ce tissu. M. *Cullerier* a rapporté dans l'*Annuaire médico-chirurgical* des hôpitaux, un cas où la dure-mère s'ossifia sur quelques points à la suite d'une large nécrose au crâne.

## Section II.

Plaies des tégumens du crâne par armes tranchantes.

Les plaies des tégumens du crâne, par armes piquantes et tranchantes , ou par armes tranchantes seulement, présentent toutes les variétés que nous avons indiquées dans l'histoire de ces plaies considérées d'une manière générale, et les particularités de leur traitement, nécessitées par leur siége , sont peu nombreuses. Les détails dans lesquels nous sommes entrés, sur les complications d'accidens nerveux et inflammatoires qui se remarquent si souvent dans les piqûres des tégumens du crâne , et que l'on remarque aussi, quoique moins souvent, dans les plaies par armes tranchantes , nous dispenseront d'y revenir au sujet de ces dernières. Ces plaies peuvent être simplement longitudinales, obliques , transversales ou bien à lambeau. Elles sont bien plus souvent que les simples piqûres compliquées d'hémorrhagie.

Les plaies des tégumens du crâne par armes tranchantes affectent très-souvent la forme à lambeau. Lorsque le lambeau est détaché de bas en haut, de manière à ce que la partie supérieure en soit en même temps la partie adhérente , il reste naturellement appliqué aux parties sous-jacentes, et n'a besoin d'aucun secours pour être réuni; mais lorsqu'il a sa base, ou son côté adhérent tourné en bas et son sommet en haut, ce qui arrive presque toujours, il retombe par son propre poids, et laisse à nu les os du crâne qui s'exfolient et se nécrosent pour peu qu'on les laisse exposés trop long-temps au contact de l'air. Il faut donc, après avoir nettoyé la plaie, et rasé le lambeau détaché, le réappliquer contre les parties voisines, et l'y maintenir en contact à l'aide de bandelettes agglutinatives, et d'une compression méthodique. Si ces moyens échouaient, et que le lambeau continuât de glisser et de retomber sur sa base, il faudrait fixer son sommet à l'aide de points de suture. On doit éviter avec soin qu'il se forme entre sa face interne et les autres parties aucun intervalle dans lequel le sang ou le pus puissent s'épancher. Pour prévenir cet inconvénient, sans abandonner les avantages qui résultent de la réapplication du lambeau, J. L. Petit a donné le précepte de commencer par traverser la base de celui-ci par un coup de bistouri, afin de procurer aux liquides un écoulement libre et facile. Cette contre-ouverture, en effet, peut être fort utile, et quand le lambeau est très-large on fera bien d'y avoir recours.

La lésion des vaisseaux qui sont contenus dans l'épaisseur des parties molles du crâne donne souvent lieu, dans les plaies par armes tranchantes, à des hémorrhagies qui doivent attirer l'attention du chirurgien. Une compression même légère suffit souvent pour l'arrêter. Quand elle échoue il faut avoir recours à la ligature, qui est ici du reste assez difficile, parce que les artères sont placées dans un tissu cellulaire très-dense, très-serré, et qu'elles sont difficiles à saisir et à attirer au dehors; elle est surtout très-difficile à faire quand l'inflammation s'est emparée de la plaie. Si on ne peut parvenir à faire la ligature, il faut avoir recours à la cautérisation avec un stylet rougi à blanc; néanmoins on doit autant que possible faire la ligature. Ce moyen vaut mieux que tout autre. La compression faite sur une artère des tégumens du crâne à l'aide de l'appareil connu sous le nom de *nœud de l'emballeur* est très-efficace dans un grand nombre de cas, mais souvent ce moyen détermine des douleurs atroces, des inflammations et même la gangrène. Cet accident est arrivé quand on ne s'était point rendu assez promptement aux plaintes des malades qui désiraient vivement être débarrassés de cet appareil douloureux.

Les hémorragies consécutives sont très-communes dans les plaies des parties molles du crâne, parce que ces parties contiennent des vaisseaux très-volumineux.

Quand on a rempli toutes les premières indications que présentent les plaies par armes tranchantes, et remédié à ces premières complications, telles qu'hémorrhagie, corps étrangers, etc., etc., qu'un appareil convenable a été appliqué, on devra s'attacher pendant la durée de la maladie, à prévenir les accidens inflammatoires si redoutables dont il a été question, et en raison de la texture des parties et du voisinage du cerveau, on devra insister fortement sur les saignées générales et locales, sur les dérivatifs appliqués aux extrémités inférieures, sur les boissons délayantes, sur un régime sévère, etc., etc.

Les plaies des tégumens du crâne faites par des armes déchirantes, arrachantes, etc., etc., ne présentant point à la tête des phénomènes différens de ceux que nous avons décrits dans l'histoire des plaies en général, et des indications différentes de celles des armes tranchantes (1), nous

---

(1) La figure des plaies de tête ne nous instruit pas assez sur la nature des symptômes à craindre. Qu'elles soient droites, obliques, tranversales, triangulaires ou rondes, peu importe; les accidens ne s'attachent point a la forme. C'est ainsi, dit judicieusement *Lombard* ( *Clinique chirurgicale relative aux plaies*, pag. 221 ), que la plus légère contusion sur le crâne peut produire les mêmes effets que la plaie simple. Cest ainsi, ajoute-t-il, que l'on a vu la chute de quatre pieds de haut, d'un cierge d'un poids d'une once à peu près, sur la tête du chanoine *Boudret*, tandis qu'il vaquait à ses fonctions ecclésiastiques, à l'église métropolitaine de Besançon, être la cause de sa mort par suite d'accidens inflammatoires qui survinrent du côté du cerveau; c'est ce qui fait que dans les plaies de tête, en général, grandes ou petites, profondes ou superfi-

passerons de suite à l'histoire des blessures des tégumens du crâne par les armes contondantes et surtout par les armes à feu.

## SECTION III.

Blessures des tégumens du crâne par des armes contondantes et par des armes à feu.

### A. — *Contusion des tégumens du crâne.*

La contusion des tégumens du crâne par les armes ou instrumens contondans, par les chutes, les coups, etc., présente les divers degrés et les divers phénomènes qui ont été décrits dans le tome précédent. Mais dans cette région du corps, la contusion mérite un examen particulier et une grande attention de la part du chirurgien. Le plus ordinairement, quand le corps vulnérant est doué d'une vitesse médiocre, la partie frappée présente une saillie d'une dureté considérable et uniforme dans toute son étendue. C'est ce que l'on désigne sous le nom de *bosse sanguine.* Dans certains cas, cette bosse s'élevant insensiblement depuis sa base jusqu'à son sommet, est dure dans toute sa circonférence, et molle à son centre : enfin dans quelques cas, où la cause vulnérante a agi très-obliquement, on n'observe qu'un décollement plus ou moins étendu des tégumens du crâne, au dessous desquels il s'est fait un épanchement de sang, plus ou moins considérable. La tumeur est alors molle dans toute son étendue. Les bosses dures à leur circonférence et molles à leur centre, sont en général faciles à distinguer des autres affections.

cielles, on doit être très-circonspect dans les jugemens qu'on est appelé à porter.

( *Note des Rédacteurs.* )

Cependant, comme leur élévation est peu considérable, que la dureté qui les entoure tranche brusquement avec la mollesse de leur centre, et qu'enfin, assez souvent, elles présentent, dans ce point, des battemens très-sensibles produits par l'épanchement du sang hors des artères divisées, on pourrait, si on ne les examinait point avec attention, les confondre avec une fracture du crâne compliquée d'enfoncement des fragmens (1). Mais

(1) *J.-L. Petit* rapporte un bon nombre d'observations intéressantes d'individus qui, frappés par des corps contondans, ont présenté des symptômes capables d'en imposer à quelques chirurgiens, pour une enfonçure des os du crâne avec issue du cerveau au dehors de l'ouverture faite à cette boîte osseuse. Cette illusion était produite par les battemens que l'on sentait dans la bosse sanguine, lesquels étaient dus à une artère volumineuse et qui versait du sang en abondance dans la tumeur. Voici un de ces faits qui mérite toute l'attention des praticiens, et comment s'exprime J.-L. Petit.

« Rien ne ressemble plus à l'enfonçure du crâne, que les bosses dans lesquelles il y a un épanchement considérable, surtout lorsque le sang a conservé sa fluidité. Mais cette espèce de bosse en impose bien davantage lorsqu'on y aperçoit une pulsation.

» Sur un enfant de huit ou neuf ans qui était tombé dans une cave, il y avait une bosse de la grosseur d'une poire de rousselet; elle occupait la tempe depuis le coin de l'œil jusques au-devant de l'oreille. Cette tumeur était molle, et sa circonférence résistait comme feraient les bords d'une enfonçure. Il y avait des pulsations considérables, et deux des confrères de J.-L. Petit prétendaient qu'elles étaient causées par le mouvement pulsatif de la dure-mère. J.-L. Petit les rassura, et attribua les pulsations à celles de l'artère temporale qui avait été ouverte par le coup, et qui formait ce qu'on appelle un *anévrisme par épanchement*. La tumeur fut ouverte, il n'en sortit que du sang, et le malade fut guéri en huit jours. »

Si J.-L. Petit a signalé utilement cette fausse sensation d'enfonçure que produisent les bosses sanguines, il n'en a pas donné d'explication; il est peut-être facile de la trouver.

Si on touche les veines superficielles, situées dans l'épaisseur de la peau du crâne, on éprouve une fausse sensation de canaux creusés dans l'épaisseur de ces os, et qui semblent contenir ces veines. Il n'en est rien cependant. Si l'on réfléchit à la densité de la peau du crâne, il ne parai-

indépendamment de ce que ces tumeurs sont toujours élevées au dessus du niveau de la surface du crâne, il est toujours facile de s'assurer que le doigt qui déprime leur sommet n'arrive pas jusqu'à la surface de cette dureté, ou est arrêté par elle. D'ailleurs quand la cause vulnérante a borné son action aux parties molles extérieures, il n'existe aucun signe de compression au cerveau, et cette circonstance seule suffit pour lever tous les doutes. Si au contraire ces signes existent, l'affection de l'organe encéphalique doit seule attirer toute l'attention du médecin (1).

tra pas étonnant qu'étant placées dans une gouttière creusée à la face interne du derme, à droite et à gauche, ce derme donne l'illusion d'une gouttière qui, vu la proximité des os, semble creusée dans ces derniers. M. *Bérard* aîné a été conduit à la solution de cette question, en examinant le buste de *Béclard* ; il fut frappé de voir sur ce buste les veines superficielles du crâne indiquées par des sillons, au lieu de l'être par un relief. *Béclard* avait été largement saigné pendant sa maladie ; les veines sous-cutanées des tempes étaient vides après la mort, et au moment où on avait pris l'empreinte de sa tête : il fallait bien admettre d'une autre part que les tégumens offraient moins d'épaisseur dans les endroits où ils avaient été déprimés par le plâtre. C'était là où était creusé le sillon dans la peau pour y recevoir la veine. Telle est l'explication qu'en donna M. *Bérard* aîné à l'un de nous, M. Paillard, en 1829, et que ce dernier a consigné dans le *Journal hebdomadaire* de cette année ( nov. 1829, n° 60 ).

N'est-il pas possible d'expliquer de la même manière la sensation fausse de l'enfonçure du crâne que donne souvent une bosse sanguine. La peau est amincie à son centre par suite de la violence de la contusion, ainsi que les tissus sous-jacens. Ceux-ci sont broyés là, tandis qu'à côté ils ont conservé leur intégrité et leur consistance naturelle. Le sang épanché représente en quelque sorte, dans ce point contus, la veine logée dans l'épaisseur de la peau, et qui, reposant sur la peau du crâne, semble être placée dans un sillon creusé sur cet os ; sillon qui, dans le cas de bosse sanguine, produit la sensation d'une fracture avec enfoncement.

( *Note des Rédacteurs.* )

(1) J.-L. Petit ( *œuvres complètes*, tom. 1., pag. 46 et 47 ) dit avoir re-

On doit traiter avec la plus grande énergie les contusions des tégumens du crâne, surtout quand elles sont
un peu étendues et que la cause vulnérante a agi avec
une certaine violence. Ce traitement actif a pour but
de prévenir d'abord l'inflammation du cerveau et de ses
membranes, ensuite le développement du phlegmon diffus
du crâne. On emploie donc avec activité les saignées
générales et locales ; les fomentations émollientes et
résolutives, les pédiluves sinapisés, et on continue l'u-
sage de ces moyens jusqu'à ce que la résolution complète de ces tumeurs sanguines soit obtenue, et jusqu'à
ce que l'on ne puisse plus craindre l'inflammation des
organes intérieurs ou du tissu cellulaire cranien sous-aponévrotique. La résolution des tumeurs ou bosses sanguines est quelquefois très-longue à obtenir. Il ne faut
pas se décourager, et persister long-temps dans l'emploi
de ces moyens émolliens et résolutifs. Malgré tous ces
moyens, il arrive quelquefois que ces épanchemens
sanguins déterminent de l'inflammation, et abcèdent ;
alors il faut les ouvrir. Les uns conseillent de faires
de larges incisions ; d'autres conseillent au contraire de ne faire que de petites ouvertures suffisantes
pour évacuer le sang, et d'exercer ensuite sur les tégu-

marqué que les corps contondans qui frappent les tégumens du crâne, produisent, lors même qu'ils sont lancés avec force égale, une bosse bien plus
considérable et plus prompte à paraître, s'ils frappent obliquement que s'ils
frappent perpendiculairement. Car, dit-il, dans ce dernier cas, comme la
contusion est plus forte, et les vaisseaux étant pour ainsi dire écrasés, le
sang qui doit faire la bosse est long-temps retenu dans les vaisseaux avant
de s'épancher, au lieu que lorsque le corps qui frappe est poussé obliquement
ment, il déchire les vaisseaux plus qu'il ne les meurtrit, et le sang sort
plus promptement et en plus grande quantité : ce qui fait une bosse plus
grosse et plus prompte à paraître.

( Note des Rédacteurs. )

mens du crâne une compression modérée et destinée à opérer le recollement des parties (1).

B. — *Plaies par armes à feu aux tégumens du crâne. Brûlures de ces tégumens par la poudre.*

Les plaies des tégumens du crâne par des projectiles lancés par la poudre à canon, tirent leur principale gravité, comme les précédentes plaies, du voisinage du cerveau et des méninges, et de la nature des élémens anatomiques qui entrent dans leur composition et qui les prédisposent aux inflammations par étranglement. Aussi, après avoir rempli les indications que présentent les plaies par armes à feu, qu'elles soient simples, en gouttière, ou à lambeaux, c'est-à-dire après avoir pratiqué le débridement, fait l'extraction des corps étrangers, s'il y en a, etc., c'est principalement à prévenir ces accidens que le chirurgien doit s'attacher.

Les plaies par armes à feu qui intéressent les parties molles du crâne, en les contournant dans une plus ou moins grande étendue, et qui représentent ainsi une véritable gouttière produite par la mortification qu'a opérée le projectile, sont très-longues à guérir. A la chute des escharres, il y a une solution de continuité avec perte de substance, solution de continuité qui ne peut guérir que par la production d'un tissu cutané nouveau, les os du crâne s'opposant à ce que cette guérison s'opère par le rapprochement des bords de la plaie.

Lorsque les projectiles ont contourné les os du crâne,

(1) Les grandes incisions ne nous semblent nécessaires, disait *M. Dupuytren* il y a peu de temps encore, que dans le cas où l'inflammation menacerait de produire un phlegmon diffus; autrement, les petites incisions nous semblent préférables.

( Note des Rédacteurs. )

en cheminant entre eux et les parties molles, sans produire une gouttière sur celles-ci, qu'il y a une perforation
seulement, qu'il existe enfin un canal plus ou moins long,
ainsi que nous l'avons dit (V. *Effets physiques des projectiles* ), il faut avoir recours, comme dans les autres cas,
au débridement : si le canal est court, on peut le fendre
dans toute sa longueur, mais quand il a plusieurs pouces
de longueur, on doit se contenter de pratiquer de distance en distance, depuis l'ouverture d'entrée jusqu'à
celle de sortie, des contre-ouvertures, de manière à le mettre à découvert dans une assez grande partie de son étendue (1).

Lorsque les plaies sont à lambeaux, ce qui a lieu très-
souvent par l'effet de la mitraille, des boulets, et même
des balles, on se comporte pour le lambeau comme dans
le cas de plaies par armes tranchantes. Après avoir fait les
débridemens convenables et nécessaires, on réapplique
les lambeaux, que l'on maintient à l'aide des moyens appropriés. La réunion de ces plaies par première intention
ne peut guère s'effectuer à cause de la contusion extrême
et de la mortification du lambeau ; mais une portion plus
ou moins considérable de ce lambeau subsiste et abrége
le temps de la cicatrisation, qui s'opère après une suppuration plus ou moins longue et plus ou moins abondante.

Les plaies dont nous venons de parler sont rarement
simples , c'est-à-dire que les tégumens sont rarement

(1) Dans les plaies de tête, M. *Larrey* rase le pourtour de la plaie, dé-
bride ses bords , réunit immédiatement avec des bandelettes agglutinatives ,
et panse ensuite avec un linge fenêtré , enduit d'onguent styrax, de la charpie, des compresses trempées dans le vinaigre camphré froid , et le bandage
de Galien ; il laisse cet appareil en place six ou huit jours, il le lève alors
que la cicatrisation commence. (Hippolyte Larrey, *Relation chirurgicale
des événemens de juillet* 1830. )

( *Note des Rédacteurs.* )

affectés seuls par les projectiles, et que très-communément les os qu'ils recouvrent sont presque toujours plus ou moins contus, souvent fracturés et enfoncés. Alors se présentent des indications particulières dont nous parlerons plus bas.

Les brûlures des tégumens du crâne par la poudre à canon libre ou comprimée, sont extrêmement fréquentes aux armées. Nous n'avons rien à ajouter à ce que nous avons dit sur ce sujet dans le volume précédent. ( Voyez *Blessures par la poudre à canon*, tome 1er.) Néanmoins, en raison de leur siége, ces brûlures doivent être surveillées avec une grande attention, surtout lorsqu'elles occupent une certaine étendue, l'inflammation qui les suit pouvant se propager promptement et facilement au tissu cellulaire sous-aponévrotique du crâne, aux membranes du cerveau et au cerveau lui-même.

## Section IV.

### Lésions des portions osseuses du crâne.

Avant d'entamer la description des lésions des os du crâne par les armes de guerre, il n'est pas inutile de rappeler que, même dans l'àge adulte, il y a des parties de cette boîte osseuse qui sont plus faibles que d'autres, qu'il y en a même de fort minces, qui peuvent être très-facilement traversées complétement, ou fracturées, tandis qu'il y a d'autres points qui sont très-forts, qui résistent beaucoup, et dans l'épaisseur desquels peuvent même se loger des corps assez volumineux, des balles, par exemple. Tels sont les sinus frontaux, l'apophyse mastoïde. On a vu souvent des balles, et des biscaïens même, se loger dans ces parties.

Il est bon de se rappeler aussi que le crâne présente à

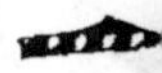

certaines époques de la vie, dans la première enfance,
par exemple, des ouvertures naturelles comme les fon-
tanelles, ouvertures par lesquelles des corps étrangers piquans ont pu pénétrer dans l'intérieur du crâne et arriver
facilement jusqu'au cerveau et le blesser ; enfin qu'il y a
des ouvertures naturelles du crâne à toutes les époques
de la vie ( par exemple, la fente sphénoïdale ), par lesquelles des armes piquantes et acérées peuvent facilement
pénétrer et atteindre le cerveau, ainsi que cela s'est vu
plusieurs fois.

A. — *Lésions des os du crâne par des armes piquantes.*

Les armes piquantes, telles qu'une épée, une baïonnette, une pointe de sabre, et une foule d'instrumens,
d'outils et autres corps piquans, peuvent blesser les
os du crâne après avoir traversé les tégumens qui les
recouvrent. Dans certains cas, ils s'arrêtent à leur superficie et déterminent, comme lorsqu'ils ont atteint les
parties molles seulement, des érysipèles ou des phlegmons diffus ; d'autres fois ils pénètrent toute l'épaisseur
des os du crâne, et arrivent dans la cavité du crâne sans
toucher au cerveau. Nous en avons rapporté un exemple
intéressant dans notre premier volume, page 59.

Ces armes ou instrumens, après avoir pénétré l'épaisseur des os du crâne sans avoir entamé le cerveau, peuvent se briser et rester fichés dans leur épaisseur, en faisant
une saillie plus ou moins considérable à leur intérieur.
Si, dans quelques cas, ces corps étrangers ne déterminent
point d'accidens immédiats, ils n'en sont pas moins fort
dangereux, et presque toujours, tôt ou tard, ils finissent
par produire les accidens les plus fâcheux. Quelquefois
ces accidens ne paraissent que fort tard, et même quelques
années seulement après la blessure.

## OBSERVATION.

Il y a huit ou dix ans, un jeune homme reçut dans une querelle un coup de couteau sur le sommet de la tête : ce couteau se rompit dans le crâne, après l'avoir perforé. Le chirurgien qui pansa le malade n'examina point avec tout le soin désirable l'état de la plaie ; il en rapprocha les bords, et le malade guérit. Plusieurs années se passèrent sans accidens, seulement, de temps en temps, le malade ressentait des douleurs dans sa cicatrice. Au bout de quelques années, sans cause connue, il lui survint un assoupissement très-fort, de la fièvre ; il vint à l'Hôtel-Dieu et y fut reçu. En examinant sa cicatrice, je sentis qu'elle était soulevée, et dessous elle un corps étranger ; j'incisai et fis l'extraction d'une portion pointue de lame de couteau, à l'aide du trépan. Les accidens persistèrent ; il s'y joignit la paralysie du côté du corps opposé à celui de la tête qui était blessé. J'incisai la dure-mère, il ne sortit rien ; je plongeai un bistouri avec précaution dans le cerveau, et il jaillit de suite un flot de pus. Le soir même de cette opération, tous les accidens disparurent : la fièvre, la somnolence et le délire ; et le malade guérit.

Lorsque les instrumens piquans ont perforé le crâne, il arrive quelquefois que la table interne est fracturée dans une plus grande étendue que la table externe, et en éclats. C'est ce qui détermine des accidens consécutifs graves, et qui fait que lorsqu'on applique le trépan dans ces cas, il faut rechercher avec soin tous les débris, toutes les esquilles qui peuvent se trouver à la face interne de la cavité osseuse du crâne.

Lorsque les armes piquantes n'ont fait qu'effleurer le

crâne, le traitement consiste, comme dans le cas de piqûre simple aux tégumens du crâne, à prévenir les accidens inflammatoires; le pansement est semblable. Il en est de même, quand l'instrument a pénétré dans le crâne et que cette perforation est sans autre complication. Dans le cas contraire, la conduite du chirurgien varie : tantôt il doit retirer les pièces d'os enfoncées, extraire celles qui sont détachées; d'autres fois il faut pratiquer l'opération du trépan, pour évacuer le pus, le sang et autres fluides, et faire cesser la compression du cerveau, etc.

B. — *Lésion des os du crâne par des armes tranchantes.*

Les instrumens tranchans qui atteignent le crâne après avoir coupé les tégumens qui le protégent, agissent sur ces os de différentes manières. Ils peuvent agir superficiellement ou profondément, pénétrer complétement dans la cavité du crâne, agir obliquement ou perpendiculairement, de manière à donner à la plaie des os des formes diverses qui leur ont valu autrefois des noms aussi bizarres les uns que les autres (1).

Quand ces instrumens tranchans ont agi perpendiculairement sur les os, que le crâne n'est pas tout-à-fait traversé, il n'y a entre les bords de la plaie des os aucun écartement. La blessure est simple, très-rarement compliquée d'hémorrhagie artérielle ou veineuse, provenant du tissu celluleux des os. Cette hémorrhagie arrive quelquefois cependant, mais elle est facilement arrêtée par une compression légère. Ici le traitement est le même que dans la plaie simple, et consiste à rapprocher les bords de la plaie, à prévenir les accidens inflammatoires par le ré-

_______

(1) Écopé, acopé, dicopé, aposkeparnismos.

gime et le traitement appropriés : une exfoliation a lieu sur les bords de la solution de continuité faite aux os contus et nécrosés, et lorsqu'elle est complète, la cicatrice s'opère. Cette guérison ne peut avoir lieu en effet que lorsque cette exfoliation est entière. C'est en vain que l'on réunit complétement la plaie auparavant, elle ne tarde point à se désunir, et une foule de petits abcès, de débris osséux de la grosseur et de la forme des grains de sable fin sortent continuellement, et la réunion définitive n'a lieu que lorsque l'élimination des portions osseuses est achevée. Il ne faut donc tenter la réunion de ces sortes de plaies que lorsqu'on est certain qu'il n'y a plus de corps étrangers.

Une coupure des os du crâne qui a intéressé toute l'épaisseur de l'os, qu'elle soit perpendiculaire ou oblique, présente les mêmes phénomènes et les mêmes indications.

Quand un instrument tranchant a agi très-obliquement sur les os du crâne, le cerveau et ses membranes peuvent ne point être atteints et une portion osseuse être entièrement détachée. Les auteurs en rapportent des exemples; les combats de juillet nous en ont fourni une observation remarquable. Nous la rapporterons ici, telle que nous l'a donnée *M. le docteur Magistel*, qui a présenté le malade à l'amphithéâtre de l'Hôtel-Dieu.

### OBSERVATION.

Le 29 juillet, *Mondidier ( François )*, croyant être suivi d'une cinquantaine d'habitans qui se battaient en tirailleurs dans les Champs-Élysées, s'élance au milieu d'un escadron de grenadiers à cheval, et reçoit, dans un instant, huit ou dix coups de sabre sur la tête. Je le relève peu de temps après, et, soutenu par le bras, il a encore la force de marcher jusqu'à une maison voisine.

Cet homme se battait depuis deux jours ; il était couvert de sang et en avait perdu beaucoup dans le lieu où il avait été blessé. Mon premier soin fut de bien laver la tête avec de l'eau fraîche et de la raser entièrement. Nous remarquâmes alors plusieurs lambeaux. Le principal tombait sur l'oreille droite et comprenait une large portion du pariétal droit qui en fut détachée. La perte de substance qu'avait éprouvée cet os, laissait la dure-mère à nu dans une étendue de deux pouces en longueur, et d'un pouce en largeur. Cette membrane n'avait point été touchée, et les mouvemens du cerveau se voyaient parfaitement. Un lambeau supérieur avait sa base en bas et tenait peu au reste des tégumens. Un postérieur tombant sur l'oreille gauche dont le pavillon était divisé, laissait la partie correspondante du crâne à nu, et offrait un sillon transversal de deux pouces de longueur et d'une ligne de profondeur à peu près. Le malade s'agitait, et tenait quelques propos incohérens. Son pouls était très-faible. Il but à plusieurs reprises de l'eau sucrée et eut une garde-robe. Une artère qui donnait beaucoup de sang fut liée dans un lambeau supérieur ; nous eûmes le soin d'enlever de petites portions d'os qui s'étaient collées à la dure-mère et à la face interne des tégumens. Peu d'instans après, il ne s'écoulait plus de sang, et les lambeaux furent rapprochés. Celui qui couvrait l'ouverture du crâne fut réuni aux lambeaux supérieurs par trois points de suture simple. Un ruban de sparadrap entoura la tête et maintint, dans tous les sens, les divers lambeaux. Une petite quantité de charpie, quelques compresses, et un bandage peu serré furent recouverts d'un mouchoir.

Le blessé avait entièrement perdu connaissance. Nous fûmes obligés, par les circonstances, de le laisser étendu à l'ombre, dans une cour, la tête relevée. Il était dans cette position depuis une heure environ, lorsque la retraite d'un bataillon de la garde royale permit de le transporter sur un brancart à l'hôpital Beaujon.

Je n'ai pu suivre chaque jour le blessé, et ne l'ai vu que deux fois pendant son séjour à l'hôpital. Les renseignemens que je vais donner maintenant sont donc incomplets et peuvent ne pas être parfaitement exacts, relativement aux jours où les prescriptions ont été faites.

30 *juillet*. Diète, limonade, saignée du bras, cataplasmes sinapisés aux pieds.

1<sup>er</sup> *août*. Le malade parle un peu; le pouls est plein et dur. Il se manifeste des symptômes d'encéphalite, avec paralysie des membres supérieur et inférieur du côté gauche. — Diète, limonade, saignée du bras, cataplasmes sinapisés, lavement émollient.

2 *août*. Même état. Le malade se plaint de ne pas voir.

Deux petites saignées générales dans la journée, lotions d'eau froide, et application de glace sur la tête.

3 *août*. Les symptômes cérébraux diminuent. On continue l'application de la glace. Un seul bain de pieds a été donné; il avait fatigué le malade, et les cataplasmes sinapisés ont été préférés pendant tout le traitement.

5 *août*. Les bandelettes agglutinatives sont levées. Les lambeaux sont à peu près réunis. Le pus qui s'était formé au dessus de la dure-mère s'écoule par une petite ouverture; on panse mollement, après l'avoir agrandie.

6 *août*. Hémorrhagie. On réussit à lier une artériole dans un lambeau.

8 *août*. On ouvre un abcès formé au dessus de l'oreille blessée. Les deux portions du pavillon se sont réunies.

10 *août*. Pouls régulier. Nulle douleur à la tête. Les pulsations du cerveau soulèvent les tégumens, et il s'é-

coule un peu de pus à l'endroit déprimé. Le malade commence à remuer le bras et la jambe gauches.

*Du 10 au 24 août.* On a donné une potion laxative. Jusqu'à ce jour le blessé n'avait pris que des bouillons ; on commence à lui donner des alimens.

Son état a continué à s'améliorer, et il est entré à la maison de convalescence de Saint-Cloud, dans les premiers jours de septembre. Les lambeaux sont très-bien réunis. Lorsqu'il mange ou fait quelque mouvement de la tête, on voit les tégumens fortement soulevés par les pulsations du cerveau. Il a recouvré ses forces et fait de longues courses à pied ; mais le moindre bruit, la moindre secousse le fatiguent, et il est douteux qu'il puisse jamais reprendre la profession de serrurier qu'il exerçait.

Nous avons revu ce malade au mois de juillet 1831. Il s'était présenté à la consultation de l'Hôtel-Dieu pour une gale dont il était affecté. Aucune réparation osseuse ou cartilagineuse ne s'était opérée sous le cuir chevelu. *Mondidier* protégeait cette partie de sa tête avec une calotte de cuir bouilli. Sa santé générale était très-bonne.

Ainsi, enlever les portions osseuses quand elles sont complétement détachées, rapprocher les lambeaux et en obtenir la cicatrisation par l'emploi des moyens appropriés, telle est la conduite que l'on doit tenir dans cette circonstance. Mais c'est surtout ici le cas de mettre activement en usage le traitement antiphlogistique, les révulsifs, un régime sévère, pour prévenir les accidens inflammatoires. Laisser en place une pièce d'os entièrement détachée du reste des os, mais qui adhère encore aux parties molles, et tenir une pareille conduite dans l'espoir que cette pièce se réunira, serait, dans la plupart des cas, une imprudence. Cette espérance serait presque toujours trompée, ainsi qu'il a été prouvé par l'expérience, et on pourrait déterminer les accidens les plus sérieux.

Lorsque la guérison est obtenue, on doit protéger le cerveau, devenu très-vulnérable dans ce point, à l'aide de calottes, de plaques d'argent, de cuir bouilli, etc. (1).

Nous avons dit que les plaies des tégumens du crâne dans lesquelles les os avaient été intéressés, ne se fermaient que lorsque toutes les portions nécrosées étaient expulsées et les os recouverts de bourgeons celluleux et vasculaires de bonne nature. Il en est de même lorsque d'autres corps étrangers restent ensevelis sous la plaie, ou entre ses bords. Les cheveux, par exemple, peuvent produire cet effet, et entretiennent des fistules qui ne cessent que lorsque cette cause du mal a été enlevée. En voici un exemple remarquable.

OBSERVATION.

Le nommé *Fourneau*, ex-militaire, âgé de 39 ans, d'une haute et forte stature, d'un tempérament sanguin,

(1) *Lombard* rapporte plusieurs faits intéressans d'enlèvement complet de larges portions du crâne, par des instrumens tranchans et qui ont guéri parfaitement bien. Parmi ces faits, nous citerons le suivant :

« Un Autrichien, dont le nom ne m'est pas resté, reçut le 3 floréal dernier, au passage du Rhin, un coup de sabre sur la partie latérale droite de la tête. Ce coup, porté par le bras vigoureux d'un robuste républicain, lui enleva une partie du pariétal de l'étendue de plus quatre pouces. Le cerveau restait à découvert sans être offensé. Cette large portion d'os tenait encore faiblement aux parties molles, lorsque le blessé fut transporté à l'hôpital où on la détacha. Tous les soins de la chirurgie furent bornés aux plus simples pansemens. La plaie était déjà presque totalement cicatrisée à l'époque où il fut évacué sur le grand hôpital, dont il sortit au bout d'un mois pour être échangé. Il m'est dit, dans le récit qui m'a été fait de cette énorme blessure, que le malade ne s'était jamais plaint que de la petite quantité d'alimens qu'on lui distribuait. » ( *Lombard, Clinique chirurgicale relative aux plaies.* pag. 230.

( Note des Rédacteurs. )

ayant été fait prisonnier à la bataille de Laon, reçut sur le sommet de la tête un coup de sabre porté par un cavalier hongrois, avec tant de violence qu'il en fut renversé, et resta sans connaissance pendant plusieurs heures. Transporté dans une ambulance, on pansa la plaie avec de la charpie seulement. Au bout de six semaines, cette blessure n'était pas guérie, et donnait issue à une abondante suppuration. A cette époque, un chirurgien en retira une esquille de la grosseur d'une plume à écrire, et d'un demi-pouce de long. Plusieurs autres portions d'os, plus petites que celle-ci, furent extraites par la suite, à des époques assez éloignées les unes des autres, et dont le malade ne se souvient pas. Au mois de janvier 1816, le malade vint à l'Hôtel-Dieu, et fut examiné par M. Dupuytren, qui, ayant sondé la plaie, en retira deux esquilles de forme ronde, l'une avait les dimensions d'une pièce de vingt sous, l'autre égalait à peine un centime. Quelque temps après cette extraction, M. Dupuytren, ayant fait de nouvelles recherches avec un stylet, pensa qu'il n'existait plus aucune portion d'os morte. Fort de cette assurance, le malade ne voulut pas rester plus long-temps à l'hôpital, espérant que sa blessure allait se cicatriser promptement, mais il fut trompé dans son attente, la plaie continua à suppurer abondamment pendant dix mois. Au bout de ce temps, le malade revint à l'Hôtel-Dieu, le 29 octobre 1816, disposé à subir toute espèce d'opération, pour être débarrassé de son mal. Le sommet de la tête étant exactement rasé, on aperçut aux os une fente de deux pouces et demi de longueur, sur les côtés et suivant la direction de la suture sagittale, ayant plus de largeur en dehors qu'en dedans, exactement recouverte par le cuir chevelu tellement hérissé de poils que la plaie donnait à peine issue au pus. Un stylet enfoncé à la partie moyenne se dirigeait à droite et pénétrait à une profondeur de 9 à 10 lignes. Le 1<sup>er</sup> novembre une incision longitudinale fut pratiquée : elle formait avec la première plaie une incision cruciale. Les quatre lambeaux dont les sommets venaient se réunir au point où l'incision rencontrait la plaie, furent détachés du crâne en partie avec le bistouri et en partie avec l'extrémité d'une spatule. Pour exécuter cette opération, il fut nécessaire d'exciser les bords internes des quatre lambeaux ; les tégumens qui les composaient étant contournés sur eux-mêmes, et leur face externe étant devenue interne. Il y eut un léger écoulement de sang qui provenait des divisions de l'occipitale, mais il fut facilement arrêté au moyen des bourdonnets de charpie que l'on interposa entre les quatre lambeaux ; on recouvrit ces bourdonnets de deux compresses longuettes soutenues par la capeline simple. Le malade fut mis à la diète, le soir il avait le pouls fréquent, la peau était chaude, et il y avait un peu de soif ; il éprouvait à la plaie des douleurs assez vives, mais il n'en ressentait d'ailleurs aucune à l'intérieur. Le lendemain, comme il éprouvait les mêmes symptômes, M. Dupuytren, craignant une congestion trop forte, prescrivit le petit-lait émétisé, des bains de pieds soir et matin et des lavemens émolliens. Le troisième jour, le malade se trouvait assez bien le matin, mais le soir il éprouva un peu de fièvre, ce qui eut encore lieu les jours suivans. Le cinquième jour on leva l'appareil ; la charpie se détacha avec assez de facilité, quoique la suppuration ne fût pas encore bien établie. Les portions d'os mises à nu paraissaient saines ; elles étaient séparées par un intervalle de trois lignes de largeur et d'un pouce et demi de longueur, occupée par des bourgeons charnus et quelques portions des tégumens du crâne , retournés sur eux-mêmes. Le septième jour , M. Dupuytren introduisit au fond de la plaie un stylet qui se dirigea à droite dans l'étendue de 8 ou 9 lignes soit en largeur , soit en profondeur ; cette introduction fit sentir un corps étranger ou quelque chose d'analogue. Le stylet semblait se promener sur une surface inégale : on se décida d'après cet examen à faire l'application d'une couronne de trépan. Cette couronne fut appliquée sur le côté droit de la suture sagittale , à la partie postérieure du pariétal , de telle manière qu'elle ne comprenait dans son aire que les quatre cinquièmes d'un cercle, dont l'autre cinquième était formé par des bourgeons charnus qu'on eut soin de soustraire à l'action du trépan , en les déprimant avec une spatule. Lorsque le trépan eut divisé la portion d'os sur laquelle on l'avait appliqué , et qu'on eut enlevé cette dernière au moyen d'un levier , on aperçut au fond de la plaie des débris de tégumens qui donnaient naissance à une multitude de pinceaux de poils épais, denses, hérissés , longs de quatre ou cinq lignes , placés entre la dure-mère et le crâne. Il y avait d'ailleurs fort peu de suppuration , lors même que le malade faisait des efforts de toux. Des recherches faites au moyen du stylet prouvaient que la portion d'os détachée de la dure-mère, et sous laquelle le même stylet s'était précédemment dirigé, était enlevée ; elle avait la forme et l'épaisseur d'une petite pièce de deux sous dont on aurait retranché la cinquième partie. On enleva au moyen des pinces et des ciseaux plusieurs des pinceaux de poils et des tégumens qui leur donnaient naissance ; on pansa ensuite avec des bourdonnets de charpie fine, et on en interposa entre les lambeaux de peau, afin de les tenir écartés. Les bains de pieds et les lavemens purgatifs furent continués. On prescrivit le petit-lait émétisé. Le neuvième et le dixième jour, on excisa encore plusieurs portions de tégumens hérissés de cheveux. Pour s'assurer qu'il n'existait point d'autres parties de peau retournées sur elles-mêmes et surmontées de poils capables d'irriter la plaie et de perpétuer l'inflammation, M. *Dupuytren* rasa les angles de la plaie, et comme il y avait encore quelques parties de peau recouvertes de poils, elles furent cernées, au moyen du bistouri, par deux incisions elliptiques, et enlevées ensuite avec les ciseaux courbes sur le plat. La plaie fut pansée avec des bandelettes de cérat et de la charpie mollette. Les jours suivans le malade recouvra son appétit, on lui donna plusieurs soupes. Le vingtième jour l'aspect de la plaie était vermeil, la suppuration assez abondante et de bonne nature. Les efforts de toux qu'on faisait faire au malade ne donnaient pas issue à une plus grande quantité de pus, que lorsqu'il était tranquille. Des bourgeons charnus commençaient à recouvrir les portions d'os mises à découvert par l'application du trépan ; on avait toujours soin de tenir écartés les angles de la plaie. Le vingt-huitième jour, M. Dupuytren, saisissant avec des pinces à anneaux l'un des angles de la portion d'os sur laquelle on avait appliqué le trépan, et cherchant à l'ébranler, enleva les quatre cinquièmes d'un cercle dont le bord interne était lisse, et correspondait exactement à la portion d'os enlevée. Son bord externe, inégal, hérissé de pointes, répondait au coronal droit ; sa hauteur était de deux lignes et demie à trois lignes ; son épaisseur d'une ligne et demie dans son milieu, mais de deux ou trois vers ses angles. La portion du cercle qui manquait, correspondait à un espace rempli par des bourgeons charnus, et d'où l'on avait extrait plusieurs esquilles. Dès ce moment la plaie marcha promptement vers sa guérison. Les jours suivans on remarqua que la cavité qu'elle présentait, lorsqu'on eut appliqué le trépan , et dans laquelle on aurait pu facilement loger une grosse noix, était entièrement remplie par des bourgeons charnus. Comme le malade se trouvait bien , et qu'on avait d'ailleurs la certitude qu'il n'y avait plus aucune portion d'os nécrosée, ni nulle autre cause d'irritation, M. Dupuytren permit au malade, qui le désirait ardemment, de sortir le 7 décembre, trente-huit jours après l'opération. Depuis cette époque, le malade est venu plusieurs fois à l'Hôtel-Dieu ; sa plaie diminua peu à peu d'étendue, la suppuration devint de moins en moins abondante et la cicatrisation ne tarda pas à être achevée (1).

C. — *Lésion des os du crâne par des armes contondantes.*

Les lésions du crâne par les armes contondantes et surtout par les projectiles lancés par la poudre à canon, ou par les autres instrumens contondans, peuvent exister avec ou sans plaie aux tégumens du crâne. Il est rare qu'une de ces armes agisse sur ces derniers avec une certaine violence sans produire en même temps une contusion plus ou moins forte sur les os ; cette contusion, portée loin, peut même déterminer la déchirure de quelques vaisseaux, et un épanchement à l'intérieur du crâne après avoir détaché la dure-mère dans une étendue plus ou moins considérable. L'inflammation du tissu osseux, sa carie , sa nécrose, peuvent être le résultat de sa contusion , aussi les contusions des tégumens du crâne doivent-elles être attaquées avec énergie, pour peu qu'elles soient étendues ou qu'on ait acquis la certitude que

(1) Par les rédacteurs.

l'arme a agi avec force. Le voisinage du cerveau est cause qu'on n'est jamais certain que cet organe ou ses enveloppes n'aient ressenti les effets d'uu choc extérieur violent, et queces organes ne s'enflammeront pas consécutivement. Le chirurgien doit d'ailleurs toujours bien se souvenir que les balles qui frappent les os du crâne, et qui ne le fracturent pas, déterminent très-souvent des contusions du cerveau, sur lesquelles nous reviendrons plus bas. Aussi doit-il agir dans tous ces cas avec une grande énergie.

Nous avons déjà parlé de l'érysipèle et du phlegmon diffus qui accompagnent si souvent les plaies du cuir chevelu. Nous devons parler maintenant de l'inflammation qui pénètre plus profondément et de celle du périoste et des os eux-mêmes.

### D. — *De la périostite des os du crâne, suite de blessures par armes de guerre.*

Le péricrâne est-il sujet à l'inflammation ? Ouvrez les anciens ouvrages de chirurgie et vous verrez qu'on ne manque pas de décrire cette inflammation ; mais on ne tarde pas à voir qu'on n'a réellement décrit là que l'érysipèle et le phlegmon diffus du cuir chevelu et qu'on a pris seulement dans cette circonstance l'effet pour la cause. Depuis les anciens, on a peu fait mention de la périostite des os du crâne et même, elle est actuellement presque généralement regardée comme n'existant pas. Cependant elle peut exister, et à défaut de preuves directes on pourrait l'admettre par analogie ; en effet, le périoste des os longs des membres n'est-il pas sujet à l'inflammation, à la suppuration, sous l'influence du vice syphilitique et d'autres causes variées, des coups et des chutes en particulier ? Il y a peu de temps encore que j'ai enlevé, *à Bourg-la-Reine*, une grande portion du tibia à une jeune personne qui avait eu une nécrose fort étendue de cet os par suite d'un coup porté sur cette partie du corps. Une inflammation du périoste du tibia avait eu lieu, et une nécrose fort étendue en était résultée.

Lorsque ce périoste s'enflamme, c'est entre la face interne de la membrane fibreuse et la face externe de l'os que se fait la suppuration. Au crâne, cette inflammation a lieu comme ailleurs; aucune disposition particuliére ne l'en met à l'abri. La suppuration en est souvent le résultat, et par suite la nécrose des os se fait. Parmi le nombre assez grand d'observations de périostite des os du crâne recueillies à l'Hôtel-Dieu, nous citerons la suivante comme une des plus remarquables :

OBSERVATION.

« Un ouvrier reçut, en se battant avec un de ses camarades, un coup d'un instrument à graver, sur la tête ; il en résulta une petite plaie à la région pariétale du crâne. Cette blessure était légère et le malade en souffrit peu. Quatre ou cinq jours après l'avoir reçue, il ressentit dans la partie blessée une douleur sourde et profonde, de la fièvre, de l'inappétence, il vint alors à l'Hôtel-Dieu; un gonflement profond, large et un peu œdémateux existait autour de cette petite solution de continuité. Ce gonflement persista malgré les saignées, les sangsues, etc. Au bout de quinze jours une fluctuation obscure se fit sentir. M. Dupuytren crut d'abord qu'il s'agissait d'un phlegmon diffus; la présence du pus devint bientôt manifeste, on fit une ouverture, et on arriva jusqu'à l'os; peu de pus s'écoula, deux onces tout au plus s'y trouvaient, et cependant le foyer était au moins de la largeur de la paume de la main; les bords de la plaie furent écartés, et on s'assura que les os du crâne étaient à nu dans ce point. Le malade mourut après avoir présenté des symptômes de compression précédés de fièvre, de frissons et de divers phénomènes qui indiquaient l'inflammation de la dure-mère et sa suppuration ; *à l'autopsie* on trouva le péri-crâne qui recouvrait les os du crâne sur le point malade, décollé depuis la circonférence du mal, se réfléchissant ensuite et s'appliquant à la face interne des tégumens du crâne. L'os était nécrosé dans toute son épaisseur. Du pus existait en assez grande quantité sur la dure-mère et avait déterminé les phénomènes de compression. »

E. — De l'ostétie des os du crâne.

Les os du crâne contus par des projectiles lancés par la poudre à canon peuvent aussi s'enflammer; de là très-communément la nécrose, tantôt de la table externe seulement, tantôt de toute l'épaisseur de l'os : de là souvent aussi la carie.

Lorsque la table externe seule est atteinte et nécrosée, elle se sépare par suite d'une inflammation éliminatoire qui se passe dans le tissu diploïque de l'os ; c'est une *véritable ostéite.* Cette inflammation se propage quelquefois jusqu'à la dure-mère, de là des phénomènes particuliers.

La nécrose de toute l'épaisseur de l'os, par suite d'une forte contusion, est suivie toujours d'une inflammation et d'une suppuration entre les portions d'os mortes et la dure-mère. Nous avons déjà parlé des résultats de cette suppuration ; nous n'y reviendrons point. Quand la suppuration est peu abondante, les phénomènes de compression peuvent ne point avoir lieu, la portion d'os se sépare et le malade guérit, on en possède des exemples. Mais comme il n'est point possible de savoir s'il y a peu ou beaucoup de suppuration entre les os du crâne nécrosés et la dure-mère, il faut aller au devant des accidens que peut déterminer cette collection de pus. Quand donc une portion osseuse du crâne est grise, sonore, insensible, on peut présumer qu'elle est nécrosée jusqu'à sa sa face interne : s'il y a des symptômes de compression du cerveau, la trépanation est alors une chose utile, nécessaire même, et peut souvent sauver les malades. On donne issue au pus qui se forme et on prévient ainsi son accumulation et les accidens qu'il détermine. Des observations nombreuses de succès attestent l'excellence de cette méthode (1).

Mais en lésant les parties molles extérieures du crâne, en y produisant ou non des solutions de continuité, les projectiles lancés par la poudre à canon, et les autres corps contondans, produisent très-communément des fractures sur cette boîte osseuse; il faut pour que cet accident soit produit que les projectiles soient assez volumineux. C'est ainsi que des grains de plomb, tirés à une certaine distance, trente ou quarante pas, par exemple, ne pour-

(1) Ce serait ici le lieu de dire quelques mots des dépôts purulens internes que l'on observe à la suite des plaies de tête. En lisant les auteurs, et surtout les auteurs anciens, on verra que c'est, suivant eux, principalement à la suite de ces plaies, que l'on voit parvenir les dépôts purulens au poumon, au foie, etc. On sait qu'on a essayé plusieurs théories pour expliquer ce fait (*Bertrandi, Pouteau, Desault,* etc.) ; mais les observations des médecins et chirurgiens contemporains ont prouvé qu'il ne survient pas plus souvent de dépôts au foie à la suite des plaies de tête, qu'à la suite des plaies à toute autre partie du corps. C'est une remarque qui semble toute récente, mais qu'on trouve cependant exprimée dans quelques auteurs, et notamment dans *Briot* (*Histoire de l'État et des progrès de la chirurgie militaire en France, pendant les guerres de la Révolution*).

( Note des Rédacteurs. )

II.11

raient pénétrer dans le crâne. Plus près au contraire ils arrivent comme un gros projectile en faisant balle et produisent d'affreux désordres.

**F. — *Des fractures de la voûte du crâne et de leurs complications.***

Ce serait s'exposer à de trop nombreuses répétitions que de vouloir décrire isolément les fractures de chacun des os du crâne en particulier. Les symptômes et les accidens consécutifs en sont les mêmes. Nous les décrirons donc ici d'une manière générale.

Ces fractures peuvent consister en de simples *fissures*, les os conservant leur niveau, ou bien être accompagnées d'esquilles plus ou moins nombreuses et compliquées du déplacement des fragmens. Les pièces ainsi détachées peuvent être enfoncées directement du côté du cerveau. Cette espèce de fracture a été désignée sous le nom d'*enfonçure*. Assez souvent un fragment s'engage au dessous des os sains, de manière à constituer ce qu'on appelle une *embarrure*. Enfin, dans quelques cas fort rares, tous les fragmens sont rejetés en dehors, en formant une voûte dont la convexité est saillante à l'extérieur, et dont la concavité regarde en dedans. La fracture avec déplacement est toujours directe, c'est-à-dire qu'elle existe toujours dans le lieu même où a porté le coup. La fente au contraire peut être indirecte, et souvent elle existe dans un lieu plus ou moins éloigné de celui qui a été frappé. C'est *la fracture* dite *par contre-coup*. Il y en a de plusieurs espèces. 1° Dans quelques cas la table externe de l'os restant intacte, la table interne seule se fracture dans le point correspondant (1). 2° D'au-

(1) La fracture seule de la table interne des os du crâne, admise d'abord sans preuves, regardée ensuite comme impossible, puis démontrée sur le cadavre, est maintenant regardée comme prouvée. *S. Cooper*, croyant

tres fois toute l'épaisseur de l'os résiste dans le point qui est frappé, mais il se brise dans un autre point de son étendue : c'est ainsi qu'on voit, par exemple, la voûte orbitaire du coronal se fendre à l'occasion d'un coup reçu sur le front. 3° Dans d'autres cas l'os frappé existe tout entier et c'est l'os voisin qui cède. 4° Chez certains sujets, la fracture a lieu dans le point diamétralement opposé à celui qui a éprouvé le choc. 5° Enfin on voit souvent tous les os rester intacts, mais l'une des sutures se disjoindre, et éprouver un écartement plus ou moins considérable. Dans ce cas encore, comme lorsqu'il existe plusieurs fragmens, il peut se faire qu'un des os disjoints se trouve fortement abaissé au dessous du niveau de celui avec lequel il s'articule.

Quand il existe une plaie aux tégumens du crâne, et

agir une fois sur un épanchement, trouva une esquille longue d'un pouce environ sur le cerveau. Peut-être même cette fracture est-elle beaucoup plus fréquente qu'on ne se l'imagine généralement. Plus mince, moins étendue en surface, plus dense que la table interne, la couche vitrée éclate et se fendille sous un effort manifestement moindre que la précédente, qui reste intacte. *Bilguer* en a rapporté plusieurs observations. *A. Paré* avait fort bien observé, et bien avant ce dernier auteur, les fractures de la table interne, l'externe restant intacte. Voici ce qu'il dit à ce sujet :

« Ce que j'ay veu aduenir à vn gentilhomme de la compagnie de monsieur d'Estapes, lequel fut blessé sur la brêche du chasteau de Hedin, d'un coup d'arquebuse qu'il receut sur l'os pariétal, ayant vn habillement de teste, lequel la balle enfonça sans estre rompu, ny pareillement le cuir, ny le crâne extérieurement, et le sixième jour mourut apoplectique. Donc aduint que pour l'enuie que j'auois de cognoistre la cause de sa mort, je lui ouuris le crâne auquel trouuai la seconde table rompue, avec esquilles d'os qui estoient insérez dans la substance du cerueau, encore que la première fust entière. Ce que pareillement atteste auoir veu et monstré à mesrieurs *Chapelain*, premier médecin du roy, et *Chastelan*, premier de la reyne, à vn gentilhomme qui fust blessé à l'assaut de Roüe. ( *OEuvres d'A. Paré*, 10ᵉ livre, chap. 7, pag. 225, édition de 1652. )

( *Note des Rédacteurs.* )

que la fracture est directe, on peut la reconnaître par la
vue et par le toucher. Quand il n'y a point de plaie et
que l'enfoncement est considérable, le toucher suffit
pour la constater. Mais si la fracture a lieu par contre-
coup, ou s'il n'y a ni plaie aux tégumens, ni enfoncement des fragmens, il n'y a plus de signes sensibles, mais
seulement les signes rationnels, qui puissent servir à établir le diagnostic. La force du choc comparée à l'épaisseur
connue des os ; le son de pot cassé que le malade entend,
dit-on, quelquefois au moment où il reçoit le coup ; le
mouvement automatique en vertu duquel il tient presque
constamment sa main appliquée sur un même point de
la tête ; la douleur qu'il éprouve dans ce point lorsque,
tenant un linge serré entre se sdents, on tire fortement
celui-ci (1) : enfin dans le cas de fracture par contre-coup
affectant toute l'épaisseur de l'os, l'empâtement douloureux qui existe aux tégumens correspondans, et qui
augmente lorsque la tête étant rasée on la recouvre
d'un large cataplasme : tels sont les signes rationnels que
l'on a donnés pour reconnaître une fracture du crâne,
non accompagnée de plaie aux tégumens correspondans
et non compliquée d'enfoncement des fragmens. Mais la

(1) *A. Paré* n'a aucune confiance dans ce moyen indiqué par *Guidon,*
pour reconnaître les fractures de la voûte du crâne qui ne sont point accompagnées de solution de continuité aux tégumens. Voici ce qu'il dit :

« Ce que toutesfois ie n'ay sceu trouver par expérience iacoit que j'aye
pensé plusieurs patiens qui avoient l'os fracturé, comme ie voyois à l'œil.
Et suiuant le précepte de *Guidon,* je leur ai fait serrer auec les dents une
cordelette, ou bien un mouchoir : néantmoins sans laisser la tenir ferme, ils
ne faisoient point semblant de se plaindre, ny de m'enseigner le lieu où
l'os estoit rompu, a cause de quoy je ne puis bonnement asseurer que
cette raison de *Guidon* soit certaine, veu que je n'er ai rien trouué par
expérience. » ( *Des playes en particulier,* pag. 219, chap. 11. )

( *Note des Rédacteurs.* )

plupart de ces signes sont illusoires, et il est bien certain qu'il n'y a que la vue et le toucher qui puissent faire reconnaître d'une manière positive une fracture du crâne.

Les fractures du crâne ne sont rien par elles-mêmes, et elles guériraient comme les fractures des autres os et par le même mécanisme, si le cerveau n'était pas, ainsi que ses membranes, plus ou moins compromis par l'accident. Ce sont donc ces complications, beaucoup plus que la fracture elle-même, qui doivent fixer l'attention du chirurgien. Ces accidens sont la commotion, la compression, l'inflammation du cerveau. Nous avons déjà parlé longuement de la commotion (*Voyez* tom. 1ᵉʳ), il est inutile d'y revenir.

Nous dirons ici quelques mots de la compression, et plus loin nous parlerons de la contusion du cerveau.

G. La *compression du cerveau*, produite par un épanchement de sang entre le crâne et la dure-mère, accompagne presque nécessairement les fractures du crâne, puisqu'il y a toujours une déchirure de quelques vaisseaux et un décollement de la dure-mère. Quant au siége, il ne se dénote quelquefois par aucun signe, surtout lorsque l'épanchement est petit, car la résorption peut s'en faire promptement. Mais quand il est un peu étendu, ou qu'il augmente peu à peu, ou qu'il se fait dans ces parties une suppuration, une collection de pus, alors il se caractérise par des symptômes très-évidens, tels que coma, paralysie, respiration bruyante, stertoreuse, pouls lent, etc., etc. Cette compression du cerveau par des liquides est donc primitive ou consécutive, subite ou lente. Quant à la compression de cet organe par des pièces d'os enfoncées, elle se déclare instantanément et elle est aussitôt arrivée au degré d'intensité qu'elle doit avoir : tandis que lorsqu'elle est le résultat d'un épanchement même rapide, en peut on observer les progrès depuis le simple embarras dans les mouvemens jusqu'à l'immobilité la plus absolue. Dans quelques cas heureux, ces accidens se dissipent spontanément. Le blessé reprend peu à peu sa connaissance, et la liberté des mouvemens se rétablit par degrés dans le côté paralysé; mais le plus souvent, si l'art ne vient enlever l'agent de la compression, c'est-à-dire évacuer les liquides épanchés ou relever les pièces d'os enfoncées, les accidens augmentent et la mort arrive en peu de temps.

On observe souvent un enfoncement évident des os du crâne, sans qu'il y ait des symptômes de compression du cerveau. Mais il faut ici bien distinguer les faits. Dans certains cas la table externe du crâne seule est enfoncée, le diploë est effacé, et la table externe en contact presque immédiat avec la table interne. Le cerveau ici n'éprouve aucune compression. *Astley Cooper* dit avoir rencontré de fréquens exemples de cette dépression de la table externe. Dans d'autres circonstances, il y a bien enfoncement des deux tables et compression du cerveau, mais cet organe en est peu incommodé, ou bien, après en avoir souffert pendant quelques momens, il s'habitue promptement à ce degré de compression, et n'en remplit pas moins parfaitement ses fonctions. Ce serait une faute très-grande de pratiquer dans le premier cas, comme dans le second, l'opération du trépan pour une maladie qui guérit d'elle-même en quelque sorte. Enfin il est d'autres circonstances dans lesquelles le cerveau est évidemment comprimé et l'annonce par des signes très-menaçans, comme paralysie plus ou moins complète du sentiment et du mouvement, embarras de l'intelligence, etc., etc. Ces symptômes durent un, deux, trois ou quatre jours et quelquefois plus, mais sous l'influence d'un traitement approprié

( saignées, sangsues, boissons émétisées, etc., etc. ) on les voit diminuer et même disparaître complétement. Ce troisième ordre de faits prouve encore qu'on peut, dans certains cas, très-graves en apparence, éviter l'opération du trépan, et espérer voir les malades revenir à la vie dans des cas presque désespérés. Des enfoncemens très-étendus et très-profonds du crâne ont guéri parfaitement bien, sans laisser après eux de résultats fâcheux pour l'intelligence des sujets. Tel est en particulier le suivant.

### OBSERVATION.

M. R......, banquier célèbre, habitant Paris, fut renversé avec violence de son tilbury dans une promenade qu'il faisait aux Champs-Élysées. La tête porta sur le pavé, et il en résulta un enfoncement profond de tout le côté droit du frontal. Pendant huit jours il y eut perte de connaissance; mais à l'aide de saignées abondantes, de révulsifs nombreux appliqués sur la peau ou portés sur la peau, il guérit parfaitement bien. Aucune opération propre à relever le crâne enfoncé ne lui fut pratiquée. Actuellement ce banquier se porte fort bien, et quoique son cerveau soit comprimé, puisque tout un côté de la tête se trouve plus saillant que l'autre de quelques lignes, il n'éprouve aucune altération dans ses facultés intellectuelles, et il montre au contraire chaque jour, par son habileté dans les affaires, qu'il les a toutes parfaitement conservées (1) (2).

(1) *Par les Rédacteurs.* (2) Nous possédons encore quelques autres observations de ce genre, extraites soit de la clinique chirurgicale, soit par la pratique civile de M. Dupuytren.

*J.-L. Petit* a fait des observations tont-à-fait semblables. Voilà ce qu'il dit à ce sujet : Un couvreur tombé du haut d'un toit est regardé pour

Ce qui s'est fait dans ce cas pour le coronal, s'est vu, dans d'autres circonstances, pour le pariétal, l'occipital, le temporal.

Quoi qu'il en soit, la compression du cerveau, subite ou lente, est une affection fort grave et qui exige toute

mort pendant près d'un quart d'heure : on le porte chez lni, on le saigne, il revient de l'affaissement universel où il était. On examine son corps, et l'on ne trouve ni plaie, ni contusion, ni luxation, ni fracture, excepté une bosse assez légère sur le muscle crotaphite : on y applique une compresse trempée dans l'eau-de-vie : le soir on veut réitérer la saignée, sa femme s'y oppose : le lendemain le malade ne se sentant rien, veut se lever et sortir : on obtient de lui qu'il restera dans sa chambre ce jour-là. Mais ayant bien passé le reste de la journée et la nuit suivante, il va à son travail : sur le soir il sent quelques douleurs de tête, mais si légères qu'il ne cesse pas de travailler : au bout de huit jours cette douleur est entièrement dissipée, et l'homme jouit d'une bonne santé pendant plusieurs années, au bout desquelles il meurt d'une fièvre maligne. N'ayant jamais oublié les circonstances de sa blessure, je me trouvai à portée d'ouvrir son cadavre. Je trouvai au même endroit du temporal sur lequel il était tombé, les vestiges d'une fracture considérable ; les os qui avaient été enfoncés par la chute ne s'étaient point relevés ; les parties contenues dans le crâne s'étaient habituées à la compression qu'avait causée cette enfonçure, et l'on distinguait un endroit où l'os temporal enfoncé avait été brisé en plusieurs pièces. ( J.-L. Petit, tom. 1, pag. 77. )

Sur un autre sujet frappé à la tête par un éclat de grenade, et mort dix ans après sans avoir éprouvé aucun accident, J.-L. Petit trouva la partie moyenne du pariétal droit brisée et faisant une saillie de trois ou quatre lignes à la surface interne du crâne, et comprimant la dure-mère. ( Id. 78. ) J.-L. Petit ajoute : Si on avait trépané cet homme il y a dix ans, il eût vécu peut-être dix ans de moins. Dans une circonstance à peu près semblable, une femme n'avait rien fait pour une fracture du crâne avec enfoncement survenue à son enfant, et le malade guérit. Ce célèbre chirurgien disait à cette femme qui criait au miracle dans cette circonstance : *Nous devons tout à la nature, et peut-être avez-vous plus d'obligation à votre ignorance qu'à mon savoir.*

M. *Abernethy* dit que des malades qui avaient des fractures du crâne avec enfoncement, et auxquels on n'avait pas pratiqué le trépan, n'ont jamais éprouvé d'accident, et que long-temps après leur blessure, ils continuaient

l'attention du chirurgien. Mais c'est surtout la compression subite qui fait courir les plus grands dangers.

Il est une lésion qui se rencontre très-communément à la suite de chocs à la surface du crâne par des armes contondantes, lors même qu'elles ne fracturent pas les

de jouir d'une santé aussi parfaite que si jamais rien ne leur fût arrivé. M. *Hill* rapporte deux cas de cette espèce dans ses observations de chirurgie.

D'après les faits qu'il a observés , M. *Abernethy* pense que toutes les fois que le malade conserve l'usage plein et entier de ses sens , il est tout-à-fait inutile de le trépaner, à moins qu'il ne survienne des symptômes qui indiquent la nécessité de recourir à cette opération. On voit aussi que nous allons plus loin que M. *Abernethy*, et que nous croyons que ces symptômes doivent être graves et durables, et augmenter d'intensité pour se décider à la pratiquer.

Il est très-extraordinaire , mais il n'est pas moins vrai qu'il est impossible, d'après le degré d'enfoncement d'une portion d'os, de juger quelle sera l'intensité des accidens qui en résulteront. M. *Thomson*, dans des remarques faites dans les hôpitaux de la Belgique, en 1815 , rapporte divers cas dans lesquels, quoiqu'il y ait eu une compression considérable par l'enfoncement des deux tables de l'os ou de la table interne seulement; cependant il n'y a eu ni abattement, ni paralysie, ni perte de la mémoire. Dans un de ces cas, la partie moyenne du pariétal était fracturée et enfoncée profondément par une balle, dont l'extraction fut faite le vingtième jour seulement. Cependant on n'observa ni paralysie ni perte de l'intelligence. Dans un autre cas, une balle avait frappé et fracturé le pariétal droit; elle s'aplatit et se logea entre les deux tables de l'os; la table interne fut enfoncée; et cependant il ne survint aucun symptôme de compression. Le même auteur a vu un cas bien plus remarquable encore : une balle , pénétrant derrière la tempe droite , et filant en arrière et en bas, avait fracturé les os sur son passage, et était venue se loger à la surface du cerveau , sur la tente du cervelet, d'où elle fut extraite le dix-septième jour après la blessure. Il n'était pas survenu d'accidens avant l'opération, et le blessé guérit à la faveur d'un traitement antiphlogistique très-sévère, sans qu'il arrivât aucun ou presque aucun dérangement dans la santé générale. Le docteur *Hennen*, dans sa *Chirurgie militaire*, rapporte un cas dans lequel l'angle supérieur et postérieur du pariétal, qui avait été frappé par une balle , fut enfoncé de quinze lignes sans qu'il survint d'accidens. Les saignées et les

os : nous voulons parler de la *contusion du cerveau*. C'est une maladie qui n'a pas été convenablement décrite dans les auteurs et sur la théorie de laquelle on a généralement donné de fausses idées.

## H. — *De la contusion du cerveau.*

La contusion du cerveau a été souvent confondue avec la commotion et avec la compression, et cependant elle n'a avec elles rien de commun ; elle n'offre ni les mêmes symptômes, ni le même genre de gravité.

La contusion est une véritable lésion organique des parties du cerveau qui sont affectées, et qui consiste dans une désorganisation par attrition des parties contuses, attrition plus ou moins forte et qui établit plusieurs degrés dans la contusion de ce viscère. Cet organe offre une organisation molle, diffluente, en vertu de laquelle

autres antiphlogistiques suffirent pour guérir entièrement ce soldat, en quelques semaines. Dans un cas semblable, le blessé survécut treize ans, sans autre incommoditité qu'un afflux de sang vers la tête, après quelques excès de boisson : il y avait cependant au sommet de la tête un enfoncement infundibuliforme d'un pouce et demi.

*Fichet de Fleury* ( *Observ. méd. chir.*, 1761, pag. 219) dit avoir vu un enfoncement du frontal où on aurait pu mettre le pouce, et qui guérit très-bien sans trépanation. Chez un autre blessé, la dépression aurait pu tenir quatre onces de liquide, et l'auteur ajoute que la faculté de Montpellier offrit vainement 3,000 francs de pension à l'individu pour qu'il se laissât trépaner. ( *Id.* pag. 286.)

L'un de nous (M. Paillard) a recueilli au siége d'Anvers, et publié dans sa relation chirurgicale de cette campagne, un bon nombre d'observations de ce genre. Nous avons vu il y a quelques années, à l'Hôtel-Dieu, un malade qui avait eu le temporal et une portion du pariétal enfoncés par un coup de pied de cheval, et qui guérit très-bien sans opération du trépan, et sans qu'on tentât de relever les pièces d'os enfoncées. Les saignées générales et les révulsifs sur le canal intestinal suffirent pour obtenir cette cure.

( Note des Rédacteurs. )

il peut devenir le siége d'une contusion sans avoir été frappé directement, sans avoir été mis à découvert par les corps qui ont frappé le crâne, sans même que les parties molles ou dures qui entrent dans sa composition aient été désorganisées ou sensiblement altérées.

Comment donc ce choc désorganisateur peut-il se transmettre ainsi au cerveau à travers ses enveloppes et surtout à travers son enveloppe osseuse? C'est parce que, lorsqu'un corps frappe le crâne, celui-ci, en vertu de l'élasticité dont il est doué, change de forme, et cela brusquement. Le cerveau, qui remplit exactement la cavité du crâne, mou, diffluent et très-facile à se désorganiser, ne résiste point à une pression, à un changement qui se fait dans un point ou un autre du crâne. De là, désorganisation, rupture, contusion en un mot de sa substance.

Ces contusions du cerveau peuvent avoir lieu sur le point correspondant à celui du crâne qui a été frappé. C'est alors une contusion directe, ou bien elle peut avoir lieu sur un point plus ou moins éloigné, et quelquefois même, diamétralement opposé à celui qui a été frappé : c'est ce que l'on peut nommer *contusion par contre-coup*, ainsi qu'on le fait pour les fractures du crâne, en admettant avec raison les fractures par contre-coup.

La contusion du cerveau présente des degrés différens auxquels se rattachent des symptômes particuliers.

A un très-faible degré, et qui consiste seulement dans l'épanchement de quelques gouttelettes de sang, la guérison est possible. Mais quand il y a désorganisation profonde et étendue, elle ne peut avoir lieu et la mort en est ordinairement le résultat. L'importance de l'organe affecté rend fort bien compte des dangers de la lésion.

Lorsque le cerveau a éprouvé une contusion, et que

la commotion plus ou moins forte qu'il a éprouvée
est dissipée , les malades n'éprouvent pendant deux,
trois ou quatre jours aucune espèce d'accidens. C'est ordinairement au cinquième jour seulement qu'ils se déclarent. J'ai vu presque la moitié d'un hémisphère réduit en bouillie, chez un individu qui n'avait présenté
pendant quatre ou cinq jours après la contusion dont
il avait été atteint aucune espèce d'accident du côté du
cerveau. A cette époque seulement ils se manifestèrent et
entraînèrent rapidement la mort du malade.

Les causes de la contusion sont toutes celles de la commotion ; tantôt ces causes produisent la commotion,
tantôt la contusion, suivant les individus et d'après des
circonstances qu'il est fort difficile d'apprécier. C'est ce
qui fait qu'elle a souvent été confondue avec elle. Il est
évident que dès les premiers instans il est difficile de distinguer si , à la suite de l'action d'une de ces causes , il
y a eu seulement commotion légère ou bien s'il y a eu
contusion ; mais le caractère de la première affection est
d'aller toujours en diminuant, tandis que celui de la
seconde est au contraire de ne se manifester ordinairement que le troisième, quatrième ou cinquième jour,
et cela par des phénomènes inflammatoires. D'abord le
malade se plaint de douleurs sur un point fixe de la tête ;
il se déclare de l'inappétence, de la fièvre avec redoublemens, à la suite desquels il survient un affaissement
qui ne fait qu'augmenter à chacun d'eux , affaissement
qui finit par dégénérer en coma. Les saignées générales ,
locales, les révulsifs, etc., etc., peuvent changer cet état
de choses ; le sang épanché et le pus formé en petite quantité peuvent être résorbés, et la guérison a lieu avec altération plus ou au moins prononcée d'une ou plusienrs facultés intellectuelles. Mais si la désorganisation est profonde,

les choses ne se passent point aussi heureusement, l'inflammation est beaucoup plus forte, la fièvre, ses redoublemens, et le coma sont plus considérables, les symptômes de compression se manifestent et la mort arrive.

L'inflammation du cerveau se communique souvent dans ces circonstances à l'arachnoïde, alors les frissons sont assez violens au début. Il y a une contraction assez forte de la pupille ; délire, etc., etc., enfin tous les symptômes de l'inflammation de la séreuse cérébrale, et il devient difficile de distinguer dans ces circonstances la maladie principale de la maladie accessoire.

Une contusion très-étendue du cerveau peut tuer à l'instant même. Nous n'avons donc sous ce rapport aucune description à donner.

A l'autopsie de ceux qui ont succombé quelque temps après le développement des accidens cérébraux, on trouve la portion du cerveau affectée réduite en une bouillie inorganique, en une véritable sanie mêlée de pus et de sang. Autour de ce foyer de désorganisation, on remarque un travail inflammatoire qui présente toutes les apparences de cette lésion organique que l'on connaît sous le nom de ramollissement du cerveau. Cette désorganisation n'existait certainement point telle dans le principe, au moment où la contusion est produite ; c'est l'inflammation qui s'en est emparée qui l'a ainsi dénaturée. Autour de ce foyer de désorganisation, la substance cérébrale est jaune, sablée, rougeâtre, ainsi que cela se remarque autour des épanchemens sanguins dans les hémorrhagies cérébrales. Les moyens curatifs à employer contre la contusion du cerveau consistent principalement dans l'emploi des saignées générales abondantes, des sangsues appliquées en grand nombre, et à diverses reprises, derrière les oreilles, au cou, etc., etc. Aussitôt qu'un individu aura reçu un coup violent sur la tête, qui pourra faire craindre une contusion du cerveau, il faudra avoir recours à ces moyens d'une manière énergique, et y joindre l'emploi des éméto-cathartiques, qui sont des plus avantageux. Lorsque l'inflammation se déclarera on y reviendra de nouveau et avec persévérance jusqu'à ce qu'elle soit vaincue. Lorsque, malgré tout cela, les symptômes de compression se manifestent, peut-on avoir recours à l'opération du trépan ? Ce moyen est bien insuffisant, même il pourrait provoquer l'inflammation de l'arachnoïde et ajouter ainsi de nouveaux dangers.

Nous ne croyons pas devoir entrer ici dans la description de l'inflammation du cerveau et de ses membranes, cette description appartenant exclusivement à la pathologie interne.

Il serait facile de distinguer la commotion de la compression, et de la contusion, et réciproquement, si ces divers états existaient isolément, puisqu'en général, lorsque la compression est la suite immédiate d'un coup, elle ne commence que quelques instans après que les symptômes qui la caractérisent vont graduellement en augmentant, et que les principaux de ces symptômes sont l'hémiplégie du côté du corps opposé à celui qui est le siége de l'épanchement et de l'enfonçure, qu'il y a respiration stertoreuse, etc., etc., tandis que les effets de la commotion vont graduellement en diminuant depuis le moment de leur invasion, et que le principal de ses accidens est l'assoupissement, enfin puisque la contusion ne commence à se faire reconnaître qu'après plusieurs jours, et que les symptômes auxquels elle donne lieu sont ceux de la phlegmasie cérébrale.

Mais ces trois états, commotion, compression, contu-

sion, n'existent pas toujours isolément; le plus souvent
au contraire, ils sont combinés deux à deux ou tous les
trois ensemble. Quand il existe à la fois, commotion
forte et enfoncement des os, le malade présente de
suite la perte de connaissance qui caractérise la commotion, et l'hémiplégie accompagnée de respiration
stertoreuse qui caractérise la compression. Quand il y
a compression et déchirement de la dure-mère ou épanchement dans la cavité de l'arachnoïde, si l'on arrive
au moment du coup, on peut suivre le développement
et le progrès de la paralysie qui commence toujours très-
peu de temps après l'accident. Quant il y a commotion
et contusion, ce n'est qu'après le quatrième ou le cinquième jour, que se joignent à l'assoupissement qui caractérise le premier état, les accidens inflammatoires,
locaux et sympathiques qui appartiennent au second, et
c'est vers le dixième ou le douzième jour que se déclare
l'hémiplégie qui indique que l'inflammation se termine
par suppuration. Quand il y a épanchement et contusion,
comme l'hémiplégie existe par le seul fait de l'épanchement sanguin, on ne peut plus reconnaître la contusion
qu'à l'élévation du pouls, à la coloration du visage, etc.,
etc., qui arrivent vers le quatrième ou le cinquième jour,
après que le cerveau a été contus, et lors qu'il s'enflamme;
mais il est impossible de distinguer l'épanchement consécutif de l'épanchement primitif, sinon peut-être à l'augmentation d'intensité des symptômes qui ne tardent point à
faire succomber le malade. Enfin quand il y a à la fois commotion forte, épanchement de sang au dessus ou au dessous de la dure-mère, et contusion limitée à un point
de la surface du cerveau, et que l'on est appelé assez à
temps pour observer la marche des accidens, on peut
voir d'abord exister seuls les accidens du premier de

ces états ; à ceux-ci se joindre bientôt la paralysie, produite par la compression exercée par le liquide épanché ; et vers l'époque indiquée, les accidens inflammatoires venir s'ajouter à ceux de la commotion et de la compression qui existent déjà.

### J. — *Traitement des fractures de la voûte du crâne.*

Lorsque les fractures du crâne ne sont accompagnées d'aucune des complications que nous avons décrites, elles n'offrent aucune autre indication que celles que présentent les plaies du cuir chevelu. Il n'y a pas bien long-temps encore que l'on était bien loin d'être d'accord sur les indications que présentaient les fractures du crâne. La plupart des auteurs pensaient d'après *Quesnay* que toute solution de continuité des os du crâne indiquait le trépan, soit que le malade éprouvât des accidens qui annoncent la compression du cerveau , soit qu'il n'en éprouvât point ; Pott est du même avis. Dans ce premier cas on trépane pour donner issue aux liquides épanchés, ou relever les pièces enfoncées qui compriment le cerveau. Dans le second cas, c'est pour prévenir l'épanchement qui accompagne presque toutes les fractures du crâne. Cette doctrine a été généralement enseignée et suivie jusque dans ces derniers temps, où *Desault* ayant remarqué, ainsi qu'on l'avait observé d'ailleurs avant lui , que les trépanés mouraient presque tous à *l'Hôtel-Dieu de Paris*, s'abstint de pratiquer cette opération dans la fracture sans enfoncement et sans épanchement de sang. C'est cette pratique qui est encore presque généralement suivie actuellement.

Tant qu'il n'existe aucun symptôme de commotion , de contusion ou de compression du cerveau, et qu'il n'y a pas de plaie aux tégumens, il faut, si le crâne a été choqué avec violence, traiter le malade comme dans le cas de forte contusion aux tégumens du crâne, c'est-à-dire avec plus d'énergie qu'on n'en déploie communément dans les contusions ordinaires. Nombreuses et abondantes saignées, et répétées pour ainsi dire coup sur coup; sangsues au cou, derrière les oreilles, en grand nombre et dont on entretient l'écoulement d'une manière presque continue; réfrigérans sur les tégumens du crâne; pédiluves sinapisés, lavemens purgatifs, dérivatifs sur le canal intestinal; boissons émétisées, etc., etc.; émolliens et résolutifs sur le mal local, telle est la série de moyens que doit employer le chirurgien (1).

(1) L'emploi de l'émétique dans les plaies de tête et les fractures du crâne avait eu, entre les mains de *Desault*, un succès tellement grand, qu'il se bornait presque exclusivement, dans ces lésions, à ce genre de médication. Beaucoup de praticiens suivirent ses préceptes et s'en trouvèrent également fort bien.

L'emploi de ce médicament, vraiment héroïque, a, dans ces derniers temps, été étendu à d'autres lésions traumatiques. C'est à *Delpech* et à M. *Lallemand* de Montpellier, que l'on doit, dans une foule de lésions traumatiques graves et variées, l'emploi du tartre stibié à hautes doses, méthode que l'école italienne contro-stimuliste a appliquée au traitement des phlegmasies internes.

Dans un mémoire très-intéressant, M. *Franc*, chirurgien chef-interne, à l'hôtel-dieu Saint-Éloi de Montpellier, et qui a été particulièrement attaché à la pratique du professeur *Lallemand*, rapporte un grand nombre d'observations de lésions traumatiques très-variées, dans lesquelles le traitement antiphlogistique ordinaire avait été employé sans succès, et paraissait même compromettre la vie des malades, là où le traitement contro-stimuliste était du plus grand avantage, et produisait les effets immédiats les plus heureux.

D'après M. *Franc*, le tartre stibié à hautes doses, employé contre les lésions traumatiques, empêche le développement des accidens qui accompagnent ces lésions, et il combat les accidens de traumatisme quand il est administré pendant leur développement. Il agit en abaissant la température de la peau, en diminuant considérablement le nombre des pulsations du pouls, en modérant l'hématose, et par suite, en ralentissant toutes les fonctions

II.

Si au bout de quelques jours de son emploi, les accidens de la compression surviennent, il faut se hâter d'avoir recours à l'application du trépan, afin de donner issue au pus en lequel la matière cérébrale se trouve transformée.

Lorsque les symptômes de la compression existent, s'ils sont survenus immédiatement après l'accident, ils ne peuvent point être attribués au passage de l'inflammation du cerveau à la suppuration. Il faut s'occuper de prévenir l'inflammation du cerveau et de ses membranes par les moyens que nous venons d'indiquer, et que l'on administre avec la plus grande énergie. Si, après leur premier emploi, on s'aperçoit que les symptômes de compression suspendent leur marche, ou diminuent, on insiste sur ces moyens avec persévérance. On voit en effet, ainsi que nous l'avons déjà dit, des individus chez lesquels il y avait enfoncement profond d'une très-grande étendue du crâne, dont le cerveau était évidemment comprimé, et qui cependant ont guéri en conservant leur enfonçure ; chez d'autres les épanchemens de liquides sanguins, séreux ou autres, ont été complétement résorbés, et la guérison obtenue sous l'influence des mêmes moyens. Mais toutes les fois que les symptômes primitifs de compression augmentent

organiques ; de là, l'abattement et la stupeur des malades. Ces effets puissans de l'émétique, lui donnent suivant ses partisans une supériorité immense sur les antiphlogistiques ordinaires, et principalement sur la saignée générale et locale.

Pour vingt-quatre heures, la dose d'émétique prescrite par M. *Lallemand* était généralement de huit grains, et associée au sirop diacode. *Delpech* rejetait toute union avec l'opium, donnait l'émétique dans l'eau simple, en s'autorisant des phénomènes d'agitation et de délire que l'opium produisait chez plusieurs malades.

( Note des Rédacteurs. )

d'intensité, malgré les moyens qu'on a employés pour les combattre, si l'enfoncement est considérable, et surtout si les pièces osseuses sont engagées dans la substance du cerveau, piquent et irritent ce viscère ou ses membranes, il n'y a plus à hésiter, il faut procurer sur-le-champ un écoulement facile aux liquides épanchés, relever les pièces d'os enfoncées, les extraire à l'aide de pinces, d'élévatoires, etc., ou avoir recours à l'opération du trépan, si les ouvertures faites par l'extraction des pièces détachées ne suffit pas pour l'écoulement des liquides ou pour l'extraction d'un corps étranger vulnérant, d'une balle par exemple, ou toute autre arme ou portion d'arme brisée dans les os du crâne. Cette opération ( la trépanation ) n'est jamais indiquée que dans les cas que nous avons cités, c'est-à-dire par la compression du cerveau ; car il ne faut jamais oublier que l'introduction de l'air dans le foyer d'une contusion est une des causes les plus puissantes d'inflammation violente, et qu'il ne faut se décider à ouvrir ce foyer que quand il n'est pas permis d'espérer de le voir se résoudre. C'est pour cela que lors même qu'il existe une fracture au crâne avec plaie aux tégumens, mais sans enfoncement considérable et sans esquilles, il faut réunir la plaie, la traiter comme une solution de continuité simple de la tête, en mettant en usage tous les moyens connus pour préserver le cerveau d'une inflamation consécutive. Enfin, le chirurgien ne doit se décider à ouvrir le crâne que lorsque les symptômes de la compression sont devenus manifestes et pressans (1).

(1) On voit combien la pratique des chirurgiens actuels, relativement à l'application du trépan, diffère de celle de *Pott*, de *Quesnay*, et de celle des membres de l'ancienne académie de chirurgie. Imbus actuellement de la doctrine de *Desault* sur les plaies de tête, les chirurgiens ci

Quand l'opération du trépan est indiquée par un épanchement de liquides à évacuer, il faut s'occuper d'a-

vils ou militaires mettent, depuis trente ou quarante ans, ses préceptes en pratique, et presque toujours ils ont eu à s'en applaudir. Il n'est, ainsi que le .dit M. *Briot* ( *Histoire de l'état et des progrès de la chirurgie militaire en France pendant les guerres de la révolution*), aucun chirurgien militaire qui n'ait vu par centaine des cas de plaies avec fracture au crâne, et qui n'ait constaté que non-seulement les fractures n'exigeaient pas par elles-mêmes l'application du trépan, comme on l'enseignait et comme on le pratiquait il y a quarante ans, mais même que, le plus communément, elles étaient suivies de moins d'accidens et guérissaient mieux sans ce moyen que lorsqu'on l'employait. Il n'en est aucun qui n'ait constaté par nombre d'observations, qu'une legère pression exercée sur le cerveau par un enfoncement au crâne, ne dérange pas nécessairement les fonctions de cet organe; que la nature seule, ou légèrement aidée, remédie souvent mieux que nous à ces causes de compression. Voici encore un fait à l'appui de cette opinion : Un soldat reçut un coup violent sur le pariétal, et se trouva renversé : il revint à lui avant que le chirurgien eût pu lui porter secours. M. *Ribes* le voit, et reconnaît un enfoncement large et d'un demi-pouce de profondeur. Les symptômes étant légers, et de moins en moins caractéristiques, lui semblèrent repousser le trépan. Le lendemain il trouva d'autres chirurgiens près du malade, et la trépanation commencée. L'incision des parties molles était déjà faite, et la rugination en partie opérée. M. *Ribes* dit que l'opération ne paraissait pas encore indiquée. On s'en tint là. Les lambeaux sont réappliquése, et le militaire a guéri, en conservant sa dépression. ( Velpeau, *De l'opération du trép an dans les plaies de tête.* — Paris, 1834, id. pag. 39. )

Dans ces derniers temps, un chirurgien des plus distingués de Paris, nommé au concours professeur de clinique chirurgicale en remplacement de *Boyer*, est revenu plaider avec éloquence la cause du trépan. "Je ne pense pas, dit M. *Velpeau* (pag. 58 de sa *Thèse sur le -trépan* ), que l'on ait jusqu'à présent envisagé la trépanation sous son véritable point de vue pratique. L'ouverture qu'on fait aux parois osseuses ne livre pas seulement issue aux matières absolument fluides épanchées derrière elle, elle forme en outre un débouché pour les substances liquides ou demi-liquides, et même solides, qui siégent aux environs et à une assez grande distance. Le cerveau dirige, presse vers ce point les corps étrangers qui le gênent. Le mécanisme n'a rien de sur-

bord de rechercher le lieu qu'occupe l'épanchement.
S'il y a une plaie et une fracture directe, il est toujours

prenant pour ceux qui ont remarqué que dans les abcès le pus est généralement expulsé par l'ouverture qu'on y a faite, quoique cette ouverture ne soit pas toujours sur ce point ; dès lors cette expulsion se fait par
la rétraction des parois de l'abcès. Il en est de même d'un épanchement
abdominal, et quelquefois aussi des collections de la plèvre.

Il résulte de là, que dans les épanchemens arachnoïdiens et dans la substance même du cerveau, la trépanation peut être employée avec avantage.
M. *Velpeau* va même jusqu'à ne pas regarder comme indigne de toute
discussion l'idée émise par différentes personnes, par MM. *Amussat* et
*Piorry* entre autres, de pénétrer jusque dans les hémisphères cérébraux
pour remédier à l'apoplexie. Dans le cas d'épanchement traumatique,
supposé dans la substance propre du cerveau, M. *Velpeau* pense qu'après
avoir ouvert le crâne et la dure-mère, si les accidens n'étaient pas trop
pressans, on pourrait attendre et ne pas plonger de suite le bistouri dans
le cerveau. Il arriverait, dit-il, ce qu'on voit aux kystes de l'abdomen,
traités par la méthode de M. *Graves* ou à la manière de M. *Bégin*. Le
sac distendu par le pus, libre de toute compression vers un point, y serait
le plus souvent poussé par la force expansive du cerveau. L'ouverture en
serait ensuite extrêmement facile, si elle ne s'opérait promptement d'elle-
même.

M. *Velpeau*, dans son enthousiasme, un peu vif selon nous, pour le
trépan, le regarde comme un moyen préventif de l'inflammation cérébrale,
à la suite des contusions du cerveau et de la commotion. Il paraît disposé
enfin à adopter les idées de M. *Foville* qui s'est nettement demandé s'il ne
convenait pas de trépaner dans l'encéphalite.

N'est-ce pas une grande preuve de la difficulté de ce point de pratique
chirurgicale, que la diversité d'opinions qui règne sur un sujet qui a occupé les hommes du plus grand talent, et placés sur les plus grands théâtres
d'observation ? On est conduit à cette réflexion, quand on lit les auteurs
anciens, modernes et contemporains, et quand on voit les plus célèbres
contemporains de tous les pays professer des doctrines si opposées ; lorsqu'on voit en Angleterre une opposition si manifeste entre *Pott*, partisan
exalté du trépan, et *Dease* son adversaire décidé, ainsi qu'*Abernethy*,
*Astley Cooper*, J. *Bell ;* lorsqu'en Allemagne on voit *Schmucker*, *Klein*,
*Richter*, *Zang*, *Kern*, etc., enthousiastes ou détracteurs déterminés de
cette opération ; lorsqu'en France, pendant long-temps, les chirurgiens les

facile de connaître le siége de la lésion, et le lieu sur lequel il faut trépaner. On peut encore assez sûrement, mais non pas infailliblement, déterminer l'un et l'autre, quand les symptômes de compression ont succédé à ceux de la contusion, parce que celle-ci a lieu ordinairement vers le point de la périphérie du cerveau qui correspond au lieu sur lequel le coup a porté; mais quand l'épanchement s'est fait au dessous d'une fracture indirecte, qu'il est par contre-coup, quand il existe sans fracture et qu'à l'extérieur il n'y a aucune trace du coup, quand aussi le corps contondant, sans avoir produit de solution de continuité aux tégumens, a agi fort obliquement et occasioné un large épanchement au dessous du derme chevelu, etc., etc., il devient fort difficile de déterminer le lieu précis où il convient de perforer le crâne. Alors, à défaut de signes sensibles, il faut s'aider de tous les signes rationnels que nous avons précédemment décrits; et lorsqu'on a quelque raison de soupçonner le lieu qu'occupe l'épanchement, il faut, au risque même de se tromper, pratiquer l'opération. C'est ici surtout qu'il vaut mieux employer un moyen incer-

plus distingués se rangèrent les uns du parti de *Quesnay*, qui appliquait le trépan presque dans tous les cas, et les autres de celui de *Desault*, qui ne l'appliquait plus ou presque plus; lorsqu'enfin on voit encore, de nos jours, la même différence d'opinion exclusive au sujet de cette grave opération.

De nouveaux faits, observés avec soin et avec un esprit dégagé de toute prévention, sont donc encore nécessaires pour arriver à la solution de cette importante question, que M. *Velpeau* a traitée d'ailleurs dans sa thèse avec un talent de discussion remarquable. Nous avouerons, pour notre part, que les raisons que donne cet auteur en faveur de l'opération du trépan, et les faits qu'il cite, ont fortement ébranlé notre foi en faveur de la doctrine *Desault*.

( Note des Rédacteurs.)

tain, que de n'en employer aucun. L'opération du trépan ne peut plus rien ajouter à la gravité de la position du malade, et elle peut le sauver quand on rencontre juste (1). Dans certain cas d'épanchement profond, on est obligé d'inciser la dure-mère, l'arachnoïde, le cerveau même, si le foyer est à la superficie de cet organe, et par cette manœuvre hardie on a quelquefois sauvé des malades.

Un individu, traité par *Lapeyronie*, avait une plaie avec fracture au crâne. Il fut pris de symptômes de compression au bout d'un mois. Le trépan permit d'enlever plusieurs esquilles, mais les accidens continuèrent. On décida que la dure-mère serait incisée, et cette

---

(1) Nous disons qu'elle peut le sauver, et cependant il convient de dire qu'il ne suffit pas de découvrir le lieu précis qu'occupe l'épanchement, pour lui procurer un écoulement facile. Il faut savoir, en effet, que rarement la matière de ces épanchemens reste fluide; le sang, ordinairement étendu en nappe, ou infiltré dans le tissu cellulaire sous arachnoïdien, se coagule; de sorte qu'il est impossible de l'extraire, au moins en totalité; le pus, quand il est le résultat de l'inflammation des méninges, forme ordinairement une large couche adhérente à leur surface, où il est infiltré dans le tissu cellulaire sous-jacent. Ce n'est que lorsque l'inflammation affecte la substance même du cerveau, et est le résultat d'une contusion, ou lorsqu'elle dépend de la présence d'une esquille, ou d'un autre corps étranger qui a déchiré le tissu du cerveau et qui y séjourne, qu'il se forme un véritable abcès dont on puisse procurer facilement l'évacuation. Il résulte de là que dans la plupart des cas où la compression du cerveau est produite par des épanchemens de pus ou de sang, l'opération du trépan, bien que la seule ressource qui reste au malade, offre moins de chances de salut qu'on ne l'a dit. C'est en vain que l'on criblerait dans certains cas la calotte du crâne de couronnes de trépan, cela ne servirait à rien ou presqu'à rien. Que faire du reste aux épanchemens qui siégent à la base du crâne? C'est en se fondant sur ces faits que *Desault* avait fini par abandonner l'usage du trépan, et le remplaçait par l'emploi des révulsifs, et plus spécialement par l'émétique en lavage sur le canal intestinal.

( Note des Rédacteurs. )

incision donna issue à une palette de pus. Le foyer aurait admis un œuf de poule et avait refoulé le cerveau jusques au corps calleux. Se fondant en outre sur le succès de *J.-L. Petit*, Boyer partage l'opinion de *Quesnay*, et ne redoute pas d'enfoncer assez profondément le bistouri dans la propre substance du cerveau pour évacuer des épanchemens traumatiques qui ont pu s'y faire, et il m'est arrivé de le faire plusieurs fois avec succès.


### K. — *Des corps étrangers dans l'épaisseur des os du crâne et dans l'intérieur de cette cavité.*


Une foule de corps étrangers, d'armes ou de portions d'armes, mais surtout les projectiles lancés par les armes à feu peuvent se loger dans l'épaisseur des os du crâne. Les grains de plomb surtout sont dans ce cas ; des balles même s'y sont complétement perdues. C'est ainsi qu'on a vu un de ces projectiles se loger et se perdre tout à fait dans l'apophyse mastoïde, le rocher, etc., d'autres dans les sinus frontaux ; dans d'autres cas, elles perforent simplement les os du crane, et s'y implantent au quart, à moitié, aux trois quarts, et s'y perdent presque entièrement, ou tombent dans la cavité cranienne. Quelquefois, ces projectiles parcourent, à la face interne des os du crâne, un trajet fort long. Nous avons vu (t. I<sup>er</sup>) le moyen ingénieux dont s'était servi *M. Larrey* pour extraire une balle qui, entrée sur un point du crâne, avait parcouru un trajet de plusieurs pouces à la face interne de cette cavité. C'est ce moyen dont il faudrait faire usage si pareille circontance se rencontrait.

Lorsque les balles de plomb, de fer, les biscaïens

etc. (1), restent enclavés dans l'épaisseur des os du crâne, si l'un des hémisphères de ces corps paraît en entier en dehors des os, il est facile de les retirer avec la pointe d'un élévatoire ou bien avec un tire-fond que l'on y fait entrer transversalement pour les soulever ensuite comme avec un levier. Mais si le projectile a pénétré dans les os du crâne au-delà de son grand diamètre, et qu'on ne puisse lui imprimer aucun mouvement, il ne faut pas essayer de l'extraire par ces moyens ; et il serait surtout fort imprudent d'y planter verticalement le tire-fond, on s'exposerait à l'enfoncer sous le crâne, et à comprimer le cerveau. D'ailleurs le tire-fond ne peut être appliqué que sur les projectiles en plomb. Le trépan doit être alors employé. Il faut aplpiquer une couronne qui comprenne à la fois la balle et la portion de l'os qui la soutient. Dans cette sorte de trépan il ne faut point de pyra-

(1) Voici un exemple bien remarquable de perforation du crâne, par un biscaïen qui s'est logé complétement dans son intérieur.

Un soldat russe, au combat de *Witepsk*, reçut à la région frontale, un peu au dessus du sourcil droit, un biscaïen qui, après avoir percé et fracturé l'os coronal, entre l'arcade sourcilière et la bosse frontale du côté droit, avait pénétré dans l'intérieur du crâne. Ce projectile était placé sur le sommet du lobe antérieur et droit du cerveau ; malgré la grosseur de ce biscaïen, il ne paraissait que très-peu à l'extérieur, et l'ouverture qui se laissait voir n'avait pas plus de trois ou quatre lignes de diamètre ; aussi avait-on fait, pour l'extraire, des essais et des efforts inutiles. Tous les symptômes de la compression du cerveau existaient ; M. Larrey fit l'application de trois petites couronnes de trépan, communiquant entre elles et le trou du biscaïen, et il en fit l'extraction. ( Ce biscaïen qui pesait sept onces, a été déposé au cabinet de l'Ecole de Médecine de Paris .) Il sortit beaucoup de sang par cette ouverture, et on aperçut alors distinctement le cerveau déprimé dans la profondeur de trois ou quatre lignes environ. Le blessé guérit très-bien.

( *Note des Rédacteurs.* )

mide, parce que, en l'appuyant sur le corps étranger, on s'exposerait à l'enfoncer dans le cerveau, et qu'en la plaçant à côté, on s'éloignerait trop du point qui doit être le centre de la couronne. Pour pouvoir se passer du perforatif et de la pyramide, il faut se servir d'un morceau de gros carton percé d'un trou du diamètre de la couronne, et le faire tenir solidement sur la partie jusqu'à ce que la voie dans l'os soit assez profonde pour rendre inutile le conducteur (1).

L. — *Des lésions de l'apophyse mastoïde.*

Nous avons dit que l'apophyse mastoïde pouvait loger et cacher des balles et autres projectiles. — En voici un exemple :

OBSERVATION.

*Jean Moreau*, âgé de 23 ans, soldat dans les dragons, fut le 17 juin 1815, à la bataille de Fleurus, atteint par une balle lancée d'un endroit peu éloigné. La balle frappa la concavité du pavillon de l'oreille et pénétra jusque dans l'apophyse mastoïde. Une quatité de sang peu considérable s'écoula. Le malade fut à peine pansé, pendant les cinq premiers jours qui suivirent l'accident.

(1) Les balles ainsi fixées dans le crâne ne se d'tachent spontanément que par suite d'une suppuration qni ne serait pas elle-même sans danger. Quelquefois cependant elles restent en place et y sont solidement retenues, et presque indéfiniment, sans causer d'accidens. Il y avait naguère aux Invalides, un militaire qui porta pendant de longues années une balle ainsi fixée dans les parois du crâne, un pen en dehors et au dessus de l'orbite gauche, et qui avait toujours refusé de s'en laisser faire l'extraction. La balle était d'ailleurs tellement enfoncée, que la perforation du crâne aurait seule permis de l'enlever.

( *Note des Rédacteurs.* )

Il revint à Paris et entra à l'Hôtel-Dieu le 24 juin 1815.

D'après le rapport du malade et l'examen de la plaie, il était certain que la blessure avait été faite par une balle. Une seule ouverture ayant lieu, la balle ne devait probablement point être sortie. Son entrée s'était faite vers la partie moyenne de la concavité du pavillon ; l'ouverture était oblique, et le sens de cette obliquité fit juger que la balle en suivant sa direction devait s'être logée dans l'épaisseur de l'apophyse mastoïde. Une sonde introduite dans la plaie et les doigts portés derrière le pavillon de l'oreille firent reconnaître que c'était en effet sa position. Mais elle y était immobile et tellement enclavée, que son extraction devait être difficile. *M. Dupuytren* entreprit cette extraction de la manière suivante :

L'ouverture d'entrée n'eut pas besoin d'être agrandie ; une contre-ouverture fut pratiquée derrière le pavillon de l'oreille; alors M. *Dupuytren* enfonça le manche d'une spatule par l'ouverture d'entrée de la balle, de manière que son extrémité fut placée entre l'os et la balle. Des pinces introduites par la contr'ouverture, saisirent la balle, de sorte qu'en se servant de la spatule comme d'un levier du premier genre, la balle fut soulevée de dedans en dehors et attirée dans le même sens, par l'effort direct qu'on exerçait dessus au moyen des pinces.

La balle extraite parut inégale; elle offrait surtout un aplatissement très-marqué, qui la privait de sa forme sphérique. Cette déformation fut produite par la résistance qu'opposa l'apophyse mastoïde.

Le malade n'éprouvait point de douleurs à la tête. La balle avait frappé obliquement la partie inférieure et externe du crâne, par conséquent la commotion ne pouvait qu'être faible. La plaie fut pansée avec de la charpie et l'on eut soin de bien entretenir les ouvertures.

Le malade sortit de l'Hôtel-Dieu le surlendemain de l'extraction de la balle; on ne le revit plus; mais tout donne lieu d'espérer qu'il a obtenu une guérison heureuse, malgré le danger de la carie, si commune dans cette portion du crâne.

En effet, les parties osseuses, telles que l'apophyse mastoïde, qui sont composées d'une grande quantité de substance celluleuse, recouverte par une légère couche compacte, se trouvent par cette organisation fort disposées à la carie, lorsque la substance compacte est entamée (1).

Mais si l'apophyse mastoïde, atteinte par une balle, peut recevoir et loger cette balle dans son épaisseur, ce même projectile, ou tout autre, peut la fracturer en éclats ou la détacher complétement du crâne par sa base. C'est un cas qu'il nous a été donné de voir plusieurs fois en 1814. Ce cas est absolument semblable à ce qui se passe sur d'autres parties du corps. C'est ainsi qu'il existe actuellement ( septembre 1830 ) à la maison de convalescence de *Saint-Cloud* un homme qui a eu la tubérosité ischiatique séparée de l'os coxal par un projectile lancé par la poudre à canon, et chez lequel cette éminence est tirée vivement en bas par les muscles qui s'y attachent quand il veut fléchir la jambe sur la cuisse. La séparation du grand trochanter du corps du fémur présenterait le même phénomène. Les débridemens convenablement pratiqués, l'extraction des portions osseuses détachées, le repos et la position pour obtenir la consolidation de cet os au crâne, tel est le traitement local à employer. Mais c'est surtout sur le traitement

______

(1) Par les rédacteurs.

antiphlogistique qu'il faut insister, afin de prévenir les accidens inflammatoires du côté du cerveau et de ses membranes.

D'autres portions du crâne peuvent encore être enlevées, sans qu'il y ait pénétration dans l'intérieur de cette boîte osseuse. Telle est, par exemple, l'arcade orbitaire dans une étendue plus ou moins considérable, surtout dans sa portion externe. Le traitement de cette lésion consiste dans des débridemens étendus, dans l'extraction des esquilles détachées, et surtout dans l'emploi des antiphlogistiques locaux et généraux, pour prévenir les suppurations du tissu cellulaire et adipeux de l'orbite, l'inflammation de l'œil et de l'encéphale.

### M. — *De la fracture des sinus frontaux.*

Les blessures des sinus frontaux par les armes de guerre, par les armes contondantes, et surtout par les projectiles lancés par les armes à feu, présentent des particularités qui nous forcent à insister quelque temps sur la lésion de cette portion de la voûte du crâne.

L'enfoncement de la table externe des sinus frontaux par un corps contondant est un accident assez commun chez les individus qui ont ces cavités fort développées. Elles le sont assez même quelquefois pour loger des corps étrangers volumineux, comme des balles et autres projectiles qui s'y perdent entièrement. On en a vu y résider pendant fort long-temps, et finir par tomber dans les fosses nasales. Cet enfoncement des sinus frontaux peut en imposer un moment pour une fracture du crâne, avec saillie des os à l'intérieur, mais un peu d'attention suffit bientôt pour détruire cette erreur. Il en est de même de celle qui consiste à prendre pour des battemens du cerveau, les mouvemens imprimés par l'air à la membrane pituitaire. Quelques auteurs célèbres ont commis cette méprise, et ont pris même pour une suppuration du cerveau celle de cette membrane.

Un phénomène qui accompagne très-souvent la lésion des sinus frontaux, c'est la déchirure de la membrane pituitaire, le passage de l'air des fosses nasales dans le tissu cellulaire ambiant, et un emphysème plus ou moins étendu du front, des paupières, etc. Les ouvrages de chirurgie font généralement très-peu mention de ces cas d'emphysème, suite de la lésion de points si élevés des voies de la respiration. Nous avons été plusieurs fois témoins de faits remarquables de cette espèce. M. *Menière* a rapporté, dans les Archives générales de Médecine ( mars 1829 ) plusieurs exemples intéressans de cette maladie. Dans le premier cas, il s'agit d'une femme de vingt-six ans qui reçut un violent coup de poing sur l'angle interne de l'œil gauche, et qui, dans les efforts qu'elle fit pour se moucher, eut un gonflement subit des deux paupières de l'œil. Ce gonflement, qui se dissipait sous l'influence des compresses trempées dans l'eau froide, se reproduisait à chaque effort que la malade faisait pour se moucher. L'absence de tout effort violent pour se moucher, et l'usage de compresses trempées dans de l'eau froide, suffirent pour guérir la malade. Dans le second cas rapporté par M. Menière, il s'agit d'un homme amené à l'Hôtel-Dieu de Paris en 1826. Il était sans connaissance, les mâchoires serrées, le cou renversé en arrière, la respiration stertoreuse. Le malade ne respirait que par le nez. On voulut pincer celui-ci, afin de faire ouvrir la bouche au malade. Une violente expiration eut lieu, la paupière gauche se souleva un peu ; on renouvela l'épreuve, et ce gonflement augmenta. Une petite plaie contuse existait à cette paupière. Le malade mourut le lendemain. A l'autopsie , on trouva une fracture de la voûte orbitaire qui s'étendait jusqu'aux cellules ethmoïdales moyennes , lesquelles contenaient même encore du sang liquide.

En décembre 1829, nous avons observé un cas à peu près semblable sur un jeune homme qui avait reçu un violent coup de planche sur le nez (1).

Cet emphysème a donné lieu quelquefois à des phénomènes singuliers et assez embarrassans. En voici un exemple :

Un homme fit une chute sur la partie antérieure du front. Quelque temps après, il se manifesta une tumeur assez volumineuse dans la région temporale. Son caractère paraissait très - difficile à déterminer , lorsque, en la comprimant légèrement et la faisant graduellement cheminer vers la partie antérieure du front, je la fis disparaître tout-à-fait. Elle était le résultat du passage de l'air dans le tissu ambiant , air qui provenait du sinus frontal fracturé et ouvert sous la peau.

Relever les pièces d'os enfoncées dans le sinus frontal , extraire celles qui sont détachées par les projectiles , les projectiles eux-mêmes qui peuvent y être logés , comprimer légèrement pour mettre obstacle au passage de l'air , employer les résolutifs et les antiphlogistiques , tel est le traitement à employer dans la lésion des sinus frontaux , lésion qui n'est point grave par elle-même , et qui pourrait ne le devenir que par le voisinage du cerveau , ou laisser à sa suite une fistule aérienne , par la déperdition de substance éprouvée à la paroi antérieure de cette cavité , maladie, du reste, plutôt incommode que dangereuse.

(1) Voyez compte-rendu de la clinique chirurgicale de **M. Dupuytren**. ( *Journal hebdomadaire* , février 1830, n° 71, pag. 241.)

### N. — *De l'enfoncement du crâne sans fracture.*

Les corps contondans, en frappant le crâne, peuvent-ils y produire un enfoncement sans solution de continuité, sans fracture : en un mot, le crâne peut-il être bossué comme le serait un vase de plomb ou d'étain, etc.? Quelques auteurs ont admis cet enfoncement chez tous les individus indistinctement, tandis que d'autres l'admettent seulement chez les enfans, ou chez les jeunes gens dont les os ont conservé encore de la souplesse. Ce n'est guère, en effet, que chez ces derniers individus qu'on peut observer ce genre de lésion (1), et encore doit-il être fort rare. Souvent même, dans les cas où on dit avoir rencontré de pareilles dépressions des os, les observateurs ont été induits en erreur par des bosses sanguines, molles à leur centre, et dures à leur circonférence, ou par des dépressions naturelles du crâne. Ces enfoncemens du crâne sans fracture, qu'on dit s'être relevés d'eux-mêmes au bout d'un certain temps, n'étaient que des bosses sanguines qui se sont dissipées par la résolution de la tumeur, de telle sorte que l'enfoncement a disparu à mesure que le liquide épanché ou infiltré a été absorbé.

Quoi qu'il en soit, si un enfoncement sans fracture existait, il ne devrait, d'après ce que nous avons dit plus haut des fractures, fixer l'attention du chirurgien et exiger un traitement qu'autant qu'il se manifesterait des

(1) Il est une circonstance anatomique qui peut rendre compte de cet accident chez l'adulte. C'est la prédominance du tissu aréolaire, qui est infiltré d'une très-grande quantité de sang. Dans ces cas, dit M. *Foville* dans son excellent article *Aliénation mentale*, du *Dictionnaire de médecine et de chirurgie pratique*, t. 1, pag. 551 ), ces os sont enfoncés par un coup de marteau, au lieu d'être brisés en éclats.

*( Note des Rédacteurs. )*

accidens qui annonceraient la compression du cerveau ;
il se comporterait alors comme il a été dit plus haut.

### O. — *De l'écartement des sutures.*

L'écartement des sutures est un résultat de l'action
violente des corps, instrumens ou armes de nature con-
tondante sur le crâne. Il est assez rare cependant, et
plus facile chez les adultes que chez les personnes un peu
avancées en âge. Il est même presque impossible chez les
vieillards. De même que dans la fracture du crâne et les
enfoncemens sans fracture, cette lésion ne doit fixer l'attention du chirurgien et l'amener à pratiquer sur ce point
une opération, que lorsqu'il se manifeste des accidens de
compression du côté du cerveau.

### P. — *Fractures de la base du crâne.*

La base du crâne, cachée par des parties molles épaisses
et par les portions osseuses de la face, ne peut être
atteinte que par des corps qui agissent directement
sur elle. Rarement la voûte et la base sont frappées en même temps par le même projectile. Dans les
journées de juillet cependant, on a pu observer quelques cas de ce genre. Cela s'explique fort bien, si on fait
attention à la manière dont on combattit dons ces san-
glantes journées, et quand on se rappelle que les assail-
lans tiraient dans la rue du haut des étages les plus élevés. Ces blessures atteignant à la fois la voûte et la base
du crâne et le cerveau, sont mortelles immédiatement,
ou presque immédiatement. Quand les projectiles ont
atteint la base du crâne après avoir traversé la face, ils
s'amortissent souvent contre elle, contre l'apophyse basilaire en particulier, s'y implantent, et retombent
souvent d'eux-mêmes au bout d'un temps plus ou moins

long, soit dans le pharynx, soit dans les fosses nasales. Les individus qui cherchent à se suicider, en se tirant des coups de pistolet dans la bouche, ou dans les fosses nasales, présentent souvent ce phénomène, sur lequel nous aurons d'ailleurs occasion de revenir à l'occasion des blessures de la face et de ses cavités.

Les lésions de la base du crâne laissent peu de choses à faire au chirurgien, qui doit se borner à combattre par un traitement actif, autant que l'état du malade peut le lui permettre, les symptômes inflammatoires qui se manifestent du côté du cerveau. Mais que peut-il faire quand il se déclare des symptômes de compression par suite d'un épanchement siégeant à la base du crâne (1)?

Q. — De l'écrasement de la voûte du crâne.

L'écrasement de la voûte du crâne est une lésion qui est produite par le choc de corps volumineux, comme un pavé, une bombe, le passage d'une voiture, etc. Cet écrasement est inévitablement ou presque inévitablement suivi d'une mort immédiate, par suite de la désorganisation violente et subite du cerveau : il est reconnaissable d'abord aux signes propres à l'écrasement que nous avons décrits dans le tome premier, et ensuite à l'altération des facultés intellectuelles et locomotives.

Le traitement se réduit à extraire les esquilles, à relever

(1) Ces terribles blessures produites par des projectiles qui, entrant par les narines, traversent la base du crâne et le cerveau, ne sont pas toujours mortelles. C'est ainsi, dit *J.-L. Petit* (pag. 74, tom. 1), que M. *Voignon* a été guéri d'une pareille blessure, par les soins de M. *Bagieu*, mon confrère. La balle était entrée par les narines, avait enfoncé la base du crâne, traversé les lobes antérieurs du cerveau, et percé le coronal pour sortir à deux travers de doigts de sa jonction avec les pariétaux.

(Note des Rédacteurs.

les pièces enfoncées, à débrider les plaies, à faire revenir, s'il est possible, le malade de son état de commotion , à panser méthodiquement les plaies, et à prévenir les symptômes inflammatoires consécutifs qui doivent inévitablement se manifester du côté du cerveau après une pareille lésion (1).

R. — Des plaies du cerveau.

Les plaies du cerveau, très-dangereuses par elles-mêmes , le deviennent surtout à cause des phénomènes inflammatoires produits, soit dans sa propre substance, soit dans ses enveloppes protectrices. Un instrument piquant pourrait traverser une portion superficielle du cerveau sans douleurs, et sans déterminer aucune

(1) Voici une observation d'écrasement de la voûte du crâne, qui a été faite par l'un de nous au siége de la citadelle d'Anvers , et qui prouve qu'il ne faut pas toujours désespérer d'abord des cas les plus graves en apparence .

Un soldat français avait reçu une petite bombe à la Cohorn sur le sommet de la tête. La voûte du crâne avait été enfoncée profondément, et dans une étendue égale à celle de la paume de la main. La plaie fut débridée largement et crucialement; des esquilles nombreuses furent extraites, et le crâne présenta une ouverture énorme. Le sinus longitudinal avait été ouvert, et une hémorrhagie veineuse des plus abondantes avait eu lieu ; elle fut arrêtée par une compression légère, faite au moyen de morceaux d'éponge , de la charpie, quelques compresses et une bande. Le malade alla fort bien pendant les premiers jours; son intelligence était intacte ; ses mouvemens très-libres ; il était sans coma , sans fièvre, et avait de l'appétit. Le cinquième jour on leva l'appareil : une hémorrhagie nouvelle et aussi abondante que la première se manifesta ; elle fut arrêtée par les mêmes moyens, et on se proposait alors de ne panser le malade que le plus tard possible , lorsque voulant, le huitième ou le neuvième jour de sa blessure, se baisser , pour prendre son vase de nuit sous son lit , il se précipita par terre la tête la première, tomba sur sa blessure même, et mourut subitement.

( Note des Rédacteurs. )

lésion grave; souvent le chirurgien a plongé plus ou moins profondément son bistouri dans le tissu du cerveau pour y ouvrir un abcès, et jamais le malade n'a donné de signes de douleurs. C'est en grande partie à l'ébranlement que produit cet instrument piquant en pénétrant à travers le crâne, à moins que ce ne soit par une fontanelle non encore fermée, ou une autre ouverture naturelle comme le trou optique, la fente sphénoïdale, etc., etc.; c'est, dis-je, à cet ébranlement que sont dus la plupart des phénomènes graves qui arrivent consécutivement. Il en est de même des instrumens tranchans, et à bien plus forte raison encore des instrumens contondans et des projectiles lancés par la poudre à canon.

Les plaies du cerveau sont souvent mortelles à l'instant même, lorsque les instrumens qui les ont produites ont atteint les parties centrales de ce viscère important. Mais heureusement il est souvent lésé plus superficiellement, et l'art peut intervenir d'un manière efficace pour combattre les effets qui résultent d'une plaie qui atteint le cerveau après avoir traversé le crâne.

*Piqûres.* Les armes piquantes peuvent atteindre le cerveau à sa voûte ou à sa base; ces armes peuvent atteindre le cerveau proprement dit, ou le cervelet, ou la moelle allongée. Ces piqûres sont d'autant plus graves qu'elles attaquent ces derniers organes ou la base du cerveau; elles sont mortelles, quelquefois subitement, ou le deviennent au bout d'un temps plus ou moins long, par l'épanchement sanguin qu'elles déterminent ou par l'inflammation et la suppuration qu'elles provoquent. Celles qui pénètrent jusqu'aux parties centrales placées à la base de la masse enc phalique, sont, comme celles de la base, presque instantanément et sûrement mortelles

Mais les piqûres de la partie supérieure des hémisphères du cerveau peuvent avoir une issue plus heureuse. Les auteurs sont pleins d'observations de blessures de cette partie de l'encéphale par des baguettes de fusil, des lames de couteau, des flèches, des piques, des lances, etc., et qui sont parfaitement guéries sans même que les malades aient éprouvé des accidens bien formidables. Tout le danger de ces piqûres provient de l'inflammation et de la suppuration qu'elles provoquent dans le cerveau et ses membranes, et par la compression que peut y amener l'épanchement de sang ou les corps vulnérans eux-mêmes qui ont été brisés ou laissés dans cet organe, ou bien enfin par les fragmens d'os qui y ont été poussés et enfoncés. Nous avons assez insisté sur la manière de combattre la plupart de ces accidens pour qu'il soit utile d'y revenir. Quant aux corps étrangers vulnérans restés en partie ou en totalité dans le cerveau, ils peuvent se présenter sous divers états qu'il importe de bien distinguer. Quelquefois l'arme est restée entière et une portion plus ou moins longue de sa pointe a été enfoncée dans le cerveau ; d'autres fois l'arme s'est brisée, tantôt assez loin du crâne pour laisser prise au moyens évulsifs, tantôt elle s'est cassée trop près de l'os pour pouvoir être saisie par aucun instrument ; dans quelques cas enfin, le corps vulnérant s'est rompu dans le crâne de manière à ne pouvoir être aperçu au dehors. S'il peut être saisi avec la main on l'extraira avec facilité. Cette extraction est assez facile encore, si l'arme s'est cassée assez près de l'os pour laisser quelque prise aux instrumens évulsifs. On la saisit avec des pinces ou des tenailles, et on la tire à soi en causant le moins d'ébranlement possible. Quand l'arme s'est brisée si près de l'os, qu'on ne peut absolument pas la saisir, on doit nécessairement avoir recours au trépan, et l'appliquer de manière à emporter à la fois et le corps étranger et la portion d'os dans laquelle il est implanté. Ce procédé est applicable, d'ailleurs, à l'extraction de tous les autres corps étrangers engagés de cette manière dans l'épaisseur des os du crâne; des balles, par exemple, qui y sont implantées de manière à ne laisser prise à aucun instrument.

. Ce procédé a le double avantage de prévenir les tiraillemens et les secousses, et de fournir une issue libre aux liquides épanchés dans le crâne. Nous avons cité déjà deux observations de cette espèce (*Voyez* tom. 1<sup>er</sup> ) qui appartiennent à *Beausoleil*, chirurgien de l'hôpital d'Angoulème, et au père du célèbre *Percy*.

Quand l'arme vulnérante s'est brisée dans l'intérieur même du crâne et qu'elle ne paraît plus du tout au dehors, si on peut la sentir encore à l'aide d'un stylet introduit avec précaution par l'ouverture qu'elle a faite, on doit chercher à l'extraire à l'aide du trépan. On cite bien dans les auteurs des observations de corps étrangers pointus qui ont séjourné pendant des temps infinis dans le cerveau, sans donner lieu à des accidens. Mais tous ces cas sont exceptionnels, et ils ne doivent point autoriser à abandonner ainsi ces corps étrangers toutes les fois qu'on peut le faire sans opérer dans les parties un trop grand délabrement. Ordinairement ces corps étrangers font périr tôt ou tard les blessés.

*Plaies par armes tranchantes.* Les armes tranchantes peuvent ne faire qu'une plaie simple au cerveau, ou bien lui faire éprouver une perte de substance plus ou moins considérable, et léser des vaisseaux volumineux et capables de fournir beaucoup de sang.

Quand la plaie est située à la partie supérieure du cerveau, et que les liquides s'écoulent facilement, elle peut guérir aussi aisément que les autres plaies et sans

accident. Quand la plaie est située sur les parties latérales du cerveau, elle est beaucoup plus grave et souvent
même elle est mortelle. Elle l'est bien plus sûrement
quand l'arme tranchante, comme une hache, par exemple, a pénétré jusqu'aux parties centrales ou à la base du
cerveau. Au reste, quelle que soit la situation de ces plaies
par armes tranchantes, leur danger vient surtout, comme
pour toutes celles qui attaquent le cerveau, de la compression, de l'inflammation et de la suppuration de ce viscère ou de ses membranes. On doit donc avoir pour objet
essentiel dans leur traitement, d'une part, de favoriser l'issue du sang qui s'est échappé des vaisseaux divisés à l'intérieur du crâne; et de l'autre, de prévenir l'inflammation.
On remplit la première indication par des débridemens,
par l'extraction des esquilles, par l'application de couronnes de trépan, lorsque les ouvertures faites au crâne ne
suffisent pas pour l'écoulement des liquides, par des pansemens doux, fréquens, etc. On satisfait à la seconde indication, en employant activement le régime antiphlogistique, les saignées, les sangsues, les révulsifs de toute
espèce sur la peau et sur le canal intestinal, etc., etc.

— *Plaies par armes à feu.* Les projectiles lancés par
la poudre à canon atteignent souvent le cerveau après
avoir brisé les os du crâne; souvent aussi ils enlèvent
une portion de ce viscère dans une étendue plus ou
moins considérable; d'autres fois ils le traversent à
des hauteurs variées; et enfin, dans un grand nombre de
cas, ils restent dans cet organe et s'y perdent. On pourrait
croire, au premier coup d'œil, que ces blessures doivent
être beaucoup plus dangereuses que celles dans lesquelles
le cerveau n'a point été touché par la balle elle-même.
Cependant l'expérience a appris que les premières sont en

quelque sorte moins dangereuses que les dernières, et on voit guérir un bon nombre d'individus dont le cerveau a été traversé plus ou moins haut par des projectiles lancés par la poudre à canon. Si les liquides épanchés trouvent une issue facile, si les portions contuses, gangrenées, sphacélées du cerveau se détachent facilement, on est très-étonné de voir d'énormes plaies au crâne, avec déperdition considérable de substance au cerveau, guérir avec une extrême facilité et presque sans aucun accident. On voit quelquefois des individus ayant un grand trou à la voûte du crâne, une portion considérable du cerveau faisant saillie à travers cette ouverture, portion ramollie, sphacélée, détruite en suppuration ou couverte de bourgeons celluleux et vasculaires, et n'éprouver aucun accident, avoir de l'appétit, la liberté de leurs mouvemens, de leurs facultés intellectuelles, etc.

Ce développement du cerveau à travers les ouvertures faites au crâne est quelquefois énorme, et on ne prévient les accidens que pourrait déterminer cette hernie, que par une légère compression, à l'aide d'une plaque de plomb laminé ou tout autre corps qui agit d'une manière égale et permanente sur la portion herniée. Aussitôt qu'on cesse cette compression, on voit à chaque pansement cette masse mollasse du cerveau, bien reconnaissable à ses battemens, faire irruption à travers la plaie du crâne, et une saillie considérable qui augmente de moment en moment et à vue d'œil.

Lorsque les parties contuses et désorganisées du cerveau sont éliminées par la suppuration, on voit, sous l'influence des pansemens doux et méthodiques, cet organe se couvrir de bourgeons celluleux et vasculaires, qui deviennent la base d'une cicatrice, laquelle acquiert peu à peu de la consistance et de la solidité, et le malade guérit parfaitement bien.

Le traitement de ces plaies consiste à favoriser la suppuration, à extraire les corps étrangers et à prévenir l'inflammation du cerveau et de ses membranes ; on a recours, pour remplir cette dernière indication, aux antiphlogistiques employés comme nous l'avons déjà dit ; pour remplir les premières, on augmente l'étendue des ouvertures du crâne faites par les projectiles, si elles ne sont pas suffisantes ; on applique des couronnes de trépan, etc.

Quand les projectiles sont placés entre la dure-mère et le crâne, ou même entre cette membrane et le cerveau, leur extraction est assez facile, soit par les ouvertures qu'ils ont faites, soit à l'aide de couronnes de trépan que l'on applique sur le lieu où ils sont placés ; mais quand ils se sont enfoncés et perdus plus ou moins profondément dans le cerveau, le cas est plus embarrassant. Si on peut encore apercevoir la balle ou la sentir, on doit la saisir, la soulever avec des pinces et l'extraire. Mais si elle est tout-à-fait perdue dans le cerveau, il faut se garder de faire des tentatives trop multipliées, car elles pourraient aggraver la position des malades. On a vu des malades porter pendant long-temps de ces corps étrangers dans le cerveau sans en être gravement incommodés. Il vaut donc mieux les abandonner à la nature que d'exposer les blessés aux plus graves dangers, en lésant des parties importantes du cerveau par ces recherches (1).

(1) Quelque déplorable que soit la situation d'un blessé à qui on n'a pu retirer du cerveau une balle ou tout autre corps étranger, elle n'est pas absolument sans espoir. *Sandifor* a publié une observation du chirurgien *Hooch* sur un particulier parfaitement guéri d'un coup de feu à la tête, malgré qu'on eût été forcé de laisser la balle dans le cerveau, à cause des

Les pansemens de ces plaies avec lésion du cerveau
doivent être doux et légèrement compressifs. Il faut à la
fois tâcher de laisser s'écouler les produits de l'inflammation et exercer sur lecerveau, lorsqu'il fait hernie
à travers les ouvertures du crâne, une compression
qui, sans le contondre, le force cependant à rester ou
à rentrer dans cette cavité. Pour cela, on met avec
avantage, par dessus le cérat troué et la charpie qu'on
applique sur la plaie, une calotte mince en carton,
ou en plomb, que l'on fixe sur les premières pièces de
l'appareil à l'aide de compresses et de bandes médiocrement serrées (1).

Lorsque les blessés ont échappé à tous ces accidens
d'une blessure au crâne et au cerveau, que la cicatrice
est complète, ils doivent protéger celle-ci à l'aide de

convulsions qui survenaient chaque fois que l'on tentait de l'en ôter.
*Pallas*, *Fielding*, *Morand*, *Hoog*, *Ferdinand Martine*, *Gooch*, etc.,
en citent aussi. *Horstius* rapporte la guérison d'un soldat dans l'os sphénoïde duquel une longue tige de fer était restée engagée. *Thomas Bar-
tholin* a vu un homme survivre bien portant, pendant quatorze ans, à une
blessure dans laquelle une pointe d'épée de plusieurs pouces s'était perdue
dans le cerveau. *Zacutus Lusitanus* ayant fait ouvrir une fille morte d'une
fièvre grave, on lui trouva, entre le crâne et les méninges, une lame de
couteau dont elle avait été blessée huit ans auparavant. Les ouvrages de
*Dominique Sala*, *Preussius*, *Veslingius*, *Anel*, *Manget*, etc., contiennent
des faits semblables, et les anciens en avaient été si souvent témoins, que
*Guillaume de Salicet* n'a pas craint de défendre de retirer les flèches en-
trées dans le cerveau, sous prétexte que la nature se familiarisait avec
elles, lorsqu'elle n'avait pu les éliminer.

( Note des Rédacteurs.)

(1) A *Anvers*, M. *Seutin* employait avec le plus grand succès cette
compression avec une plaque de plomb. M. *Seutin* pansait rarement
ses malades atteints de ces hernies du cerveau, et il s'en trouvait très-
bien.

( Note des Rédacteurs.)

calottes, de plaques en cuir ou en métal, d'abord pour mettre le cerveau à l'abri des chocs et des contusions et ensuite l'empêcher de faire hernie à travers l'ouverture du crâne, ouverture qui n'est jamais fermée par une cicatrice osseuse, et même cartilagineuse, surtout quand elle a une certaine étendue.

## SECTION VI.

### Des hémorrhagies dans les plaies de tête.

Les hémorrhagies artérielles ou veineuses, dans les blessures de la tête, peuvent provenir des tégumens du crâne, de l'épaisseur même des os de cette cavité, ou bien de son intérieur.

Nous avons déjà parlé des hémorrhagies fournies par les tégumens du crâne. Celles qui peuvent l'être par les os eux-mêmes consistent dans la lésion de petites artères contenues dans le diploë, mais principalement dans celle d'un ordre particulier de vaisseaux veineux nommés *canaux veineux*, et dont la découverte et la description sont dues à des anatomistes modernes ( Chaussier, Fleury, Breschet, etc.) Cette hémorrhagie n'est pas grave et peut être facilement arrêtée par une compression légère.

A l'intérieur du crâne l'hémorrhagie peut être fournie par des artères assez volumineuses qui rampent dans l'épaisseur de la dure-mère, par le tronc ou par les rameaux de l'artère méningée moyenne, qui sont logés aussi en partie dans des canaux creusés à la face interne des os du crâne, ainsi que chacun le sait.

Ici les moyens hémostatiques sont d'un emploi difficile; la torsion, la ligature sont impossibles ou presque impossibles; la cautérisation serait dangereuse, à cause du voisinage du cerveau ; il vaut mieux avoir recours à la compression, faite soit avec un bouchon de cire, soit même avec un autre corps, comme un bouchon de liége introduit dans l'ouverture du crâne qui ferme complétement l'orifice du vaisseau divisé. Ce moyen a été plusieurs fois employé avec succès (1).

L'hémorrhagie peut encore être fournie par l'ouverture des sinus veineux de la dure-mère. Elle est facilement reconnaissable d'abord au siége de la blessure, ensuite à la couleur du sang qui s'écoule. Ici il n'y a qu'un seul moyen à employer, c'est la compression et même une compression légère qui réussit ordinairement de la manière la plus efficace à arrêter l'écoulement de ce sang.

Nous ne dirons rien des hémorrhagies fournies par les vaisseaux artériels et veineux contenus dans la substance même du cerveau. Ces hémorrhagies sont hors de la portée des ressources de l'art, et surtout de celles que fournit la chirurgie.

(1) Dans ce même but de mettre obstacle à l'hémorrhagie, et en même temps de donner issue au sang qui aurait pu être fourni par le tronc de l'artère meningée moyenne, on a eu recours à ce bouchon de liége, percé d'une ouverture à son centre, et que l'on a introduit dans l'ouverture du crâne. De cette manière, la compression était exercée sur l'orifice du vaisseau divisé, en même temps qu'une libre issue était offerte au sang épanché.

( Note des rédacteurs. )

# CHAPITRE II.

### BLESSURES DE LA FACE.

Les blessures de la face par les armes de guerre se divisent naturellement en celles de l'orbite, du nez, des mâchoires, de l'oreille, etc.

### SECTION PREMIÈRE.

#### Blessures de l'orbite.

Les blessures de l'orbite peuvent n'intéresser que les parties molles extérieures ou bien les parties dures, c'est-à-dire les os qui le forment, ou bien les organes que cette cavité renferme.

**A.** — *Piqûres des parties molles extérieures qui entrent dans la composition de la région orbitaire.*

Les piqûres simples des sourcils ne présentent rien de particulier; toutefois celles qui attaquent les nerfs qui parcourent cette région peuvent avoir une certaine influence sur la vision, et l'on cite des cas d'amaurose produite par la lésion du nerf frontal à sa sortie de l'orbite. Du reste le traitement des piqûres de cette partie n'offre aucune indication différente de celle des plaies des tégumens du crâne. Il en est de même des piqûres des paupières, elles guérissent ordinairement avec facilité, lorsqu'elles n'intéressent que ces voiles membraneux. Cependant la proximité du globe de l'œil et du cerveau expose l'organe de la vue et les organes encéphaliques à participer à l'inflammation provoquée par ce genre de lésion. *Petit de Namur* a ouvert le corps d'un officier mort hémiplégique, trois mois après avoir reçu un coup d'épée à la partie externe de la paupière supérieure, et il trouva un abcès dans la partie inférieure du lobe antérieur du cerveau quoique les os ne présentassent aucune trace qui pût faire croire qu'ils eussent été atteints par l'instrument vulnérant. Dans un autre cas où le blessé avait reçu le coup à la paupière inférieure, il a vu l'inflammation se propager au globe oculaire et de celui-ci au cerveau. Les cas analogues au premier des deux rapportés par *Petit* sont fort rares, et difficiles à expliquer; mais il n'en est pas de même de ceux dans lesquels l'inflammation se propage de proche en proche depuis la paupière jusqu'au cerveau. Du reste le traitement de ces piqûres des sourcils et des paupières ne diffère en rien de celui des autres piqûres, dans les autres parties du corps. Il faut seulement surveiller de près l'inflammation et prévenir les phlegmons qui peuvent se développer dans l'orbite et dont la terminaison peut devenir funeste, par suite de la fonte purulente du tissu cellulaire et du tissu adipeux, et de la propagation de l'inflammation au globe oculaire, à la glande lacrymale et surtout à l'encéphale.

B. — *Plaies des parties molles extérieures de l'orbite par des armes tranchantes.*

Les plaies par armes tranchantes aux sourcils, simples, longitudinales, transversales, ou obliques, n'offrent rien de particulier. Elles doivent, après qu'on a rasé les parties, être soigneusement mises en contact à l'aide des moyens connus. Dans le cas où cette réunion n'aurait pas été faite dans les premiers temps de là blessure, il faudrait, dès que la tuméfaction de la plaie est disparue, et que la suppuration est établie, rapprocher l'une de l'autre les lèvres de la plaie, pour diminuer la difformité de la cicatrice.

Les plaies dans lesquelles le tissu des paupières est divisé dans une certaine étendue ont des effets différens suivant qu'elles sont transversales ou perpendiculaires à la direction de ces organes, et suivant qu'elles ne divisent qu'une partie ou la totalité de leur épaisseur. Les divisions transversales sont accompagnées de peu d'écartement, lors même qu'elles affectent toute l'épaisseur de la paupière, et on les réunit avec facilité par les moyens ordinaires. Les divisions verticales, au contraire, sont toujours suivies d'un grand écartement de leurs lèvres, surtout quand elles intéressent toute l'épaisseur des bords et du cartilage tarse. Il est alors très-difficile de mettre et de maintenir leurs bords en contact, et lorsqu'on ne peut y parvenir, ceux-ci se cicatrisent isolément en laissant l'individu affecté d'une difformité plus ou moins apparente, et à laquelle on a donné le nom de *lagophthalmie.* Les divisions transversales seront réunies à l'aide de bandelettes agglutinatives. Le même moyen pourra servir aussi à maintenir en contact les lèvres des plaies verticales qui ne divisent pas toute l'épaisseur du bord libre : mais lorsque le cartilage tarse est complétement fendu, il faut opérer le rapprochement par des moyens plus efficaces. On a conseillé de le faire à l'aide de points de suture. Ce moyen est bon, mais il est douloureux, assez difficile à appliquer, et laisse après lui les traces des piqûres faites par l'aiguille et agrandies par la présence du fil. Ensuite, il est rare qu'il puisse être appliqué assez près du bord libre de la paupière pour mettre en contact parfait la partie de la plaie qui répond à ce point. Pour remédier à cet inconvénient, qui laisse presque toujours après lui une anfractuosité plus ou moins profonde au bord libre de la paupière, j'ai imaginé d'agir sur les cils eux-mêmes. Quelquefois je réunis les cils les plus voisins appartenant à chacune des lèvres de la plaie, en un seul faisceau, autour duquel j'applique une ligature le plus près possible de sa base. D'autres fois, je lie isolément chacun des faisceaux appartenant à chacune des lèvres de la plaie, après quoi je croise les fils et les tire en sens inverse, de manière à mettre en contact les lèvres de la solution de continuité, et je les fixe sur les parties voisines à l'aide d'un emplâtre agglutinatif. Je suis ssouvent parvenu, à l'aide de ce moyen, à réunir sans la moidre difformité des plaies qui avaient profondément divisé la paupière supérieure depuis son bord adhérent jusque à son bord libre. Toutefois, la suture et la ligature des cils ne peuvent rester appliqués au-delà de quatre ou cinq jours ; car la première couperait les parties et tomberait, et la seconde séparerait les cils de leurs bulbes enflammés par le tiraillement qu'ils éprouvent. Ces moyens du reste ne peuvent être employés que contre les plaies récentes et susceptibles de se réunir par adhésion immédiate.

Si, par suite d'un traitement mal entendu ou par suite de l'indocilité du malade, les lèvres de la plaie faite aux paupières par une arme tranchante s'étaient cicatrisées isolément, il faudrait, comme dans l'opération du bec de lièvre, exciser les bords cicatrisés et les réunir ensuite par la suture ou la ligature des cils ainsi que nous l'avons indiqué.

C.—Les plaies par *déchirure, rupture, arrachement* des sourcils et des paupières doivent être traitées de la même manière et par les méthodes et procédés que nous avons indiqués.

D. — *Des contusions des parties molles extérieures de l'orbite.*

Les contusions des sourcils sont quelquefois accompagnées de l'obscurcissement ou de la perte de la vue , de mouvemens convulsifs des yeux , des lèvres, de la paralysie des paupières , de délire , d'assoupissement , etc..., etc... Ces accidens ont été attribués à la lésion des rameaux du nerf frontal. L'irritation de ce nerf peut il est vrai produire ces effets, comme celle des nerfs situés dans les autres parties de la tête qui cause quelquefois des mouvemens convulsifs , du délire , etc. Mais l'ouverture des corps des personnes qui sont mortes après avoir éprouvé ces accidens , a démontré que le plus souvent ils dépendaient d'une affection du cerveau ou de ses membranes. Tantôt, en effet, on a trouvé un épanchement sanguin , tantôt un dépôt purulent sur la dure-mère , sur le cerveau , ou une contusion de cet organe. Néanmoins on doit convenir que, sans produire ces désordres , une contusion du sourcil avec lésion du nerf frontal, peut amener un désordre considérable dans la vue et même une cécité complète , tel était le cas suivant dont nous avons été témoin.

OBSERVATION.

Un jeune maréchal-des-logis d'un régiment de chasseurs fit , il y a quelques mois, une chute de cheval , tomba la tête la première au pied d'une borne, et se fit, sur le trajet du nerf frontal, immédiatement au dessus du sourcil gauche, une plaie à lambeau demi-circulaire. La plaie ne se cicatrisant pas, on chercha la cause de ce retard, et on la trouva dans la présence d'un tesson de carafe dans l'épaisseur du sourcil. Le corps étranger ayant été extrait on espéra que la plaie de la paupière se cicatriserait et que la vue se rétablirait. Il n'en fut pas ainsi : la plaie se cicatrisa il est vrai, mais l'amaurose subsista, et cinq mois après il vint me trouver pour me demander un traitement contre ces suites de sa blessure, qui d'après les vues anatomiques les plus exactes avait coupé en le déchirant le nerf frontal.

Les *contusions des paupières* sont suivies très-promptement d'infiltrations de sang et d'ecchymoses considérables, le tissu cellulaire lâche et séreux qui concourt à les former, les permet très-facilement. Aussi, les coups portés sur la base de l'orbite, et dans lesquels ces organes se trouvent comprimés, sont-ils suivis ordinairement d'un gonflement considérable et accompagnés d'une couleur violette noire très-marquée. Assez souvent l'ecchymose s'étend jusque sur la conjonctive sur laquelle elle forme une tache d'un rouge vif, étendue depuis la paupière jusqu'à la cornée transparente où elle s'arrête brusquement. Dans quelques cas aussi, l'ecchymose et le gonflement des paupières sont produits par l'infiltration de proche en proche du sang, qui provient de quelque partie voisine des paupières affectées de contusion ou de fracture. C'est ainsi, par exemple, que les fractures de la voûte orbitaire, de l'apophyse montante de l'os maxillaire sont ordinairement accompagnées d'un gonflement noir de la paupière supérieure.

Le traitement des contusions des sourcils et des paupières ne diffère pas de celui des autres parties du corps; seulement il faut veiller de près aux moindres accidens inflammatoires, afin qu'il ne s'en développe pas sur le globe de l'œil lui-même, dans la profondeur de l'orbite, ou dans l'encéphale et ses membranes.

E. — *Blessures par armes à feu aux parties molles extérieures de l'orbite.*

Les coups de feu qui intéressent les sourcils et les

paupières ne présentent aucune indication différente de celle des autres parties du corps. Les signes et le traitement sont les mêmes ; le voisinage de l'œil et de l'encéphale doit toutefois exciter la surveillance du chirurgien. C'est l'inflammation qui est surtout à redouter, et il doit tout faire pour la prévenir.

La perte de substance opérée souvent sur les parties molles par les projectiles lancés par les armes à feu, cause ici, comme dans toutes les autres parties de la face, une difformité qu'il faut chercher à prévenir par tous les moyens possibles. On doit profiter des moindres lambeaux, dont on rapproche avec soin les bords, aussitôt que le gonflement inflammatoire qui doit s'emparer de la plaie est passé et que la suppuration les a dégorgés. Par ce moyen on abrége la guérison et on rend la cicatrice moins large et moins difforme, et les renversemens en dehors ou en dedans des paupières moins forts. Quand la perte de substance est très-considérable, ne pourrait-on pas, pour la masquer ou pour la détruire, avoir recours à ces procédés nouveaux imaginés par des auteurs modernes, et surtout par *Dieffenbach*, pour réparer les vices de conformation ou les pertes de substance accidentelles de la face et d'autres parties du corps. C'est ce j'ai fait une fois sur une jeune fille pour réparer une paupière inférieure détruite par une brûlure (1).

F. — *Blessures des os qui entrent dans la composition de l'orbite.*

Les piqûres des os de l'orbite peuvent être très-superficielles et n'avoir aucun résultat fâcheux. Dans d'autres

(1) C'est ce que nous avons vu faire tout récemment à Paris, avec une grande habileté, par M. *Dieffenbach* lui-même.

( *Note des Rédacteurs.* )

circonstances les armes piquantes poussées avec violence contre quelques unes de ces parties minces et friables, peuvent les traverser complétement et pénétrer dans les cavités voisines, en dedans dans les cavités nasales, en bas dans le sinus maxillaire, et blesser les vaisseaux et nerfs maxillaires supérieurs, en dehors dans la fosse temporale : mais ces armes pénètrent ordinairement dans cette dernière région par l'orbite, au moyen de la fente sphéno-maxillaire. Enfin, et c'est ce qui est le plus dangereux, ces armes peuvent, ainsi qu'on l'a vu bien des fois, pénétrer dans la cavité cranienne, par la partie supérieure de l'orbite, après l'avoir fracturée. Cette pénétration des armes piquantes dans le crâne par la voûte orbitaire qui a été traversée et fracturée, est ce qui rend si graves et si souvent mortelles certaines blessures de la paupière supérieure, blessures dans lesquelles le cerveau est atteint à sa base. Ces plaies sont quelquefois subitement mortelles, parce que le cerveau a été blessé profondément. Dans d'autres circonstances, la plaie paraît simple et se guérit même en très-peu de jours. mais au moment où on s'y attendait le moins, il se développe des accidens qui annoncent que le cerveau est affecté, et le malade ne tarde point à périr. A l'ouverture du corps on trouve la voûte orbitaire fracturée, et le cerveau et ses membranes enflammés et en suppuration. C'est que dans cette circonstance, le cerveau a été lésé superficiellement. Quand les accidens qui indiquent la lésion du cerveau ne sont point subits, mais qu'on juge cependant, d'après la force et la direction du coup, que ces accidens peuvent arriver, on cherchera à les prévenir par des saignées répétées, par la diète et par toute la série des moyens antiphlogistiques. C'est encore par les mêmes moyens qu'on doit les combattre quand

ils sont arrivés. Les auteurs présentent dans leurs ouvrages un assez grand nombre d'observations de ces sortes
de blessures; nous avons eu l'occasion d'en observer plusieurs. En voici un cas assez remarquable.

## OBSERVATION.

*Louis Saint-Jean*, âgé de trente-huit ans, ancien maître d'armes de régiment, sort de chez lui le 1er octobre
1818, dans l'intention de faire des achats en ville. Il
cède au désir d'entrer dans une caserne devant laquelle
il passait, pour y voir deux de ses amis. Le maître
d'armes de la caserne lui propose un assaut qu'il accepte
avec plaisir. Les deux combattans armés de fleurets
boutonnés, et le visage couvert d'un masque, se mettent
en garde. L'adversaire de *Saint-Jean* lui porte un coup
qu'il ne peut parer : ce coup était dirigé vers l'œil droit;
le masque le reçoit, oppose un effort assez grand pour faire
rompre le fleuret; mais il ne peut en borner entièrement
l'action, la force qui le meut, étant plus puissante que la
résistance qu'il éprouve, l'extrémité brisée de cette arme
franchit le masque à travers l'une de ses mailles, parvient au niveau de l'arcade sourcilière, qu'elle traverse
à la partie moyenne de sa longueur, et s'étend par la
voûte de l'orbite dans l'intérieur du crâne, comme je
vais le dire plus bas. La chute en arrière du blessé a t-elle
été le résultat de ce coup? c'est ce que les renseignemens
n'ont pu déterminer, mais c'est ce que le raisonnement
rend probable, en considérant à quelle profondeur il est
parvenu dans le cerveau. Quoi qu'il en soit, *Saint-Jean* est
aussitôt apporté à l'Hôtel-Dieu, dans l'état suivant : le
sourcil offre une légère plaie qui indique l'endroit par
où le fleuret a pénétré ; la faculté de voir et d'entendre

est anéantie. L'altération des fonctions intellectuelles est telle qu'on aurait pu, à la rigueur, l'attribuer à l'effet de l'ivresse; mais la persistance des mêmes symptômes prouvent qu'ils tiennent à une autre cause. La nuit, mouvemens désordonnés et involontaires des membres, et chute du malade de son lit sur le parquet. Le lendemain, à la visite du matin, *M. Dupuytren*, ordonne une saignée et deux grains d'émétique en lavage. Les symptômes, loin de diminuer d'intensité, vont en s'aggravant. Le deuxième jour, prescription d'une nouvelle saignée et de l'émétique, dont l'effet ne fut pas plus heureux que la première fois. Le troisième jour, la respiration devint stertoreuse, une paralysie du mouvement et du sentiment se développe aux membres supérieurs et inférieurs. Si on les abandonne à eux-mêmes, après les avoir préliminairement soulevés, ils retombent aussitôt par leur propre poids; les pince-t-on, on ne détermine aucun mouvement : une troisième saignée est ordonnée, ainsi que l'application de deux vésicatoires aux jambes, sans pouvoir arrêter la marche rapide de la maladie, dont les dangers deviennent de plus en plus évidens. Le quatrième jour, les vaisseaux de la face paraissent injectés d'un sang noir qui lui donne une couleur violette, preuve évidente que les muscles de la respiration se paralysent et que les phénomènes chimiques de cette fonction n'ont plus lieu : enfin, la mort vient mettre fin à cet état que les remèdes les mieux indiqués ont vainement combattu. Quelle pouvait être la cause d'une terminaison à la fois si prompte et si funeste? Il était évidemment impossible de l'attribuer à la plaie du sourcil, elle devait être trop légère pour donner lieu à des accidens mortels; elle était complétement cicatrisée dès le deuxième jour : il fallait donc rechercher plus loin la source de cette issue malheureuse. *M. Dupuytren* pensa qu'elle était due à une lésion du cerveau, avec épanchement à la base du crâne d'une quantité plus ou moins grande de sang dont la présence avait déterminé tous les accidens et la mort. L'autopsie du cadavre a complétement justifié ce jugement. Pour la faire d'une manière convenable, les os du crâne furent sciés circulairement ; la calotte osseuse étant enlevée, on put, à travers les enveloppes cérébrales, découvrir une quantité assez grande de sang épanché sous elles, à la couleur d'un violet foncé qui troublait la transparence qu'elles offrent dans l'état ordinaire ; la dure-mère fut incisée dans le même sens que les os ; le sang s'écoula en partie au dehors, et s'accumula en plus grande partie dans les fosses occipitales inférieures. Le cerveau fut enlevé avec les mêmes précautions que l'on prend lorsqu'on veut étudier cet organe et les nerfs qui en naissent ; la portion du coronal qui forme la paroi supérieure de la fosse orbitaire droite présenta, très-près de l'endroit où elle s'unit aux petites ailes du sphénoïde et à l'ethmoïde, une ouverture arrondie capable d'admettre l'extrémité du petit doigt. *M. Dupuytren*, cherchant si le cerveau n'avait pas été atteint, comme il l'avait présumé, découvrit une pareille ouverture à la partie moyenne à peu près, de la face inférieure du lobe antérieur du même côté une incision pratiquée dans cet endroit mit en évidence une espèce de trajet fistuleux dirigé en arrière et en dedans, vers l'extrémité postérieure de ce lobe, et aboutissant à l'artère communicante antérieure. Cette artère offrit une ouverture qui avait donné passage au sang épanché dont nous avons parlé ; dès lors, il fut évident que le fleuret avait pénétré obliquement d'avant en arrière, de droite à gauche, et un peu de bas en haut ; l'inspection fut con-

tinuée dans la direction connue de l'instrument vulnérant ; on trouva au milieu de la partie antérieure de la
substance du lobe moyen et gauche, un foyer assez
étendu rempli de sang noir, en partie fluide, et en
partie en caillots très - durs, beaucoup plus résistans
qu'ils ne le sont ordinairement. Ce foyer, situé au dessous du ventricule moyen, existait dans l'épaisseur de sa
paroi inférieure, sans avoir aucune communication avec
lui. Les cavités du cerveau étaient remplies d'un liquide
roussâtre résultant du mélange d'un peu de sang à de la
sérosité. Telle était la désorganisation qu'offrait cet organe dans son intérieur. On conçoit, d'après cela, pourquoi les saignées, l'émétique, les vésicatoires, quoique
parfaitement indiqués, n'ont été suivis d'aucun effet
avantageux, et pourquoi une pareille altération organique a déterminé des accidens si rapides qui ont enfin
conduit le malade au tombeau ; il est évident que l'art ne
pouvait rien dans ce cas, et l'on doit être bien moins
surpris de son impuissance que de l'existence du malade
pendant quatre jours, avec un dérangement si grand dans
un organe dont l'intégrité est si étroitement liée à la
conservation de la vie (1) (2).

La pénétration des armes piquantes dans les autres

(1) Par les Rédacteurs.

(2) Nous avons été témoins, dans la pratique particulière de M. *Dupuytren*, d'un fait de ce genre. Le fils du général E., élève de l'école Poly-
technique, reçut en s'exerçant à l'escrime, un coup de fleuret à la paupière
supérieure. Cette arme se brisa, fractura la voûte obitaire et pénétra dans
le cerveau. A l'instant même le blessé tomba, frappé qu'il était d'une paralysie de tout le côté du corps opposé à celui de la blessure. Le malade a
échappé aux accidens inflammatoires, mais il est demeuré hémiplégique.
L'œil du côté blessé est demeuré parfaitement sain, et jamais le malade
n'en a perdu l'usage.

( Note des Rédacteurs. )

cavités voisines de l'orbite, est bien moins dangereuse que celle qui a lieu dans le cerveau, et elle n'exige que quelques précautions pour prévenir les inflammations qui pourraient s'y développer. Les hémorrhagies seraient arrêtées facilement dans cette région par les moyens ordinaires.

Les lésions des os de l'orbite *par des armes tranchantes*, ne présentent pas de particularités ni d'indications différentes de celles des autres os du crâne. Il en est à peu près de même de celles qui sont produites par des armes contondantes, et surtout par des projectiles lancés par des armes à feu. Des portions considérables du rebord orbitaire peuvent être enlevées et complétement détachées. Il en est de même de ses angles, et surtout de son angle externe. Nous avons eu plusieurs cas de ce genre dans les journées de juillet. Enfin les projectiles, après avoir traversé la voûte orbitaire, peuvent pénétrer dans le crâne et blesser le cerveau. Cette blessure est presque toujours mortelle, immédiatement, ou peu de temps après.

Dans cette blessure, tous les accidens à redouter viennent de l'inflammation du cerveau, de ses membranes, ou des parties importantes de l'orbite. Prévenir cette inflammation par des saignées générales et locales abondantes, etc., faire des débridemens propres à prévenir l'étranglement, extraire les portions d'os complétement détachées, etc., etc : telle est la conduite que doit tenir le chirurgien, dont les soins doivent aussi tendre à prévenir, par des pansemens méthodiques et par la conservation des moindres portions de peau, les difformités qui peuvent résulter de la perte de substance de cette membrane.

Quant au traitement des plaies produites par des projectiles lancés par la poudre à canon, et qui pénètrent dans le cerveau après avoir fracturé la voûte orbitaire, c'est la lésion de cet organe qui doit exclusivement fixer l'attention du chirurgien. (Voyez, plus haut, *Blessures du cerveau.*)

Un homme, à l'attaque des Tuileries, le 29 juillet, fut atteint d'une balle à la commissure externe de la paupière, le muscle temporal fut traversé, l'angle externe de l'orbite brisé et enlevé dans la profondeur d'un demi-pouce peut-être, le cerveau mis à nu ; mais l'œil ne fut point endommagé. Le malade a guéri très-bien ; il a seulement une cicatrice enfoncée et difforme ; les paupières sont rétrécies ; le malade, qui était à la maison de convalescence de Saint-Cloud ( 10 octobre 1830 ) désirait seulement qu'une opération le délivrât de cette agglutination des paupières.

Un autre malade, qui a également séjourné à la maison de convalescence de Saint-Cloud, à cette époque, a eu la même blessure, mais qui ne s'est point terminée d'une manière aussi heureuse ; l'angle externe de l'orbite a été enlevé, mais l'œil s'est enflammé, a suppuré et a fini par éclater. Actuellement, l'orbite est vide, et une cicatrice profonde y existe.

G. — *Blessures des parties contenues dans l'orbite.*

Les piqûres qui n'intéressent que les graisses de l'orbite sont peu graves. Celles qui touchent aux vaisseaux pourraient sans doute donner lieu à un écoulement de sang, mais il serait facile à arrêter à l'aide d'une compression légère. Les piqûres de la glande lacrymale ne présentent rien de particulier (1), il en est de même des

(1) Les lésions de la glande lacrymale par les coups de balle sont assez rares ; M. *Larrey* dit n'avoir eu l'occasion de les observer qu'une seule

blessures de toutes ces parties produites par des armes piquantes et tranchantes, par des armes tranchantes, déchirantes, contondantes, et par les projectiles lancés par les armes à feu. Ces blessures n'offrent rien qui les différencie de celles des autres parties du corps. On doit s'attacher à prévenir l'inflammation, à extraire les corps étrangers, à calmer par les antispasmodiques généraux et locaux connus, les accidens nerveux que peut amener la lésion des nerfs nombreux et variés contenus dans l'orbite. Mais ici, toutes ces précautions se rapportent surtout au globe de l'œil, sur les blessures duquel nous devons spécialement fixer notre attention comme étant la partie la plus importante contenue dans l'orbite.

## H. — *Piqûres de l'œil.*

Lorsque les piqûres du globe de l'œil sont très-étroites, elles sont les moins dangereuses ; elles n'amènent point de dérangement dans la vue, à moins qu'elles n'occupent le centre de la cornée et n'intéressent l'iris. Le gonflement qui se manifeste sur les bords de la petite plaie s'oppose à la sortie des humeurs de l'œil, sortie qui est d'ailleurs beaucoup moins à craindre quand les piqûres siégent

fois. « Un soldat reçut en Espagne une balle à l'angle rentrant du bord externe de l'orbite gauche. Une moitié de ce projectile de plomb pénétra dans cet orbite à travers l'épaisseur de la glande lacrymale, l'autre moitié fila dans la tempe. Pour avoir la première moitié, M. *Larrey* débrida la paupière, emporta les débris de la glande, et avec elle, la portion de balle. La guérison eut lieu sans accident ; l'œil resta intact et humecté d'une sérosité suffisante pour les mouvemens du globe de l'œil, et par conséquent exempt d'ophthalmie. M. *Larrey* se demande après cela, si on ne pourrait pas, surtout lorsque la fistule lacrymale offre peu de chances de se guérir, extirper la glande du même nom, et prévenir ainsi le larmoiement, et faire disparaître la fistule. ( *Clinique des camps et des hôpitaux militaires*, tom. 1. )

sur la cornée transparente que sur la clérotique. Nous ne parlons ici que des plaies superficielles, mais quand un instrument piquant ou une arme piquante a pénétré fort avant dans l'intérieur de l'œil, et surtout si cet instrument est un peu volumineux, il bouleverse en quelque sorte toute l'organisation de l'œil, ce qui peut amener l'amaurose, léser le cristallin, et produire ainsi une cataracte traumatique, etc., etc., enfin provoquer une inflammation violente qui se termine par l'opacité des autres humeurs et membranes de l'œil, ou la suppuration de cet organe.

Lorsque l'œil a éprouvé une lésion de ce genre, il faut le couvrir et le soustraire complétement à la lumière et prévenir ses mouvemens : on a recours à une ou plusieurs saignées suivant la gravité de la blessure, on tient pendant quelques jours le malade à une diète sévère, etc., etc., enfin on se comporte dans cette circonstance absolument comme si on avait affaire à une opération de cataracte (1).

### J. — *Plaies par armes tranchantes au globe de l'œil.*

Les armes tranchantes qui intéressent le globe de l'œil peuvent, si la plaie est large, être suivies presque immédiatement de la sortie de toutes les humeurs de l'œil, et par conséquent, de sa destruction complète. Aucun traitement n'est possible dans ce cas, et la conservation du moignon peut seule servir pour placer plus tard un œil artificiel.

Quand ces plaies sont petites, qu'elles n'intéressent

(1) M. *Larrey* dit avoir observé plusieurs fois la résolution des cataractes traumatiques; ce qui, dit-il, prouve que cette lentille se nourrit par une circulation vasculaire très-subtile et peu accessible à nos sens.

( Note des Rédacteurs. )

qu'une faible portion de l'étendue de la sclérotique, ou de la cornée transparente, les suites sont moins fâcheuses. L'humeur aqueuse ou l'humeur vitrée, s'écoule en partie, mais peu à peu cet écoulement cesse à mesure que les bords des plaies se gonflent et se réunissent, l'œil reprend petit à petit son volume habituel et l'exercice de ses fonctions qui avaient été troublées ou perdues. Le même traitement conseillé pour la piqûre du globe de l'œil, est applicable ici aux plaies par armes tranchantes. Il faut tenir le globe de l'œil couvert, les paupières abaissées sur lui et très-légèrement comprimées à l'aide d'une compresse et d'une bande ; on a recours aux antiphlogistiques les plus actifs pour prévenir l'inflammation. Si l'arme tranchante avait pénétré jusqu'au cristallin, et que celui-ci s'engageât entre les bords de la plaie, il faudrait l'extraire comme on le fait dans l'opération de la cataracte par extraction. Lorsque ces plaies avec perte des humeurs de l'œil guérissent parfaitement, et avec la conservation du libre exercice de la vision, le volume de l'organe est quelquefois considérablement diminué, ce qui est la cause d'une première difformité, indépendamment de l'opacité plus ou moins étendue de la cornée transparente, lorsque cette dernière membrane a été atteinte.

Les blessures par déchirure, arrachement, etc., etc., du globe de l'œil, ne présentent point d'indications particulières de traitement.

K. — *Blessures de l'œil par des armes contondantes.*

Les contusions du globe de l'œil présentent une gravité différente, suivant leur degré. Quand elles sont légères, elles se bornent à produire, sous la conjonctive, une infiltration sanguine plus ou moins étendue, avec tuméfaction, boursouflement plus ou moins considérable de cette membrane, et sa coloration d'un rouge très-vif. Cette infiltration cesse au pourtour de la cornée transparente. Cette lésion est peu de chose, et se dissipe promptement sous l'influence de quelques résolutifs, de bains de pieds ; rarement on est obligé d'avoir recours à des saignées générales ou locales.

Quand la contusion est plus forte et plus profonde, elle donne lieu à la rupture des vaisseaux intérieurs du globe de l'œil ; il se fait dans son intérieur un épanche-chement de sang, celui-ci se mêle aux humeurs aqueuses et vitrées, et en trouble la transparence : ce sang peut se résorber, et l'œil recouvrer sa transparence habituelle, et la faculté de voir ; mais souvent aussi, on observe après, soit une cataracte, soit une amaurose. L'un ou l'autre de ces accidens se remarque même, souvent, sans qu'il y ait eu épanchement de sang dans le globe de l'œil. J'ai vu cet accident arriver fréquemment, à la suite d'une con-tusion un peu forte du globe oculaire (1).

(1) Voici un fait intéressant que M. *Faillard* a eu occasion d'observer au siége de la citadelle d'Anvers, en 1832.

*Fontaneau*, âgé de 26 ans, chasseur au dix-neuvième régiment d'infan-terie légère, était de service avec sa compagnie à la tranchée, le 7 dé-cembre 1832. Une bombe tombe au milieu de cette compagnie. Son arrivée est annoncée par un chasseur. Tous les soldats se jettent à plat ventre. La bombe tomba et éclata entre les jambes de *Fontaneau* ; lui seul fut blessé. Un éclat volumineux lui broya le pied et l'extrémité inférieure de la jambe. D'autres éclats, en très-grand nombre, mais très-petits, le frap-pèrent sur diverses parties de son corps, et lui firent une foule de contu-sions. Sa capote fut mise en pièces. Un de ces éclats entre autres le frappa à l'œil ; il y ressentit une douleur vive, et peu d'instans après, il se ma-nifesta à la paupière inférieure une ecchymose considérable.

L'amputation de la jambe ayant été jugée indispensable, fut immé-diatement pratiquée à l'ambulance de réserve, et *Fontaneau* évacué sur l'hôpital d'*Anvers*. La contusion des paupières fut, pour ainsi dire, ou-iée. Huit ou dix jours après, l'ecchymose et le gonflement étant presque

Chez d'autres sujets tout le globe oculaire s'enflamme, et les blessés sont alors exposés à toutes les chances d'une ophthalmie profonde , et souvent ils perdent la vue. Le traitement de ce degré de la contusion du globe de l'œil est tout-à-fait antiphlogistique et dérivatif. On a recours

dissipés ; le blessé s'aperçut qu'il ne voyait plus du tout de son œil. Le 26 décembre , époque à laquelle M. Paillard prit son observation , son état général était parfaitement bon ; sa plaie, réunie par première intention , était presque guérie ; il était sans fièvre , avait de l'appétit ; mais son œil gauche était tout-à-fait insensible à la lumière ; la pupille était dilatée, immobile et d'un noir très-foncé. Il n'y avait aucune autre altération apparente dans les membranes et dans les humeurs de l'œil. Mais *Fontaneau* ne distinguait absolument rien ; l'amaurose était complète de ce côté.

Nous avons souvent vu à l'Hôtel-Dieu de Paris des amauroses produites par le choc de corps coutondans sur le globe oculaire , comme un violent coup de poing, un coup de baguette, etc., etc. Ces chocs n'étaient suivis d'aucune altération apparente dans les membranes et les humeurs de l'œil , qui conservaient leur transparence habituelle. Cependant les malades étaient privés de la vue. Le plus ordinairement ces amauroses étaient incurables ; on épuisait inutilement tous les moyens connus pour les guérir ; les malades restaient presque toujours aveugles ou borgnes, suivant que la contusion avait porté sur un seul œil, ou sur tous les deux.

On voit quelquefois des chasseurs, en poursuivant le gibier dans les bois, frappés violemment à l'œil par une mince branche d'arbre, et qui sont affectés immédiatement d'une amaurose , sans qu'il y ait aucune lésion appréciable des membranes et des humeurs de cet organe. Les bouchons des bouteilles de vin de Champagne , d'eau de Seltz, de bière, etc., etc. , qui au moment où on les débouche, vont frapper l'œil de ceux qui font cette besogne ou celui de leurs voisins ; ces bouchons, disons-nous , lancés avec force sur cet organe, en produisent assez souvent la paralysie. M. *Dupuytren* a vu deux cas de cette espèce. Un ancien professeur de l'école de médecine , M. *Moreau de la Sarthe* , fut victime d'un accident de ce genre. Il débouchait une bouteille d'eau de Seltz, et comme il avait la vue basse, il regardait de fort près pour s'assurer s'il avait achevé de couper ou de détacher le fil de fer qui entourait le bouchon. Celui-ci alla frapper contre son œil avec violence. Cette commotion fut suivie d'une amaurose de cet œil, amaurose qui ne put jamais être dissipée.

*( Note des Rédacteurs.)*

à des saignées de pied répétées, et à de nombreuses sangsues appliquées à la base de l'orbite, aux régions tem-
porales, aux pédiluves sinapisés, aux boissons laxatives,
aux émolliens et aux résolutifs sur l'œil, etc., etc.

Quant à la cataracte et à l'amaurose, on les traite par
les moyens spéciaux qui leur sont réservés.

Dans un degré plus fort de la contusion de l'œil, il y
a mélange de toutes les parties constitutives de cet organe ; tout y est bouleversé, les membranes sont déchirées, le cristallin déplacé, etc., etc. La cornée transparente ne présente plus que l'apparence d'une tache
rouge et saillante, la sclérotique est livide, d'une couleur plombée ; ici la vue est perdue sans retour, et il est
même rare que le malade puisse conserver l'œil ; celui-
ci s'enflamme très-vivement, souvent éclate et se vide, ou
bien le chirurgien lui-même est obligé, pour faire cesser
l'étranglement et les horribles douleurs que le malade
éprouve, d'inciser largement le globe de l'œil, de le vider
et de faire ainsi cesser l'inflammation par étranglement.

Le traitement de ce degré de la contusion de l'œil est le
même que le précédent ; il doit pourtant être plus énergique encore s'il est possible ; et comme nous venons de
le dire, il faut avoir recours à l'incision du globe de
l'œil, si les accidens inflammatoires locaux sont trop
graves, et surtout s'ils menacent de se propager au cerveau.

L. — *Plaies du globe de l'œil par armes à feu.*

Le globe de l'œil peut être blessé par les amorces ordinaires, par les capsules métalliques ou bien par les
projectiles lancés par la poudre à canon. Nous avons
déjà parlé (tom. 1ᵉʳ) des lésions faites par les amorces,
nous n'avons pas besoin d'y revenir. Calmer l'inflamma-

tion produite par la brûlure, traiter cette brûlure par les moyens ordinaires, extraire les grains de poudre qui sont implantés dans les membranes extérieures de l'œil, et qui font office de corps étrangers, extraire de même les débris de capsules métalliques qui sont introduits dans l'épaisseur de ces membranes, etc. : telle est la conduite à tenir dans ces circonstances. Si des éclats de capsules métalliques sont enfoncés profondément dans le globe de l'œil, ainsi que nous l'avons vu plusieurs fois, il faut se comporter comme on le fait à l'égard des grains de plomb, dont nous allons parler tout à l'heure.

Les projectiles lancés par la poudre à canon, les balles, par exemple, ne se bornent pas à produire une contusion de l'œil, telle que nous l'avons décrite plus haut. Ils agissent souvent avec tant de violence qu'ils déchirent la cornée et la sclérotique ; alors, les humeurs de l'œil s'écoulent, et cet organe se vide entièrement. Dans ce cas l'inflammation consécutive est moins redoutable que dans la contusion violente avec confusion des humeurs de l'œil. Cet organe se réduit peu à peu à un moignon formé par ses membranes et quelquefois par un reste de ses humeurs qui ne s'est point écoulé. Sur ce moignon on peut appliquer un œil artificiel. La difformité est alors d'autant mieux corrigée, que le moignon qui porte cet œil artificiel lui communique des mouvemens semblables à ceux qu'exécute l'œil naturel.

Quand des grains de plomb atteignent l'œil, les accidens varient suivant la manière dont a agi le projectile. Si le coup a été porté obliquement sur la cornée transparente, il en résulte une solution de continuité peu profonde, une véritable gouttière qui guérit au bout de quelques jours en laissant une taie. Quelquefois, les grains de plomb restent dans l'épaisseur de la cornée

transparente, et il est facile de les extraire avec un instrument acéré. Il en est de même de ceux qui s'arrêtent
dans l'épaisseur de la sclérotique. D'autres fois ils traversent complétement la cornée transparente et se perdent
dans le globe de l'œil. Si on apercevait ces corps étrangers dans la chambre antérieure, on pourrait les extraire à l'aide d'une opération semblable à celle que l'on
emploie pour la cataracte (extraction); mais lorsqu'un
grain de plomb est tout-à-fait perdu dans le globe oculaire, qu'on ne l'aperçoit point, il ne faut rien faire.
Toute opération dans ce cas serait inutile ou dangereuse.
Quand le grain de plomb a pénétré dans le globe de l'œil
par la sclérotique, les effets sont les mêmes et le traitement ne diffère point.

Les suites de la présence des grains de plomb dans
l'œil sont variées. Il y a constamment ou presque constamment perte de la vue, déformation de la pupille (1),
quelquefois oblitération de cette ouverture et souvent
des douleurs horribles dans l'œil, douleurs que rien ne
peut calmer, pendant plusieurs années même. Néanmoins l'œil n'est pas détruit, la vision seule est perdue. D'autres fois il survient, immédiatement après
la présence du grain de plomb dans l'œil, une inflammation très-violente de toutes les parties qui entrent
dans la composition de l'organe; cette inflammation a
lieu par étranglement; il en résulte d'affreuses dou-

---

(1) Nous avons vu à l'Hôtel-Dieu cette année (1834), dans le service de
M. Breschet, un jeune homme qui reçut il y a deux ans à la chasse et par
mégarde, des mains de son frère, un coup de fusil chargé à plomb. Un
plomb entra dans chaque œil, et y détermina une double cataracte ainsi
qu'une amaurose complète du côté droit, et une incomplète du côté
gauche. La pupille était déformée des deux côtés.

(*Note des Rédacteurs.*)

leurs qui ne cessent que lorsque l'œil éclate et fait
explosion. Cette expression n'est point exagérée, elle
peint très-bien ce qui arrive. En effet, l'œil éclate quelquefois avec bruit, et le flot de liquide purulent, contenu dans sa cavité, est lancé à une certaine distance du
malade ; à un demi-pied, un pied même. C'est ce que
j'ai vu plusieurs fois.

Cette terminaison fatale n'a pas lieu, comme nous l'a-
vons dit, du reste, sans être précédée d'horribles douleurs, de fièvre violente, souvent de délire, etc. Aussi
doit-on s'empresser, dans ces circonstances, de mettre
un terme aux souffrances des malades en incisant l'œil,
en enlevant sa partie antérieure et évacuant par ce moyen
tout ce qu'il contient ; on le réduit alors à un moignon
qui peut recevoir un œil artificiel.

Enfin, il est des cas dans lesquels les projectiles lancés
par les armes à feu, et surtout les projectiles volumineux, emportent à la fois l'organe de la vision et une
portion plus ou moins considérable de l'orbite. Dans ce
cas, le rôle du chirurgien se borne à traiter la lésion
comme nous l'avons dit en parlant des blessures des parties osseuses de l'orbite ; et c'est surtout dans ce cas qu'il
doit avoir recours au régime antiphlogistique le plus
actif, dans la crainte de la propagation de l'inflammation à l'organe encéphalique.

Dans les combats de juillet, nous avons eu l'occasion
de voir plusieurs blessures de ce genre qui se sont terminées heureusement.

Suivant quelques auteurs, des balles, ou autres projectiles, ont chassé dans quelques cas le globe de l'œil de
l'orbite. Cet organe, soutenu cependant par son pédicule
vasculaire et nerveux, pendait hors de l'orbite. On l'a re-
placé dans cette cavité et les malades ont pu, dit-on, conser-

ver la faculté de voir. Il est difficile de concevoir un pareil résultat. Cependant *Covilard* prétend avoir réussi quelquefois. On peut donc agir comme il l'a fait; c'est-à-dire que s'il arrivait que cet organe tînt encore par son pédicule vasculaire et nerveux, le réduire et le maintenir à l'aide d'un appareil légèrement compressif; il ne faudrait le séparer de son pédicule que dans le cas où celui-ci serait par trop endommagé, et s'il n'y avait absolument aucune espérance de conserver l'organe.

## SECTION II.

### Blessures du nez.

A. — *Les piqûres* des parties molles extérieures du nez ne présentent rien de particulier qui les différencie de celles des autres parties du corps. Nous n'entrerons donc pas dans la description du diagnostic et du traitement de ces lésions.

B. — Il en est de même à peu près des blessures faites par armes piquantes et tranchantes, arrachantes et déchirantes, etc., etc. Tant que ces plaies ont peu d'étendue et de profondeur, leurs bords n'ont aucune tendance à se déplacer, et on les traite par les moyens ordinaires. Mais pour peu que les lésions de cette partie du corps aient de l'étendue et de la profondeur, comme cela a lieu dans celles qui divisent verticalement toute l'épaisseur de l'une des ailes du nez, et surtout dans celles qui sont transversales et qui détachent plus ou moins complétement le bout de l'organe, la tendance à l'écartement y est très-marquée. Si ces plaies ne sont pas réunies avec soin, le nez peut rester fendu, parce que les lèvres de la solution de continuité se cicatrisent séparément, ou bien il reste tronqué, parce que le lobe détaché, et non réappliqué, ne recevant pas assez de nourriture au moyen du lambeau par lequel il tient encore, se gangrène et se sépare des parties vivantes.

Le traitement de ces plaies du nez par armes tranchantes, déchirantes, etc., etc., consiste à tenir rapprochés leurs bords à l'aide de bandelettes agglutinatives et d'un bandage approprié, dont on aide quelquefois l'action en plaçant dans les fosses nasales quelques bourdonnets de charpie, ou une sonde de gomme élastique, qui soutient en dedans les lèvres de la solution de continuité et prévient leur déplacement dans ce sens. Mais le meilleur moyen de mettre et de maintenir en rapport les plaies du nez consiste à les réunir à l'aide d'un nombre suffisant de points de suture à points séparés ou entortillés. Quand une partie du nez est presque entièrement séparée du reste, il faut la réappliquer, quelque mince, quelque exigu que soit le lambeau qui la retient. Les auteurs sont pleins d'observations d'individus qui avaient reçu sur le nez des coups d'armes tranchantes; cette partie, presque entièrement séparée du corps, n'y tenait plus que par une languette de peau des plus minces; des chirurgiens ignorans, croyant qu'il était impossible d'en opérer la réunion, allaient la couper et laisser ainsi le nez tronqué, lorsque d'autres chirurgiens, moins impatien et plus expérimentés, réappliquaient ce lambeau, l'assujettissaient par des points de suture, par des bandelettes agglutinatives, et guérissaient les malades sans difformité. Ainsi, comme règle absolue, on ne doit jamais séparer complétement du corps le nez lorsqu'il tient encore par une petite languette de peau, quelle que soit son exiguité.

Mais quand le nez a été séparé complétement du corps, doit-on en essayer la réunion? Des hommes recommandables ont rapporté des exemples de réussite de semblables tentatives ( *Voyez* tom. 1<sup>er</sup> ). On peut donc essayer, car ces tentatives offrent peu d'inconvéniens. Si on échoue, on doit panser la plaie comme une plaie avec perte de substance ordinaire, et l'on remédie ensuite à la difformité et aux incommodités qui occasionent la perte du nez, en faisant porter au malade un nez postiche. On peut aussi chercher à remplacer la portion du nez perdue en y substituant une partie vivante par l'opération de la rhinoplastique. C'est une des régions du corps sur lesquelles on s'est le plus exercé dans l'art de restaurer les parties détruites par des maladies ou des accidens (1).

## C. — *Lésion des os du nez.*

Les lésions des os du nez, par les armes piquantes ou

(1) Malgré l'appel fait par tant d'estimables auteurs aux gens de l'art, il est douteux qu'il se rencontre beaucoup de blessés qui s'y décident. Peut-être même qu'il ne se trouvera que peu de personnes qui, bien informées de ce qu'il en coûte pour avoir un nouveau nez complet, consentiront à s'assujettir à la gêne, aux douleurs, aux dangers, au prix desquels ils ne pourront acquérir souvent que le simple simulacre de cette partie. Nous ne parlons ici que de ces nez complets à refaire, qui exigent une quantité énorme de peau empruntée au front ou ailleurs, et non pas de ces difformités légères, suite d'une perte peu considérable des parties molles, et que l'art a si bien su réparer. En effet, lorsqu'on sait tout ce qu'ont eu à souffrir les individus qui à toutes forces ont voulu retrouver leur nez, et tout ce qu'ont eu à craindre les chirurgiens qui s'étaient engagés à leur en rendre l'équivalent, on trouvera que c'est payer trop chèrement une reproduction presque toujours informe, et qu'il vaut mieux, pour les uns et pour les autres, s'en tenir à une pièce artificielle comme on les exécute maintenant, et qui réunit à l'avantage d'une grande ressemblance et d'une illusion parfaite, la commodité de l'usage et du port, et qui ne coûte que fort peu d'argent et point de souffrance. Nous avons eu cependant l'occasion de voir tout nouvellement M. *Dieffenbach* à Paris rétablir, avec une habileté prodigieuse, des nez entièrement détruits soit par des maladies, soit par des accidens.

( *Note des Rédacteurs.* )

tranchantes, ne présentent point de signes particuliers, ni d'indications spéciales. Seulement, comme les difformités du nez changent prodigieusement le visage, et tendent généralement à lui donner un caractère ignoble, il faut éviter avec soin les enfoncemens de ces os, les relever avec des pinces à anneau, les fixer en place pour qu'ils ne s'affaissent point, et les maintenir bien dans leur position normale.

D. Les contusions du nez n'offrent non plus rien de particulier, et doivent être traitées comme celles des autres parties du corps. Quand les contusions ont été portées à un très-haut degré, quand les os eux-mêmes sont atteints, quand il y a *écrasement* du nez en un mot, le chirurgien doit surtout s'attacher à prévenir ces difformités dont nous venons de parler. Les antiphlogistiques généraux et locaux seront employés avec une énergie proportionnée à la violence des accidens.

E. — *Plaies par armes à feu.*

C'est surtout par les projectiles lancés par la poudre à canon qu'ont lieu les blessures du nez qui enlèvent une portion ou la totalité de cet organe, et qui exigent toutes les ressources de l'art pour obtenir une restauration plus ou moins entière. L'étendue du désordre ne peut être appréciée dans un grand nombre de cas que lorque les escharres produites par les projectiles sont tombées. C'est alors seulement qu'on pourra se livrer à ces diverses pratiques.

On observe un assez grand nombre de blessures par armes à feu au nez et aux fosses nasales chez des individus qui ont cherché à se suicider, en se tirant des coups de pistolet ou de fusil, soit dans cette partie de la face, soit dans la bouche. Dans ce dernier cas, les désordres n'ont lieu dans le nez et les fosses nasales, qu'après avoir détruit plus ou moins complétement la paroi supérieure de la bouche. Par suite de la déviation des projectiles, ou par un changement léger dans la déviation de l'arme, les désordres se bornent souvent aux parties antérieures du nez ; mais dans d'autres circonstances, les balles pénétrant dans les fosses nasales, arrivent dans le cerveau après avoir fracturé la base du crâne. Alors les individus sont en proie à tous les accidens que nous avons décrits à l'occasion des blessures du cerveau.

Quand les projectiles dirigés dans les fosses nasales se sont logés dans ces cavités, on procède à leur extraction aussitôt que leur siége est reconnu ; car ils entretiendraient, dans cette partie du corps, une irritation continuelle et une suppuration incommode jusqu'à leur sortie. Il n'est pas difficile d'extraire une balle arrêtée dans les fosses nasales, elle y est rarement enclavée, et hors de la portée du doigt, des pincettes, ou du tire-fond. On peut la pousser dans la bouche, si elle n'est pas susceptible d'être ramenée par le nez ; c'est la voie qu'elle choisit ordinairement lorsqu'on lui donne le temps de sortir spontanément. On voit en effet des personnes qui les crachent tout à coup, après les avoir portées pendant un très-long temps.

Une balle entrée par le nez peut s'être jetée dans les sinus maxillaires. Si elle ne causait point d'accidens dans cette cavité, on pourrait l'y laisser (1) ; mais, dans

(1) *Ravaton* cite plusieurs cas de séjour de balles dans le sinus maxillaire, et qui n'y ont déterminé aucun accident. On rapporte dans les mémoires de l'Académie de Berlin l'observation d'un individu qui en conserva une dans le sinus maxillaire pendant vingt-cinq ans, et qui la rendit spontanément par la bouche au bout de ce laps de temps. Toutefois, elles

le cas contraire, la térébration de ce sinus serait le seul moyen de l'en tirer. Si la balle avait pénétré dans le sinus maxillaire par la joue, on tâcherait de l'extraire par son ouverture d'entrée, à l'aide d'un tire-fond ou des pinces. Si cette ouverture d'entrée était trop petite, il faudrait l'agrandir, soit avec des ciseaux, soit avec une couronne de trépan.

## SECTION III.

### Blessures de l'oreille.

**A.** — Les *piqûres* de l'oreille externe ne présentent aucun caractère particulier, ni aucune indication spéciale. On ne doit point oublier, toutefois, que le pavillon de l'oreille est très-exposé à devenir le siége d'érysipèles à la suite de ces piqûres, et que ces érysipèles s'étendent très-rapidement au cuir chevelu. Il faut donc surveiller très-attentivement les malades atteints de cette lésion, et employer, au premier indice de l'apparition des érysipèles, les moyens les plus énergiques et les plus propres à les arrêter dans leur marche.

**B.** — Les *plaies par armes tranchantes* de l'oreille sont aussi traitées comme celles de toutes les autres parties du corps. L'oreille externe est quelquefois séparée presque entièrement des parties latérales du crâne. Quelquefois elle l'est tout-à-fait. Dans ce dernier cas, ainsi qu'on le pense, il n'y a rien à faire ; mais quand la séparation n'est pas entière, quelque mince que soit le lambeau, il faut tenter la réunion ; et, dans cette circon-

occasionent généralement, ainsi que les autres corps étrangers, des fistules qui ne cessent qu'au moment de leur expulsion.

( Note des Rédacteurs. )

stance, c'est à un ou plusieurs points de suture qu'il faut avoir recours.

Nous avons eu l'occasion d'observer plusieurs cas de ce genre à l'Hôtel-Dieu en 1830. L'oreille externe était presque entièrement détachée, et ne tenait plus au reste du corps que par un lambeau très-mince, très-grêle, mais dans lequel il existait cependant encore quelques vaisseaux. La réunion qui fut tentée réussit généralement très-bien, et les malades guérirent promptement.

C. — Plaies par armes à feu.

Les coups de feu présentent les mêmes indications. Tenter la réunion après la chute des escharres, à l'aide des mêmes moyens, c'est-à-dire de la suture, des bandelettes agglutinatives, etc., etc.

Les grains de plomb qui se logent dans le pavillon de l'oreille peuvent être facilement extraits, comme dans tous les autres points de la peau.

L'oreille moyenne, quoique plus à l'abri que l'oreille externe, est cependant encore sujette à des lésions par des coups de feu.

La dilatation de l'air par la poudre à canon comprimée produit, ainsi qu'on le sait, sur toutes les parties du corps, sur la poitrine, la face, l'oreille, et particulièrement sur la membrane du tympan, un ébranlement très-manifeste. Cet ébranlement est même porté quelquefois au point de rompre cette membrane, de produire des écoulemens de sang par le conduit auditif externe, interne, etc., etc. Une surdité plus ou moins grande est le résultat ordinaire de cette lésion. Beaucoup d'artilleurs de l'armée de terre, et surtout de la marine, se trouvent dans ce cas.

Quand on examine l'oreille de ces individus au grand

soleil, et lorsque ses rayons pénètrent d'aplomb dans le fond du conduit auditif, on trouve que la membrane est tantôt complétement détruite, d'autrefois qu'elle est simplement perforée ; mais cette perforation n'est jamais exactement ronde ; elle est, au contraire, inégale, et comme déchirée par suite d'une explosion (1).

Quelquefois, sans aucune altération de ce genre, la sensibilité de l'oreille est épuisée, émoussée par le bruit fréquent du canon, et par l'ébranlement continuel éprouvé par la membrane du tympan, et la surdité est plus ou moins complète. On conçoit qu'il n'y a rien à faire dans ces cas.

Nous avons parlé déjà, dans les généralités, du grain de plomb introduit dans l'oreille moyenne ; nous avons vu qu'il y produit une surdité irrémédiable. Une balle qui y pénètre produit cet effet bien plus sûrement encore. Cette balle peut, dans sa force d'impulsion, cheminer plus loin que l'oreille moyenne, arriver dans l'épaisseur du rocher, y rester, ou le traverser, après l'avoir éclaté, et se perdre plus ou moins avant dans le cerveau.

Dans le cas où une balle se trouve engagée dans le conduit auditif externe, et a pénétré jusque dans la caisse, elle s'y trouve enclavée de manière à ne pouvoir être extraite que fort difficilement. Il faut avoir recours dans ces cas au tire-fond, ou mieux encore à l'application du trépan sur l'apophyse mastoïde. On conçoit facilement la gravité des désordres que produit une balle ainsi logée. Néanmoins, il ne faut pas croire qu'une balle qui a pénétré jusque dans le rocher soit toujours mortelle. Je me souviens avoir vu une balle ainsi engagée dans

_______________

(1) Les individus qui ont la membrane du tympan ainsi déchirée, peuvent faire facilement passer la fumée de leurs pipes ou cigarres, de l'arrière-gorge par l'oreille, au moyen de la trompe d'Eustache.

l'épaisseur du rocher, et qui cependant n'avait point déterminé la mort. Elle y était restée logée depuis de longues années. L'individu avait vécu avec sans accidens.

Les plaies par armes à feu qui ont lésé les parties osseuses de l'oreille sont très-communément suivies de fistules accompagnées d'une suppuration très-fétide. Cela tient à la présence de portions d'os nécrosées ; cette suppuration ne cesse que lorsque ces corps étrangers sont sortis ou extraits.

## SECTION IV.

### Blessures des joues et des lèvres, et du menton et des mâchoires.

#### A. — *Piqûres des joues et des lèvres, et du menton.*

Les piqûres des joues et des lèvres ne présentent dans leur marche et dans les accidens dont elles sont accompagnées, ainsi que dans leurs indications curatives, rien qui les différencie des plaies analogues des autres parties du corps.

#### B. — *Plaies par armes tranchantes.*

Les plaies par armes tranchantes qui attaquent ces organes ont toujours, quelles que soient leur direction et leur profondeur, une grande tendance à l'écartement. Cette tendance est surtout très-marquée dans les plaies avec lambeaux, et surtout dans les plaies qui intéressent toute l'épaisseur de la lèvre supérieure ou de la lèvre inférieure. A raison du grand nombre de nerfs et de vaisseaux qui se trouvent dans les lèvres et les joues, les plaies de ces parties sont fort douloureuses, et très-souvent accompagnées d'un écoulement de sang très-abondant. En outre, les plaies des joues peuvent être compliquées de la lésion de la glande parotide ou de celle de son conduit. Nous en parlerons à part.

Les plaies par armes tranchantes doivent être réunies avec le plus grand soin, afin d'éviter la difformité qui résulterait d'une large cicatrice. Il faut rendre cette cicatrice aussi linéaire que possible. Lorsque ces plaies n'ont attaqué que la superficie des parties, les bandelettes agglutinatives suffisent pour obtenir cette réunion ; mais lorsquelles ont atteint toute l'épaisseur des joues et des lèvres, ou bien lorsqu'elles sont à lambeaux, il faut avoir recours à la suture. C'est la suture entortillée qui produit ici les meilleurs résultats. Les plaies par rupture, déchirure, arrachement, etc., etc., aux lèvres et aux joues, doivent être traitées d'après les mêmes indications. Nous devons dire ici quelques mots en particulier des plaies de la glande parotide.

Toutes les fois qu'une plaie par piqûre ou par arme tranchante intéresse ou peut intéresser la substance de la glande parotide, il faut pour prévenir l'écoulement de la salive, et par la suite une fistule salivaire, réunir promptement et exactement ses bords, exercer une compression assez forte pour prévenir tout écoulement de salive, imposer au malade un régime sévère, le repos et un silence absolu (1).

(1) On lit dans le *Journal de médecine*, tom. 25, pag. 449, qu'un individu ayant eu la parotide coupée à trois lignes de profondeur par un morceau de verre, le mauvais état des bords de la plaie força d'en retrancher une portion avec des ciseaux, ils furent ensuite rapprochés avec soin, maintenus en contact à l'aide d'un bandage qui comprimait fortement. La cicatrisation se fit en dix-sept jours, et il ne survint point de fistule.

Il y a quelques mois l'un de nous (M. *Paillard*), en extirpant une tumeur squirrheuse volumineuse, située dans la région parotidienne, enleva

Les plaies du conduit de Sténon sont beaucoup moins
fréquentes que celles de la glande elle-même. Ce conduit, du reste, a trop peu d'épaisseur pour qu'elles n'intéressent qu'une portion de son diamètre, et presque
dans tous les cas la division est complète. Lorsque la
plaie est large et profonde, on peut reconnaître quelquefois, au milieu des parties coupées, les deux orifices acci-
dentels du canal salivaire. Quand la joue est divisée
verticalement ou obliquement dans toute son épaisseur,
il n'est pas douteux que le canal ne soit ouvert; mais
dans beaucoup de cas le diagnostic est plus obscur, et
ce n'est qu'au bout de quelques jours qu'on reconnait à
l'écoulement de la salive pendant les repas, que ce canal a été blessé. On aurait tort de croire que la division
de ce conduit est nécessairement suivie d'une fistule; il
n'est pas impossible que les deux orifices du canal convenablement rapprochés se réunissent en même temps et
par le même mécanisme que les parties molles qui les
entourent. Toutefois, ces cas de guérison spontanée sont
rares. Si on reconnaît la lésion du canal de Sténon, soit
à l'instant même où la blessure a été faite, soit seulement
quelques jours après, il faut recourir de suite à l'emploi
de moyens propres à prévenir la formation d'une fistule
salivaire.

Ces moyens sont différens selon que la plaie intéresse
toute l'épaisseur de la joue et pénètre jusque dans la
bouche, ou que la joue n'est divisée que dans une partie de son épaisseur. Dans le premier cas on doit placer
une mèche de charpie dans la moitié interne de l'épais-

une portion considérable de la parotide. La plaie fut réunie par première
intention, une compression très-modérée fut exercée sur elle : la guérison
fut complète au bout de quelques jours et sans fistule.

( Note des Rédacteurs. )

seur de la plaie, vis-à-vis l'endroit où correspond l'ouverture accidentelle du conduit, afin d'établir une fistule interne par laquelle la salive puisse couler dans la bouche. Cette mèche doit être retenue par un fil qui embrasse sa partie moyenne, et qui, ramené lui-même dans l'angle supérieur de la plaie, est fixé au dehors avec un morceau de taffetas d'Angleterre. Dans le second cas, il faut achever de diviser la joue dans toute son épaisseur, mais à l'endroit seulement qui correspond au canal , afin que la plaie communique avec la bouche, et qu'on puisse aussi placer une mèche de charpie. Dans l'un et l'autre cas, il faut continuer l'usage de la mèche pendant un temps assez long pour rendre l'ouverture interne en quelque sorte calleuse. La partie intérieure de la plaie se cicatrise promptement, excepté dans le trajet étroit que parcourt le fil, et cette petite ouverture elle-même se ferme dès qu'on cesse de se servir de la mèche (1).

Dans quelques cas, les plaies du canal de Sténon présentent un phénomène particulier, les deux bouts ne se réunissent point, mais il ne se forme cependant point de fistule. On voit sur l'endroit même de la division, une tumeur molle qui s'affaisse sous le doigt , et fait jaillir dans la bouche un filet de salive. C'est un sac intermédiaire entre les deux orifices non immédiatement réunis, et dans lequel, comme dans un bassin , la portion postérieure du conduit salivaire verse le liquide, qu'y puise ensuite la portion antérieure pour le conduire à la bouche (2).

(1) On trouve dans le *Journal de médecine* (oct. 1807) une observation de succès par cette méthode. ( *Note des Rédacteurs.* )

(2) Tel était dans le cas du capitaine *Lasocki,* autrefois au service de France dans la légion de la Vistule. Il portait une tumeur de cette espèce survenue à la suite de plusieurs blessures reçues en Espagne. Cette tu-

**C. —** *Blessures par armes contondantes des joues et des lèvres.*

Les contusions des joues et des lèvres ne présentent rien de particulier dans ces régions, et n'exigent pas un traitement spécial ; nous remarquerons seulement qu'en raison de la grande quantité de vaisseaux qui s'y trouvent, et cela spécialement aux lèvres, les ecchymoses sont très-fréquentes, et les épanchemens de sang quelquefois très-considérables.

**D. —** *Plaies par armes à feu aux lèvres et aux joues* (parties molles).

Les plaies par armes à feu aux joues et aux lèvres exigent, comme celles de toutes les autres parties de la face, une grande attention pour éviter les difformités qui résultent des pertes de substance que font éprouver le plus ordinairement les projectiles. Il faut donc, quand les accidens inflammatoires sont diminués, que les escharres sont tombées, profiter des moindres lambeaux pour combler les vides produits par la destruction des parties, etc., etc.

Ces plaies exigent d'ailleurs, beaucoup d'attention et de ménagemens dans les débridemens qu'on est obligé de faire, et cela toujours dans le but d'éviter les difformités. On n'y aura donc recours que lorsqu'il sera impossible de faire autrement, et pour faire cesser des étranglemens qui menaceraient de devenir dangereux (1).

meur occupait le centre d'une vaste cicatrice qni divisait en deux toute la joue gauche. Elle se vidait toutes les fois qu'on la comprimait.

*( Note des Rédacteurs. )*

(1) A la face, M. *Larrey* traite les plaies par armes à feu en débridant méthodiquement. Il rafraîchit les bords des plaies pour les réunir ensuite

Lorsqu'on a obtenu le cicatrisation de ces plaies par armes à feu, et que, malgré tout le soin possible, il est resté une difformité considérable, suite de la perte de substance éprouvée par les parties, ou bien enfin lorsque le traitement de ces plaies a été mal dirigé, il faut avoir recours, pour détruire ces difformités, à quelques unes des méthodes et procédés imaginés dans ces derniers temps pour restaurer les parties mutilées de la face et des autres parties du corps.

Les joues peuvent être labourées par une balle, et la parotide traversée. On pourrait dans ce dernier cas redouter une fistule salivaire; mais cette affection est beaucoup moins commune qu'on ne pense à la suite des plaies par armes à feu. En effet, l'inflammation éliminatoire qui survient gonfle considérablement tous les tissus qui entrent dans la composition de la plaie, leur donne à tous aussi la même nature, et cicatrise la plaie de la parotide comme une solution de continuité ordinaire.

L'observation de la nature nous dicte dans cette circonstance ce qu'il y a à faire quand on veut guérir une fistule salivaire provenant de la glande parotide (car on conçoit que la lésion du canal de Sténon est une tout autre chose). La cautérisation, la formation d'une escharre sur la fistule, est en effet le meilleur moyen à employer; une inflammation éliminatoire a lieu, et cette inflammation amène la guérison, ou du moins l'amène souvent.

à l'aide de la suture et obtenir ainsi une cicatrice linéaire. Il emploie dans cette circonstance la suture enchevillée et entortillée, afin d'agir graduellement sur toute l'épaisseur des bords de ces solutions de continuité et d'en prévenir la déchirure. (*Relation chirurgicale de juillet* 1830, par M. Hippolyte Larrey.)

(*Note des Rédacteurs.*)

Quoi qu'il en soit, si à la suite d'un coup de feu qui a
lésé le conduit de Sténon ou la glande parotide, il sur-
venait une fistule salivaire, on la traiterait par les
moyens appropriés à cette maladie, moyens qu'il serait
déplacé de traiter ici. Voici une observation de lésion de
la glande parotide par arme à feu, et qui vient à l'appui de ce que nous venons de dire.

### OBSERVATION.

Le nommé *René* reçut le 29 juillet 1830, en combattant
au Louvre, un biscaïen qui, pénétrant par la joue droite,
traversa la cavité buccale obliquement d'arrière en avant,
et vint sortir par la bouche après avoir fracassé la dernière dent incisive du côté gauche, la canine et la première petite molaire du même côté, et déchiré la commissure gauche des lèvres. Par l'effet d'un heureux hasard le projectile l'avait surpris la bouche ouverte, la
langue abaissée, ce qui préserva ce dernier organe de
toute atteinte, prévint la fracture des os maxillaires, et,
par suite du choc du biscaïen contre les parties osseuses,
une commotion cérébrale. Il fut porté à l'Hôtel-Dieu immédiatement après sa blessure, ayant la joue et le cou
inondés de sang. L'hémorrhagie nous parut causée par la
rupture de l'artère labiale ; une vaste perte de substance
au centre de la joue droite laissait à découvert tout l'intérieur de la bouche. Dans la perte de subtance se trouvait compris le conduit de Sténon.

La salive qui n'était plus retenue dans la bouche s'é-
coulait par la plaie. Les efforts que le malade faisait pour
articuler les sons n'avaient pour résultat que la production d'un murmure confus. Le blessé, qui, au moment
même du choc du projectile, n'avait pas été étourdi,

conservait toute la liberté de ses facultés intellectuelles.
La plaie n'offrait pas un bord déchiqueté, inégal, meur-
tri et noirâtre, d'un aspect gangréneux, comme on l'aurait pu croire ; mais, au contraire, une section nette,
et parfaitement ronde. Elle fut pansée simplement,
l'hémorrhagie s'était arrêtée d'elle-même. Du linge
fenêtré enduit de cérat, des compresses soutenues par
une mentonnière servirent à fermer la plaie, à prévenir l'accès continuel de l'air dans la cavité de la bouche si largement ouverte; la bande appliquée sous le
menton, en tenant les deux mâchoires appliquées l'une
contre l'autre, s'opposait à des mouvemens qui auraient
tiraillé sans cesse les lèvres de la plaie faite à la joue,
et de celle qui occupait la commissure des lèvres.
Les dents en partie déracinées par le choc du biscaïen
furent arrachées, et l'ouverture qui résultait de leur arrachement permit d'introduire dans la bouche le bec d'une
cafetière, et de faire ainsi avaler au malade des tisanes
et des alimens liquides sans avoir à déranger l'appareil
qui maintenait les mâchoires immobiles.

Peu à peu nous vîmes à l'aide de ces précautions l'ouverture de la joue, qui le premier jour offrait au moins
le diamètre d'une pièce de trente sous, se retrécir ; des
bourgeons charnus nés du bords de la plaie d'un côté
marcher au devant de ceux qui s'élevaient du côté opposé ; des compresses graduées, disposées autour de l'o-
rifice, favorisaient encore ce rapprochement. Enfin,
au bout d'un mois et six jours, l'ouverture était presque
complétement fermée ; il ne restait qu'une petite fistule,
que l'impatience du malade à obtenir sa sortie ne nous
permit pas de voir se fermer. La peau du voisinage
de la fistule était attirée vers elle, de petits plis rayonnés
convergeaient vers l'ouverture. Cette tension se faisait

sentir au blessé lorsqu'il ouvrait un peu fortement la bouche. Quant au conduit de sténon, nous ne pûmes constater si un orifice accidentel s'était établi pour suppléer à celui que la blessure avait détruit, il est possible que le conduit se soit oblitéré. Du reste, en palpant la région parotidienne du côté de la blessure, nous ne sentîmes pas l'engorgement de la glande, qui se remarque dans les cas de rétention de la salive par suite de l'oblitération du conduit excréteur. La salive ne coulait pas du tout par ce reste de la plaie (1).

Voici l'observation d'une fistule salivaire survenue à la suite d'un coup de feu, et qui est guérie très-facilement sous l'influence d'une légère cautérisation avec le nitrate d'argent.

### OBSERVATION.

La nommée *Martin* ( *Marie Geneviève* ), âgée de soixante-cinq ans, profession de marchande, en rentrant chez elle, fut frappée, le 28 juillet, sur la place de Grève, d'une balle qui lui fracassa le côté gauche de la face. D'après ce qui nous a été rapporté, la malade perdit beaucoup de sang. Aussi, quand on l'apporta à l'Hôtel-Dieu, était-elle dans un état de faiblesse considérable. Le pouls était petit, très-fréquent. A la face existait une plaie déchirée s'étendant de la commissure gauche des lèvres à l'apophyse mastoïde du même côté. Dans ce trajet, la peau, les muscles de la joue, le masséter, les filets du nerf facial, l'artère maxillaire externe et ses branches, la glande parotide, le lobule et la partie inférieure de la conque de l'oreille furent intéressés.

(1) Par les Rédacteurs.

Depuis la commissure jusqu'au masséter, la balle était passée entre la peau et la cavité buccale, puis en attaquant le milieu de ce muscle, elle l'intéressa seulement dans la moitié externe de son épaisseur. Les bords de la plaie étaient violacés, ecchymosés, et sa surface recouverte de sang coagulé.

Afin de prévenir une inflammation vive des environs de la plaie, et peut-être des organes contenus dans le crâne, dont l'ébranlement avait dû être considérable, on pratiqua immédiatement une saignée, de trois palettes ( potion calmante, diète ). Quatre heures après, le pouls se releva, la peau devint chaude, l'intelligence revint un peu, on nettoya les bords de la plaie et on pansa à plat.

Pendant les sept ou huit jours qui suivirent ce traitement, la malade se trouvait si bien, qu'elle désirait manger et se lever ; on accorda la soupe. Le 7 au soir la plaie devint gonflée, douloureuse, les bords rouges, en même temps il y avait de la fièvre, céphalalgie, soif, un peu d'agitation. On fit appliquer vingt sangsues derrière l'oreille gauche. L'inflammation érysipélateuse diminue un peu ; mais les bords de la plaie et sa surface sont enduits d'une exsudation crémeuse analogue à la gangrène d'hôpital ; alors on toucha avec le nitrate acide de mercure, et on pansa comme à l'ordinaire. Trois jours après la plaie se déterge, ses bords ont perdu de leur dureté et de leur gonflement, la face n'est plus érysipélateuse, et la malade est assez bien; on réunit alors avec deux points de suture une partie du lobule de l'oreille qui était pendante et séparée.

C'est alors que la plaie commença à marcher rapidement à la guérison. Il survint des bourgeons charnus qu'on fut même obligé de réprimer en avant, enfin la

plaie fut rapidement guérie dans les quatre cinquièmes
de son étendue. En effet, dans un point au devant du
lobule de l'oreille, il existait une fistule salivaire facile à
reconnaître ; mais en cautérisant avec le nitrate d'argent,
la plaie diminua promptement d'étendue et se cicatrisa
solidement. La face de côté est un peu déviée à droite,
ce qui tient à la paralysie presque complète de la joue
gauche, les filets du nerf facial ayant été affectés dans une
grande étendue.

### E. — *Blessures par armes à feu aux parties osseuses des mâchoires supérieure et inférieure.*

Les plaies par armes à feu de la face tirent leur principale gravité de la lésion des os qui entrent dans leur
composition.

La mâchoire supérieure peut être traversée, dans différentes directions, par des balles qui y produisent peu
de désordre, peu d'éclats, peu d'esquilles. Ces balles
peuvent y rester enclavées et perdues. Dans ce cas la maladie est assez simple et le blessé peut guérir assez promptement. Nous avons eu l'occasion d'observer en juillet
plusieurs cas pareils, et la guérison a eu lieu en fort
peu de temps. Nous avons déjà cité ( tom. 1er, p. 416)
l'observation du nommé *Godin*, qui eut la face traversée par une balle qui entra près du nez et sortit près de
l'apophyse mastoïde. Ce malade guérit parfaitement bien,
et sa cure n'a été traversée par aucun accident grave.

Un cas à peu près semblable a été observé à l'hôpital de
la Charité en 1830. Le malade de la Charité n'était cependant pas tout-à-fait dans les mêmes circonstances que le
malade de l'Hôtel-Dieu. En effet, il a perdu l'ouïe, par

suite de la lésion de cet organe. Le malade de l'Hôtel-Dieu l'a parfaitement conservée.

Un autre individu, reçu à la maison de convalescence de Saint-Cloud, avait reçu une balle qui, entrée dans la région malaire droite, sortit dans la région parotidienne gauche. La guérison a été très-heureuse : elle est parfaite et aucun sens n'a été perdu.

Dans d'autres circonstances, le squelette des mâchoires est largement fracassé, et des portions plus ou moins considérables en sont enlevées et détachées. Bien souvent on a vu de gros projectiles, et même des coups de pistolet ou de fusil tirés à bout portant, enlever la mâchoire supérieure presque en totalité. On conçoit toute la gravité d'un pareil cas. La mort arrive souvent presque immédiatement, ou peu de temps après ; si le malade réchappe, il se développe des inflammations considérables, suivies de suppurations abondantes, et des fistules qui ne cessent que lorsque toutes les portions d'os nécrosées sont détachées et sorties. Mais une chose digne de remarque, c'est que les fracas de la mâchoire supérieure sont infiniment moins graves que ceux de la mâchoire inférieure. Il est très-difficile d'en donner la raison ; mais c'est un fait qu'il est important de noter (1).

(1) On trouve dans les annales de la chirurgie militaire, des observations d'individus blessés de la manière la plus grave à la mâchoire supérieure et qui ont guéri. Tel est le cas du nommé *Vauté* qui, en 1801, fut atteint, pendant le siége d'*Alexandrie* en Égypte, par un boulet de canon qui, dirigé un peu obliquement du haut en bas, d'avant en arrière, et de droite à gauche, le frappa sur le milieu du visage, brisa et emporta une partie de l'os de la pommette droite, les deux os maxillaires supérieurs, les deux os carrés du nez, les cartilages du nez, le vomer, la lame médiane de l'ethmoïde, le cartilage de la cloison, l'os de la pommette gauche, une portion de l'arcade zigomatique de ce côté, ainsi qu'une grande partie de l'os maxil-

Le sinus maxillaire est souvent ouvert dans ces fracas
de la mâchoire supérieure, et, dans un assez grand nombre de cas, il s'y loge des corps étrangers, des balles sur-

laire inférieur ; toutes les parties molles correspondantes furent dilacérées.
Pendant plusieurs heures ce militaire fut compté au nombre des morts
M. *Larrey*, remarquant cependant qu'il donnait encore signe de vie, lui
prodigua tous ses soins et ne désespéra pas de le guérir. Il retrancha les
parties dont l'attrition était très-grande, enleva les esquilles osseuses, et
pansa avec soin le blessé, qui était guéri au bout de deux mois. Il entra
aux invalides. Voici quel est l'état de la blessure aujourd'hui. ( Ceci est
écrit en 1818, par M. F. Ribes, *Dictionnaire des sciences médicinales*,
tom. 9. )

La plaie, quoique entièrement cicatrisée, offre un aspect vraiment hideux : le nez n'existe plus, ni la cloison qui sépare les ouvertures des narines : on distingue très-facilement la voûte des fosses nasales, les cornets
et les méats : le cornet inférieur gauche a été en partie détruit, il ne reste
plus que le bord postérieur de la voûte palatine, où s'insère le voile du
palais, on ne trouve qu'une petite partie de la région postérieure de l'os
maxillaire supérieur droit : le gauche a été complétement enlevé, ainsi que
l'apophyse ptérygoïde correspondante, l'os de la pommette et l'extrémité
antérieure de l'arcade zigomatique. Cependant le plancher de l'orbite n'a
point été intéressé. Le côté droit de l'os maxillaire est dirigé en avant,
on y remarque seulement quatre dents molaires presque vis-à-vis l'ouverture qui tient lieu de bouche à l'union de la branche avec le corps, toujours du côté droit. On sent, à travers les chairs, une mobilité qui indique
une articulation contre nature. Du côté gauche, il ne reste que le bord de
cet os, et l'apophyse coronoïde : ces deux parties ne sont unies entre elles
qu'au moyen d'un tissu fibreux et charnu, ce qui permet de les mouvoir en
tous sens. La langue, qui a été intéressée dans cette blessure, est très-petite,
conserve néanmoins la forme naturelle, mais est très-rapprochée des fosses
nasales et du voile du palais, ainsi que le larynx qui occupe presque la
place du menton et simule un peu sa forme. L'ouverture qui tient lieu de
bouche est arrondie, très-inégale, inclinée à gauche et en haut, et en partie
confondue avec l'ouverture antérieure des cavités nasales. La vue est perdue du côté droit : l'œil conserve sa forme, mais il y a opacité de la
cornée. Ce malade, qui se fait difficilement entendre, porte continuellement un masque en argent doré, qui lui procure l'avantage de cacher sa
difformité et de rendre un peu moins difficile l'articulation des sons. La

tout. Il faut donc, quand on soigne de pareilles lésions , examiner et sonder le sinus maxillaire , sans quoi on peut y laisser un corps étranger, pour lequel il faudra peut-être plus tard pratiquer une opération. En voici un exemple :

### OBSERVATION.

En 1814 , je donnai mes soins à un lieutenant-colonel qui avait reçu un coup de feu à la mâchoire supérieure ; une tuméfaction énorme avait eu lieu dans les premiers temps de la blessure, elle fut suivie d'une suppuration abondante qui la fit tomber, et le malade était en voie de guérison ; néanmoins le sinus maxillaire restait toujours gonflé ; je sondai et je trouvai quelques portions d'os nécrosées, et j'en fis l'extraction. Je sondai de nouveau le sinus maxillaire et trouvai dans cette cavité un corps étranger volumineux ; c'était une balle, pour l'extraction de laquelle je fus obligé de perforer la paroi antérieure du sinus maxillaire. La balle qui s'y trouvait était déformée et contenait des portions d'os qu'elle avait brisées en pénétrant dans le sinus (1).

Débrider les plaies , extraire avec soin les corps étran-

salive coule continuellement, et l'oblige de placer à la partie inférieure interne de ce masque, pour la retenir, plusieurs compresses qu'il retire quand elles sont imbibées. ( *Note des Rédacteurs.* )

(1) Voici un fait assez curieux de corps étranger dans le sinus maxillaire. Ce fait se trouve dans *Fabrice de Hilden* , qui le tenait de *George Faber* , témoin oculaire du fait.

« Un particulier de *Rosback* , badinant avec son ami, en reçut un coup d'épée avec son fourreau, qui lui perça la joue et brisa l'os maxillaire. Ce fourreau avait un bout de cuivre, ou , si l'on veut, une douille qui resta dans la plaie, et l'on n'y fit pas d'attention. On prit sa cavité pour le trajet de la plaie même, et pendant quatre année, on ne cessa de la tamponner de bourdonnets et d'onguens, comme si c'eût été une fistule. Enfin cette

gers, les projectiles, les esquilles détachées complètement des parties molles ; rapprocher avec soin les parties
divisées, lorsque les escharres sont tombées, que le gonflement inflammatoire est diminué et que la suppuration
est bien établie : telle doit être la conduite du chirurgien dans ces blessures de la mâchoire supérieure. Il est
bien entendu qu'on doit surveiller avec beaucoup de
soin l'inflammation qui survient dans cette plaie, inflammation qui peut se propager facilement aux organes
importans situés dans le voisinage, et surtout au cerveau.
Quant aux difformités qui existent à la suite de ces
blessures, lorsqu'elles sont cicatrisées, on les cache par
des masques, des pièces, des appareils diversement disposés, ou bien on a recours aux diverses méthodes ou
procédés imaginés pour restaurer les parties détruites,
quand cela est possible.

### F. — *Des coups de feu dans la cavité buccale.*

La cavité buccale peut être aussi le siége de désordres
variés produits par les projectiles lancés par la poudre à
canon : c'est surtout les tentatives de suicide qui fournissent l'occasion d'étudier ces phénomènes. On sait en
effet que beaucoup d'individus cherchent à se suicider
en se tirant des coups de pistolet dans la bouche.

Le coup de pistolet tiré dans la bouche produit plusieurs sortes d'effets. Ces effets proviennent 1° de l'action du projectile, 2° de la dilatation de l'air contenu
dans la cavité buccale.

Cette dilatation de l'air produit des fissures, des dé-

douille devint mobile, et l'on crut que c'était une grande esquille qui allait
se détacher; mais on fut bien surpris de ne retirer à la place qu'un morceau de cuivre encore rempli de drogues exfoliatives et de trochisques. »

( *Note des Rédacteurs.* )

chirures de l'ouverture de la bouche, du voile du palais, etc., etc. J'ai même observé plusieurs fois la fracture de l'os maxillaire inférieur dans ces circonstances. Ces phénomènes n'ont pas lieu, ou du moins ils sont très-affaiblis quand les individus ont la bouche ouverte au moment où ils tirent le coup. Mais ceux qui sont parfaitement résolus à se détruire mordent avec force le canon de l'instrument fatal, et les phénomènes susdits sont très-marqués.

Le projectile lancé dans l'intérieur de la bouche produit des ravages très-variés. Souvent la mort est instantanée quand la balle entrant par la base du crâne parvient dans l'intérieur du cerveau ; cela arrive encore quand elle traverse la portion cervicale de la colonne vertébrale et lèse la moelle épinière. Quelquefois elle reste engagée dans le tissu spongieux des vertèbres ; j'ai long-temps conservé un squelette dans la colonne vertébrale duquel une balle était engagée depuis de longues années, et cela sans y déterminer d'accidens. Quelquefois les balles se logent dans d'autres parties de la face, sans y produire aucune incommodité.

Dans certaines circonstances, la balle se dirige entre les apophyses transverses des vertèbres, et y blesse l'artère vertébrale, ce qui détermine souvent des hémorrhagies consécutives au bout de quelques jours : j'ai vu pour ma part trois ou quatre hémorrhagies primitives ou consécutives produites par cette sorte de blessure de l'artère vertébrale. Ces hémorrhagies sont très-difficiles, pour ne pas dire impossibles à arrêter. Voici une observation de ce genre et qui est assez curieuse.

OBSERVATION.

« Un homme injurié au plus haut degré en plein tribunal, par un avocat qui plaidait une cause contre lui, se crut déshonoré à jamais, et prit la détermination de se détruire ; il sortit du tribunal comme un égaré, parcourut à diverses reprises les Champs-Élysées, entra chez un armurier, acheta un pistolet, le chargea à balle et se le tira dans la bouche ; il fut conduit à l'Hôtel-Dieu, où il reçut tous les soins nécessaires. Les accidens primitifs semblaient calmés, et tout faisait présager une issue heureuse, lorsqu'au bout de dix ou douze jours il fut atteint d'une hémorrhagie foudroyante par la bouche et mourut. A l'autopsie, on trouva que la balle s'était engagée entre la deuxième et la troisième apophyse transverse cervicale, et y avait blessé l'artère vertébrale. »

L'artère carotide interne peut aussi être blessée par une balle tirée dans la bouche. Il en est de même des artères de la langue et d'autres artères des environs de la maxillaire interne. J'ai même vu une hémorrhagie très-grave produite par cette lésion de l'artère ranine à la suite d'un coup de pistolet tiré dans la bouche. Dans ces circonstances, c'est à la ligature de l'artère carotide primitive qu'il faut avoir recours quand on ne peut lier la branche qui fournit le sang (1).

Dans quelques circonstances, la balle tirée dans la bouche étant réfléchie par une surface osseuse quelconque,

(1) *Boyer* rapporte le fait suivant dans son traité des maladies chirurgicales, tom. 6, pag. 300. Un homme s'était tiré un coup de pistolet dans la bouche. Pendant les neuf premiers jours il n'éprouva d'autre accident que l'engorgement inflammatoire qui accompagne toujours ces sortes de plaies. Le dixième, il eut par la bouche une hémorrhagie que rien ne put arrêter, et le malade mourut. A l'ouverture du corps, Boyer reconnut que cette hémorrhagie provenait de l'artère maxillaire interne, que la balle avait contuse et désorganisée vers le sommet de la fosse zygomatique, et dont le sang s'échappa à la chute de l'escharre.

( *Note des Rédacteurs.* )

et particulièrement par l'apophyse basilaire, retombe dans la cavité buccale, est avalée et rendue par l'anus au bout d'un temps plus ou moins long. Les malades éprouvent dans ce cas-là très-peu d'accidens. Plus souvent ce sont les dents qui déterminent ces déviations sans nombre. En voici un cas assez remarquable.

### OBSERVATION.

Lesaunier, âgé de quarante-huit ans, avait formé le projet de se suicider. Dans la crainte de voir faiblir son courage, au moment de l'exécution, il chercha à s'exciter par des boissons alcooliques. Dans cet état, il chargea un pistolet. Heureusement qu'il avait poussé l'excitation aussi loin que possible et qu'au moment où il tourna contre lui l'arme qui devait le détruire, il se trouvait dans un état complet d'ivresse. L'arme, soutenue par une main mal assurée, fut placée près de l'arcade alvéolaire du côté gauche, sur la commissure des lèvres du même côté, au niveau de la dent canine et de la petite molaire correspondante. Le coup partit et la balle rencontra les deux dents sur lesquelles appuyait l'extrémité du canon du pistolet. Elles furent fracturées ; mais la balle, au lieu de pénétrer dans l'intérieur, vint se placer dans la fosse temporale. Le malade fut apporté à l'Hôtel-Dieu, presque immédiatement après l'accident. Il était encore dans un état complet d'ivresse.

La commissure gauche des lèvres est déchirée dans l'étendue de quelques lignes ; elle est tuméfiée et noircie par la poudre. La dent canine, les deux premières molaires gauches sont fracturées ainsi qu'une partie de l'arcade alvéolaire. La joue gauche, la fosse temporale, l'œil du même côté sont fortement ecchymosés. Le ma-

lade porte souvent sa main vers la fosse temporale
où il existe en haut une tumeur parfaitement arrondie, mobile sous la peau, et donnant tout-à-fait la
sensation d'une balle. Une incision est pratiquée sur
cette saillie; la peau, l'aponévrose temporale, une partie des fibres du muscle sont divisées et la balle est extraite sans aucune difficulté.

Les jours suivans il se manifesta une légère tension
dans la joue et la fosse temporale; les mouvemens de
mastication deviennent douloureux, mais peuvent cependant s'exécuter. L'œil du côté gauche se tuméfie et
s'ecchymose de plus en plus. Ces accidens légers se
dissipent peu à peu les jours suivans, et le malade sort
parfaitement guéri de son accident et de son goût pour
le suicide, douze jours après son entrée à l'hôpital (1).

Il est rare que les malades qui cherchent à se détruire
à l'aide d'armes à feu échappent à cette tentative avec
autant de bonheur que ce malade. Le plus ordinairement
ils ne rachètent leur vie qu'au prix de mutilations plus
ou moins épouvantables des parties molles et des parties osseuses qui constituent la face, la bouche et les fosses
nasales. Quel a donc pu être, dans le cas dont nous venons
de tracer l'histoire, le trajet du projectile lancé par le
pistolet? Il est évident qu'il a subi plusieurs déviations.
La première a été imprimée par les dents qui ont été
fracturées; la balle repoussée en dehors n'a pu pénétrer
dans la cavité buccale; elle a pénétré en haut et en arrière. Elle serait venue sortir vers la partie supérieure
de la joue, si elle n'eût rencontré un nouvel obstacle,
l'apophyse zygomatique. Là, une nouvelle résistance de
la part de cette partie osseuse, dont elle avait frappé

(1) Par les Rédacteurs.

obliquement et de dehors en dedans le rebord inférieur, l'a forcée à suivre la fosse zygomatique elle-même, la fosse temporale, en labourant les parties osseuses, et en se coiffant pour ainsi dire des fibres du muscle temporal. Mais sa force avait été diminuée par ces résistances successives, et elle était complétement épuisée lorsque le projectile eut pénétré jusqu'à la partie supérieure de la fosse temporale.

Voici l'observation d'un individu qui s'est tiré dans la bouche un pistolet chargé de deux balles et qui en a été quitte seulement pour une légère déchirure au voile du palais.

OBSERVATION.

Jean Martin, garçon limonadier, âgé de vingt-sept ans, d'une faible constitution, et paraissant avoir peu d'énergie morale, fut transporté à l'Hôtel-Dieu le 20 août 1812.

Les mauvaises affaires de son père, autrefois limonadier, et le chagrin profond qu'il avait depuis longtemps d'être obligé de servir les autres, tandis qu'autrefois il exerçait sa profession chez ses parens, le dégoûtèrent tellement de la vie qu'il essaya d'attenter à ses jours; il chargea un pistolet de deux balles, et, étant allé dans un lieu retiré, du côté de Belleville, il tira le pistolet dans sa bouche, tomba sur le sol, ne perdit point connaissance, se releva seul, et fut lui-même demander du secours. Le jour même il fut transporté à l'Hôtel-Dieu.

Le malade examiné ne présenta aucune lésion grave. L'intérieur de ses joues, sa langue, la voûte palatine, la face antérieure du voile du palais étaient recouvertes de croûtes noirâtres formées par la poudre. Martin assura qu'il avait craché l'une des balles et ne savait pas ce que l'autre était devenue ; cette dernière aura probablement été rejetée aussi par la bouche , ou bien sera passée dans les voies alimentaires à l'insu du malade. On prescrivit une saignée, la diète absolue, de l'infusion de fleurs de tilleul et un gargarisme fait avec une infusion de feuilles de ronces édulcorée avec du sirop de mûres. La déglutition étant très-difficile, les premiers jours suivans le malade ne prit que du bouillon. Au bout de trois où quatre jours, les croûtes formées par le nitre et le charbon étaient presque entièrement tombées ; une escharre superficielle et occupant une partie de l'épaisseur du voile du palais s'étant détachée, on voyait une plaie qui avait la forme d'un demi-cercle , et qui suivait assez bien sur la face antérieure de ce voile l'arcade que son bord libre représente. Dès-lors la déglutition devenant de moins en moins difficile, le malade put prendre des alimens; il eut soin de se gargariser chaque jour, et la plaie du voile du palais ne tarda pas à se rétrécir.

Il sortit de l'Hôtel-Dieu le 4 septembre 1812 , quinze jours après son entrée, sa plaie du voile du palais étant presque totalement cicatrisée ; il paraissait alors bien éloigné du désir de recommencer une nouvelle tentative de suicide.

Cette observation est remarquable en ce que le malade n'a éprouvé aucun accident grave, et en ce que les lèvres n'étaient point fendues en rayonnant, comme elles le sont le plus communément. En effet, les individus qui se sont tirés des coups de pistolet dans la bouche ont presque tous cette cavité noircie, couverte d'une couche épaisse de salpêtre, les lèvres pleines de fissures, l'intérieur de la bouche est rempli d'escharres, la langue présente quelquefois des rainures, des gouttières profondes, des déchirures nombreuses. Le voile du palais

présente aussi des scissures, des déchirures, des perforations, est quelquefois complétement fendu dans toute son
étendue et dans toute son épaisseur ; une inflammation
violente s'emparant de toutes ces parties et des alentours,
il survient une énorme tuméfaction du visage, ce qui
donne à ces malheureux un horrible aspect. Ordinairement cette inflammation diminue du quatrième au cinquième jour. Il est inutile de dire que dans ces circonstances il faut avoir recours aux moyens antiphlogistiques énergiques pour diminuer cette violence de l'inflammation et la ramener dans des limites convenables (1).

Quant aux plaies de la langue et du voile du palais,
c'est après la chute des escharres et lorsque l'inflammation est passée ou diminuée, qu'on doit s'occuper de les
traiter et de les guérir par les moyens appropriés, et dont
il a déjà été question un assez grand nombre de fois pour
n'avoir plus désormais à y revenir. Les fractures de l'os
maxillaire sont aussi traitées par les moyens ordinaires.
Il est inutile de recommander aussi l'extraction des corps
étrangers qui peuvent s'être logés dans les parois de la
bouche ou dans les parties voisines. Des projectiles assez
volumineux peuvent s'y loger, ainsi que le prouve le fait
suivant :

OBSERVATION.

Un militaire, chargeant à Laon en 1814 sur des pièces de
canon qui tiraient à mitraille sur le corps dont il faisait
partie, reçut, ayant la bouche ouverte, un biscaïen qui emporta une très-petite partie de la lèvre inférieure près de la
commissure gauche, fractura les dents incisives et la canine
droite, brisa le corps de la mâchoire vis-à-vis la sym-
phise, et se dirigeant obliquement en arrière et à droite

_________

(1) Par les rédacteurs.

s'arrêta sous le peaucier entre le larynx et la base de la langue. La partie inférieure de l'os était restée en place quoique fracturée, mais les muscles qui s'attachent en dedans et à l'apophyse géni étaient déchirés. Quand il arriva à Paris, on n'avait encore rien fait pour extraire le corps étranger et les fragmens. Il y avait cependant huit jours d'écoulés depuis sa blessure, et il ne s'était manifesté aucune hémorrhagie. M. Dupuytren fit une incision aux tégumens et tira le biscaïen ; la mâchoire fut soutenue par une fronde, le malade usa dans la journée de fréquens gargarismes : plusieurs fragmens d'os entraînés par les muscles auxquels ils sont attachés furent maintenus relevés ; on arracha les dents dont les pointes déchiraient les parties ; au bout d'environ trois semaines le malade était en bon état et près d'être guéri, quand il fut pris de fièvre adynamique : alors la plaie commença à fournir de fréquens écoulemens d'un sang noir fluide, coulant en nappe et d'une manière continue ; malgré tous les toniques et les excitans administrés à l'intérieur et en topiques, le malade succomba (1).

G. — *Plaies par armes à feu à la portion osseuse de la mâchoire inférieure.*

*La mâchoire inférieure* est très-souvent atteinte par des coups de feu ; mais, ainsi que nous l'avons dit plus haut, ces blessures sont bien plus dangereuses que celles de la mâchoire supérieure. Nous ne parlons pas de la lésion des parties molles, il n'est ici question que de celle du squelette de la mâchoire inférieure.

L'os maxillaire inférieur étant un des plus durs du corps humain, quand il vient à être frappé en plein par un projectile qui est encore dans toute sa force d'impul-

(1) Par les rédacteurs.

sion, il est brisé en éclats nombreux et par suite de la
résistance qu'il oppose, la tête est fortement ébranlée,
d'où il résulte que dans ces blessures on observe souvent
des commotions graves du cerveau. La balle, en glissant
sur ses surfaces à la fois dures et polies, parcourt quelquefois des trajets extrêmement tortueux. Enfin, comme
ses angles sont bien prononcés, il arrive assez souvent
que la balle s'y partage en éclats qui produisent autant
de plaies qui sont autant de complications graves et difficiles à combattre. C'est ce dont nous avons été témoins
plusieurs fois à Paris dans les combats *de juillet*, *de juin*
et *d'avril*.

Cet os peut être fracassé en avant, sa partie antérieure
(le menton) peut être détruite, enlevée complétement,
son corps, ses branches peuvent même l'être aussi presque entièrement par des balles, des biscaïens, des boulets, etc. (1) Cette lésion est très-composée ; il est très-

(1) Les observations assez nombreuses de ce genre, que l'on possède,
prouvent combien sont grandes les ressources de la nature. En effet, on
voit souvent que le corps et la presque totalité des branches de la mâchoire
inférieure ont été emportés par des boulets et des biscaïens ; que ces fractures étaient compliquées d'énormes plaies avec perte de substance, avec
désorganisation et déchirement des parties molles circonvoisines. Ces blessés
ont d'abord figuré dans le nombre des morts, et quand ils ont donné
quelques signes de vie, désespérant de les sauver, on ne leur a administré
les premiers secours que plusieurs jours après leurs blessures. Dans la
suite, ils n'ont reçu d'autres soins que ceux que les circonstances difficiles dans lesquelles on se trouvait ont permis de leur accorder. Enfin,
ces malades ont été tourmentés par de grandes suppurations et par des
écoulemens très-abondans de salive. Tous ces accidens n'ont pas empêché
la cicatrisation de leurs plaies. Cette cicatrisation est difforme, irrégu-
lière, bridée, gênante sans doute ; la salive qui coule involontairement
gêne les malades, mais enfin ils vivent, et c'est beaucoup.

Parmi ces observations, nous citerons celle du nommé *Fremais*, dont
parle M. Ribes ( *Dictionnaire des sciences médicinales*, tom. 29, p. 424. )

difficile de débarrasser complétement les parties molles de toutes les esquilles innombrables qu'elles contiennent, un gonflement énorme, une suppuration abondante et horriblement fétide ne tardent point à se faire dans toutes ces parties, les malades sont infectés eux-mêmes par cette fétidité de la suppuration dont ils avalent une certaine quantité, ce qui ne contribue pas peu à accroître leur mauvais état général.

Ce militaire reçut en 1811, en Espagne, un coup de biscaïen qui lui emporta complétement tout le corps de la mâchoire inférieure et la moitié des branches de cet os. Les parties molles qui s'y attachent, qui le recouvrent jusqu'au niveau de la lèvre supérieure, ainsi que tous les muscles qui vont se rendre à la face inférieure de la langue, furent enlevés. Ce malade guérit très-bien en deux mois. Il entra aux Invalides. On ne trouve plus actuellement ( ceci est écrit en 1818 ) aucune trace du maxillaire inférieur, seulement en portant les doigts sur le côté du pharynx, dans la direction de l'arcade sectaire supérieure, on reconnaît les apophyses coronoïdes et à peu près six lignes de l'extrémité temporale des branches de la mâchoire. La langue a perdu un tiers de sa longueur ; elle est rétractée sur l'os hyoïde, et elle offre plus d'épaisseur que dans l'état naturel ; les glandes sous-linguales sont adhérentes à la partie inférieure de la langue ; elles sont plus rouges et plus développées qu'on ne le remarque habituellement. La partie inférieure des joues est cicatrisée avec les régions latérales et supérieures du cou, avec la base de la langue et l'os hyoïde, la langue est libre au-dessus et au-devant du larynx. Le malade la soutient par le moyen d'une plaque en argent qui a l'avantage de fixer cet organe, de faciliter la déglutition en contenant le bol alimentaire, de retenir la salive, de lui permettre d'articuler les sons, et enfin de masquer la difformité.

Il existe à l'Hôtel des Invalides, à Paris, une quinzaine de militaires portant des mentons d'argent ou des masques par suite de cet enlèvement plus ou moins considérable du corps et des branches de la mâchoire inférieure. Ces malheureux donnent à la fois une idée des grandes ressources de la nature dans des cas en apparence désespérés, expliquent le succès merveilleux de l'amputation du corps de la mâchoire par M. *Dupuytren*, et justifient aussi la résolution hardie prise par ce professeur, pour délivrer des malheureux atteints de maladies qui les conduisaient à une mort certaine.

( *Note des Rédacteurs.* )

Dans un pareil état de choses que fait-on ordinairement? On se borne à faire quelques débridemens, on conserve l'état actuel des parties molles, on cherche à extraire les esquilles à travers les ouvertures qui existent; et ce n'est qu'après avoir supporté une inflammation formidable, une suppuration abondante, fétide, et éprouvé les plus violentes douleurs, que les malades arrivent au bout d'un temps fort long à une guérison très-souvent incomplète; mais beaucoup succombent avant. Je regarde cette méthode de traitement comme étant essentiellement vicieuse, et je crois que dans des cas pareils il vaut mieux fendre la lèvre inférieure depuis son bord libre jusqu'au menton, prolonger l'incision jusqu'à l'os hyoïde, disséquer les lambeaux de chaque côté comme si on voulait pratiquer l'amputation, ou pour mieux dire la résection de la mâchoire inférieure. Ayant ainsi déployé la plaie on enleverait facilement tous les corps étrangers et les esquilles perdues au milieu des parties molles; on porterait même la scie sur l'os maxillaire, on le réséquerait s'il était nécessaire, comme lorsqu'il s'agit du cancer de la mâchoire. On réunirait ensuite les lambeaux, et on pourrait tenter une réunion par première intention, en laissant à l'angle inférieur de la plaie une ouverture qui permettrait l'écoulement du pus et des autres fluides. On sauverait de cette manière beaucoup plus de sujets atteints de cette maladie, qui, de très-composée qu'elle est, deviendrait alors assez simple, et susceptible d'une guérison facile.

Si dans le fracas de la tête de l'humérus par des balles on agissait de cette façon peut-être sauverait-on un bien plus grand nombre d'individus auxquels on cherche à conserver le membre supérieur, et peut-être aussi conserverait-on plus souvent ce membre supérieur, que la gravité du mal et l'insuffisance des moyens généralement employés forcent à extirper dans son articulation avec l'épaule. Si on faisait un lambeau du *detloïde*, qu'on mît l'articulation à découvert, qu'on soulevât le voile qui couvre le désordre, et qu'on enlevât toutes les esquilles, qu'on rendît enfin l'os régulier comme lorsqu'on fait la résection de la tête de l'humérus, peut-être réussirait-on souvent à conserver le membre. Cette pratique a eu de très-heureux succès entre les mains de *Percy*, *Sabatier*, etc., et on ne la met certainement pas assez en usage.

Les hémorrhagies primitives ou consécutives sont assez communes après les fractures de la mâchoire inférieure; les nombreuses artères provenant de la division de l'artère carotide externe principalement, et qui se distribuent dans ces parties, peuvent donner lieu à ces hémorrhagies, qui, lorsqu'on ne peut saisir facilement et sûrement les vaisseaux qui les fournissent, réclament la ligature de l'artère carotide primitive. J'ai été obligé de pratiquer une fois cette ligature pour une hémorrhagie consécutive survenue dans un cas de fracture de la mâchoire inférieure par coup de feu, et j'ai très-bien réussi. M. *Marjolin* fit la même chose en 1814 à la Salpêtrière.

Si les fractures de la mâchoire inférieure se consolident souvent d'une manière vicieuse quand on n'en prend pas un grand soin, ou même malgré tous les soins possibles, ce qui amène des difformités plus ou moins choquantes, il arrive quelquefois aussi que ces fractures ne se consolident point, et dans ces cas, on est obligé d'avoir recours à diverses opérations pour débarrasser les malades de leur infirmité, opérations dont les détails seraient ici déplacés, mais qu'il suffit de rappeler.

C'est aussi contre les difformités de la face résultant de

la destruction plus ou moins considérable des parties
molles et dures qui entrent dans la composition de la
mâchoire inférieure que l'art s'est exercé, et que par
divers procédés, dus à MM. *Dieffenbach*, *Roux de
Saint-Maximin*, etc., on est parvenu à corriger, diminuer ou détruire entièrement quelques unes de ces
difformités. Autrefois on se bornait à les masquer par
des appareils, et des pièces plus ou moins habilement
disposées. C'est encore ce qu'il reste à faire quand la destruction des parties molles et dures est trop considérable, et qu'on ne peut point avoir recours à ces procédés ingénieux.

Voici du reste une observation assez intéressante de
restauration de la face, laquelle avait été cruellement
mutilée par un coup de feu qui avait emporté une grande
portion de la mâchoire inférieure. Nous la laissons telle
qu'elle a été rédigée par M. Hippolyte Larrey qui nous
avait amené le malade à l'Hôtel-Dieu.

*Mercier* ( *Charles-Antoine* ), âgé de trente-six ans,
était au service, maréchal-des-logis dans le 6° régiment
des dragons de la ligne, en 1830. Sa bonne conduite et
même son ancienneté lui donnaient l'espoir d'avancer.
Ses chefs, contens de lui, étaient tous disposés en sa faveur, tous, excepté cependant un capitaine qui semblait
au contraire prendre à tâche de punir avec rigueur les
moindres torts de ses soldats; et c'était principalement
contre Mercier qu'il sévissait en toute occasion. Une
époque de promotions arrive au mois d'août. Plusieurs
sous-officiers obtiennent de l'avancement; Mercier seul
est encore oublié, ou plutôt écarté. Dès lors il prend en
dégoût le service militaire, il voudrait s'en séparer; mais
seul, sans famille, sans appui, sans aucune ressource,
que devenir? Il préfère encore se séparer de la vie qu'il

a prise en aversion ; il n'a plus qu'une pensée, la pensée sinistre du suicide. Il va la mettre à exécution. C'est le 31 août 1830, qu'il arme un pistolet d'arçon chargé de deux balles ; il applique le canon sous sa mâchoire, et lâche la détente : l'explosion a lieu. Le coup devait être mortel, mais la direction du pistolet était changée ; au lieu de se soutenir perpendiculairement, elle se porte en avant ; les deux balles ressortent au dehors, mais auparavant brisent en éclats la mâchoire inférieure, et déchirent les parties molles qui l'environnent. Le malheureux tombe évanoui ; on était accouru au bruit de l'explosion, on s'empresse de lui donner les premiers secours ; mais il reste assez long-temps dans un état de stupeur. Un chirurgien arrive, mais presque effrayé lui-même de cette hideuse blessure, il se contente d'étancher le sang et d'appliquer un appareil simplement contentif. La plaie se cicatrisa trop vite, et vicieusement ; elle laisse encore une difformité repoussante qu'il faut absolument guérir, ou au moins diminuer. On parle à Mercier d'une opération qui sera grave sans doute. Il désire vivement qu'elle soit faite par M. Larrey, et se fait transporter à l'hôpital du Gros-Caillou (vers la fin de janvier 1831). Voici dans quel état se présente sa blessure. L'os maxillaire inférieur est fracassé depuis le niveau de la dent canine du côté droit, jusqu'à la branche ascendante du côté gauche ; toute la portion comprise entre ces deux points avait été emportée ; la lèvre inférieure, depuis sa commissure droite jusqu'à quelques lignes de sa commissure gauche, ainsi que les tégumens et les muscles étendus depuis l'os hyoïde jusqu'au menton, manquent aussi en totalité. De cette destruction résulte une ouverture considérable entre l'os maxillaire supérieur et l'os hyoïde ; il n'y a pas d'occlusion possible ; les muscles ont perdu leurs attaches ; le rebord inférieur de la plaie est adhérent au cou et à la langue. La forme irrégulièrement quadrilatère de cette bouche béante offre un bord supérieur formé par la lèvre supérieure, un bord droit formé par la branche de l'os faisant saillie sous les tégumens et soulevant la lèvre supérieure ; un bord gauche plus court, résultant d'une portion de la lèvre inférieure, et un bord inférieur constitué par une cicatrice inégale, dentelée, qui converge, par la traction musculaire, vers l'os hyoïde. Ce bord inférieur, accolé à la langue, qui n'a plus que des mouvemens de contraction, est continuellement humecté par la salive qui s'écoule goutte à goutte. Tel est l'aspect hideux de cette blessure, qui pouvait certainement guérir avec moins de difformité, si les soins immédiats eussent été dirigés convenablement, pour favoriser le rapprochement des lèvres de la plaie obtenir, autant que possible, la cicatrisation des parties similaires, prévenir l'écoulement involontaire de la salive, et empêcher l'élévation de la branche osseuse, qui, abandonnée à la force contractile des muscles masséter et ptérygoïdien interne, sans qu'elle soit contrebalancée par la résistance des muscles antagonistes, a élevé peu à peu son fragment jusqu'au niveau des ailes du nez, repoussé fortement la joue en haut et en dehors, et formé avec la dent canine la saillie d'une défense.

Comment donc remédier à cette horrible difformité ? M. Larrey, qui venait, précisément à cette époque, de cesser ses fonctions de chirurgien en chef à l'hôpital du Gros-Caillou, ne se croit plus en droit d'y faire une opération. Mais le malheureux Mercier en éprouve autant de regret que lui, et refuse d'être opéré par un autre. Ce n'est qu'au bout d'un certain temps que nous parvenons à le décider à entrer à l'Hôtel-Dieu, pour se confier à l'habileté du chirurgien en chef. Je le conduis donc à la clinique de *M. Dupuytren*, le 23 mars 1831. Après l'avoir bien examiné pendant quelque temps, après avoir bien réfléchi à l'opération qu'il devra pratiquer. M. Dupuytren se détermine à la faire. Lui sera-t-il possible de conserver la portion saillante de la branche osseuse, pour l'usage de la mastication? Mon père l'avait cru; mais pour obtenir ce résultat, il faudrait abaisser le fragment et le maintenir en place. Comment y parvenir, sans diviser préalablement les muscles masséter et ptérygoïdien interne? et en supposant cette section opérée, commment alors la branche de la mâchoire pourrait-elle s'élever? Ce résultat serait au moins inutile pour notre malheureux mutilé. Telles sont les objections qui s'offrent à l'esprit de M. Dupuytren. Le seul parti à prendre dès lors, n'est-ce pas au contraire la résection de la partie saillante de l'os maxillaire, pour diminuer la difformité, tenter la formation d'une lèvre? et réunir la plaie dans la plus grande étendue possible. Dans ce but, M. Dupuytren se décide à faire une incision transversale à la joue droite, en mettant l'os à découvert, pour le scier avec la scie à chaînons.

Voici donc comment il procède à l'opération, le 16 avril 1831, en me permettant de l'aider. Une incision transversale d'un pouce et demi d'étendue divise la joue du côté droit, dans la direction de la branche osseuse, à l'union du bord supérieur de l'hiatus avec le bord latéral droit. L'os maxillaire est mis à nu et disséqué. La scie articulée est introduite derrière la seconde grosse molaire, et opère en quelques secondes la section de l'os. Les bords latéraux de l'hiatus sont avivés avec le bistouri et les ciseaux; le bord droit dans toute sa longueur, le second jusqu'au point où existe encore un débris de la lèvre inférieure, afin d'utiliser celui-ci. Aucune hémorrhagie grave n'entrave l'opération ; le patient est plein de courage. Aussitôt M. Dupuytren procède à la réunion. Il rapproche la plaie de la joue par deux points de suture entortillée ; en même temps, il attire fortement en dedans le lambeau inférieur qui dépasse d'un pouce le supérieur, et forme ainsi une lèvre inférieure ; puis il rapproche les bords latéraux dans les parties avivées, par cinq points de suture. La réunion de cette plaie est parfaite, si ce n'est cependant à la rencontre de ses trois quarts inférieurs avec son quart supérieur ( les tissus, dans ce point, ne sont pas extensibles, parce qu'ils ont contracté une consistance fibreuse ). L'effet de la suture est favorisé par l'application d'un bandage des plaies en travers, et de compresses graduées qui ramènent fortement les tégumens en avant.

Il ne survient ni accidens primitifs, ni accidens consécutifs d'aucune nature.

Le cinquième jour, M. Dupuytren enlève les aiguilles supérieures qui unissaient la plaie de la face, dont les bords se trouvent tout-à-fait adhérens. Il ne retire qu'au huitième jour les aiguilles de la plaie du cou.

Dès lors on peut reconnaître la réunion de la plaie en haut et en bas, et la formation de la lèvre ; mais malheureusement la réunion immédiate n'a pu se faire dans le point correspondant au tissu fibreux ; l'aiguille a déchiré les lèvres de la plaie dans l'étendue d'un pouce et demi environ. M. Dupuytren cherche dès lors à obtenir une cicatrice par seconde intention. Dans ce but, il rapproche les lèvres de la plaie avec des compresses graduées et des bandelettes de diachylon gommé, qui, appliquées derrière les oreilles, ramènent la peau en avant, en se croisant sur la ligne médiane.

Ces moyens continués pendant un mois avec de légères modifications, et aidés de la cautérisation des lèvres de la plaie, produisent enfin tout l'effet que l'on pouvait en espérer, et au bout de deux mois il ne reste qu'un petit pertuis par lequel s'écoule un peu de salive. Il serait impossible aujourd'hui de reconnaitre toute l'étendue de la difformité primitive.

J'ai souvent des nouvelles de cet homme, employé actuellement à la Maison de Refuge de Villers-Cotterets (1).

II. — Des plaies de la langue.

Les plaies simples, piqûres, déchirures, coupures, etc., qui affectent la portion de la langue qui est libre et placée dans la bouche, sont remarquables par la facilité avec laquelle elles guérissent. Quand ces plaies sont peu étendues, et quand elles sont avec perte de substance, elles n'exigent, en général, aucun traitement local : les premières se réunissent sans aucun secours, et après la guérison des autres, l'organe s'étend au point qu'il serait fort difficile à l'œil le plus exercé de déterminer, d'après l'inspection des parties, l'étendue de la perte de substance qu'il a éprouvée. Le seul accident qui puisse nécessiter l'intervention de l'art, est une hémorrhagie que l'on arrête ordinairement avec facilité par quelques lotions froides ou styptiques, par la compression exercée pendant quelque temps avec deux doigts, ou enfin par l'application du cautère actuel, quand ces moyens sont inpuissans.

Cependant, quand les plaies de la langue sont longues et la divisent dans toute son épaisseur, ou quand elles

_______

(1) Par M. Hippolyte Larrey.

sont à lambeaux, il est quelquefois très difficile d'en maintenir les lèvres en rapport; c'est alors qu'il faut avoir recours à la suture.

Toutes ces considérations sont parfaitement applicables aux blessures par armes à feu dans lesquelles la langue a été atteinte, déchirée, contuse, divisée ou emportée dans une étendue plus ou moins grande.

La langue peut encore être lésée dans sa portion qui s'attache à l'os hyoïde; mais alors ses blessures appartiennent aux lésions du cou dont nous aurons à traiter bientôt.

### I. — *Des plaies du voile du palais.*

Les blessures du voile du palais par des armes piquantes, ne présentent aucune particularité et guérissent seules et sans que l'art soit obligé d'intervenir. Il en est de même des coupures, des déchirures et des fissures peu profondes, ou perforations avec une perte de substance très-peu considérable; mais quand ces divisions sont étendues, qu'elles occupent toute l'épaisseur du voile du palais, etc., les bords de ces solutions de continuité se cicatrisent isolément, et pour obtenir la guérison de cette maladie qui amène une altération si grande dans la voix et de grandes incommodités et difficultés dans l'acte de la déglutition, on est obligé d'avoir recours à des opérations récemment imaginées et connues sous le nom de staphyloraphie, staphyloplastie, etc., opérations dont les succès se multiplient chaque jour.

Nous dirons pour les lésions de la glande salivaire sousmaxillaire et sublinguale dans les blessures de la mâchoire inférieure, ce que nous avons dit des lésions de la glande parotide dans les blessures des joues et de la mâchoire supérieure. Ces glandes peuvent être blessées, traversées, déchirées, mais leurs blessures guérissent très-bien dans la plupart des cas. Dans quelques uns, cependant, elles donnent lieu à des fistules salivaires que l'on traite par les moyens appropriés.

### J. — *De l'écrasement de la face.*

L'écrasement de la face est assez commun à la suite de chutes violentes faites sur cette partie, de l'action de corps très-lourds projetés sur elle, du passage de voitures, de projectiles de toute nature lancés avec violence.

Cet écrasement se reconnaît à l'altération de la forme, à l'augmentation du volume des parties, aux ecchymoses, au gonflement de ces parties; à l'occlusion plus ou moins complète des paupières, à la mobilité, à la crépitation plus ou moins marquée dans les régions nasale et malaire; à la mobilité des os sus-maxillaires l'un sur l'autre, ou des parties antérieures sur les parties postérieures de ces mêmes os.

L'écrasement de la mâchoire inférieure se reconnaît aux mêmes signes, déformation, mobilité, crépitation; ajoutez à tout cela la déchirure de la langue et des écoulemens de sang plus ou moins abondans par les yeux, la bouche, le nez, les oreilles, etc., etc.

Nous ne donnerons ici aucune particularité sur le traitement de l'écrasement de la face, et, pour ne pas faire de répétitions inutiles, nous renvoyons à ce que nous avons dit sur l'écrasement en général. ( Voyez tome 1er. )

# CHAPITRE III.

### BLESSURES DU COU.

Le cou présente, comme on le sait, quatre régions principales : une antérieure, deux latérales, et une postérieure. Cette distinction n'est point purement scholastique, et par rapport aux plaies qui intéressent le cou, elle est fort importante. En avant, on trouve la trachée-artère, le larynx, le pharynx, l'œsophage, etc., etc. Sur les côtés, on trouve de gros vaisseaux et de gros nerfs, qui de la tête vont à la poitrine ou y retournent, des nerfs qui vont au bras, ou qui se répandent sur divers points du cou et de la face, tels sont le plexus brachial, le plexus cervical superficiel. En arrière on ne trouve guère que des muscles épais dont la lésion peut embarrasser les mouvemens, mais n'est pas d'une grande gravité. Enfin, au centre de toutes ces parties, nous trouvons la moelle spinale, la moelle allongée, dont l'importance est bien reconnue.

Le cou est ordinairement protégé par des vêtemens assez épais, et échappe, à cause de cela, à beaucoup de blessures par instrument tranchant et même par armes à feu ; combien de militaires reçoivent dans leur cravate des balles qui s'y arrêtent et ne produisent aucun accident, tandis qu'elles auraient pu en déterminer de très-graves, si le cou avait été à découvert. Nous avons eu à l'Hôtel-Dieu, en juillet 1830, l'occasion d'observer un assez grand nombre de blessures au cou, blessures qui auraient pu être évitées ou rendues moins dangereuses, si les individus qui les ont offertes avaient porté des cravates. En effet, beaucoup d'ouvriers, par habitude, ne portent point toujours de cravate ; la chaleur qu'il faisait, à l'époque des combats de juillet, était un motif de plus pour n'en point porter. Cette circonstance a donc rendu assez nombreuses les plaies du cou, soit par instrument tranchant, soit par armes à feu.

### A. — *Piqûres.*

Les piqûres des parties molles du cou présentent les mêmes phénomènes que nous avons décrits déjà un grand nombre de fois. Lorsqu'elles sont simples, elles n'exigent aucun traitement particulier, mais elles sont souvent compliquées d'hémorrhagies, d'inflammation, d'emphysème, de corps étrangers, etc., etc.; alors, le traitement est différent, et quelquefois même il devient fort difficile.

Parmi les corps étrangers, une épée mince, étroite, enfoncée profondément dans l'épaisseur du cou, peut rencontrer la colonne vertébrale et s'y briser, et sa pointe rester dans la plaie ; c'est un cas qui s'est rencontré assez souvent. Ici, la complication acquiert un assez grand degré de gravité, en ce que, pour extraire cette pointe, et prévenir l'inflammation et toutes ses conséquences, les incisions et les débridemens sont moins permis qu'ailleurs, à cause des vaisseaux importans qui passent au cou ou qui s'y distribuent. Ces opérations doivent donc être faites dans cette région avec une grande précaution.

Les piqûres de la face postérieure du cou sont rarement compliquées d'hémorrhagies. Il est d'ailleurs probable que si les artères peu volumineuses qui se trouvent dans cette région étaient ouvertes, la résistance des muscles épais et nombreux qui les couvrent opposerait à la sortie du sang un obstacle qui empêcherait l'hémorrhagie de devenir considérable et dangereuse.

A la partie antérieure et latérale du cou, l'hémorrhagie est plus à redouter dans les piqûres. Il y a dans ces régions du corps un si grand nombre de vaisseaux, qu'il est surprenant qu'une arme piquante puisse y pénétrer sans en blesser quelqu'un. Lorsque cet accident a lieu, l'hémorrhagie qui en résulte est plus ou moins fâcheuse, selon la grosseur, la situation du vaisseau ouvert, et l'étendue de l'ouverture. Nous avons traité assez longuement de l'hémorrhagie, pour ne pas être obligé d'y revenir en ce moment. Il en est de même de tous les autres accidens qui peuvent survenir par suite de l'ouverture des vaisseaux, comme anévrisme simple, diffus, anévrisme artérioso-veineux, etc., etc. Nous dirons seulement ici, à l'occasion de l'hémorrhagie, que la compression ne peut guère être employée avec avantage au cou, attendu que l'on ne peut impunément serrer fortement cette partie du corps. Cette méthode ne peut guère être employée que lorsque les vaisseaux sont d'un calibre très-médiocre, et que lorsqu'une compression très-légère suffit pour mettre obstacle à l'écoulement du sang, comme dans l'hémorrhagie veineuse, par exemple; autrement il vaut mieux avoir recours à la ligature.

Les piqûres du cou peuvent, comme toutes les autres, être compliquées d'inflammation. On les combat, comme partout ailleurs, par la saignée, la diète, les boissons délayantes, rafraîchissantes, les topiques émolliens, et par les débridemens, s'il y a étranglement ou formation de pus, etc., etc.

### 1° *Piqûres du larynx.*

Les piqûres du larynx par armes piquantes, ou pi-

quantes et tranchantes tout à la fois, qui pénètrent jusque
dans l'intérieur du larynx ou [de la trachée - artère,
produisent souvent un emphysème. Cet emphysème est
d'autant plus facile, que le tissu cellulaire qui entoure
ces organes est très-lâche, et que les mouvemens qu'ils
exécutent dans la respiration empêchent que l'ouverture
des tégumens reste long-temps parallèle à celle du larynx ou de la trachée. Par suite de ce défaut de parallélisme, l'infiltration de l'air dans le tissu cellulaire du
cou peut gagner de proche en proche les autres
parties du corps, et l'emphysème peut de cette manière
devenir universel, comme les auteurs en rapportent des
exemples (1). Lorsque l'emphysème est médiocre, il se
dissipe de lui-même, à mesure que la plaie du larynx ou
de la trachée se cicatrise; mais s'il continue à faire des
progrès, on les arrête en débridant la plaie jusqu'au larynx, ou la trachée. Si cet emphysème était devenu universel, on l'arrêterait en faisant des scarifications profondes dans plusieurs parties du corps. Ces débridemens
seraient indispensables dans le cas où quelques vaisseaux
volumineux ouverts verseraient le sang qu'ils contiennent
dans la trachée-artère ou le larynx, et menaceraient
ainsi le malade de suffocation. Ces débridemens donne-

---

(1) *A. Paré* rapporte que le nommé *Brege*, pâtissier du *duc de Guise*,
ayant reçu à Joinville un coup d'épée à la gorge, eut la trachée-artère
ouverte, ainsi que l'une des veines jugulaires. On réunit la plaie par la suture, mais il survint bientôt un emphysème qui gagna tout le corps, en
sorte, dit *Paré*, qu'il était *comme un mouton qu'on a soufflé pour l'écor-
cher ; la face était tellement gonflée qu'on ne voyait apparence de nez ni
des yeux.* On lui fit de profondes scarifications sur diverses parties du
corps ; scarifications par lesquelles le *sang et ventosités furent vacuées.*
( Liv. x, chap. xxx, pag. 248. )

( *Note des Rédacteurs.*)

raient d'ailleurs la facilité de faire plus facilement la ligature des vaisseaux blessés (1).

### 2° *Piqûres des nerfs et de la moelle épinière.*

Les armes piquantes, en pénétrant profondément dans le cou, peuvent léser quelques uns des nerfs qui s'y rencontrent, et atteindre la moelle épinière elle-même. La lésion des nerfs du cou, tels que le pneumo-gastrique, le glosso-pharyngien, le nerf phrénique, le plexus brachial, le grand sympathique, etc., etc., peut être suivie d'accidens les plus graves, du désordre ou de la cessation des fonctions des parties auxquelles ces nerfs se distribuent (2) ( Voir *Lésions des nerfs*, t. 1ᵉʳ ), de douleurs aiguës, de mouvemens convulsifs, et même de tétanos (3).

(1) *Morgagni* rapporte qu'un homme eut le cou traversé dans sa partie inférieure par un instrument piquant, dont l'entrée et la sortie n'étaient pas à plus d'un pouce de distance l'une de l'autre ; le blessé mourut suffoqué à l'instant même. A l'ouverture du corps, *Morgagni* trouva la trachée-artère ouverte entre deux cerceaux cartilagineux, et le canal ainsi que les branches et leurs divisions remplis de sang. (*De Sed. et caus. morb.,* épist. 53, art. 21.) (*Note des Rédacteurs.*)

(2) C'est ainsi qu'*Ambroise Paré* cite l'observation d'un jeune homme qui reçut à la gorge un coup d'épée à la suite duquel il perdit la voix, et eut le bras paralysé. Il attribue, avec beaucoup de raison, ces résultats à la lésion du nerf récurrent, et à celle du plexus brachial.

( *Note des Rédacteurs.*)

(3) On conçoit facilement ici que les lésions incomplètes des nerfs importans du cou qui vont se rendre aux organes de la poitrine et du ventre, tels que le phrénique, le pneumogastrique, ne peuvent point être traitées, quand elles donnent lieu à des accidens graves, comme le seraient ceux des membres, et que l'on ne peut avoir recours, lorsque les accidens persistent, à la section complète de ces nerfs, pour faire cesser les douleurs en même temps que l'on paralyse les parties auxquelles ces nerfs se distribuent. Qui voudrait, par exemple, couper le nerf phrénique ou le pneumogastrique qui auraient été atteints par une arme piquante, et qui donneraient lieu à de violentes douleurs ?

( *Note des Rédacteurs.*)

Les effets de la lésion de la moelle épinière diffèrent
beaucoup, suivant la hauteur à laquelle l'arme est entrée, et suivant qu'elle a pénétré plus ou moins profondément dans sa substance. Lorsque la blessure est profonde et située très-près de l'origine de la moelle épinière,
le malade peut périr sur-le-champ, ou au moins en
très-peu de temps. Lorsqu'elle est située plus bas, et
qu'elle pénètre moins avant dans la moelle épinière, le
blessé peut survivre quelque temps, et guérir même, en
perdant plus ou moins le sentiment ou le mouvement de
certaines parties du corps, ou le sentiment et le mouvement tout à la fois, suivant que l'arme a intéressé les portions de la moelle qui président à l'une ou à l'autre de
ces fonctions (1).

(1) Voici deux observations remarquables à l'appui de ce qui vient d'être
dit. L'une appartient encore à *Morgagni*, l'autre est de *Boyer*.

« Un jeune homme de vingt-quatre ans reçut un coup de pointe de poignard à la partie latérale gauche du cou, à environ trois travers de doigt au
dessous de l'oreille. Le malade tomba privé de mouvement et de sentiment
dans toutes les parties situées au dessous de la tête. Ayant été porté chez lui
et placé dans son lit, il se plaignit d'une voix faible et entrecoupée d'avoir
froid. Pour le réchauffer, on approcha imprudemment de ses cuisses une
bassinoire pleine de braise qui produisit, sans qu'il s'en aperçût, une brûlure profonde. Pendant les premiers jours l'urine et les matières fécales ne
furent pas rendues, mais bientôt après l'urine coula involontairement. Le
dix-septième jour le sentiment se réveilla un peu du côté gauche ; le vingt-
septième, les doigts et les orteils de ce même côté commencèrent à avoir
quelques mouvemens, et jusques au trentième jour, le sentiment et le mouvement augmentèrent de plus en plus. Dans le côté droit, qui était opposé à la blessure, le sentiment ne commença à se manifester que le trente-
deuxième jour, et le mouvement quelques jours plus tard. Ces deux facultés
firent chaque jour un peu de progrès. Cependant au quarantième, quoiqu'elles fussent revenues, le malade ne pouvait ni marcher ni se tenir de-
bout. Quatre mois après sa blessure, il pouvait à peine sortir de son lit ;
ses membres inférieurs étaient atrophiés et comme desséchés. Il marchait
en chancelant comme un enfant qui commence ses premiers pas. Le mouve-

## B. — *Plaies par armes tranchantes.*

Les plaies longitudinales du cou, par armes tranchantes, quelle que soit la région du cou qu'elles occupent, sont traitées par les moyens ordinaires. Elles ne présentent rien de particulier, seulement ici on ne peut avoir recours, comme dans d'autres régions du corps, à l'emploi des bandages unissans qui sont si efficaces. La présence du larynx et de la trachée-artère, qui ne peuvent être comprimés sans danger, s'y oppose d'une manière absolue.

ment et le sentiment restèrent plus faibles dans le côté droit du corps, que dans le côté gauche.

» Il s'agit évidemment ici d'une blessure superficielle de la moelle épinière, blessure faite par la pointe du poignard qui aura pénétré entre les lames vertébrales ou entre la première vertèbre et le crâne par le trou occipital. » ( Morgagni, *De Sed. et caus. morb.*, épist. 53, art. 23. )

Voici l'observation de *Boyer* ( *Traité des maladies chirurgicales*, t. 7, pag. 3.) qui a beaucoup d'analogie avec la précédente. « Un tambour de la garde nationale était en rixe avec un de ses camarades qui était ivre : celui-ci ne pouvant l'atteindre lui lança son sabre à une assez grande distance, et au moment où voulant se retirer, il présentait le dos. La pointe de l'instrument atteignit la partie supérieure et postérieure du cou. Le blessé sentit aussitôt ses jambes ployer sous lui et tomba ; il fut apporté le lendemain à l'hôpital de la Charité. La plaie était immédiatement au dessous de l'occipital. Le membre supérieur droit avait perdu ses mouvemens, mais il avait conservé sa sensibilité. Le membre inférieur droit semblait un peu affaibli, mais il était tout aussi sensible qu'à l'ordinaire. Tout le côté gauche du corps perdit sa sensibilité, exactement sur la ligne médiane. Ce malade, traité activement par les saignées, la diète, etc., sortit guéri de sa plaie du cou, le vingtième jour de son entrée à l'hôpital, n'éprouvant dans le cou aucune douleur ni aucune gêne; mais le bras, l'avant-bras et la main du côté droit étaient presque complétement paralysés. Tout le côté gauche du corps, moins le membre supérieur, avait perdu sa sensibilité, tout en conservant les mouvemens. »

( *Note des Rédacteurs.* )

Les plaies transversales de la partie postérieure du cou exigent l'emploi des moyens dont il a été question dans la description des plaies en général. Lorsque la peau seule a été divisée, il suffit de joindre à l'emploi de ces moyens, la situation droite de la tête, mais quand les muscles ont été divisés il faut la mettre dans l'extension et la maintenir dans cette position à l'aide d'appareils convenables. Un des plus simples consiste à assujettir le bonnet du malade à l'aide de tours circulaires d'une bande et une mentonnière. On place sur la poitrine un bandage de corps étroit que l'on fixe en bas avec deux sous-cuisses : on attache ensuite avec des épingles, à la partie antérieure et un peu latérale du bonnet, deux bandelettes larges de trois travers de doigt et assez longues pour descendre jusqu'à la partie inférieure du tronc ; on conduit ces bandelettes au sommet de la tête, où elles s'entrecroisent et sont fixées ensemble avec une épingle ; on les porte un peu obliquement en haut et de dedans en dehors, le long de la partie postérieure du cou ; on les engage sous le bandage de corps en les tirant plus ou moins, selon le degré d'extension que l'on veut donner à la tête ; puis on les dirige en haut et en dedans, jusqu'au sommet de la tête où leurs extrémités se croisent et doivent être arrêtées.

Les plaies transversales des parties latérales du cou exigent la position inclinée de la tête sur l'épaule. On se sert dans ce but du bandage que nous venons de décrire, en le modifiant toutefois. Les bandelettes doivent être fixées au bonnet du blessé au dessus de l'oreille du côté opposé à la blessure, croisées sur le sommet de la tête, et amenées le long du cou jusqu'au bandage de corps, et passant l'une devant, et l'autre derrière l'épaule correspondante.

Les plaies transversales de la région antérieure du cou par des armes tranchantes sont celles qui méritent le plus d'attention. Ici les gros vaisseaux qui s'y trouvent, les voies aériennes et les voies alimentaires, donnent à ces plaies un grand degré de gravité. Le cou est préservé chez les militaires par des vêtemens épais qui rendent ces plaies moins communes par le sabre qu'on ne pourrait le croire au premier abord. On en observe encore cependant un certain nombre. On peut d'ailleurs en prendre une fort bonne idée en les comparant avec celles que se font à l'aide d'instrumens très-tranchans les personnes qui veulent se détruire.

1° *Plaies au dessus de l'os hyoïde.*

Lorsque ces plaies siégent au dessus de l'*os hyoïde*, elles peuvent à la fois intéresser, si elles sont profondes, la peau, les muscles peauciers, les digastriques ; les milo et génio-hyoïdiens, les génio et hyo-glosses, le nerf hypoglosse, les vaisseaux linguaux, les conduits des glandes maxillaires, ces glandes elles-mêmes, les glandes sublinguales, les muscles linguaux, le rameau lingual de la cinquième paire, l'épiglotte, etc., enfin pénétrer dans la cavité buccale. Les gros troncs vasculaires et nerveux placés sur les côtés du cou peuvent aussi être intéressés. Ces plaies présentent toujours un grand écartement, la lèvre supérieure étant attirée en haut et en devant par les muscles qui s'attachent à la mâchoire inférieure ; la lèvre inférieure étant attirée en bas par les muscles sterno et omoplato-hyoïdiens, et par les constricteurs du pharynx. Il résulte de là un écartement triangulaire d'autant plus grand que la tête est renversée davantage en arrière, écartement au fond duquel on peut apercevoir le fond de la bouche. Mais le plus ordinairement ces plaies sont beaucoup moins profondes, chez les personnes qui tentent de se suicider ; la douleur arrête presque toujours la main qui conduit l'instrument, lequel n'a le plus souvent qu'une impulsion mal assurée; la blessure se borne alors à la division de la peau et des muscles superficiels. Dans ce dernier cas, la blessure a peu de gravité, et il suffit d'avoir recours à une position convenable, et à l'emploi de bandelettes agglutinatives pour en obtenir la réunion. Mais quand la plaie est profonde et qu'elle pénètre jusque dans la bouche, le pronostic est grave. Si les bords de la plaie sont écartés, la salive et les boissons sortent par cette ouverture contre nature. Si au contraire on fait fléchir avec force la tête sur la poitrine, les lèvres de la solution de continuité sont fortement comprimées l'une contre l'autre, la peau se roule en dedans, les liquides ingérés ne peuvent plus sortir, et comme ils ne peuvent franchir qu'avec difficulté le pharynx, ils se portent vers les voies aériennes et produisent de la toux, de la suffocation, et quelquefois la mort par asphyxie. Ce n'est que dans une position moyenne entre ces deux extrêmes, que la déglutition et la respiration peuvent s'exécuter non pas librement, mais avec moins de difficulté.

Les indications à remplir dans le cas de plaie transversale profonde au dessus de l'os hyoïde avec pénétration dans la cavité buccale, sont : 1° d'arrêter l'hémorrhagie à l'aide des moyens employés ordinairement dans ces sortes de cas, tels que compression, torsion, ligature, etc., etc., de s'opposer à l'écoulement des liquides de la cavité buccale par la plaie dont les bords sont écartés, d'empêcher ensuite qu'elles ne pénètrent dans le larynx. On remplit cette dernière indication, en introduisant, soit par la bouche, soit par les narines, une grosse sonde de gomme élastique, assez longue pour descendre jusque dans l'œsophage , et par laquelle on injecte avec une seringue les boissons , les tisanes et les médicamens nécessaires , et enfin les alimens liquides lorsqu'on pourra nourrir le malade. De ces deux manières d'introduire la sonde dans l'estomac la meilleure est celle qui consiste à la mettre dans la narine , parce qu'elle permet de la laisser à demeure en la fixant à l'aide d'un cordonnet au bonnet du malade , avantage qu'on ne peut toujours se procurer quand on la place par la bouche, à cause des nausées fatigantes qu'elle provoque. Il faut remplir encore une autre indication dans ce genre de plaies, la réunion de leurs bords; pour cela on a recours au bandage unissant des plaies en travers du cou , bandage que l'on applique après avoir préalablement recouvert la plaie d'un linge fenètré enduit de cérat, recouvert de charpie , de compresses et de tours d'une bande très-médiocrement serrée. Le bandage unissant des plaies en travers de la partie antérieure du cou , ne diffère de celui que nous avons décrit plus haut pour les plaies de la partie postérieure et latérale de cette région , qu'en ce que les deux grandes bandelettes destinées à fixer la tête, sont attachées à la partie postérieure du bonnet du malade et descendent au devant du cou pour revenir se fixer ensuite sur la tête après avoir passé sous le bandage de corps. La tête est fléchie de manière à ne pas trop comprimer les lèvres de la plaie , dont la consolidation est d'ailleurs toujours longue, difficile et se fait avec adhérence de la base de la langue avec la peau du cou. Quand on a rempli de cette manière toutes les indications que présente ces plaies, il ne s'agit plus que de les conduire à guérison à l'aide des soins locaux et généraux, que réclament toutes les plaies graves.

*2° Plaies situées entre l'os hyoïde et le cartilage thyroïde.*

Les plaies transversales du cou siégent d'autres fois entre l'os hyoïde et le cartilage thyroïde. Elles peuvent aussi n'être que superficielles, ou bien pénétrer jusqu'au pharynx. Dans ce dernier cas la plaie a intéressé la peau, les muscles peauciers sterno, omo-hyoïdien et thyro-hyoïdien, le ligament thyro-hyoïdien et l'épiglotte en partie ou en totalité. On observe rarement une hémorrhagie dans cette plaie dont les bords s'écartent peu, et au fond de laquelle on aperçoit l'épiglotte mobile, suspendue et sans appui. Son ouverture donne passage à de l'air, à la salive, à des mucosités, et aux boissons qui tombent en partie dans le larynx et excitent une toux convulsive et suffocante ; la parole est très-gênée ainsi que la respiration et la déglutition. Pour rendre la parole plus facile il faut rapprocher les lèvres de la plaie par la flexion de la tête, qui empêche alors l'air de passer à travers. Un accident qui se remarque d'ailleurs aussi dans les plaies placées au dessous de l'os hyoïde, c'est une soif ardente produite par l'écoulement continuel de la salive, du mucus buccal et des boissons. Chez quelques malades cette irritation est portée même assez loin pour les faire mourir au bout de quelques jours avec une disposition gangréneuse du fond de la plaie devenue sèche et aride.

Ces plaies doivent être réunies à l'aide de bandelettes agglutinatives, et d'un appareil convenable de pansement, le tout secondé par l'emploi essentiel du bandage unissant des plaies en travers du cou. La suture est généralement insuffisante dans ce cas comme dans le précédent, elle détermine souvent des accidens d'inflammation, la rétention de la suppuration qui peut se former, etc., etc. Si malgré l'emploi de ces moyens les boissons administrées au blessé sortaient par la plaie et pénétraient dans le larynx, il faudrait avoir recours à la grosse sonde œsophagienne introduite, comme nous l'avons déjà dit, par le nez ou par la bouche. Si, comme il est arrivé quelquefois, cette sonde ne pouvait point être supportée, on serait réduit à l'usage des lavemens de bouillon, **de lait, de jaune d'œuf**, pour soutenir le malade, de lavemens simples, de bains, etc., pour diminuer la soif.

Les plaies transversales du cou, au dessous de l'os hyoïde, peuvent atteindre *le larynx*, ou la *trachée artère*, l'*œsophage* ou les *gros vaisseaux*, etc., etc. Ces plaies diffèrent beaucoup entre elles de gravité.

### 3° *Plaies du larynx.*

Le larynx peut être divisé dans un seul endroit ou dans plusieurs, la plaie peut avoir des directions et une étendue plus ou moins considérable. Dans certains cas, c'est le cartilage thyroïde qui est divisé plus ou moins complétement, d'autres fois c'est la membrane crico-thyroïdienne. Quelquefois le cartilage thyroïde est coupé en sept ou huit pièces et dans toutes sortes de directions, et quelques unes de ses portions, presque entièrement séparées du reste, ballotent en suivant les mouvemens que l'air leur imprime, gênent la respiration et la suppriment même quelquefois tout à fait. Dans certains cas, le larynx éprouve une véritable déperdition de substance, et la guérison ne s'effectue souvent dans ces cas qu'avec une fistule.

L'hémorrhagie est très-commune dans les plaies du larynx. Les artères de cet organe étant nombreuses et volumineuses, le sang s'introduit facilement dans les voies aériennes et peut y déterminer des accidens mortels en peu de temps, ainsi qu'on en a des exemples. Dans ces plaies enfin, on observe un écartement très-médiocre de leurs bords, mais toujours il y a passage de l'air entre eux, et perte de la voix : ces deux derniers phénomènes sont du reste communs aux plaies du larynx et à celles de la trachée-artère. La voix est conservée dans les plaies du larynx, mais l'air ne peut servir à la parole qu'autant que l'on rapproche le menton du cou afin de le forcer à passer par la bouche.

Quand la plaie transversale attaque le cartilage thyroïde au dessus de la glotte, la résistance que ce cartilage oppose à l'action de l'instrument, et son étendue considérable d'avant en arrière, font que rarement cet instrument le divise dans toute son épaisseur, et pénètre jusque dans la cavité du pharynx. L'écartement des bords est aussi moins considérable, et il est d'autant moindre que la division s'éloigne davantage de la partie supérieure du cartilage thyroïde; les altérations que la voix et la parole en éprouvent sont à peu près les mêmes; il survient très-fréquemment une laryngite plus ou moins considérable qui tourmente le malade par la toux et les autres accidens qu'elle provoque. Lorsque la plaie transversale attaque le larynx au dessous de la glotte, les mêmes raisons font qu'elle arrive rarement jusqu'au pharynx, et qu'elle est assez souvent accompagnée d'hémorrhagie, de laryngite, etc., etc.; elle présente, en outre, la perte de la parole et de la voix, parce que l'air sort des voies aériennes avant d'avoir traversé la glotte, lorsque les bords de la solution de continuité sont écartés.

Les plaies du larynx sont généralement graves, pour peu qu'elles soient étendues, car elles sont souvent accompagnées d'hémorrhagie, et elles provoquent ordinairement une inflammation vive non-seulement de l'organe blessé, mais encore de toutes les voies aériennes. Elles sont graves en outre, parce que les parties cartilagineuses divisées se réunissent plus difficilement que les parties molles, et enfin, parce que dans toutes les plaies transversales du cou, la peau se roule presque toujours en dedans, et met ainsi un très-grand obstacle à la guérison. Le pronostic est bien plus grave quand les plaies sont multipliées, et surtout quand le larynx a éprouvé une perte de substance.

Le traitement des plaies du larynx par armes tranchantes consiste d'abord à arrêter l'hémorrhagie, et à faire sortir le sang qui s'est épanché dans les voies aériennes; pour remplir cette seconde indication, on tient la plaie entr'ouverte pendant quelques instants, et le liquide est bientôt chassé avec violence par l'air expulsé et par les efforts de toux auxquels sa présence donne lieu (1). Cela fait, on réunit la plaie; si elle est simple et verticale, quelques bandelettes agglutinatives suffisent pour l'opérer. Quand elle est transversale, il faut employer la position et le bandage unissant des plaies en travers; mais quand elle est multiple, accompagnée de lambeaux, de déchirures, il devient nécessaire de faire quelques points de suture simple; lorsqu'il y a perte de substance, on réunit de même, et en profitant des moindres portions de tissus qui sont demeurées adhérentes. Si le pharynx avait été ouvert en même temps, on devrait employer la sonde œsophagienne pour conduire les boissons et les alimens dans l'œsophage. Du reste, on doit combattre avec beaucoup d'énergie, et par tous les antiphlogistiques connus, les accidens inflammatoires

(1) On a vu des chirurgiens débarrasser plus promptement les blessés qui étaient dans un état imminent de suffocation, par la succion de la plaie et l'évacuation prompte du sang coulant dans les voies aériennes. Une ventouse à pompe remplirait parfaitement bien le même office.

( *Note des Rédacteurs.* )

formidables qui se manifestent presque inévitablement dans ces sortes de plaies.

### 4° *Plaies du corps thyroïde.*

*Les plaies du corps thyroïde* ne sont remarquables que par la perte de sang dont elles sont souvent accompagnées, et qui peut venir de deux sources, des artères et des veines nombreuses que contient cet organe. Les hémorrhagies artérielles sont quelquefois opiniâtres, parce que dans cet organe vasculaire, la liberté des communications entre les vaisseaux est très-grande, et que quand on a lié les troncs artériels, l'écoulement continue par les branches, et même ensuite par les capillaires ; les hémorrhagies veineuses sont aussi quelquefois très-difficiles à arrêter ; mais cette circonstance n'a lieu, là comme ailleurs, que quand le malade retient sa respiration, fait des efforts ou pousse des cris. Il faut donc, avant tout, dans les plaies du corps thyroïde, arrêter l'hémorrhagie artérielle ou veineuse, et traiter ensuite la plaie comme une plaie ordinaire.

### 5° *Plaies de la trachée-artère.*

*Les plaies de la trachée-artère,* par armes tranchantes, diffèrent entre elles à raison de leur direction et de leur étendue. Rarement la division est oblique ou longitudinale, elle est ordinairement transversale. Dans ce cas, la trachée peut être complétement coupée, ou bien l'être seulement dans une partie de sa circonsférence. Dans le premier cas, l'œsophage est resté intact, ou bien il est lui-même coupé dans une partie, et quelquefois même dans la totalité de son diamètre. Une plaie aussi profonde et aussi large est presque toujours accompagnée de la lésion des gros vaisseaux du cou, tels que les artères carotides primitives, les veines jugulaires internes, et il est rare, par conséquent, qu'elles ne fassent pas périr le blessé sur-le-champ. Quelquefois, cependant, on a vu les vaisseaux échapper à de pareilles plaies, et les malades ne sont point morts d'hémorrhagie. Quand la trachée-artère n'est blessée que dans une partie de sa circonférence, les bords de la plaie s'écartent très-peu, et il est facile par la flexion de la tête, opérée par les moyens que nous avons indiqués plus haut, de mettre ces bords en contact, et ordinairement la guérison se fait avec une assez grande promptitude; mais il n'en est pas de même quand la trachée-artère est entièrement coupée. Les deux bouts s'écartent l'un de l'autre ; l'inférieur se cache sous les parties voisines, et n'est plus en état de recevoir de l'air, en sorte que le malade ne tarde point à périr d'asphyxie.

Il est très-facile de reconnaître une plaie de la trachée-artère à l'entrée et à la sortie de l'air par la plaie dans les mouvemens de la respiration, à la perte de la voix, lorsque la plaie est considérable, et que tout l'air passe par l'ouverture accidentelle. Cette voix est rétablie lorsqu'on réunit ou rapproche les bords de la solution de continuité.

Lorsqu'on a arrêté l'hémorrhagie, prévenu l'entrée du sang dans la trachée-artère, et fait sortir celui qui s'y est introduit, on procède à la réunion de la plaie, à l'aide de la position, des bandelettes agglutinatives, du bandage unissant des plaies du cou en travers, et même de quelques points de suture. Cette suture est quelquefois nécessaire pour mettre les bords de la plaie dans un niveau parfait chez certaines personnes, et chez les vieillards en particulier, dont la peau, lâche et ridée, se replie au dedans, faute d'un point d'appui suffisant. Quelques points de suture sont encore nécessaires, lorsque les

plaies sont multipliées, qu'il y a dilacération, et des lambeaux qu'on ne peut fixer ni par les bandages, ni par les
emplâtres. On ne pratique cette suture que sur les bords
de la solution de continuité faite aux tégumens, et non
point sur la trachée elle-même, ainsi que le faisaient les
anciens. Cette suture déterminerait les accidens les plus
graves, et en particulier l'inflammation de la muqueuse
trachéale qui pourrait se terminer d'une manière fâcheuse. Lorsqu'on a réuni la plaie, on termine le pansement comme dans les autres plaies du cou, et on soumet
le malade au régime et au traitement des plaies graves.

Malgré l'emploi de ces moyens pour obtenir la réunion immédiate des plaies du *larynx et de la trachée-
artère*, ces plaies suppurent souvent, et la cicatrisation
ne se fait qu'après quinze, vingt, trente jours et même davantage. Après la guérison la voix reste long-temps et quelquefois même altérée, rauque et faible pour toujours. Dans
d'autres circonstances, si ces plaies restent long-temps
fistuleuses, cela dépend de l'engorgement et de l'endurcis-
sement des tégumens et du tissu cellulaire sous-cutané,
du décollement de la peau à la suite d'abcès, de la dénudation des cartilages, de leur carie, etc... Mais la cause
la plus ordinaire de ces fistules, c'est la perte de substance éprouvée par les parois de ces canaux, ainsi que
cela se remarque surtout dans les blessures par armes à
feu. Dans ces derniers cas, on a recours pour guérir cette
infirmité aux moyens nouveaux de restauration empruntés à la rhinoplastique. Si ces moyens échouent, ou si
le malade refuse de s'y soumettre, on remédie aux inconvéniens que procurent l'entrée et la sortie de l'air par
la fistule même, le bruit désagréable et incommode
qu'il fait en la traversant, et à la perte de la voix et de
la parole, etc., etc., en fermant cette fistule à l'aide

d'éponge, de charpie ou d'obturateurs, de nature et de forme variées.

### 6° *Plaies du pharynx par armes tranchantes.*

*Les plaies isolées du pharynx* sont assez rares. Privé de paroi antérieure, protégé en arrière par le rachis, et sur les côtés en rapport avec des vaisseaux d'un volume très-considérable, le pharynx ne peut pour ainsi dire pas être blessé seul. Presque toujours, au contraire, les plaies de cet organe ne sont qu'une complication des plaies qui atteignent la colonne cervicale, les gros troncs vasculaires placés sur les côtés du cou, et surtout la base de la langue et du larynx. Les signes qui annoncent cette blessure, c'est-à-dire la difficulté ou l'impossibilité d'avaler, et la sortie des alimens et des boissons par la plaie, viennent s'ajouter à ceux qui indiquent la blessure de l'une ou de l'autre des parties beaucoup plus importantes dont il vient d'être fait mention.

Le traitement des plaies du pharynx est en grande partie celui que nous avons tracé pour les plaies du larynx. Quand la plaie du pharynx est peu étendue, une petite partie seulement des boissons s'échappe pendant la déglutition, peu à peu l'ouverture diminue et se cicatrise, sans que l'on soit obligé d'ajouter rien aux moyens indiqués pour la blessure des autres organes; mais quand elle est large, il faut ajouter à ces moyens, l'emploi d'une sonde de gomme élastique, à l'aide de laquelle on fait passer les boissons médicamenteuses ou nourrissantes jusque dans l'estomac.

### 7° *Plaies de l'œsophage par armes tranchantes.*

*Les plaies de l'œsophage* sont aussi très-rarement isolées; il est même presque impossible que ce cas se rencontre. Ce conduit, en effet, ne saurait être que très-difficilement atteint par des armes tranchantes qui n'auraient pas lésé les vaisseaux situés sur les côtés ou la trachée-artère placée au-devant de lui. Ces connexions suffisent pour démontrer que la section complète de la trachée-artère et de l'œsophage est un cas pour ainsi dire presque essentiellement mortel, cette lésion étant presque toujours compliquée de la section des artères carotides primitives, des veines jugulaires internes et des nerfs vagues (1).

Voici cependant une observation de section complète de l'œsophage et de la trachée-artère sans lésion des carotides.

OBSERVATION.

*Lubin Bertrand*, d'un tempérament bilieux, extrêmement irascible, voulant se donner la mort, se fit au cou, avec un rasoir, une plaie transversale de l'étendue de quatre à cinq pouces : cette plaie allait jusqu'à la colonne vertébrale : pratiquée à la partie antérieure et supérieure du cou, les extrémités étaient bornées par les muscles sterno-cléido-mastoïdiens inégalement coupés et par les artères carotides, mises à nu et épargnées, parce que sans doute les parties qui les recouvrent ordinairement s'étaient rétractées, et que ces vaisseaux eux-mêmes, en se retirant dans le tissu cellulaire, avaient échappé à la

(1) *Benjamin Bell* a fait une observation curieuse relativement aux plaies de l'œsophage. Elles sont très-dangereuses, dit-il, parce que l'œsophage est situé si profondément qu'on ne peut l'atteindre qu'avec peine; sa partie inférieure, quand il y a section complète du conduit, se sépare en outre de la supérieure, tombe au dessous du sternum, et il est difficile alors de soutenir le malade par une nourriture convenable.

( Note des Rédacteurs. )

lame de l'instrument ; dans le fond de cette vaste solution
de contitinuité, s'apercevaient la colonne cervicale, les
muscles grand droit antérieur de la tête et le long du cou ;
on y voyait encore le grand appareil ligamenteux antérieur :
supérieurement se trouvaient le larynx et le pharynx divisés ; inférieurement, se rencontraient les mêmes parties. L'instrument, en agissant d'avant en arrière, avait
donc coupé la peau, le tissu cellulaire, les muscles ster-
no-hyoïdien, sterno-thyroïdien, omo-hyoïdien et thyro-
hyoïdien, l'artère thyroïdienne supérieure, le cartilage thyroïde lui-même, et la naissance de l'œsophage. L'hémorrhagie, qui avait été considérable, s'était complétement
arrêtée : cet infortuné, ne respirant plus que par la plaie,
avait perdu la parole et la voix ; ses gestes et ses mouvemens annonçaient seulement l'état de souffrances et d'angoisses auquel il était en proie : un phénomène sin-
gulier et difficile à expliquer frappa tous les assistans,
c'est que, lorsque M. Dupuytren introduisit le doigt
dans la partie supérieure du larynx, la toux fut déterminée sympathiquement, quoique la continuité de la
muqueuse laryngée fût détruite ; on fit alors sortir des
bronches une grande quantité de mucosités mêlées de sang,
une grosse sonde de gomme élastique fut placée dans le
nez et descendait jusque dans le pharynx. Le plus difficile
était d'engager le bec de la sonde dans la portion inférieure de l'œsophage ; on y parvint avec quelque difficulté, car, le tissu cellulaire qui entoure ce conduit
étant très-lâche, l'œsophage s'était considérablement ré-
tracté sur lui-même, au point qu'on fut obligé d'aller le
chercher à deux pouces de profondeur au moins : une
suture à points passés qui était fixée d'une part sur la
moitié inférieure du cartilage thyroïde, de l'autre sur
la moitié supérieure, servait à mettre en contact im-

médiat ces deux portions de cartilage. Enfin, on ne recouvrit pas la plaie de charpie dans la crainte de gêner
la respiration. Seulement, en appliquant une légère
compresse qu'on assujettit mollement avec une bande
roulée autour du cou, la tête avait été fléchie sur la
poitrine ; on l'y maintint au moyen d'un bandage
approprié. La sonde introduite dans l'œsophage ser-
vit de conduit aux boissons ; trois jours s'écoulèrent
sans l'apparition de nouveaux accidens ; cependant l'inflammation se développa, la respiration devint plus difficile, le râle se manifesta, et le malheureux succomba
le quatrième jour.

L'autopsie montra toutes les parties dans l'état que nous
avons indiqué : seulement la trachée était divisée suivant
sa longueur, dans l'étendue d'un pouce et demi à peu
près. La sonde de gomme élastique avait parfaitement
rempli l'indication pour laquelle on l'avait placée, on
la trouva qui s'étendait dans l'intérieur de l'œsophage,
jusqu'au niveau de la seconde vertèbre dorsale. Les gros
vaisseaux artériels et veineux du cou étaient intacts. L'un
et l'autre poumon étaient enflammés (1).

Nous rappellerons ici qu'à mesure que les artères carotides montent le long du cou, elles s'inclinent vers les
parties latérales pour aller de chaque côté, en arrière,
gagner l'angle de la mâchoire inférieure, au niveau duquel elles se divisent en plusieurs branches, destinées
pour les différentes parties de la tête. Ceci explique
pourquoi les plaies de la partie inférieure du cou sont
plus dangereuses que celles de la partie supérieure, et
pourquoi dans le suicide, où l'instrument tranchant est
presque toujours enfoncé à la partie supérieure du cou,
la lésion des carotides primitives est assez rare.

(1) Par les Rédacteurs.

Quoi qu'il en soit des accidens au milieu desquels la lésion de l'œsophage se rencontre, les signes qui l'annoncent sont la douleur en avalant, et surtout l'issue des alimens et des boissons par la plaie extérieure. Quoique peu étendue, cette plaie est une complication fâcheuse de celle des parties voisines, et la guérison s'en fait long-temps attendre.

Tant que les plaies de l'œsophage sont peu étendues, que la quantité de matières alimentaires qu'elles laissent échapper est peu considérable, et que celles-ci s'écoulent librement au dehors, sans s'infiltrer ou s'épancher dans les parties voisines, elles ne réclament d'autres soins que les moyens antiphlogistiques généraux, et l'attention de ne laisser fermer la plaie extérieure que lorsque celle du conduit est cicatrisée, ce que l'on reconnaît à la cessation de l'écoulement des substances avalées. Mais quand la plaie est fort grande, il faut ajouter à ces moyens l'emploi d'une sonde de gomme élastique, qui remplace momentanément le conduit divisé, celui d'une position et d'un bandage analogues à ceux que nous avons fait connaître plus haut, enfin, de tous les moyens capables d'empêcher l'épanchement des boissons et des alimens, et de combattre l'inflammation violente qui est le résultat inévitable de cette blessure.

Tout ce que nous avons dit des plaies par armes piquantes ou tranchantes, ou tranchantes et piquantes tout à la fois, qui affectent le cou, s'applique aux ruptures, déchirures, arrachemens, etc., etc., avec quelques légères modifications qu'il devient inutile d'indiquer après les détails dans lesquels nous sommes entrés lorsque nous avons traité des généralités de ces plaies.

### C. — *Blessures du cou par armes contondantes.*

**1° *Contusions*.** — Les contusions du cou ne présentent d'importance que lorsqu'elles sont profondes et qu'elles ont intéressé les organes de la respiration et de la digestion. Dans ces cas, on doit avoir recours au régime antiphlogistique employé avec énergie, pour prévenir l'inflammation de ces organes, les étranglemens et les abcès. Les abcès sont d'autant plus dangereux dans cette région, que des fascias nombreux retiennent le pus, le forcent à séjourner et le dirigent quelquefois dans l'intérieur de la poitrine où il produit de grands ravages et des accidens souvent mortels. C'est donc à les prévenir que le chirurgien doit veiller, et s'ils se forment, malgré ses soins, il faut qu'il les ouvre de bonne heure.

### 2° *Plaies par armes à feu.*

Les coups de feu qui n'intéressent que la peau et les muscles superficiels ne présentent aucune autre indication que celle de prévenir l'inflammation, à l'aide des débridemens sagement combinés, des émolliens, des saignées, etc.; on agit enfin comme dans les plaies des autres parties, où la balle n'a divisé que des parties charnues. Mais les balles qui frappent le cou intéressent souvent le larynx, la trachée-artère, le pharynx, l'œsophage, les gros vaisseaux, les vertèbres, etc., etc., blessures très-graves, et dont le danger est plus ou moins grand, suivant la nature, l'importance et le degré de lésion des parties intéressées.

La fracture des vertèbres n'est pas toujours également dangereuse. Bornée aux apophyses épineuses et transverses, et surtout aux premières, elle ajoute sans doute à la gravité de la blessure, mais celle-ci est guérissable. En effet, en agrandissant convenablement la plaie, en faisant l'extraction des esquilles entièrement séparées, en facilitant par des débridemens et des contre-ouvertures l'écoulement des liquides, en prévenant ou en combattant activement l'inflammation, on guérit très-souvent de pareils blessés. Mais lorsque le corps des vertèbres, leurs lames, leurs apophyses articulaires sont entamés, ou brisés, la blessure est excessivement grave ; elle est même presque toujours mortelle. Le danger vient surtout de la lésion de la moelle spinale, soit par le projectile lui-même, qui a brisé les os, soit par les esquilles enfoncées dans le canal vertébral, ou de la compression de cette même moelle, par des liquides épanchés dans le canal vertébral.

Cette lésion de la moelle, pour peu qu'elle soit considérable, fait promptement périr le malade.

## OBSERVATION.

Pendant les journées des 5 et 6 juin 1832, un sergent de la garde municipale de Paris reçut un coup de feu à la partie postérieure du cou. La balle traversa d'un côté à l'autre les masses musculaires qui recouvrent en arrière la colonne cervicale. Apporté à l'Hôtel-Dieu le 5 juin au soir, il présente l'état suivant : deux ouvertures, qui indiquent l'entrée et la sortie du projectile, existent à la même hauteur de chaque côté du cou à peu près au niveau des trois ou quatre premières vertèbres de cette région. L'ouverture d'entrée se reconnaît facilement à son diamètre moins grand, et à la régularité de la circonférence ; celle de sortie est au contraire à diamètre plus étendu, ses bords

sont irréguliers, frangés et boursouflés. L'état général
du malade est bien plus grave que ne pourrait le faire
penser le désordre local : les facultés intellectuelles sont
conservées dans toute leur plénitude ; toutes les surfaces
sensitives jouissent de l'intégrité de leurs fonctions, à l'exception de la surface cutanée qui, dans toute son étendue
au dessous du cou, est parfaitement insensible. Le malade
stimulé de toutes les façons ne témoigne aucune
sensibilité. La myotilité est aussi presque complètement abolie ; il y a seulement quelques légers mouvemens possibles aux extrémités pelviennes. La parole
et la déglutition sont conservées. L'urine ne s'écoule
de la vessie qu'au moyen de la sonde. On ignore si
le rectum partage la paralysie presque générale. Le malade ne respire que par le diaphragme. *Traitement* : —
Saignée du bras. Pansement simple de la plaie, qui a été
préliminairement débridée.

Mort le 6 au matin, dans un état d'asphyxie causée par
la suspension des contractions diaphragmatiques.

### *Autopsie cadavérique.*

Abdomen et thorax sains. Les lames des quatrième et
cinquième vertèbres cervicales sont fracturées. La moelle
et les nerfs qui en naissent sont trouvés intacts. Épanchement d'environ une livre de sang, tant dans le canal
rachidien, à partir des premières vertèbres dorsales, qu'à
la base du cerveau et à la partie supérieure de la convexité des hémisphères. Substance du cerveau et du cervelet saine (1).

(1) Par les Rédacteurs.

3o *Plaies des nerfs et des vaisseaux du cou par armes à feu.*

Les plaies du cou par armes à feu, dans lesquelles les nerfs qui viennent de la moelle sont intéressés , sont d'autant plus graves que les fonctions de ces nerfs sont plus importantes : tels sont, par exemple, le nerf vague ou pneumo-gastrique , le grand sympathique , etc........ Mais il est très-rare, et presque impossible même qu'une balle atteigne ces nerfs, sans altérer d'autres parties dont la lésion est elle-même souvent mortelle. Les plaies par armes à feu aux parties latérales du cou sont souvent compliquées de la lésion des nerfs du plexus cervical superficiel ou du plexus brachial.

En juillet 1830, nous avons eu l'occasion d'observer un grand nombre de plaies, par armes à feu, au cou ; et chez plusieurs , les nerfs nombreux et volumineux qu'on rencontre dans cette région ont été intéressés , car il y eut chez ces blessés paralysie plus ou moins complète , soit du sentiment, soit du mouvement , ou de ces deux fonctions dans le membre supérieur , et surtout des douleurs très-vives qui ont persisté très-long-temps après la guérison des plaies.

La lésion des grosses artères du cou, comme les carotides primitives, les vertébrales, etc., etc., est , ainsi qu'on le pense , un accident des plus dangereux, et très-communément un accident mortel, lorsqu'on n'arrête pas, par les moyens hémostatiques connus, l'écoulement du sang, que cet écoulement soit primitif, ou qu'il soit consécutif.

La lésion de l'artère vertébrale est encore assez fréquente dans les coups de feu qui attaquent les parties latérales du cou. Cette blessure est fort grave. Nous en

avons déjà parlé dans les plaies d'armes à feu considérées
en général.

Nous avons cité le cas d'un malade qui eut une hémorrhagie consécutive par cette artère plusieurs jours
après sa blessure. Un cas semblable s'est présenté il y a
peu de temps encore dans le service de M. *Breschest*, à
l'Hôtel-Dieu. Un malade qui avait reçu un coup de feu à
la partie latérale du cou succomba à une hémorrhagie
consécutive, quelques jours après son entrée à l'hôpital.
A l'autopsie, on trouva une lésion de l'artère vertébrale
entre la deuxième et la troisième vertèbre cervicale.
Comme on ne pouvait savoir d'une manière bien positive
le lieu d'où provenait l'hémorrhagie, on avait été sur le
point de faire la ligature de l'artère carotide primitive,
lorsque la mort du malade arriva.

Dans la partie supérieure de la région cervicale, il
existe un très-grand nombre d'artères volumineuses, provenant de la division de la carotide primitive. Quand
elles sont blessées par des coups de feu, et qu'il n'est
pas possible de les trouver pour les lier, c'est à la ligature de la carotide primitive qu'il faut avoir recours.

On ne peut, en effet, aller chercher les orifices ouverts des vaisseaux, au milieu des parties molles mâ-
chées et désorganisées, enflammées ou suppurantes : c'est
alors le tronc principal, c'est l'artère carotide primitive
qu'il faut lier. Mais il ne faut pas croire que la ligature de
cette artère carotide primitive mette constamment à l'abri
des hémorrhagies consécutives ; les nombreuses anastomoses qui existent entre la carotide d'un côté du corps,
et celle du côté opposé, ramènent souvent le sang vers les
orifices des vaisseaux divisés. Aussi, faut-il toujours,
quand on le peut, faire la ligature des deux bouts d'une
artère blessée dans la région cervicale.

4° *Plaies par armes à feu au larynx et à la trachée.*

Le larynx et la trachée-artère sont deux organes qui sont souvent intéressés dans les coups de feu. Les phénomènes de ces blessures sont différens suivant que le projectile a divisé l'un ou l'autre de ces organes dans tout son diamètre, qu'il les a détruits dans une partie de leur longueur, ou bien qu'il n'a enlevé qu'une portion de leur circonférence. Dans le premier cas, le blessé court le risque d'être suffoqué par le sang qui tombe dans les bronches, par la rétraction du bout inférieur du conduit aérien qui se cache derrière les parties qui le couvrent, et par le gonflement de ces parties. Le sang qui coule dans la trachée-artère apporte un obstacle plus ou moins grand à la respiration, mais la toux continuelle excitée par la présence du sang en détermine ordinairement tout à la fois la sortie par la plaie et par la glotte (1). Dans ces sortes de plaies, le gonflement des parties environnantes peut devenir assez considérable pour mettre le malade en danger de suffoquer, malgré l'ouverture faite par la balle au larynx ou à la trachée-artère, et dans ce cas il devient nécessaire d'introduire dans la trachée-artère du blessé une canule qui lui permette de respirer (2).

Lorsque les malades survivent à une plaie par arme à feu du larynx ou de la trachée-artère, ils peuvent guérir

(1) On peut, dans ces cas, profiter de l'heureux exemple d'un chirurgien de Paris, qui, voyant que les jours du blessé étaient compromis, aspira avec sa bouche le sang qui était dans la trachée-artère et qui le suffoquait.

( *Note des Rédacteurs.* )

(2) C'est la conduite que tint *Habicot* dans le cas suivant. Une fille d'environ vingt-cinq ans, inclinée pour ouvrir une porte basse à son maître poursuivi par des assassins, reçut un coup de feu à la gorge. La balle lui

complétement sans aucune infirmité, quand il n'y a point
de perte de substance à ces organes, ou que cette perte de
substance est peu considérable. Dans ces cas la voix reste
cependant plus ou moins altérée. Mais quand la perte de
substance est considérable, la cicatrisation ne pent se faire,
et il en résulte une fistule plus ou moins large qui empêche
le blessé de parler lorsqu'elle n'est point couverte. Ces
fistules sont incurables, à moins qu'on n'ait recours pour
les fermer à un des procédés empruntés à la rhinoplastique (1). Dans le cas où ces moyens ne réussiraient pas,
ou bien si les blessés ne voulaient pas s'y soumettre, on
obvierait aux inconvéniens qu'elles causent en y adaptant
un obturateur (2). En résumé, les débridemens faits avec
les ménagemens que nécessite l'importance des parties,
l'extraction des corps étrangers, l'introduction d'une

fractura le larynx, et spécialement toute la partie gauche du cartilage thyroïde. Le corps étranger passa du côté opposé, où il resta sous la peau du
dos après avoir fracturé l'angle inférieur de l'omoplate droite. Les secours
qu'on crut convenables furent administrés suivant l'exigence du cas. Il
survint à la gorge une telle tumeur inflammatoire, que la malade eût étouffé
sans un tuyau de plomb introduit dans la trachée-artère, pour faire voie à
la respiration. Cette canule y demeura trois semaines, tant que durèrent
l'inflammation et la suppuration. La malade guérit très-bien.

( Note des Rédacteurs. )

(1) M. *Velpeau* a présenté, il y a peu d'années, à l'Institut, un malade
sur lequel il avait employé avec succès la rhinoplastique dans un cas pareil.              ( *Note des Rédacteurs.* )

(2) Vanswieten dit avoir vu un soldat qui demandait l'aumône de porte
en porte en faisant voir une large ouverture qu'il avait à la trachée-artère,
et qu'il bouchait avec une éponge. Alors il pouvait parler facilement.
Mais sitôt que le trou était ouvert, il perdait la voix. Il avait eu dans un
combat, plusieurs années auparavant, un morceau de la trachée-artère emporté par une balle, et la perte considérable de substance éprouvée par
cet organe avait empêché les bords de la plaie de se rapprocher et de se
réunir.

( Note des Rédacteurs. )

canule dans la trachée-artère pour faire respirer le blessé, si le gonflement des parties voisines s'y oppose , les anti-phlogistiques employés avec une extrême énergie pour prévenir l'inflammation si grave des conduits aériens , telle est la conduite que doit tenir le chirurgien qui est appelé pour traiter une plaie par arme à feu au larynx ou à la trachée-artère.

5° *Plaies du pharynx et de l'œsophage par des armes à feu.*

Le pharynx et l'œsophage sont aussi souvent blessés dans les coups de feu au cou ; mais la situation de ces organes est telle qu'il est presque impossible qu'une balle les atteigne sans blesser en même temps quelqu'une des parties qui les environnent ; or la lésion de ces parties est souvent plus grave que celle du pharynx ou de l'œsophage. La sortie par la plaie d'une partie des liquides que le malade avale ne laisse aucun doute sur la blessure de l'un ou de l'autre de ces conduits. Lorsque l'œso-phage n'est divisé que dans une faible portion de son diamètre et qu'il n'a point éprouvé de perte de substance, la plaie peut guérir complétement. Dans le cas contraire, elle reste fistuleuse , et cette fistule peut être assez large pour laisser sortir, ainsi que cela a été vu, presque tous les alimens et les boissons que le malade avale, en sorte qu'on ne peut le nourrir qu'avec une sonde œsopha-gienne. C'est du reste ce que l'on doit faire de suite lors-qu'on est appelé pour traiter un blessé atteint d'un coup de feu soit au pharynx, soit à l'œsophage, pour peu que la plaie faite à ces organes ait une certaine étendue.

Les projectiles lancés par la poudre à canon peuvent être restés dans les plaies faites au cou, ainsi que les autres corps étrangers qu'ils entraînent si souvent avec eux. On

conçoit facilement que les accidens qui doivent résulter
de cette complication sont subordonnés à la nature des
fonctions des organes qui sont comprimés par les projectiles. Les règles générales relatives au traitement des
plaies par armes à feu sont applicables à celles du cou,
avec les modifications que réclame la structure de cette
partie. Les incisions ne doivent y être faites qu'avec la
plus grande circonspection, à cause des vaisseaux et des
nerfs importans qui s'y trouvent. Si on ne rencontre pas
la balle, ou si après l'avoir rencontrée, on trouve trop
de difficulté à l'extraire, il vaut mieux l'abandonner, à
moins cependant qu'elle ne soit placée de manière à
mettre obstacle à la déglutition et gêner considérablement
la respiration.

Si une balle s'était par hasard arrêtée dans l'intérieur
du larynx, entre les cordes vocales supérieure et inférieure, ou bien dans tout autre point des voies aériennes
du cou, que la suffocation fût imminente, il faudrait
avoir recours soit à la laryngotomie, soit à la trachéotomie, ou à la laryngo-trachéotomie (1).

Le chirurgien doit surveiller attentivement l'engorgement inflammatoire qui accompagne toutes les plaies par
armes à feu. Il est d'autant plus à craindre dans celles
du cou, que la prudence ne permet guère de faire là ces
larges débridemens qui sont si utiles aux membres, et

(1) Pour faire sortir une balle de la trachée-artère, *Birche* rapporte que
*Christophe Wren* suspendit le blessé par les pieds, et réussit ainsi à le
sauver. On conçoit qu'on pourrait, à la rigueur, imiter ce procédé singu-
lier, si un corps étranger aussi volumineux qu'une balle n'avait pas causé
un étouffement soudain, et s'il fallait le ramener du fond du canal aérien,
vis-à-vis l'ouverture par laquelle il y serait entré; mais la trachéotomie serait une ressource que, dans une telle circonstance, un praticien déclaré
balancerait moins à mettre en usage.

（ *Note des Rédacteurs.* ）

cet engorgement est d'autant plus fâcheux que lorsqu'il est porté à un degré considérable , il peut empêcher la déglutition et rendre la respiration fort difficile. Les saignées générales et locales, les boissons rafraîchis-santes, enfin tous les moyens antiphlogistiques connus doivent être administrés avec une grande énergie, pour le prévenir ou au moins le diminuer et le guérir. Enfin le chirurgien ne doit point oublier que le grand nombre de vaisseaux qui se trouvent au cou et qui peuvent être intéressés dans les plaies par armes à feu dans cette ré-gion, rendent très-fréquentes les hémorrhagies consécu-tives dans cette région , ce qui exige pendant très-long-temps une surveillance fort active.

### D. — *De l'écrasement du cou.*

L'écrasement du cou par les corps contondans se ma-nifeste, quand il siége à la partie postérieure, par la con-tusion et par les fractures comminutives dont les signes ont été donnés dans la description de l'écrasement en gé-néral. Mais c'est surtout quand il siége à la partie supé-rieure, qu'on remarque la suspension subite des fonctions vitales et une mort prompte, suite de la lésion de la moelle spinale. Cette suspension se fait surtout remar-quer quand l'écrasement porte sur la partie supérieure de la colonne cervicale , et dans un point situé au dessus de celui qui correspond à l'origine des nerfs diaphrag-matiques. La mort se fait attendre plus long-temps, et quelquefois même il peut y avoir guérison quand l'écra-sement porte sur la partie inférieure de la colonne cer-vicale.

Cet écrasement a d'autres effets', quand il porte sur la région antérieure du cou : on observe alors des change-mens de forme dans le larynx dont les cartilages sont brisés malgré leur élasticité, d'où il résulte par la suite l'altération et même la destruction de la voix. On observe des crachemens de sang et des inflammations qui rendent la respiration difficile, douloureuse, et qui quelquefois, par suite d'une tuméfaction énorme, l'empêchent de se faire et déterminent l'asphyxie. La phtisie laryngée est souvent le résultat de ces écrasemens du cou qui ont affecté le larynx, et auxquels les malades ont échappé dans les premiers temps.

Le pharynx et l'œsophage, plus profondément situés, plus mobiles, plus flexibles, échappent quelquefois au désordre. Quelquefois cependant on les voit l'un et l'autre contus, déchirés et rompus.

Si dans les écrasemens de la partie antérieure du cou les artères carotides, les nerfs pneumo-gastriques, le grand sympathique, ont été atteints et lésés d'une manière spéciale, il en résultera des phénomènes qui porteront d'une manière plus ou moins sensible sur la respiration et la circulation ; tel est le cas remarquable cité dans le curieux mémoire *de M. Velpeau* sur la piqûre ou acupuncture des artères dans les anévrysmes. Cette observation est elle-même extraite du *Medical and surgical journal*, de Londres. Pour remédier à une ophthalmie violente, *M. Watson* imagina de comprimer pendant quelque temps la carotide avec force au moyen du pouce ; les battemens artériels ne tardèrent pas à disparaître de ce côté, et ils ne se sont plus jamais rétablis ; ce qui tient, suivant M. Velpeau, à l'écrasement du vaisseau, qui aura produit la rupture de ses tuniques interne et moyenne, et l'oblitération du canal.

# CHAPITRE IV.

### BLESSURES DE LA POITRINE.

Les plaies de la poitrine se divisent en celles qui attaquent les parois seulement de cette cavité ; en celles qui traversent ces parois sans intéresser les organes qu'elles protégent ; et enfin en celles qui, après avoir traversé les parois de la poitrine, vont atteindre et léser les organes qui y sont contenus. De là cette distinction très-importante de *plaies pénétrantes* et *non pénétrantes de la poitrine.*

### Section première.

Plaies non pénétrantes des parois de la poitrine.

**A.** — *Piqûres non pénétrantes des parois de la poitrine.*

Les piqûres des parois de la poitrine peuvent être simples ou compliquées. Les *piqûres simples* doivent être traitées comme nous l'avons dit dans les généralités. ( Voyez *Blessures par ponction ou piqûre.* ) Il est bon néanmoins de joindre au pansement qu'elles exigent, la diète, le repos, les saignées, etc., lorsque la direction ou l'étendue de la plaie peuvent faire craindre qu'il ne survienne quelque accident.

Ces plaies par armes piquantes peuvent être *compliquées* de douleurs violentes. Comme c'est à la lésion de quelque nerf que ces douleurs sont dues, elles cèdent ordinairement à l'usage des émolliens, des anodins, des narcotiques employés à l'intérieur ou à l'extérieur. Dans le cas contraire, mais bien rarement, on est obligé d'avoir recours à la cautérisation ou à l'incision transversale du nerf qui a été blessé d'une manière incomplète.

*L'hémorrhagie* complique aussi quelquefois les piqûres des parois de la poitrine dans l'épaisseur desquelles rampent des artères assez volumineuses. C'est aux moyens hémostatiques connus et décrits d'ailleurs dans nos généralités qu'il faut avoir recours pour arrêter cette complication.

*L'inflammation* qui survient souvent dans les piqûres des parois de la poitrine doit être combattue avec une grande énergie, afin de prévenir la formation des abcès qui sont fort dangereux dans cette région. Quand ces abcès sont formés, il faut les ouvrir de bonne heure, parce qu'ils tendent à s'accroître en tous sens. On a craint d'ailleurs que le pus amassé dans les parois du thorax ne corrodât la plèvre avec laquelle il est en contact : d'autres regardent au contraire comme impossible, ou au moins comme absolument contraire aux lois de la nature, cette usure et cette perforation de la plèvre. Quoi qu'il en soit de ces différences d'opinions, il est prudent de s'en rapporter, dans cette circonstance, à l'expérience qui prescrit d'ouvrir les abcès des parois de la poitrine aussitôt qu'il sont formés, dans la crainte que le pus ne fuse dans la poitrine, ainsi qu'il est arrivé quelquefois, et en particulier, comme chacun le sait, au fils de *J. L. Petit.*

Les *corps étrangers*, introduits par l'arme piquante ou formés par cette arme elle-même, qui a pu se briser dans la plaie, doivent être soigneusement extraits. La pointe d'une épée, d'un sabre, d'un fleuret se brise en effet souvent sur les côtes, le sternum ou les vertèbres. L'examen de l'instrument vulnérant est, quand on peut se procurer cet instrument, le meilleur moyen de reconnaître cette complication. Le rapport du malade ; l'exploration de la plaie, la douleur aiguë que la pression produit sur la blessure, la difficulté de respirer, sont encore des signes capables de faire connaître ou au moins de faire soupçonner la présence d'un corps étranger dans la plaie. On en fera promptement l'extraction pour prévenir l'inflammation et les abcès qui peuvent résulter de son séjour dans la plaie.

La moelle épinière peut être blessée par des armes piquantes, qui pénètrent dans le canal rachidien, en passant entre les lames des vertèbres. Quoique moins graves qu'au cou, ces blessures n'en sont pas moins fort dangereuses, et le plus ordinairement mortelles, si la moelle épinière est profondément attaquée ; elles donnent lieu à des mouvemens convulsifs, à la paralysie du sentiment ou des mouvemens, ou de ces deux fonctions à la fois, suivant la profondeur et le siége de la plaie. Le traitement est le même que celui des piqûres de la moelle cervicale.

B. — *Plaies par armes tranchantes et non pénétrantes des parois de la poitrine.*

Les plaies non pénétrantes de la poitrine, et faites par une arme tranchante, peuvent comme les piqûres être simples ou compliquées. Quand elles sont simples, elles ne présentent aucune autre indication que la réunion à l'aide des emplâtres agglutinatifs, des bandages, de la situation, etc., etc.

Quant aux complications, telles qu'hémorrhagie, douleur vive, inflammation, abcès, corps étrangers, le traitement est le même que celui que nous avons indiqué pour les complications des piqûres non pénétrantes des parois de la poitrine.

### C. *Blessures des parois de la poitrine par des armes contondantes.*

1° *Contusion.* Les contusions simples des parois de la poitrine, à leur partie antérieure, postérieure ou latérale, ont pour résultat commun, lors même que l'ébranlement ne s'est pas propagé jusqu'aux viscères thoraciques, et qu'il n'existe aucune fracture aux os qui forment la charpente osseuse de la cavité, une douleur vive dans le lieu frappé, douleur qui se développe pendant les mouvemens d'inspiration, d'expiration, et surtout pendant les premiers. Cette douleur dure quelquefois pendant quinze ou vingt jours, mais le plus souvent elle disparaît après le septième ou le huitième. Pour la calmer, il suffit de joindre aux moyens employés dans le traitement des contusions des autres parties, l'emploi d'un bandage de corps fortement serré, qui retient immobiles les parois de la poitrine, et qui force les malades à ne respirer que par le diaphragme.

Au surplus les divers degrés de la contusion des parois de la poitrine doivent être traités par les moyens semblables à ceux que l'on emploie dans les autres régions du corps : ici, seulement, on doit tenir compte de l'importance des organes que protégent ces parois, organes auxquels peut se propager l'inflammation qui existe à l'extérieur. C'est surtout ici qu'il faut se rappeler qu'on doit ouvrir de bonne heure les abcès qui se forment, afin qu'ils ne se terminent point par épanchement dans les cavités des plèvres.

Mais l'action des armes contondantes et des divers corps contondans qui frappent les parois du thorax, lors même qu'ils ne détruisent pas la continuité de ses parois, lorsqu'ils ne lèsent ni la peau ni les muscles, qu'ils ne fracturent pas les côtes, peut aller jusqu'à déterminer la contusion des organes placés dans cette cavité. Nous allons nous arrêter quelques instans surcette complication si fâcheuse des contusions de la poitrine.

2° *Contusion des poumons.* — Cette contusion a, comme partout ailleurs, divers degrés d'intensité. Dans le plus faible, il se joint ordinairement de la toux aux symptômes qui accompagnent la simple contusion des parois ; l'oppression est plus profonde ; la percussion fait reconnaître un son mat ; l'auscultation apprend que le tissu de l'organe est imperméable à l'air dans toute l'étendue de la lésion. Quand cette contusion est peu large, elle se termine ordinairement par résolution ; mais, dans quelques cas, elle détermine au bout de quelques jours une véritable pneumonie aiguë. D'autres fois elle laisse dans les organes une inflammation chronique. Elle ne demande pas d'autre traitement que celui de la contusion des parois ; il ne faut qu'insister davantage sur les saignées générales et sur les saignées locales (1).

Dans un autre degré de la contusion, le tissu pulmonaire est déchiré, et à l'oppression plus forte, à la douleur plus profonde et plus vive, se joint ordinairement un crachement de sang plus ou moins abondant. Ce cas expose plus que le précédent aux accidens de la pneumonie ; il exige que l'on insiste sur les saignées, non-seulement jusqu'à la cessation complète de l'hémoptysie, mais

(1) L'un de nous a eu l'occasion, au siége d'Anvers, d'observer un grand nombre de contusions des parois de la poitrine par des boulets, ou éclat de bombe, etc., etc., et sur beaucoup de ces blessés, le poumon, le cœur avaient été contus, déchirés, broyés, sans que la peau du thorax ait été lésée le moins du monde. La mort avait été instantanée, ou était arrivée au bout de peu de jours. ( Voyez tom. I., les notes de la pag. 362 et suivantes. )

( Note des Rédacteurs. )

encore jusqu'à la diminution notable de l'oppression et de la douleur que provoquent les mouvemens de la respiration. Du reste même traitement que dans le cas précédent.

Enfin, dans un degré plus avancé de la contusion, le tissu du poumon est non-seulement déchiré, mais encore désorganisé dans une plus ou moins grande étendue ; outre le sang qui s'échappe par la bouche, il s'en échappe aussi une certaine quantité dans la cavité de la plèvre ; aux symptômes précédemment indiqués, se joignent la pâleur, la stupeur, et tous ceux qui caractérisent une hémorrhagie intérieure et un épanchement dans la poitrine. Dans le plus grand nombre des cas, les malades périssent en quelques heures ; d'autres fois ils meurent des suites de l'inflammation violente qui se développe nécessairement au bout de quelques jours dans le poumon et dans la plèvre : d'autres fois ils succombent plus tard aux accidens déterminés par l'épanchement.

Le traitement de ce dernier degré de la contusion du poumon est le même que celui du précédent ; il doit être plus énergique cependant, et soutenu jusqu'à la cessation des symptômes inflammatoires ; plus tard, c'est celui des épanchemens thoraciques.

3° *Contusion du cœur.* — De même que le poumon, le cœur peut être contus, sans que les parois du thorax soient entamées. Cependant sa mobilité lui fait souvent éluder l'action des corps contondans, et sa contusion est beaucoup moins fréquente que celle du poumon. Le plus haut degré de l'action des corps contondans sur le cœur est celui où son tissu se trouverait déchiré. La mort serait alors instantanée. Dans un moindre degré, la texture du cœur peut être respectée, mais la commotion violente qu'éprouve cet organe détermine, comme dans le cas précédent, la suspension de ses contractions et une syncope prolongée et très-souvent mortelle. Enfin, dans un degré moins fort, soit que la contusion ait déterminé une syncope de peu de durée, soit que cet accident n'ait pas eu lieu, le malade survit, mais il reste exposé à tous les accidens de la cardite. C'est alors le traitement de cette maladie qu'il faut employer.

Par suite de ces mêmes percussions sur les parois du thorax, les gros vaisseaux contenus dans cette cavité peuvent être déchirés, rompus, ce qui produit des épanchemens contre lesquels l'art est tout-à-fait impuissant.

4° *Plaies non pénétrantes des parois de la poitrine par armes à feu.* — Les plaies des parois de la poitrine par des armes à feu peuvent se borner aux parties molles, ou bien attaquer en même temps les parties osseuses qui entrent dans leur composition. Elles diffèrent alors beaucoup de gravité.

Les plaies des parties molles présentent, dans cette région du corps, toutes les variétés que nous avons observées dans les autres régions du corps. On y observe des trajets obliques, des canaux, des gouttières, etc. Les trajets directs y sont rares au contraire, et cela se conçoit facilement, car les parois de la poitrine ayant généralement peu d'épaisseur, lorsqu'une balle, douée d'une certaine force, les frappe perpendiculairement, elle les traverse ordinairement et pénètre dans la cavité du thorax, à moins qu'elle n'ait perdu la plus grande partie de sa vitesse, ou qu'elle ne soit arrêtée entre deux côtes ou incrustée dans le sternum. Mais les balles frappent le plus ordinairement la poitrine d'une manière plus ou moins oblique; alors, elles contournent très-souvent cette cavité dans une étendue plus ou moins grande, sans y pénétrer, et c'est principalement sur cette partie du corps qu'on observe ces curieux effets des balles dont nous avons déjà eu l'occasion de parler d'une manière générale dans le tome premier et dans celui-ci à propos des plaies du crâne. La fréquence de ces effets dépend premièrement de la forme de la poitrine, qui, quoique arrondie généralement, est comprimée d'avant en arrière et sur les côtés, et présente ainsi plusieurs plans ou faces inclinés dans des sens différens, lesquels tendent particulièrement à produire ces déviations. Une autre raison de ces déviations consiste dans l'élasticité des parois du thorax, des côtes et de leurs cartilages. C'est très-probablement à ces deux causes qu'il faut attribuer la fréquence des trajets courbes que parcourent les balles quand elles frappent la poitrine. Nous avons eu l'occasion d'observer un grand nombre d'effets pareils dans les journées de juillet. Au surplus les contours de la balle sont rarement très-étendus. Ordinairement ils se bornent à un quart, un cinquième, un sixième de l'étendue des parois de la poitrine; quelquefois ils s'étendent beaucoup plus loin, et l'ouverture d'entrée et celle de sortie sont dans certains cas si diamétralement opposées, l'une se trouvant en avant, l'autre en arrière, qu'on ne peut concevoir comment la poitrine n'a point été traversée de part en part.

Les effets des coups de feu sont quelquefois très-singuliers dans les contours de la poitrine, et plus de deux ouvertures existant, on pourrait croire, si on se bornait à un examen superficiel, qu'il y a eu deux coups de feu tirés, ou au moins que plusieurs balles se trouvaient dans l'arme. En effet il arrive quelquefois qu'une balle tirée obliquement sur un des côtés du thorax, frappe à droite la partie antérieure de la poitrine, la contourne de droite à gauche, arrive à la partie moyenne et antérieure de la poitrine sur le sternum, y ouvre la peau et, continuant son trajet à gauche, forme une troisième ouverture pour continuer un trajet ou canal ; il y a eu trois ouvertures, et quelquefois même bien davantage, et cependant c'est une seule balle qui les a produites en contournant la poitrine.

On prévient facilement les méprises auxquelles pourraient donner lieu les blessures faites par des balles qui contournent la poitrine, en ayant égard à la nature des symptômes que le malade éprouve, et en explorant avec attention les parois du thorax dans un point desquelles la balle forme quelquefois une tumeur sensible à la vue ou au toucher. Lorsque la présence de cette balle est reconnue, on doit en faire l'extraction après avoir convenablement agrandi la plaie, ou pratiqué une contre-ouverture, si cela est nécessaire. Si la balle est arrêtée dans les parties molles, on la saisit avec les doigts ou avec des pinces, et on l'enlève facilement : si elle est engagée entre deux côtes, après les incisions convenables, on passera au dessous d'elle une curette, un élévatoire ou un petit crochet mousse, pour la faire sortir en l'attirant à soi. Si la balle était tellement serrée dans l'épaisseur du sternum, que l'introduction d'un instrument fût impossible sous elle, on pratiquerait à l'entour quelques entailles avec la pointe d'un fort scalpel, afin de la dégager. Si cela ne suffisait pas, on aurait recours au tire-fond, et même au trépan pour enlever en même temps la balle et la portion d'os dans laquelle elle se trouve implantée. Ce dernier procédé conviendrait surtout, si la balle, prête à tomber dans la poitrine, rendait l'usage des autres instrumens trop incertain. Il ne semble pas qu'une balle arrêtée entre deux côtes puisse opposer une grande résistance ; cependant quelques unes n'en ont été retirées qu'après bien des efforts, et plus elles avoisinent la moelle épinière, où les côtes sont fortement rapprochées, plus on a de la peine pour les avoir. Lorsque la plaie est débarrassée de tous les corps étrangers qu'elle contenait, on la traite comme toutes les autres plaies par armes à feu. Elles exigent toutefois beaucoup d'attention, pour prévenir les inflammations qui peuvent se propager à l'intérieur, les abcès qui peuvent se former, etc. Les débridemens doivent donc être multipliés, et il faut fendre en partie ou en totalité, suivant les circonstances, les canaux qu'ont pu former les balles, afin deprévenir l'inflammation par étranglement, et le séjour du pus dans ces canaux.

Les parties latérales de la poitrine ont présenté, surtout dans les combats de juillet (1), un très grand nombre de blessures, soit en canal, soit en gouttière; ces lésions des parties molles ont offert cela de remarquable, qu'elles ont été extrêmement longues et difficiles à guérir. Cela tient probablement aux mouvemens continuels auxquels est assujetti le thorax, et qui ont nui, comme cela s'est vu pour l'épaule, à la marche régulière de la cicatrice.

Les blessures en canal ont été guéries beaucoup plus vite que celles qui étaient en gouttières, lors même qu'elles étaient superficielles. Enfin, quand elles ont été guéries, elles sont restées long-temps douloureuses; ce qui tient aussi très certainement aux tiraillemens perpétuels de la cicatrice dans les mouvemens du thorax.

La gravité des plaies par armes à feu des parois de la poitrine est bien plus grande, lorsque les parties osseuses qui entrent dans sa composition sont atteintes. Ainsique

(1) C'est généralement le côté gauche qui a été atteint : cela se conçoit facilement. C'est le côté que l'on présente dans les combats en ligne. En duel, au contraire, c'est le côté droit qui est présenté ordinairement, à moins que l'on ne soit gaucher. Cette circonstance est assez importante à noter. En effet, quelque graves que soient les plaies pénétrantes de poitrine, celles du côté droit le sont beaucoup moins. La présence du cœur à gauche explique suffisamment cette gravité.

( *Note des Rédacteurs.* )

nous l'avons dit, la balle peut atteindre et fracturer le sternum, s'y loger , et s'enclaver dans son épaisseur. Les blessures du sternum sont très-souvent suivies de la carie de cet os , et très-communément d'abcès placés derrière lui. Ces abcès sont très-difficiles à reconnaître et sont souvent funestes pour les malades. Ils restent fort long-temps dans le médiastin sans décéler leur présence , et finissent souvent par fuser dans les parties abdominales , en glissant sur les côtés de l'appendice xiphoïde. Ils produisent alors un grand délabrement auquel il est très-difficile et quelquefois même impossible de remédier.

On peut extraire ces balles avec des pinces , des élévatoires, des curettes, le tire-fond , ou mieux encore en appliquant une couronne de trépan. Il est même prudent, quand le sternum a été fracturé, ou fortement contus dans une plus ou moins grande étendue , par un projectile quelconque, lancé par la poudre à canon, et sans cependant qu'il soit resté enclavé dans le sternum , il est prudent, disons-nous , d'appliquer une ou plusieurs couronnes de trépan , pour prévenir le séjour du pus dans le médiastin. Les débridemens larges et cruciaux sont de rigueur dans ces sortes de blessures.

La fracture des cartilages costaux est plus difficile et plus longue à guérir que dangereuse. Il existe actuellement, à Saint-Cloud (novembre 1830), un jeune homme qui a été blessé à la partie antérieure et inférieure de la poitrine par un coup de feu , lequel a lésé un des cartilages costaux. Celui-ci était à nu. Il y a plus de trois mois que cette blessure a été faite, et elle n'est point guérie ; en la sondant, on est arrivé sur des parties nécrosées du cartilage. La fistule fournit beaucoup de pus et elle ne sera guérie certainement que lorsque les parties mortes du cartilage seront tombées.

La partie postérieure du thorax est protégée par des muscles épais, par le rachis et par l'omoplate ; toutefois des coups de feu peuvent atteindre le rachis et blesser la moelle épinière. Cette dernière lésion est de la plus grande gravité, et le plus ordinairement elle est mortelle. Son traitement est du reste absolument le même que celui des blessures de la région cervicale du rachis par les coups de feu.

Les portions osseuses des côtes sont aussi très-exposées aux fractures, par des coups de balles. Cette lésion est grave, parce qu'il est difficile, lorsqu'elle a lieu, que la plèvre ou les poumons ne soient pas atteints en même temps. Les inflammations de ces organes sont très-fréquentes à la suite des fractures des côtes opérées de cette manière ; de là, la nécessité d'avoir recours à un traitement antiphlogistique très-énergique : les extractions des esquilles, des corps étrangers, des balles enclavées à l'aide des crochets, des élévatoires, les pansemens méthodiques, etc., etc., doivent être faites comme dans toutes les plaies par armes à feu produites sur d'autres parties du corps.

Lorsque les parois de la poitrine sont frappées par un coup de balle, et qu'on soupçonne qu'elles sont ouvertes, et que par conséquent la plaie est pénétrante, il ne faut point chercher à s'en assurer par aucune espèce de manœuvre, comme on le faisait jadis, à l'aide de sondes, d'injections, etc., etc. Ce traitement ne diffère point de celui de celles qui ne sont pas pénétrantes. On doit dans l'un et l'autre cas avoir recours au traitement antiphlogistique le plus actif, afin de prévenir l'inflammation plutôt que d'avoir à la combattre ; on doit en un mot imiter la conduite des chirurgiens militaires, moins timides en ces circonstances que les chirurgiens civils. Ils saignent à outrance, ne laissent en quelque sorte de sang aux malades que ce qu'il leur en faut pour vivre, et ils évitent par là plus souvent les phlegmasies de la plèvre et du poumon, qui enlèvent tant de blessés atteints de plaies pénétrantes ou non de la poitrine.

Lorsqu'un boulet frappe la partie antérieure de la poitrine, il y produit ordinairement un désordre mortel à l'instant même, en attaquant les viscères qui y sont contenus. Quand un boulet mort, ou bien lorsque ce projectile étant dans toute la force de sa vitesse, agit obliquement sur la partie antérieure de la poitrine, il peut, tout en produisant un grand fracas sur le sternum et les parties molles qui le recouvrent, ne pas tuer à l'instant même ; mais l'inflammation violente qui en résulte, les abcès très-étendus qui la suivent font très-souvent succomber les malades.

Des biscaïens peuvent agir de même que les balles ; ils peuvent sillonner la poitrine, produire des gouttières transversales plus ou moins profondes et plus ou moins graves, suivant l'étendue et le degré de l'inflammation qui s'empare des parties. Le traitement de ces blessures produites par des biscaïens ne diffère point de celui que l'on emploie contre celles qui sont produites par des balles.

Nous ne parlons point ici des blessures des parois de la poitrine, produites par des grains de plomb. Ces blessures ne présentent de gravité que lorsqu'elles sont faites à bout portant, et alors elles ressemblent à celles que produisent les balles. Lorsqu'elles sont faites à distance, elles ne produisent que des désordres fort légers, et ce que nous avons dit à cet égard, dans les généralités sur les blessures par les grains de plomb, suffit pour savoir ce qu'il y a faire dans ces sortes de cas.

Les blessures des parois de la poitrine par rupture, déchirure, arrachement, etc., etc., n'exigent aucune description particulière et ne présentent pas d'indication spéciale de traitement. Nous n'avons pas besoin d'entrer à cet égard dans des détails dont nous dispensent d'ailleurs les détails dans lesquels nous sommes entrés lorsque nous avons traité des généralités de ces blessures.

## Section II.

### Plaies pénétrantes de poitrine.

**A.** — *Plaies pénétrantes de poitrine par des armes piquantes.*

Les armes piquantes, après avoir avoir atteint les parois de la poitrine, pénètrent très-souvent dans cette cavité. Elles peuvent simplement la perforer et ne pas produire d'autre lésion, ou bien elles peuvent intéresser les organes qui y sont contenus. Il est souvent très-difficile de distinguer si une plaie par arme piquante étroite, est ou non pénétrante. Dans les anciens temps, les chirurgiens attachaient une grande importance à distinguer les plaies qui pénètrent dans l'une ou dans l'autre cavité thoracique, de celles qui se perdaient dans l'épaisseur de leurs parois, et dans ce but, on y introduisait des stylets ou des sondes; on y poussait même des injections d'eau tiède, ou bien, après avoir fait faire au blessé une inspiration profonde, on lui fermait la bouche et les narines, et on lui commandait de faire un violent effort respiratoire. Si le stylet ou la sonde pénétrait à une certaine profondeur avec facilité, en suivant une direction qui les rapprochât de la cavité de la plaie ; ou bien si l'air expiré

faisait irruption au dehors à travers la solution de continuité, on prononçait que la plaie était pénétrante; et,
dans le cas contraire, on jugeait qu'elle s'arrêtait dans
l'épaisseur des parois thoraciques. Ces manœuvres ont été
avec beaucoup de raison condamnées et proscrites par les
chirurgiens modernes qui les regardent comme infidèles,
comme dangereuses même, ou au moins comme inutiles.
Elles sont infidèles, car un changement de rapport survenu entre les plans musculaires dans les divers mouvemens du tronc, peut très-bien, la plaie étant étroite,
changer la direction de son trajet, l'oblitérer même tout-
à-fait, et apporter ainsi un obstacle insurmontable à l'introduction des sondes ou des injections, à la sortie de
l'air, et faire déclarer non pénétrante une plaie qui pénètre réellement ; elles sont inutiles , car tant qu'il
ne survient pas d'accidens, il est à peu près indifférent de savoir si la plaie pénètre ou non ; et lorsque
ces accidens surviennent, ils suffisent ordinairement
pour éclairer ce qu'il peut y avoir d'obscur dans le diagnostic. Enfin, ces manœuvres peuvent être dangereuses,
parce qu'un stylet introduit même avec la plus grande
précaution peut détacher un caillot qui bouche une artère, et renouveler une hémorrhagie ou tout au moins
accroître une irritation dangereuse. Un liquide étranger,
tel doux qu'il soit, peut d'ailleurs irriter et enflammer
la plèvre. Il faut donc s'abstenir de ce moyen.

L'expérience a, du reste, prononcé que ; lorsque
les plaies pénétrantes de poitrine étaient simples , c'est-
à-dire quand il y avait seulement perforation des parois de cette cavité, sans lésion des organes qui y sont
contenus, elles ne différaient pas, ou au moins différaient fort peu, quant à la gravité et aux indications
qu'elles présentaient, de celles qui ne pénétraient pas. Ce

n'est pas l'introduction de l'air qui en fait le danger, mais bien la lésion des parties intérieures, et les autres complications dont nous parlerons plus bas, telles que l'hémorrhagie, l'épanchement de sang, l'emphysème, etc., etc.

Quand ces piqûres pénétrantes sont simples, c'est-à-dire qu'il n'y a aucun symptôme de lésion des organes contenus dans la poitrine, il n'y a d'autre traitement à faire, lors même qu'on a acquis la certitude qu'il y a eu pénétration de l'arme dans la poitrine, que celui que nous avons indiqué dans les blessures non pénétrantes. On a bien soin seulement de couvrir exactement la plaie afin d'empêcher l'air extérieur de s'y introduire.

B. — *Plaies pénétrantes de poitrine par armes tranchantes.*

Ce que nous avons dit des piqûres pénétrantes de la poitrine doit s'entendre aussi des plaies pénétrantes de cette cavité par des armes tranchantes, c'est-à-dire que lorsqu'elles sont simples, sans lésion des organes contenus dans la cavité thoracique, sans hémorrhagie, emphysème, ou hernie du poumon, etc., elles ne présentent pas plus de gravité que les plaies simples et non pénétrantes. Leur traitement se borne à rapprocher les lèvres de la plaie en faisant incliner le tronc du blessé vers le côté où correspond la blessure, en appliquant des bandelettes agglutinatives, et même s'il en est besoin, ce qui est rare, en ayant recours à quelques points de suture. Le reste de l'appareil consistera en charpie, compresses et bandage de corps. On pratiquera ensuite des saignées proportionnées à l'âge et à la force du sujet; on lui prescrira le silence, le repos le plus absolu, l'abstinence, l'usage des boissons émollientes, etc., etc.

Mais bien rarement les plaies pénétrantes de la poitrine sont simples, c'est-à-dire qu'il n'y a presque jamais perforation seulement de la cavité : il y a presque toujours en même temps lésion des divers organes qui y sont contenus, et c'est surtout en cela qu'elles méritent de fixer l'attention.

1° Plaies du poumon.

La contiguité qui existe entre la surface des poumons et les parois du thorax est telle, qu'il est très-difficile qu'un instrument vulnérant pénètre dans la cavité de la poitrine et ouvre la plèvre sans intéresser en même temps le tissu pulmonaire. Cependant ce cas simple et heureux s'est présenté quelquefois. Les symptômes qui annoncent la lésion du poumon sont : un crachement de sang vermeil et écumeux, la sortie de ce liquide par la plaie, son épanchement dans la cavité de la poitrine, l'emphysème, la pneumonie, etc., etc. Mais tous ces symptômes ne se rencontrent pas toujours ensemble. Le crachement de sang se manifeste ordinairement aussitôt après l'accident ; il est proportionné à la profondeur et à la largeur de la plaie faite aux poumons, et il peut même ne point avoir lieu si la plaie est très-petite et superficielle. Quand ce crachement n'est pas très-considérable, il s'arrête ordinairement au moment où l'inflammation commence.

La sortie du sang par l'ouverture faite aux parois de la poitrine n'a en général lieu que lorsque cette plaie offre une certaine largeur. Dans le cas contraire, les liquides, trouvant de la difficulté à s'échapper au dehors, s'épanchent dans la cavité des plèvres. L'apparition du sang à l'extérieur n'est point du reste une preuve que le poumon soit blessé. Elle peut avoir lieu à l'occasion de la lésion de l'artère intercostale, ou à l'occasion de la blessure de tout autre organe capable de fournir du sang, et lorsque ce liquide a formé un épanchement assez considérable pour remplir la cavité de la poitrine depuis la partie la plus déclive jusqu'au niveau de la plaie extérieure. Il ne faut donc pas attacher trop d'importance à ce symptôme, et on ne doit le regarder comme dépendant de la blessure des poumons qu'autant que la connaissance de la direction et de la profondeur à laquelle l'instrument vulnérant a pénétré, lui donne de la valeur.

L'*épanchement sanguin* dans la cavité de la poitrine n'est pas non plus un accident particulier aux plaies du poumon ; il peut avoir lieu à la suite de la blessure de quelques gros vaisseaux, du cœur ou de l'artère intercostale ; il n'en constitue pas non plus un accident constant ; car si le poumon est adhérent dans ce point correspondant à la blessure des parois de la poitrine, il peut être profondément blessé et fournir même une hémorrhagie très-grave sans qu'il se forme d'épanchement. Quand celui-ci est formé par la blessure du poumon, il est accompagné des signes qui indiquent que cet organe a été lésé : le principal de ces symptômes est le crachement de sang. Quand la plaie des parois de la poitrine est grande, on peut reconnaître que l'hémorrhagie provient de la lésion de l'artère intercostale ; mais, quand la plaie est étroite, comment distinguer ces cas l'un de l'autre ? C'est alors que la conduite du chirurgien est fort embarrassante ; car, suivant certains principes, ainsi que nous le verrons plus loin, il faut, si l'hémorrhagie vient de l'artère intercostale, que le chirurgien ouvre la poitrine pour aller à la recherche du vaisseau ; et dans le cas contraire, si elle vient du poumon, qu'il ferme au contraire exactement la plaie. Avec beaucoup d'attention cependant on parvient à jeter quelque lumière sur l'obscurité du diagnostic. Pour que le poumon fournisse une hémorrhagie de quelque importance, il faut que l'instrument vulnérant atteigne sa racine où sont placés tous les gros vaisseaux qui s'y rendent et les principales divisions des bronches. Quand c'est un des gros troncs qui est ouvert, le blessé peut périr presque instantanément par l'effet de la perte du sang, et parce qu'il est suffoqué par l'irruption de ce liquide dans les voies aériennes. Lorsque le vaisseau est d'un moindre volume, le blessé peut survivre, mais toujours l'abondance du crachement de sang est en rapport avec la grosseur des vaisseaux divisés et la rapidité de l'épanchement intérieur. Dans ces cas, il n'y a aucun motif de soupçonner que l'épanchement qui se fait dans la poitrine n'ait pas sa source dans la lésion du poumon, surtout lorsque les circonstances commémoratives et l'examen de la plaie extérieure font connaître que l'instrument vulnérant a dû pénétrer jusque près de la racine de l'organe. Mais quand, en même temps que cet épanchement se forme d'une manière évidente, le blessé ne crache qu'une très-petite quantité de sang, que l'examen de la plaie fait connaître que celle-ci correspond à la hauteur occupée par une des artères intercostales, que les circonstances commémoratives apprennent que l'instrument vulnérant n'a dû qu'effleurer en quelque sorte la surface du poumon, on a des raisons suffisantes de croire à la lésion de l'artère intercostale, et de regarder l'épanchement comme un effet de cette lésion. Du reste, nous traiterons plus bas de cette complication des plaies pénétrantes de poitrine (l'épanchement de sang ); nous avons dû cependant en parler ici comme se rencontrant souvent dans les plaies du poumon.

*L'emphysème* est une des complications les plus fréquentes des plaies du poumon, et c'est même un symptôme caractéristique de ces plaies, quoiqu'on le rencontre quelquefois dans des plaies de poitrine non pénétrantes, ou pénétrantes, mais sans lésion des poumons (1). Il n'a cependant pas lieu dans tous les cas de solution de continuité du poumon. Ainsi quand la plaie des parois thoraciques est large, il n'existe pas, attendu que l'air trouve un passage libre pour sortir de la cavité pectorale et y pénétrer. Il n'y en a pas non plus, quand il s'est formé un grand épanchement sanguin dans la cavité thoracique. Le liquide dans ce cas s'oppose à la sortie et à l'infiltration de l'air. Enfin, il n'y a pas non plus d'emphysème lorsque la plaie des poumons est très-étroite, parce que le gonflement rapide de ses bords et la formation des caillots qui s'y rencontrent s'opposent à la sortie de l'air. Dans les autres circonstances, et surtout quand la plaie des parois de la poitrine est tortueuse et étroite, et que celle du poumon est assez grande, l'emphysème se forme et peut devenir très-considérable. Après s'être épanché dans la cavité de la

(1) L'emphysème peut survenir dans quelques cas de plaies pénétrantes de poitrine, exemptes de lésions pulmonaires. On observe spécialement ce phénomème, lorsque la division des parois thoraciques présente une telle obliquité, qu'elle se prête à l'entrée de l'air dans le thorax, et oppose au contraire une notable difficulté à sa sortie. L'air entre, mais ne sort pas avec la même facilité de la cavité pleurale; alors il s'infiltre plus ou moins dans le tissu cellulaire voisin.

( Note des Rédacteurs. )

poitrine, y avoir comprimé le poumon, et produit une suffocation proportionnée à la gêne que cet organe éprouve, l'air s'infiltre peu à peu dans le tissu cellulaire des parois de la poitrine. Souvent il reste circonscrit dans un point de ses parois. On le reconnaît alors, à une tuméfaction indolente, élastique, incolore, et donnant la sensation d'une crépitation particulière lorsqu'on la comprime de manière à déplacer l'air qui la produit. Mais souvent aussi cet emphysème s'étend au loin, et dans certains cas il envahit la totalité du corps : l'air infiltré distend outre mesure tout le tissu cellulaire de la surface du corps, excepté dans les points où il rencontre des brides aponévrotiques, comme à la paume des mains, à la plante des pieds, au cuir chevelu, etc. (1). La peau dans ce cas est très-fortement distendue, pâle et luisante, et la suffocation qu'éprouve le blessé est très-considérable (2).

*L'inflammation du poumon* est un des phénomènes les

(1) *Littre* rapporte, dans les Mémoires de l'académie des sciences, pour l'année 1713, l'histoire d'un individu chez lequel, à la suite d'un coup d'épée à la poitrine, la quantité d'air infiltré était si considérable, qu'il existait un intervalle de onze pouces entre la peau et la face antérieure du sternum. Cet emphysème avait neuf pouces au ventre, six au cou et quatre dans les autres parties du corps. L'air avait pénétré jusque dans l'intérieur de l'œil. Pendant la vie, les yeux étaient si gros qu'ils sortaient en partie de leurs orbites. Après la mort, ils avaient seize lignes de diamètre. On les comprima, et tout l'air qu'ils contenaient étant sorti, ils perdirent plus de la moitié de leur volume. *Méry* communiqua la même année, à l'académie des sciences, un cas d'emphysème universel à peu près semblable ; le malade mourut le quatrième jour.

( *Note des Rédacteurs.* )

(2) M. *Hewson* pense avec raison que tous les phénomènes alarmans et tous les dangers des emphysèmes dépendent de la présence de l'air dans la cavité blessée de la poitrine, et de sa réaction, non-seulement sur le poumon correspondant, mais encore sur le médiastin et sur le diaphragme

plus constans de la plaie de ce viscère. Elle arrive ordinairement, ainsi que nous l'avons dit, lorsque le crachement cesse ou diminue d'une manière notable. Cette inflammation se borne quelquefois au trajet de la plaie et ne dépasse pas les bornes nécessaires au travail de la réunion de cette plaie. Elle se termine ensuite par résolution. Le poumon contracte des adhérences avec la circonférence de l'ouverture des parois de la poitrine, et la guérison a lieu. Dans d'autres circonstances, l'inflammation se propage à tout le poumon, et alors se manifestent les symptômes de la pneumonie. Dans quelques circonstances, il y a suppuration dans tout le trajet de la plaie : alors le poumon ayant contracté des adhérences avec la circonférence de l'ouverture des parois de la poitrine, le pus sort par cette voie, et il se forme une fistule par laquelle s'échappent à la fois l'air et la suppuration, fistule qui dure pendant un temps quelquefois extrèmement long, surtout s'il y a en même temps un corps étranger dans la substance du poumon, corps étranger introduit par le corps vulnérant ou formé par l'arme elle-même.

*La hernie du poumon* s'observe dans les plaies pénétrantes de poitrine, lorsque l'ouverture des parois

qui sont refoulés de manière à gêner la dilatation du poumon opposé. Cette opinion est confirmée par un certain nombre de faits, desquels il résulte que les emphysèmes les plus volumineux au dehors ne sont pas ceux qui occasionent le plus d'angoisses et de menace de suffocation. Ces symptômes semblent en beaucoup de cas, au contraire, proportionnés à la réplétion de la poitrine, et à la difficulté que l'air trouve pour s'épancher dans le tissu cellulaire extérieur. Mais il n'en est pas moins constaté aussi, que lorsque l'infiltration sous-cutanée est portée fort loin, elle réagit sur le thorax, les vaisseaux du cœur, et ajoute par cela même au malaise et aux accidens qu'éprouve le sujet.

( Note des Rédacteurs. )

présente une étendue un peu considérable. Dans ce cas, qui est assez rare d'ailleurs, le poumon forme une saillie plus ou moins considérable entre les côtes. Le poumon, dans cette circonstance, peut être sain ou blessé, et les auteurs rapportent des observations d'individus dont la portion du poumon faisant hernie était contuse, déchirée, gangrenée, et qui cependant ont parfaitement guéri après en avoir subi l'excision ou la cautérisation (1).

Il ne faut pas croire que les portions du poumon sorties de la poitrine et exposées au contact de l'air soient gangrenées subitement ou facilement, par suite de l'étranglement qu'elles éprouvent de la part des côtes et des lèvres de la plaie ; il ne faut pas, non plus, croire à cette gangrène, parce que ces portions herniées sont sèches et livides, et en conséquence de cette erreur aller les retran-

---

(1) *Fabrice de Hildan* rapporte qu'un homme reçut un coup d'épée entre la cinquième et la sixième côte, près du sternum. Une portion du poumon sortit par la plaie. En l'examinant, on s'aperçut qu'elle était livide, et on l'excisa avec un fer rouge. Le reste de la tumeur fut poussé dans la poitrine après qu'on eut agrandi l'espace intercostal avec un morceau de bois disposé en coin. Quoique peu méthodique, ce traitement réussit. Le malade guérit. ( *Cent.* 11, observ. 32, pag. 100. )

*Tulpius* cite un fait à peu près semblable à celui de *Fabrice de Hildan.* Un homme reçut, sous la mamelle gauche, une large plaie que l'ivresse ne lui permit pas de soigner. Le lendemain une portion du poumon, longue de trois travers de doigt, sortit par cette plaie. Le blessé se rendit au bout de deux jours à *Amsterdam.* La portion du poumon était déjà corrompue. Elle fut liée et coupée avec des ciseaux. Au quatorzième jour, cette plaie fut guérie, et l'homme survécut six ans à cette blessure. (*Obs. méd.,* lib. 11, chap. 17.)

*Ruysch* ( *Observ. anat. chirurg.*, obs. 53, pag. 50 ) rapporte un fait semblable de ligature de poumon suivie de guérison. *Roland* cite aussi un cas de succès d'excision d'une portion corrompue du poumon sortie à travers une plaie de poitrine. ( Lib. 111., chap. 25. )

( *Note des Rédacteurs.* )

cher ainsi que cela est arrivé plusieurs fois. C'est le contact de l'air qui produit souvent cette flétrissure. En réduisant les parties dans la poitrine, elles reprennent promptement leurs fonctions (1).

Les plaies du poumon sont en général des lésions fort graves. Cependant les plaies simples ne présentent de danger qu'autant qu'elles sont accompagnées d'une vive inflammation, qu'il est possible de prévenir ou de guérir par l'administration judicieuse des secours de l'art. On peut espérer même une terminaison heureuse, lorsque l'inflammation de la plaie du poumon s'est terminée par suppuration. Celle-ci diminue peu à peu et finit par cesser entièrement. Dans certains cas cependant, ainsi que nous l'avons dit, la plaie reste fistuleuse, et quelquefois l'abondance et la continuité de la suppuration entraînent le marasme et la mort. L'emphysème n'est génélement grave qu'autant qu'il devient général. L'épanchement sanguin est une complication des plus graves ; il indique d'abord quand il vient du poumon que ce viscère est profondément blessé, et menacé par conséquent d'une plus vive inflammation. L'épanchement devient d'ailleurs par lui-même la source de très-grands dangers. Quant à la hernie simple du poumon, c'est une

(1) *G. Loyseau* ( *Obs. médicin. et chirurg.*, pag. 25 ) avoue s'être grossièrement trompé dans un cas de cette sorte. « Un homme reçut dans le côté droit de la poitrine, entre la troisième et la quatrième côtes, un coup d'épée qui lui fit une large plaie. Une portion du poumon s'échappa au dehors, se tuméfia, et resta trois ou quatre jours sans être réduite. Elle se flétrit, se dessécha ; on la regarda comme gangrenée, et on en fit l'excision au niveau de la peau. Mais, ayant ensuite fait tremper dans l'eau cette portion du poumon, elle reprit sa couleur naturelle, comme elle l'eût sans doute reprise si on l'eût réduite au lieu de la couper. Néanmoins le malade guérit sans accident et sans aucune incommodité. »

( Note des Rédacteurs. )

complication à laquelle il est facile de remédier, lorsqu'on est appelé à temps pour cela.

Le traitement à suivre dans les plaies du poumon par armes piquantes ou tranchantes, ne diffère de celui des plaies des parois thoraciques que par la grande énergie avec laquelle il faut agir pour mettre le blessé à l'abri de l'inflammation pulmonaire. La plaie des parois thoraciques sera donc rapprochée et fermée hermétiquement au moyen des emplâtres agglutinatifs, soutenus par des compresses, le bandage de corps et la position. Le blessé sera saigné autant de fois que le comporteront son âge, ses forces et la gravité des symptômes, et on lui recommandera le repos, le silence et la diète la plus absolue(1).

(1) Les chirurgiens militaires répandent le sang avec une profusion à l'aide laquelle ils obtiennent des succès nombreux, et sauvent des blessés qu'ils auraient très-certainement perdus sans cela. *John Bell* blâme cet abus de la saignée ( *Traité des plaies* , pag. 288 ) chez les chirurgiens français, tout en leur accordant qu'ils guérissent très-souvent des individus blessés gravement aux cavités splanchniques. C'est ainsi qu'il choisit pour sujet de critique, une observation de *Ravaton* qui nous semble au contraire tout-à-fait digne d'éloges. Nous la rapportons pour en faire juges nos lecteurs.

« Un jeune homme appartenant à un régiment de milice fut gravement blessé en duel. Ses camarades, voulant tenir l'affaire secrète, engagèrent *Ravaton* à le recevoir chez lui pour le soigner. Au moment où il fut porté chez le chirurgien, il était presque sans vie, dans un état d'insensibilité complète, et offrait à peine quelques battemens du pouls. L'épée, ayant traversé la poitrine, avait pénétré en avant sous le mamelon, et était sortie en arrière, entre la quatrième et la cinquième côte. Les deux ouvertures, qui étaient le siége d'un léger emphysème, furent dilatées. Cependant le malade toussait beaucoup, il crachait une quantité considérable d'un sang écumeux et vermeil; il avait perdu la faculté de parler; la suffocation et l'anxiété étaient extrêmes. Dans la soirée il fut saigné jusqu'à cinq fois en trois heures. Un peu avant minuit, il avait recouvré la parole et se trouvait beaucoup mieux. *Ravaton* ne se borna pas là : il plaça auprès du malade un jeune élève de garde, et lui recommanda d'ouvrir la veine chaque fois que les accidens menaceraient de se reproduire. En effet, le malade demanda à diverses re-

Les pansemens seront aussi rares que possible, afin d'éviter que l'air ne s'introduise dans la poitrine; on ne les rendra fréquens que dans le cas d'une suppuration abondante. On extraira les corps étrangers aussitôt qu'on aura la certitude de leur présence. *Gérard*, dont la conduite doit être imitée, se comporta de la manière la plus habile dans le cas suivant. Ayant reconnu que la pointe d'un couteau, qui avait fait la blessure et qui était rompue, s'était implantée dans la côte, faisait saillie dans la cavité de la poitrine et blessait le poumon, il introduisit son doigt garni d'un dé de fer dans la cavité de la poitrine, et repoussa de dedans en dehors ce corps étranger qui faisait saillie dans la poitrine. Il fit ainsi cesser tous les accidens.

Lorsque l'emphysème est très-médiocre et circonscrit, il n'exige aucune médication particulière; mais quand il est considérable et porté au point de faire craindre la suffocation, il faut donner une issue à l'air par des scarifications dont la profondeur, le nombre et le siége sont indiqués par la marche, le siége et l'intensité des accidens.

Les moyens les plus propres à remplir cette indication consistent généralement dans la pratique d'incisions qui

prises pendant la nuit à être saigné de nouveau. Le lendemain, il l'avait été jusqu'à neuf fois. Ces émissions sanguines immodérées produisirent, chez le blessé, un état de stupeur dans lequel il resta plongé pendant deux jours. Au bout de ce temps, il en sortit comme d'un profond sommeil, n'ayant pas le moindre souvenir de sa blessure, ni du danger qu'il avait couru. Cependant il n'éprouva plus de difficulté de respirer. Il reprit progressivement des forces à l'aide de bouillons nourrissans. La toux, la fièvre, les sueurs copieuses diminuèrent peu à peu, et enfin, le vingt-deuxième jour, il sortit de chez *Ravaton*, n'ayant conservé de son accident qu'un peu de pâleur et de faiblesse. Nous le demandons à tout lecteur impartial, qu'y a-t-il à blâmer dans le traitement de *Ravaton?* »

( *Note des Rédacteurs.* )

rendent larges et directes les plaies obliques ou sinueuses des parois de la poitrine, et détruisent ainsi la tendance qu'avait l'air à s'infiltrer dans leur trajet. Ces solutions de continuité peuvent être laissées béantes et couvertes seulement d'une toile fenêtrée, de plumasseaux et de compresses, ou réunies immédiatement et comprimées à leur surface par des appareils suffisamment serrés. Dans tous les cas, la respiration reprenant sa liberté, le tissu du poumon revenant sur lui-même s'enflamme, et cesse en peu de jours d'être perméable à l'air aux environs de la blessure.

Si l'air occupait spécialement la cavité thoracique, et déterminait les phénomènes de compression pulmonaire et de suffocation, et que les scarifications sur les tumeurs emphysémateuses et les débridemens de la plaie ne suffisent point, il faudrait, suivant les conseils de *Hewson* et de *J. Bell*, ouvrir la poitrine elle-même, comme s'il s'agissait de l'opération de l'empième, afin de donner issue à l'air épanché. Cette opération n'a pas pour but de procurer la dilatation du poumon blessé, qui reste au contraire affaissé par l'action de l'air atmosphérique, mais de délivrer le poumon sain de la pression qu'exerce sur lui le médiastin refoulé par l'air épanché dans la cavité qui a été ouverte, et de rendre au diaphragme la liberté de ses mouvemens.

Quant aux scarifications que l'on pratique à certaine distance les unes des autres et sur les parties les plus tuméfiées par l'emphysème, pour donner issue à l'air infiltré, elles sont d'une grande utilité pour diminuer aussi la suffocation, et il faut d'autant moins redouter de les multiplier, que des incisions énormes sur la peau très-tuméfiée et très-distendue se réduisent presque à rien quand les parties sont revenues à leur volume ordinaire.

Quant à la hernie du poumon, il faut, si ce viscère

est sain, le réduire dans la cavité thoracique, et élargir même la plaie, si cela est nécessaire, pour opérer cette réduction. Afin d'empêcher que le poumon ne s'échappe de nouveau, on appliquera sur la plaie recouverte de cérat troué et de charpie, une pelote molle, mais assez résistante cependant, que l'on soutiendra avec un bandage de corps médiocrement serré. On ne doit se décider à retrancher ou à lier les portions herniées du poumon que lorsqu'on aura acquis la certitude qu'elles sont gangrenées.

L'épanchement sanguin, suite de la lésion des vaisseaux du poumon, sera traité plus bas, en décrivant les hémorrhagies qui compliquent les plaies pénétrantes de la poitrine.

2.⁾ *Plaies de la portion thoracique de l'œsophage par des armes piquantes et tranchantes.*

Les plaies de la portion thoracique de l'œsophage sont rares. Son peu de largeur et sa situation profonde le mettent ordinairement à l'abri de l'action des corps vulnérans. Il est d'ailleurs extrêmement difficile que cet organe soit lésé sans que le poumon le soit en même temps. C'est du reste presque toujours par des armes à feu que l'œsophage se trouve blessé. Il est possible toutefois qu'un instrument pointu et très-étroit, enfoncé dans le dos et près de la colonne vertébrale, aille frapper l'œsophage sans toucher aux poumons et même sans ouvrir la plèvre.

Quand l'œsophage est blessé, les boissons que prend le malade s'épanchent en partie ou en totalité dans la poitrine, suivant la largeur de la plaie, et cet épanchement produit les accidens les plus graves, lesquels ne tardent pas eux-mêmes à déterminer la mort. Il se manifeste une difficulté très-grande dans la déglutition et une grande gêne dans la respiration, produite par l'épanchement des boissons dans la cavité des plèvres. Bientôt se déclarent les symptômes d'irritation et d'inflammation des organes contenus dans la poitrine. Ces symptômes peuvent bien faire présumer une lésion de l'œsophage, mais ils n'en peuvent point cependant donner la certitude. Le signe caractéristique de cette lésion consiste dans la sortie des alimens et des boissons par la plaie. Cette blessure est presque toujours mortelle. Cependant, quand la plaie n'a pas beaucoup d'étendue, et qu'elle n'est pas accompagnée d'une lésion profonde du poumon, elle peut guérir. *Boyer* rapporte, dans son Traité des maladies chirurgicales, une observation très-intéressante de guérison de plaie de la portion thoracique de l'œsophage par un coup de baïonnette (1).

(1) Cette observation a été communiquée à *Boyer* par *Payen*, chirurgien en chef de l'Hôtel-Dieu d'Orléans. Voici cette observation :

Un employé des contributions indirectes, âgé de vingt-quatre ans, d'un tempérament robuste, reçut à la partie antérieure et supérieure droite de la poitrine, un coup de baïonnette. Tout entier au sentiment de sa conservation, et poursuivi par le délinquant qu'il avait découvert, il fit, en fuyant, plus d'une demi-lieue pour arriver à son domicile, et n'éprouva dans ce trajet aucune douleur ; mais bientôt quelques accès de toux provoquèrent des crachemens de sang. M. *Payen* le vit une heure après l'accident. Il le trouva dans une angoisse inexprimable, et couché sur le côté droit ; la respiration était laborieuse, une douleur vive se faisait sentir dans tout le côté droit de la poitrine, et se propageait jusqu'à la hanche du même côté ; le pouls était élevé et fréquent ; le moindre mouvement était douloureux et difficile. Une plaie anguleuse de quatre lignes d'étendue, se présentait à un pouce du sternum, entre la troisième et la quatrième côte. Elle n'avait versé que très-peu de sang ; mais à chaque expiration, et plus encore pendant la toux, l'air s'en échappait avec impétuosité, et pouvait éteindre une lumière à sept ou huit pouces de distance. On fit, le même jour de la blessure, plusieurs saignées qui soulagèrent beaucoup le malade. On pansa simplement. Le lendemain les accidens nécessitèrent une seconde

Quand on soupçonne une plaie à la portion thoracique de l'œsophage, ou qu'on a obtenu la certitude de cette lésion, il faut mettre de suite une sonde œsophagienne dans le conduit blessé, pour injecter les boissons, les médicamens nécessaires au malade, et ne la retirer que lorsque la plaie est cicatrisée ; on usera ensuite de tous les antiphlogistiques généraux ou locaux, pour combattre l'inflammation, et du régime employé dans toutes les plaies graves.

Les blessures de la portion thoracique de l'œsophage sont presque toujours mortelles, à moins que, comme dans l'observation rapportée par *M. Payen*, chirurgien en chef de l'Hôtel-Dieu d'Orléans, la plaie faite à la poitrine ne permette la libre issue des liquides avalés et introduits par la plaie de l'œsophage dans la cavité de la poitrine. Mais ce sont de ces cas d'exception sur lesquels il ne faut guère compter. Voici une plaie de l'œsophage dans laquelle le succès n'a point été aussi heureux, il y a quelques années, et dont nous avons été témoins. Une femme fut transportée à l'Hôtel-Dieu pour une blessure profonde faite par un couteau, au dessus de la clavicule du côté gauche. Elle succomba au septième ou au huitième jour de son arrivée à l'hôpital.

saignée. Le troisième jour, la plaie donna issue à presque toutes les boissons que prenait le malade. Ses urines étaient rares et foncées. M. *Payen* jugea dès-lors que la baïonnette avait dû traverser l'œsophage. Il priva complétement le malade de boissons et d'alimens, et lui permit seulement de se rafraîchir la bouche par la succion de quelques oranges, et ce ne fut qu'au bout de quelques jours qu'il lui permit des alimens. Pendant ce temps d'abstinence, M. *Payen* fit administrer des lavemens nourrissans. Après avoir éprouvé divers accidens, tels que fièvre, crachemens de sang, de pus, vomissemens, etc., etc., le malade guérit, mais ne retrouva ses forces qu'au bout de plusieurs mois.]

( Note des Rédacteurs. )

A l'autopsie, on fut très-étonné de trouver tout le côté gauche de la poitrine rempli de boissons et même d'une certaine quantité d'alimens que la malade avait pris, malgré la défense qui lui en avait été faite. Le tout était mêlé à une certaine quantité de pus. Une large plaie existait à la portion thoracique de l'œsophage; les alimens ou les boissons n'étaient point sortis par la plaie, et aucun signe pendant la vie n'avait fait soupçonner la lésion de l'œsophage.

3º *Plaies des gros vaisseaux renfermés dans la poitrine.*

Les plaies des gros vaisseaux renfermés dans le thorax, tels que l'aorte, l'azygos, les veines caves, etc., produisent, pour peu qu'elles aient une certaine étendue, un épanchement mortel en quelques instans, et contre lequel l'art est tout-à-fait impuissant. Quant aux autres épanchemens sanguins produits par la lésion de vaisseaux d'un moindre calibre, nous en traiterons plus loin, après avoir décrit les plaies du cœur.

4° *Des plaies du cœur.*

Le vulgaire partagea long-temps avec beaucoup de chirurgiens l'opinion que toutes les plaies du cœur étaient inévitablement mortelles. Plus tard, ces derniers admirent que celles qui n'intéressaient qu'une partie de l'épaisseur des parois musculeuses de cet organe pouvaient guérir. L'observation d'animaux tués à la chasse, et dans l'épaisseur du cœur desquels on a trouvé des balles (1), ou sur lequel on a trouvé des cicatrices très-apparentes; celle d'individus qui avaient présenté tous les symptômes

(1) Ou autres corps étrangers : c'est ainsi que Plater cite le cas d'un cochon, dans le cœur duquel il trouva un morceau de bâton.

( *Note des Rédacteurs.* )

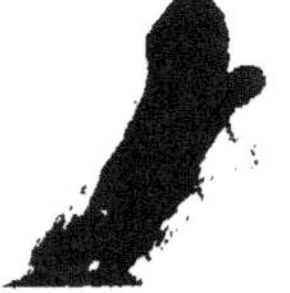

rationnels des plaies du cœur, et qui sont néanmoins très-bien guéris ; le cas si remarquable (1) de ce soldat dans le cœur duquel on a trouvé, six ans après la guérison de sa blessure, une balle chatonnée dans le ventricule droit, près de la pointe de l'organe, recouverte en partie par le péricarde, et appuyée sur le *septum medium*, etc., etc., ont confirmé depuis long-temps la justesse de cette opinion. On a été plus loin, et maintenant presque tous les chirurgiens, fondés sur des observations nombreuses et authentiques, admettent même que, quelle que soit la partie du cœur où siége la blessure, cette dernière n'est ni instantanément ni inévitablement mortelle. Les plaies qui pénètrent dans les ventricules ou les oreillettes, pourvu qu'elles soient étroites, non-seulement peuvent ne pas être mortelles instantanément, mais encore elles peuvent guérir. Les blessures du cœur par des instrumens piquans sont surtout dans ce cas. L'acupuncture du cœur pratiquée par *M. Searle*, et sans résultat appréciable, pour guérir le *choléra-morbus*, en est une preuve bien convaincante. De sa pointe déliée, l'instrument destiné à cette petite opération pénètre, écarte, déplace et distend les fibres du tissu du cœur, se met à leur place sans causer beaucoup de douleurs, et surtout sans produire de solution de continuité ; aussi, lorsque l'instrument est retiré, les parties reviennent à leur état naturel, et reprennent la place qu'elles avaient cédée, de manière à ce que l'ouverture qu'il a faite se ferme, et qu'il ne se fasse aucun écoulement de sang.

Il n'y a donc rien d'étonnant que les piqûres simples du cœur ne soient point mortelles, et qu'elles soient

______

(1) *Histoire philosophique et médicale des causes essentielles et prochaines des hémorrhagies*, tom. 1, pag. 75, par M. Latour.

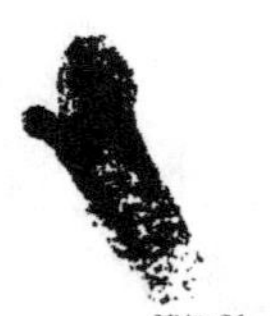

même curables. Mais il n'en est pas toujours de même des plaies faites par des armes piquantes et tranchantes tout à la fois, ou tranchantes seulement, et qui, en pénétrant dans les cavités du cœur, font à leurs parois une ouverture plus ou moins large. Ces blessures sont presque toujours mortelles, au bout de quelques instans, ou d'un plus ou moins grand nombre de jours, suivant l'étendue des ouvertures faites aux parois des cavités de l'organe. Pour peu que la plaie soit un peu considérable, soit aux oreillettes, soit aux ventricules, la mort arrive pour ainsi dire instantanément, par suite de l'abondance du sang qui inonde l'intérieur de la poitrine, presque au moment même de la blessure. Quelques faits, cependant, portent à croire que la mort peut n'être pas aussi subite qu'on le pense communément. Ainsi, *Ambroise Paré* raconte qu'un homme, blessé dans un duel, poursuivit encore son adversaire l'espace de deux cents pas environ, quoiqu'il eût au cœur une plaie assez large pour recevoir le doigt (1). *Courtial* parle d'un homme qui eut le ventricule gauche traversé d'un coup d'épée, qui fit encore cinq cents pas, et n'expira qu'au bout de cinq heures, sans avoir éprouvé d'oppression ni de difficulté dans l'exercice de la parole. *Saviard* rapporte l'observation d'un jeune homme qui reçut un coup d'épée dans la poitrine, et qui ne mourut qu'au

---

(1) Toutes fois je proteste avoir veu, à Thurin, vn gentilhomme, lequel se combatoit auec vn autre, qui luy donna vn coup d'épée sous la mamelle senestre, pénétrant iusques en la substance du cœur, et ne laissa de tirer encores quelques coups d'épée contre son ennemy qui s'enfuyoit, le poursuivant la longueur de deux cents pas, puis tomba en terre mort; et feis ouuerture, où ie trouuay vne playe en la substance du cœur, de grandeur à mettre le doigt, et grande quantité de sang tombé sur le diaphragme. » (*OEuvres d'Ambroise Paré*, dixième livre, chap. 32.)

( *Note des Rédacteurs.*)

bout de quatre à cinq jours. L'épée avait passé du ventricule droit dans le gauche, au travers de la cloison (1). *Rodius* a vu un soldat qui mourut seulement au bout de neuf jours, d'un coup d'épée qui avait pénétré dans l'une les cavités du cœur (2). *Durande* parle d'un soldat qui vécut encore quinze jours, après avoir eu le poumon droit percé, et le ventricule droit du cœur ouvert d'un coup d'épée (3). *Nicolas Muller*, suivant *Tulpius*, vit un blessé qui succomba seulement quinze jours après avoir reçu une plaie au ventricule droit (4). *Lerouge* cite le cas d'un homme frappé d'un coup d'épée à la poitrine, et qui présenta d'abord tous les symptômes d'une lésion du cœur. Il fut heureusement mis à l'abri des premiers accidens par un traitement convenable. Le septième jour de sa blessure, il commençait à sortir de sa chambre et à se promener. Le onzième, il fut au cabaret : cette imprudence lui coûta la vie. Il mourut. A l'ouverture de son corps, on trouva que le coup d'épée

(1) *Recueil d'observations de chirurgie*, obs. 113.

(2) *Obs. méd.*, cent. 11, obs. 39.

(3) Au mois de décembre 1769, dans un temps très-froid, un cavalier du régiment du Roi, après avoir reçu un coup d'épée dans la poitrine, et perdu une grande quantité de sang, demeura, depuis le mardi jusqu'au dimanche, dans un état de mort, couché sur un escalier, et au milieu des décombres d'un quartier démoli. Le froid était tel que ce malheureux en eut les deux jambes gelées, et la mortification qui s'ensuivit fut la cause de sa mort. Il avait été précipité dans un état de mort par la perte de son sang, de ses forces, et par le froid : le poumon droit avait été percé, et le ventricule droit du cœur ouvert. Les plaies s'étaient *cicatrisées*, pendant les cinq jours que ces viscères avaient cessé leurs fonctions. Il vécut encore dix jours à l'hôpital, et s'en serait tiré, si l'on eût procédé méthodiquement au traitement de la gangrène de ses jambes. (*Mémoire sur l'abus de l'ensevelissement des morts.* Strasbourg, 1789.)

(Note des Rédacteurs.)

(4) *Obs. méd.*, lib. c. 118.

avait traversé le poumon, le péricarde , l'oreillette droite,
et l'artère aorte de part en part (1). Dans l'excellente thèse
de *M. Alphonse Sanson* sur les plaies du cœur (28 août
1827), nous trouvons un grand nombre d'observations
de blessures du cœur, qui pénétraient dans les cavités de
cet organe, blessures que la mort n'a pas suivies immédiatement. Tel était le cas du nommé Lecomte, qui vint
mourir à l'Hôtel-Dieu le 19 février 1821, quatre heures
et demie après avoir reçu dans la poitrine un coup d'un instrument piquant et tranchant tout à la fois, nommé *ra-
tisse*, et destiné à la fabrication des peignes, instrument
qui avait pénétré dans le deuxième espace intercostal du
côté gauche, percé le poumon gauche, le péricarde, et
ouvert la paroi antérieure du ventricule droit. L'observation suivante rapportée par M. Ferrus est une des plus
remarquables que nous possédions en ce genre. Le blessé
a vécu pendant vingt jours, portant dans sa poitrine un
stylet qui lui traversait le cœur de part en part.

OBSERVATION.

Le nommé *Sénart*, âgé de trente-quatre ans, ouvrier
bijoutier, demeurant rue des Billettes, n° 9, d'un tempérament nerveux, d'un caractère habituellement triste,
passa neuf ans à Livourne, chez sa belle-sœur. Malgré les
soins qu'il y recevait, il était constamment poursuivi par
le désir de revoir sa famille. Il part; arrivé à Paris, il
apprend que son père venait d'y mourir; peu de jours
après, sa mère expire dans ses bras. La douleur qu'il
ressentit fut extrême, et il tomba dans une affreuse mé-
lancolie.

(2) *Recueil d'observations chirurgicales de Saviard*, par Lerouge, éditeur
et commentateur.

Depuis quinze jours, on s'était aperçu, à plusieurs reprises, qu'il déraisonnait. Son beau-frère dit que, le 23 mai, il sortit de chez lui, découcha deux jours, et rentra le 25, l'air égaré, portant sur sa chemise des taches de sang. Le jour même, il fut saigné ; mais une demi-heure après, pendant que son beau-frère faisait son lit, il se jeta sur lui et le blessa, avec un burin, à la main et à la poitrine. Ses yeux ne semblaient fixés sur aucun objet, mais ils étaient très-ouverts et roulaient dans leurs orbites.

Ce fut le 24 mai, deux mois après son arrivée á Paris, que Sénart, avec un instrument long, mince et aigu, se fit une plaie, en apparence fort petite, entre la cinquième et la sixième côtes, à gauche de la poitrine, au dessous, en dehors et à un pouce du téton.

Interrogé le 26, par le commissaire de police de son quartier, il ne voyait partout que *carbonari :* sa déraison était complète. Entré le 26 au soir à l'hospice de Bicêtre, il était dans l'état suivant : face pâle, membres froids, pouls petit, intermittent, inspiration courte, anxiété générale : la plaie de sa poitrine était presque cicatrisée, mais la douleur qu'il ressentait sur cette cicatrice était très-vive au toucher. Au dessous, on entendait un bruissement particulier qui suivait les mouvemens du cœur : c'était une sorte de crépitation onduleuse, semblable à celle d'un anévrysme variqueux ; un peu en avant, les battemens du cœur frappaient la vue et paraissaient superficiels. Point de délire, point de sommeil ; décubitus horizontal très-douloureux, appétit nul. ( Sinapisme aux jambes ; eau de gomme pour boisson. )

Comme Sénart affirmait que l'instrument dont il s'était servi avait pénétré dans la poitrine sans qu'il eût pu l'en extraire, nous eûmes recours aux lumières de notre confrère M. Murat, chirurgien en chef de l'hospice, dont l'avis fut comme le nôtre, qu'on ne devait rien tenter.

Le 29, le pouls était plus fort, plus développé, plus régulier : le malade a été obligé de se lever, tant le faisait souffrir la position horizontale; cependant, le soir on le trouva couché, presque endormi. ( Saignée du bras. ) 30 et 31, la figure est plus animée, la parole est brève; expression générale de souffrance; pouls petit, dépressible, insomnie. Du reste, mouvemens du cœur et crépitation au même degré. Les 1, 2 et 3 juin, frisson qui dura vingt-quatre heures, accompagné de sueurs froides, d'un malaise général indicible. Jusqu'ici, la poitrine n'avait offert qu'une matité légère, tandis que l'auscultation annonçait partout une respiration complète. Le pouls battait cent fois par minute. On ressentait quelques irrégularités sans intermittence, le développement des artères *semblait incomplet*. Grande faiblesse: pâleur extrême, insomnie, inappétence, langue blanchâtre, mais humide; œdème de la paupière gauche. ( Douze sangsues sur la région du cœur. ) Le 4, même état. Le 5, respiration très-embarrassée, pouls plus développé, plus fréquent; les battemens du cœur semblaient plus profonds : l'oreille appliquée sur la cicatrice entend un bruit comparable au bruit de lime signalé par Laënnec. ( Quarante sangsues sur la région du cœur; même prescription. ) Le 6, pouls intermittent, dépressible, point fréquent; amaigrissement sensible; érysipèle à l'œil gauche, qui s'étend jusqu'à la pommette de ce côté, sa couleur est rosée; insomnie. ( Sinapismes aux jambes. ) Les 7 et 8, érysipèle de tout le côté de la face, pouls fréquent, très-vacillant; faiblesse extrême, soif ardente, dévoiement; même bruit, même son de la poitrine. Les 9, 10, 11 et 12, faiblesse croissante, adynamie complète. ( Sinapismes, vésicatoires aux cuisses. ) Mort le 13 à cinq heures du soir, *vingt jours* après la blessure.

*Autopsie.* — *Tête.* — Injection marquée de l'arachnoïde ; cerveau sain, mais très-ferme ; la substance blanche offre une consistance remarquable ; circonvolutions larges bien soutenues ; anfractuosités bien marquées ; cervelet également sain, également ferme.

*Abdomen.* — Estomac sain, foie sain ; bile épaisse et noirâtre dans la vésicule, colon-lombaire gauche rétréci ; inflammation de l'iléon à sa partie inférieure : on découvrait dans son intérieur, çà et là, quelques ulcérations. Dans le bassin, on trouve une demi-livre de sérosité dans laquelle flottaient quelques flocons albumineux.

*Poitrine.* — A peine le scalpel eût-il pénétré dans cette cavité, qu'il s'écoula du côté droit quatre onces de sérosité environ. Le poumon de ce côté, tuberculeux à sa partie supérieure, adhérait par son bord libre au péricarde. De ce côté encore, les deux lames de la plèvre étaient adhérentes dans une grande étendue ; de plus, le poumon n'occupait, à peu près, que la moitié de sa place habituelle, tant il était refoulé par le développement du péricarde. A gauche, entre les cinquième et sixième côtes, la plaie cicatrisée offrait en dedans un léger épanchement de sang, et l'adhérence intime de toute la face interne du poumon gauche au péricarde. Une incision faite à la partie latérale droite de cette enveloppe donne issue à dix ou douze onces de sanie rougeâtre, granuleuse, déjà un peu fétide, et à une multitude de caillots fibrinés décolorés. Une partie de ces caillots adhérait à la surface du cœur, et lui formait une sorte d'enveloppe. Le cœur, mis à nu, était de volume

et de consistance ordinaire; sa coloration était roug
livide, comme celle de la sérosité dans laquelle il na
geait. En soulevant les lambeaux du péricarde, dont l
tissu était fort distendu, fort épaissi, rugueux intérieu
rement, et manifestement enflammé, on voyait à l
partie antérieure et au tiers inférieur environ du ventri
cule gauche, un stylet en fer implanté dans la substanc
de ce ventricule; l'extrémité libre de ce stylet faisai
saillie à l'extérieur du cœur d'environ dix-huit lignes
elle était aplatie transversalement, tandis que l'instru
ment était de forme cylindrique dans le reste de son
étendue.

Nous n'exerçâmes aucune traction sur ce stylet pou
le retirer de la plaie; mais tout faisait croire qu'il étai
fortement engagé dans l'épaisseur des fibres, car il ne s
dérangea par aucun des mouvemens auxquels donna lie
la préparation de la pièce.

Le ventricule gauche du cœur, ouvert par sa parti
supérieure, fut trouvé d'une épaisseur et d'une consistanc
ordinaires. Il était rempli, ainsi que la crosse de l'aort
et ses principales divisions, d'un caillot fibrineux for
résistant. Notre incision s'arrêta à quatre ou cinq lignes
de la plaie faite et encore bouchée par l'instrument. Le
doigt introduit dans la cavité du ventricule gauche, fai
sait reconnaître le corps vulnérant qui en traversait toute
l'épaisseur, ainsi que celle de la cloison inter-ventricu
laire; la pointe pénétrant de quelques lignes dans la ca
vité du ventricule droit n'atteignait point la paroi op
posée de ce ventricule. Le corps vulnérant se dirigeait
avec une grande obliquité de dehors en dedans et de bas
en haut : ce qui nous paraît important à noter pour
expliquer l'innocuité de sa présence. Un fait digne d'at
tention, c'est que l'on n'aperçut aucune déchirure des

fibres charnues autres que les divisions exactes opérées
par l'instrument, espèce de poinçon fait avec une lime
d'horloger, long d'environ quatre pouces, et terminé
par une pointe extrêmement acérée en forme de fer de
lance; l'extrémité opposée est aplatie dans l'étendue de
dix ou douze lignes, et présente une ligne de surface; le
corps de l'instrument, comme nous l'avons déjà dit, est
cylindrique, et peut offrir une ligne et demie ou deux
lignes de circonférence (1).

### OBSERVATION.

Voici une autre observation à peu près semblable à
celle-ci, mais plus remarquable encore peut-être.

*Duval*, âgé de trente-six ans, d'une forte constitution, infirmier-major de la frégate *l'Amazone*,
faisant partie de la station des Antilles, se battit en duel
avec un soldat de la garnison, le 15 février 1829. Il
reçut un coup d'épée qui vint frapper obliquement la
poitrine à la hauteur de la sixième côte du côté droit, et
qui semblait n'avoir intéressé cette cavité que dans ses
parois. Le blessé était venu lui-même à l'hôpital sans
qu'on l'y portât.

Le chirurgien de garde qui examina la blessure pensa
que le coup s'était arrêté sur la sixième côte, d'autant plus qu'il n'y avait aucune douleur dans la poitrine,
aucun trouble dans la respiration; le pouls était tranquille, la démarche assurée, la figure sans altération;
aussi n'hésita-t-il pas d'accéder aux désirs du blessé,
qui, rassuré sur la gravité de son mal, désirait retourner
à bord de sa frégate, où il s'en fut avec ses autres cama-

(1) Répertoire d'anatomie, de physiologie pathologique et de clinique
chirurgicale, par M. Ferrus.

rades, et sans avoir besoin de leur appui. Il était alors dix heures du matin.

Cependant les témoins assuraient que l'épée qui avait occasioné la blessure s'était cassée à cinq pouces environ de sa pointe, et qu'il avait été impossible de retrouver le bout cassé. Rien n'indiquant que le fer fût resté dans la poitrine, on pensa que la recherche en avait été mal faite sur le terrain.

Le soir, le blessé fut apporté à l'hôpital sur un brancard : il présentait les symptômes suivans : Respiration difficile; crachement de sang abondant; râle crépitant, immobilité des côtes; douleur dans les deux côtés de la poitrine, principalement dans le côté gauche; pouls irrégulier, vite, développé, peau sèche et chaude, aucun trouble dans les fonctions intellectuelles, voix et parole affaiblies, orthopnée, crachats mêlés de sang, douleurs vives de la poitrine, sommeil nul, nuit agitée, mouvemens de la langue difficiles, soif vive, pouls fort et accéléré, chaleur à la peau. Vers le soir tous les symptômes sont aggravés. Respiration stertoreuse, expectoration impossible, nuit très-agitée, voix éteinte, pouls ataxique. Mort dans la matinée.

*Autopsie.* — Paroi supérieure du cœur traversée par un bout d'épée de cinq pouces de long, lequel était entré vers la base de l'oreillette droite et s'était engagé dans le poumon gauche. Une pinte de sang, environ, se trouvait épanché entre les plèvres.

Cette pièce anatomique est conservée dans le cabinet de la Martinique, avec le fer qui la traverse, et comme on l'a trouvé en faisant l'ouverture cadavérique (1).

*Renvoy* reçut, le 3 février 1822 au soir, un coup d'un instrument piquant et tranchant, entre les cin-

_______________

(1) Par un candidat d'un cinquième examen.

quième et sixième côtes gauches, à un pouce et demi
environ du sternum. Il fut apporté le lendemain à
l'Hôtel-Dieu, et mourut le 6 au soir, trois jours seulement après son entrée à l'hôpital. On trouva, à son
autopsie, une plaie au poumon gauche, au péricarde, et
une ouverture au ventricule droit. Tel était encore celui
de la nommée Didon ( Madeleine ), qui se donna, le 3
septembre 1817, un coup de tranchet entre les cartilages
de la cinquième et de la sixième côte gauche, elle fut
apportée à l'Hôtel-Dieu le même jour, et ne mourut que
le cinquième jour. Il y avait plaie au poumon gauche,
et ouverture du ventricule droit à sa partie moyenne.

. Ces observations prouvent que des plaies du cœur,
qui pénètrent dans les cavités de cet organe, ne
sont pas instantanément et inévitablement mortelles,
et que celles qui sont étroites, et produites par une
arme mince et acérée, peuvent guérir. Il est probable
que des individus atteints de plaies de poitrine, et qui ont
présenté des symptômes rationnels de plaies du cœur,
ont été réellement affectés de cette lésion, qui n'a pu
être constatée, parce qu'ils ont guéri.

L'observation suivante, recueillie nouvellement à
l'Hôtel-Dieu de Paris, vient à l'appui de ce que nous
avançons. Notre blessé, semblable à celui dont *Lerouge*
et *Durande* ont rapporté les observations curieuses, eût
pu guérir de la plaie qu'il reçut au cœur, et qui n'avait
point été reconnue pendant la vie, si d'autres maladies,
survenues après sa blessure, n'avaient amené sa mort, et

OBSERVATION.

permis de constater la lésion du cœur.

Le nommé *Geray* ( Pierre-Marin ), âgé de trente-
quatre ans, fondeur de profession, d'une taille moyenne,
d'un tempérament bilioso-nerveux, et jouissant habi-

tuellement d'une bonne santé, fut transporté à l'Hôtel-Dieu, le 5 novembre 1831. Ce même jour, il s'était rendu auprès d'une femme, sa maîtresse, après avoir fait un repas copieux : il y trouva un homme, et se prit de querelle avec lui. Une lutte s'engagea entre eux, et *Geray* fut frappé de deux coups de couteau, l'un au ventre, l'autre à la poitrine. Quoique blessé gravement, le malade put marcher encore et se défendre quelque temps. Il finit néanmoins par se trouver mal, eut des vomissemens, dans lesquels on n'aperçut point de traces de sang. La plaie de la poitrine en fournit une grande quantité. A son arrivée à l'Hôtel-Dieu, on constate l'existence de ces deux blessures, l'une dans la région précordiale, l'autre dans la région épigastrique. Sa figure est pâle, affaissée, et un peu troublée ; tout son corps est décoloré ; le pouls est régulier, mais d'une faiblesse extrême. Les battemens du cœur sont aussi réguliers, mais presque imperceptibles. Il existe un tremblement générale et spasmodique ; néanmoins l'état de faiblesse du sujet semble être le résultat d'une affection nerveuse, plutôt que celui d'une grande perte de sang. Les plaies ont à peu près six ou sept lignes de longueur. Elles sont placées, l'une à la base de la poitrine, entre la quatrième et la cinquième côte gauche ; l'autre à trois ou quatre travers de doigt de l'ombilic du même côté. La première est perpendiculaire à la direction des côtes, et elle empiète un peu sur le bord inférieur du cartilage de la quatrième côte. La seconde est presque transversale. Les lèvres des deux plaies se touchent. Ces plaies, à angles également aigus, ont paru avoir été faites par une arme piquante et tranchante tout à la fois. Le juge d'instruction dit, en effet, que le couteau, avec lequel on présume que le meurtre a été commis, était à pointe et tranchant sur la lame et sur le dos.

La blessure de la poitrine fournit encore un peu de sang. Il n'existe aucun signe de pénétration ; tout le côté gauche de la poitrine est sonore ; la respiration est égale et régulière ; il n'y a ni toux, ni crachats sanguinolens. La plaie de l'abdomen n'a donné issue à aucune matière solide, liquide, ou gazeuse. Il n'y a aucun signe d'épanchement dans la cavité du péritoine. Le ventre est souple, il n'y a pas de selles. Le malade, ainsi que nous l'avons dit, a vomi avant son arrivée à l'hôpital.

Les blessures ne sont le siége que de douleurs très-légères. Le malade n'est qu'étonné d'avoir été blessé dans une dispute aussi peu importante ; il est, du reste, fort tranquille. (Emplâtre de diachylum gommé sur les plaies. Eau sucrée pour boisson. )

Le 6, le ventre et la poitrine présentent le même état ; le pouls est plus relevé, la peau est chaude. (Saignée de huit onces. Tilleul, orange pour boisson. ) Sa maîtresse vient le voir ; cette visite lui cause beaucoup d'agitation. Le soir, il est assez tranquille.

Le 7, les plaies sont dans le même état ; la peau est chaude ; il y a un peu d'accélération dans le pouls. (Saignée de huit onces. Même boisson ).

La saignée avait été pratiquée à neuf heures et demie ; à onze heures, congestion forte vers l'encéphale, avec perte de connaissance, grande agitation, mouvemens convulsifs de tous les muscles du côté gauche du corps. L'attaque dure une demi-heure ; elle laisse après elle une paralysie de tout le côté gauche du corps. Il y a perte du sentiment et du mouvement. Ces deux facultés ne sont cependant pas entièrement perdues dans l'extrémité inférieure gauche. La bouche est tournée du côté droit. Les deux paupières de l'œil gauche ne peuvent se rapprocher exactement. La langue, portée hors la bouche, se dévie du côté gauche. Il y a tendance à l'assoupissement. Le malade répond avec exactitude à tout ce qu'on lui demande. Il se plaint d'un léger mal de tête. ( Sinapismes. Potion calmante. )

Le 8, même état. ( Ventouses scarifiées derrière les oreilles. Petit-lait émétisé, bouillon aux herbes. )

Le 9, il ne se plaint de la tête que lorsqu'on attire son attention vers ce point. L'on observe que l'œil *gauche* est beaucoup plus paresseux, qu'il lui faut beaucoup plus de temps pour apprécier les objets que le droit. Il n'y a pas encore eu de selles. Les plaies vont très-bien. Le côté gauche de la poitrine est toujours sonore; l'auscultation, faite par M. Filhos, interne du rang, lui a présenté le phénomène suivant, mais seulement près le lieu de la blessure : on dirait que lorsque la dilatation de la poitrine est complète, l'air franchit un obstacle et se précipite rapidement dans une cavité. Les battemens du cœur sont réguliers. Même état général. (Lavement purgatif; ventouses derrière les oreilles. )

Le 10, l'état général du malade devient plus fâcheux; il n'y aucune amélioration dans l'état du cerveau. La sensibilité et le mouvement sembleraient vouloir renaître dans l'extrémité inférieure gauche. Le pouls est régulier, mais fréquent; la respiration se fait comme les jours précédens : il n'y a pas encore eu de selles, pas de vomissemens. (Bouillon aux herbes, avec addition de sulfate de soude. Lavement purgatif. Sinapismes aux pieds.)

Le soir, exaspération de tous les symptômes, avec congestion vers l'encéphale, et grande agitation. Battemens du cœur très-forts et réguliers; pouls accéléré, mais peu développé. ( Quinze sangsues derrière les oreilles; sinapismes aux jambes. )

Le 11, raideur des muscles du cou et du dos; flacci-

dité des parties paralysées ; même état des voies circu-
latoires que la veille. La situation du malade empire.
( Lavement purgatif. Bouillon aux herbes avec sulfate de
soude et un grain de tartre stibié. )

Le 12 , selles abondantes ; vessie paresseuse. De temps
en temps il survient des contractions convulsives dans
les lèvres. La mémoire est juste; le malade se rappelle
très-bien le jour et l'heure où il a reçu sa blessure,
ainsi que le jour de son entrée à l'hôpital. Il répond
avec exactitude à tout ce qu'on lui demande, seulement
il met un peu de lenteur dans ses réponses, et parfois
même il oublie de finir ce qu'il avait commencé de dire.
Lorsqu'on lui demande son bras gauche, il répond : At-
tendez, je vais vous le donner ; quelques secondes après
il ajoute le voilà. Il a la sensation qu'il donne son bras;
il semble même prendre tout le temps qui lui est nécessaire pour le soulever et le présenter à la personne qui le
lui demande , et cependant il ne le remue pas de son lit.
La poitrine commence à s'engorger. La face s'altère et
devient violacée. Le pouls commence à perdre de sa régularité. Depuis deux jours le malade se plaint de douleurs dans le dos, et à la partie postérieure du cou où
existe une raideur comme tétanique. ( Orge gommée.
Séton à la nuque. )

Le soir , les poumons s'engorgent de plus en plus ; la
face s'altère davantage ; le pouls devient misérable , et la
mort arrive le 13 à huit heures du matin.

*Nécropsie. — Abdomen.* Plaie de six à sept lignes de
long , à bords rapprochés , à angles aigus, située à trois
ou quatre travers de doigt à gauche de l'ombilic. Sa direction est transversale, et cependant un peu oblique en
bas et en dehors. Cette plaie est pénétrante. Dans le tissu
cellulaire qui unit le péritoine aux parois de l'abdomen,

existe une légère ecchymose. L'estomac est caché sous les fausses côtes. Il existe, près de sa grande courbure, une plaie de deux lignes de long, pénétrant dans la cavité de l'organe. Les bords de cette plaie sont presque en contact, en partie agglutinés et fermés par des mucosités. L'estomac ne contient point de sang, il n'est point enflammé.

Il ne s'est fait aucun épanchement dans le péritoine, qui est parfaitement sain.

*Thorax.* Blessure de six à sept lignes de long, en tout semblable à la précédente, située entre la quatrième et la cinquième côte gauche. Elle touche un peu le bord inférieur du cartilage de la quatrième côte. Elle est pénétrante ; le tissu cellulaire sous-séreux avoisinant la plaie, ainsi que le côté gauche du médiastin, sont largement ecchymosés. La cavité gauche de la poitrine contient quatre onces de sang à peu près. L'artère intercostale longeant le bord inférieur de la quatrième côte, est ouverte. C'est elle qui a fourni le sang épanché dans la plèvre du côté gauche. Plaie au péricarde, de trois lignes et demie d'étendue. Le cœur est blessé à la partie moyenne, et un peu à droite du ventricule gauche. La blessure pénètre dans sa cavité ; elle est transversale, et ressemble assez bien à un D renversé ⊐. Elle a trois lignes et demie en travers, et une ligne de moins de haut en bas. Les fibres extérieures sont les plus écartées ; l'écartement des suivantes diminue graduellement, de telle sorte que les plus internes se touchent, et ferment ainsi la plaie.

La cavité du péricarde contient à peine une once de sang.

*Cerveau.* L'arachnoïde est sèche. A la partie moyenne et interne de l'hémisphère droit existe une légère dépression, mais sensible. Dans ce point, et à la circonférence de la substance blanche, et un peu dans la sub-

stance grise, paraissent çà et là de petits ramollissemens
et une injection légère. La moelle alongée et la moelle
épinière n'offraient aucune espèce d'altération (1).

L'observation que nous venons de rapporter dans tous
ses détails, celles que nous n'avons fait que donner en
abrégé, et celles enfin que nous n'avons fait qu'indiquer,
doivent nous faire conclure que les blessures du cœur,
quoique éminemment graves et dangereuses, offrent cependant des chances de guérison, à quelque profondeur
qu'ait pénétré l'instrument vulnérant, et quelles que
soient les cavités dont les parois aient été atteintes.
Néanmoins il faut bien tenir compte, pour la possibilité
ou l'impossibilité de cette guérison, de la différence *de
profondeur* à laquelle a pénétré l'instrument vulnérant;
*de la direction de la plaie, par rapport au sens des
fibres intéressées et de l'épaisseur des parois blessées;
de cette direction par rapport à l'épaisseur des parois;
de l'étendue de cette plaie; de la forme de l'instrument
qui a produit la blessure; de son séjour ou de son absence dans la plaie,* etc., etc., etc.; toutes circonstances
qui influent beaucoup sur l'état béant du trajet de la solution de continuité, et par conséquent sur les chances
plus ou moins probables de l'épanchement, et sur les
dangers de la blessure.

Nous devons nous arrêter un peu sur quelques unes
de ces circonstances, d'autant plus qu'elles n'ont pas été
sans une très-grande influence sur l'absence d'accidens
du côté du cœur chez ce dernier blessé, et qu'elles n'en
auraient pas eu moins, sans doute, sur la guérison complète de cet organe, si d'autres causes n'avaient amené
la mort. Fixons seulement notre attention sur la direc-

____

(1) Par les rédacteurs.

tion des plaies du cœur, relativement au sens des fibres blessées.

Cette lésion peut être transversale au plus grand nombre d'entre elles, ou s'éloigner à des degrés différens de cette disposition ; de là, tendance inégale des bords de la plaie à former *hiatus*. Quand la plaie aura coupé transversalement un grand nombre de fibres, l'écartement sera plus grand, et le danger des épanchemens de sang bien plus grand aussi que lorsque la lésion est parallèle à ces fibres. Or, comme le cœur **est** formé de plusieurs plans de fibres superposées, et à directions différentes, il en résulte que, dans la perforation des cavités, si les unes tendent à écarter dans un sens les bords de la plaie, les autres tendent à diminuer cet écartement dans l'autre; de là, en quelque sorte, des clôtures des plaies qui en favorisent la guérison. Ainsi, par exemple, supposons qu'une plaie soit faite au ventricule gauche : si cette plaie existe à la paroi antérieure, et qu'elle soit oblique du sillon inter-ventriculaire vers le bord gauche du cœur, elle aura intéressé trois plans de fibres qui forment ce ventricule. (*Voy.* Gerdy.) Le superficiel et le moyen sont dirigés en bas et à gauche; le profond, qui surpasse en épaisseur les deux autres, croise la direction de ceux-ci; la plaie aura coupé transversalement les fibres du plan profond, et n'aura, en quelque sorte, qu'écarté les fibres superficielles, ce qui diminuera beaucoup l'étendue de l'ouverture, et mettra de grands obstacles à l'épanchement, procurera une oblitération provisoire d'abord, définitive ensuite, donnera enfin des chances de guérison : bien entendu que nous ne parlons ici que des plaies d'une médiocre étendue, de quelques lignes, par exemple, car lorsqu'elles sont un peu grandes l'hémorrhagie abondante, subite et inévitable, qui en résulte, amène promptement la mort.

Les vaisseaux du cœur peuvent être seuls atteints. On a vu en effet l'artère coronaire seule être ouverte et donner lieu à un épanchement dans le péricarde, épanchement le plus ordinairement mortel par l'inflammation qu'il y fait naître.

Quand un épanchement sanguin a lieu dans le péricarde, il peut présenter des différences d'épaisseur, une, deux, trois lignes, et même davantage; il simule quelquefois même l'apparence d'une fausse membrane dont il revêt la couleur. Ordinairement un épanchement de sang dans le péricarde donne lieu à un très-grand trouble dans les fonctions du cœur, dont les battemens deviennent petits, irréguliers et intermittens, les malades sont tourmentés par d'horribles anxiétés, et la mort ne tarde point à arriver.

Le diagnostic des plaies du cœur n'est pas toujours facile; les observations que nous avons rapportées prouvent que l'état des blessés peut n'en présenter aucun signe suffisant; cependant, dans la plupart des cas, outre les conjectures que l'on peut tirer de la situation, de la direction de la plaie, et de la connaissance de la profondeur à laquelle l'instrument vulnérant a pénétré, le blessé présente certains accidens qui sont regardés comme des signes de la blessure du cœur, tels que la dyspnée, une extrême anxiété, les lipothymies fréquentes, la petitesse et l'irrégularité du pouls, la douleur derrière le sternum, la pâleur, les sueurs froides et les symptômes ordinaires des épanchemens de sang dans la cavité du péricarde ou de la poitrine.

Dans le traitement des plaies du cœur, la première chose qu'il y ait à faire, c'est de fermer avec beaucoup de soin la plaie extérieure; il faut ensuite saigner le blessé autant de fois que la prudence le permet, le tenir exposé au frais, le condamner au repos et au silence le plus absolu, et à la diète la plus rigoureuse. Si, à l'aide de ce traitement convenablement dirigé, on parvient à suspendre l'hémorrhagie intérieure, on devra ensuite s'occuper de l'épanchement sanguin qui s'est fait dans la poitrine, et lui donner issue, mais il faut pratiquer cette opération le plus tard possible, et on aura soin de ne permettre au blessé les alimens et l'exercice qu'au bout d'un temps très-long, afin de modérer l'impulsion du sang et d'empêcher qu'elle ne rompe une cicatrice encore peu solide, ou qu'elle ne détache un caillot mal affermi.

C. — *Des hémorrhagies et des épanchemens sanguins dans la cavité des plèvres, à la suite des plaies pénétrantes de cette cavité.*

Les hémorrhagies sont fort communes à la suite des plaies pénétrantes de poitrine. Le sang, qui, par son accumulation dans l'une ou l'autre cavité pleurale, et quelquefois dans toutes les deux, forme ce qu'on nomme un *épanchement sanguin*, ou l'empième de sang, provient de plusieurs sources qu'il est fort important de reconnaître pour le traitement de cette complication des plaies de poitrine. Ce sang peut provenir d'une artère intercostale, des vaisseaux du poumon, des gros vaisseaux qui partent du cœur, ou du cœur lui-même.

*L'artère intercostale* est sans doute située de manière à être divisée par les armes piquantes et tranchantes qui pénètrent dans l'intérieur de la poitrine, mais cependant cette lésion est plus rare qu'on ne pense (1). Quand cette

_____

(1) *Boyer* prétend que le nombre d'exemples bien avérés de cette lésion

artère a été blessée, et que la plaie extérieure est peu
large, ou oblique, le sang se porte à l'intérieur de la
poitrine et s'y épanche. Quand la plaie est large et directe, il sort au dehors, et sa couleur rouge vermeille,
et sa source immédiatement au dessous du bord inférieur
de la côte, ne laissent point de doute. On a conseillé,
pour se convaincre du fait, de placer au dessous de la
côte un morceau de carton ou une carte recourbée en
forme de gouttière : si le sang coule le long de cette
gouttière, il vient de l'artère intercostale; s'il sort au
dessous, c'est qu'il vient de la poitrine; on a conseillé encore bien d'autres manœuvres, mais on n'a point réfléchi
que dans les cas où on peut faire ces manœuvrss, la plaie
est large, et qu'elles deviennent inutiles, puisque l'on voit
très-clairement le lieu d'où le sang provient.

L'épanchement fourni par l'artère intercostale se fait
avec une rapidité médiocre, et la poitrine, lorsque le
poumon est libre d'adhérence, ne se remplit de sang que
par degrés, et le blessé survit assez pour recevoir les secours efficaces de la chirurgie. Il en est de même, lorsque
l'épanchement se fait par l'artère mammaire interne ou
sous-sternale.

Cela arrive encore, lorsque les vaisseaux du poumon
qui sont ouverts sont d'un médiocre calibre; mais quand
les vaisseaux qui fournissent l'hémorrhagie sont très-gros,
comme l'aorte, l'artère pulmonaire, les veines caves,
azygos, les veines pulmonaires, etc., et que ces vaisseaux
sont largement ouverts ainsi que le cœur, le sang arrive
en si grande quantité, et remplit si promptement la poitrine, que le blessé meurt en un instant, épuisé par la
perte du sang, ou bien suffoqué par sa présence dans la

est moindre peut-être que celui des moyens qui ont été imaginés pour arrêter l'hémorrhagie qui en résulte, t. 7, p. 274. ( *Note des Rédacteurs.* )

poitrine. L'art, dans ce cas, n'a aucun secours à offrir. Mais quand l'épanchement est lent et gradué, qu'on a bien reconnu son existence, son étendue et sa source, on peut lui opposer des secours très-efficaces.

Ainsi, l'épanchement de sang dans la poitrine s'annonce par une respiration courte, suffocative, suspirieuse, par des angoisses qui obligent le malade à changer à chaque instant de position. Celle qui lui est le plus avantageuse est celle dans laquelle le tronc est fléchi et courbé en avant. S'il est couché sur le dos, il faut que ses cuisses soient fléchies et ses épaules relevées. Il ne peut rester sur le côté sain, et préfère se tenir sur le côté malade. Il éprouve une pesanteur très-incommode vers la région du diaphragme, et quelquefois des douleurs vives aux points d'attache de ce muscle; quelquefois aussi, lorsqu'il change de position, ou qu'on lui imprime une secousse un peu violente, il a, ainsi que le chirurgien, la sensation d'un liquide qui se déplace dans la poitrine. Il y a matité du son sur les points de la poitrine occupés par le liquide. L'auscultation fournit ensuite, d'une manière assez précise, les moyens de distinguer encore la hauteur et l'étendue de l'épanchement. Le côté de la poitrine où il se fait est plus large, plus évasé que le côté opposé, les côtes sont moins obliques, les intervalles intercostaux sont agrandis : la région hypochondriaque du même côté est plus saillante et plus volumineuse que l'autre. Quelquefois il se forme au bout de quelques jours, vers l'angle des fausses côtes, une ecchymose d'un violet clair, que quelques auteurs regardent, mais à tort, comme un signe constant dans les épanchemens de sang de la poitrine (1). Enfin, le pouls

____

(1) Valentin, M. Larrey, etc., etc.

du blessé est petit, concentré, fréquent, la peau est pâle, froide, et si l'épanchement est considérable, ou s'il se fait avec rapidité, il se joint à ces symptômes des sueurs visqueuses sur le cou, la face, et les forces diminuent rapidement (1). Tels sont les signes généraux de l'épanchement sanguin ; mais il est tout aussi important que le chirurgien s'attache à bien connaître la source d'où il provient, ainsi que nous l'avons dit. En effet, si l'hémorrhagie provient d'un vaisseau que l'on peut atteindre, de l'artère intercostale, de la mammaire interne, par exemple, etc., il faut, sans hésiter, dilater la plaie pour arrêter par des moyens directs la source de l'épanchement, saisir le vaisseau, le lier, ou bien le comprimer, tandis que, dans le cas contraire, il ne reste au chirurgien d'autre ressource que de clore exacment la plaie, afin de retenir dans la poitrine le liquide épanché, jusqu'à ce que sa présence ait apporté pendant un assez long temps un obstacle à l'issue d'une nouvelle quantité de sang par la plaie du vaisseau et amené l'oblitération de celui-ci (2). Plus tard on s'occupera seulement des moyens de guérir cet épanchement.

(1) On ne doit rien conclure de ces symptômes qu'autant qu'ils se trouvent réunis ; la plupart d'entre eux peuvent, comme dans toutes les blessures des organes principaux, être l'effet du spasme, dépendre de la contusion ou de la section incomplète de quelques filets nerveux des parois. Le traducteur de J. Bell, M. *Estor*, a vu un coup d'épée reçu en duel, et n'ayant intéressé que la peau du thorax, donner lieu à des accidens graves qui simulaient ceux d'un épanchement ; une incision cruciale pratiquée sur le lieu de la piqûre suffit pour dissiper tout le danger. *Monteggia* a rapporté quelques exemples analogues.

( Note des Rédacteurs. )

(2) Dans ce cas, ainsi que le disaient les anciens, *le sang arrête le sang.*

( Note des Rédacteurs. )

D'après ce conseil donné surtout par *Valentin* et par *M. Larrey*, ces plaies profondes et pénétrantes de la poitrine doivent être réunies par première intention, et closes exactement : on ne les rouvre qu'autant que, par la cessation des accidens qui accompagnent les hémorrhagies intérieures, et par l'état stationnaire des symptômes de la compression du poumon, on s'est à peu près assuré que les vaisseaux qui ont été ouverts se sont oblitérés. On rouvre seulement ces plaies par intervalles, avant la cessation parfaite de l'hémorrhagie, si l'épanchement se fait avec beaucoup de rapidité, et si la suffocation devient imminente. L'accumulation du sang dans la poitrine et la pression de l'organe pulmonaire qui en résulte, peuvent seules préserver le malade d'un danger immédiat et d'une mort certaine. C'est enfin un moyen de retarder celle-ci lorsqu'elle est inévitable, par suite d'une large ouverture faite aux gros vaisseaux ou au cœur. Mais on doit tenir une conduite tout opposée lorsque l'hémorrhagie provient de la lésion de l'artère intercostale, malgré l'opinion de quelques chirurgiens qui veulent aussi appliquer ce même remède à cette source de l'hémorrhagie et de l'épanchement, c'est-à-dire la pression du sang. Ces chirurgiens ne réfléchissent pas que les dangers résultant de l'épanchement du sang sont ce qu'il importe de prévenir, et que si on ne le fait pas dans le cas de lésion de vaisseaux profonds de la poitrine, c'est qu'on ne peut y remédier qu'en laissant se former un mal très-redoutable par lui-même, mais moindre, sans doute, que la continuité d'une hémorrhagie absolument mortelle. C'est un pis-aller, un refuge, mais non pas un moyen applicable à des cas moins graves. L'épanchement sanguin, ou l'empième de sang, doit donc toujours être prévenu, quand cela est possible, et on ne doit le laisser se faire, que lorsqu'on n'a point d'autre ressource à employer pour sauver la vie des malades, car cet épanchement est lui-même fort dangereux, et les ressources de l'art contre lui fort incertaines.

Pour arrêter l'hémorrhagie fournie par l'artère intercostale, on a proposé un grand nombre de moyens : tels sont les procédés de Gérard, Goulard, Lotteri, Quesnay, Bellocq, Desault, Boyer, etc., etc.

*Gérard* agrandissait la plaie, et la prolongeait jusqu'au niveau du bord supérieur de la côte placée au dessus de l'artère blessée (1), portait dans la poitrine, et par la plaie pénétrante, une aiguille courbe armée d'un fil dont la partie moyenne était nouée sur un bourdonnet : il la conduisait de manière à ce que sa pointe, après avoir rasé de bas en haut la face interne de la côte, vînt se présenter vers le bord supérieur de cet os dans l'espace intercostal, il la poussait alors de dedans en dehors pour lui faire traverser le plan des muscles intercostaux, et la retirer par ce point. Le fil était attiré jusqu'à ce que le bourdonnet vînt correspondre à l'artère blessée, après quoi, les deux chefs en étaient réunis sur une compresse épaisse appliquée sur la face externe de la côte.

*Goulard*, pour rendre ce procédé plus facile, imagina de donner à l'aiguille une courbure qui équivalait aux trois quarts d'un cercle, et de la fixer sur un manche. C'est près de sa pointe que cette aiguille présentait le chas

---

(1) Pendant le débridement, l'hémorrhagie s'arrête souvent, parce qu'on achève de couper en travers le vaisseau. Suivant le traducteur de *John Bell* (M. Estor) il vaut mieux pratiquer ces incisions, mettre à nu le vaisseau, le comprimer ou le lier, plutôt que d'avoir recours aux procédés de Gérard, Goulard, Lotteri, Quesnay, etc., etc. (*Traité des plaies* de John Bell, traduit par M. Estor, pag. 310.)

( *Note des Rédacteurs.* )

qui recevait le fil ; sa face convexe était en outre creusée d'une gouttière qui le logeait. Il conduisait cet instrument comme l'aiguille de *Gérard*, jusqu'à ce que sa pointe fût parvenue à l'extérieur ; après avoir contourné la côte, il dégageait le fil de l'ouverture que porte cette pointe, et retirait l'instrument pour terminer l'opération de la même manière que dans le procédé de Gérard.

*Lotteri*, pour remplir le même but, a imaginé un instrument qui se compose d'une lame d'acier poli longue de quatre pouces, large de quinze lignes vers l'une de ses extrémités, et de dix seulement à l'autre, qui est arrondie ainsi que la première ; l'extrémité la plus étroite est percée de quatre trous à l'aide desquels on peut y fixer, au moyen d'un fil, un morceau d'agaric ou une compresse convenablement taillée et disposée. Non loin de cette extrémité, la lame change de direction : elle se courbe à angle pour devenir presque horizontale dans une petite partie de son étendue ; après quoi, elle reprend bientôt sa première direction qui est verticale. La portion comprise entre l'extrémité garnie et la première courbure est percée d'une large ouverture oblongue dont nous indiquerons plus bas l'usage ; enfin, près de son extrémité la plus large, cette lame est percée de deux fentes dans lesquelles on passe un ruban assez long pour faire le tour du corps. Pour se servir de cet instrument, on engage dans la plaie, après l'avoir agrandie s'il en est besoin par une incision parallèle au bord inférieur de la côte, sa petite extrémité, que l'on fait pénétrer jusqu'à ce que la partie recourbée embrasse le bord inférieur de la côte, et que l'agaric, la compresse ou la pelote soit en rapport avec l'ouverture de l'artère. Cela fait, on presse sur l'extrémité opposée pour la rapprocher de la poitrine, sur laquelle on la fixe, après avoir interposé une compresse entre elle et les tégumens, au moyen du ruban qui la traverse et dont on entoure le tronc. Dans le mouvement de bascule qui lui est imprimé, cet instrument agit comme un levier du premier genre, dont l'extrémité supérieure comprime de dedans en dehors l'artère ouverte contre le bord inférieur de la côte correspondante, et s'oppose à ce que l'hémorrhagie continue, tandis que l'ouverture oblongue située près de sa courbure permet au sang déjà épanché de s'écouler au dehors.

*Quesnay* a remplacé la plaque en acier de *Lotteri* par un jeton d'ivoire. Après l'avoir rendu plus étroit, en le taillant parallèlement sur deux bords, et l'avoir garni de linge et de charpie, de manière à en faire une pelote, il en introduisit l'extrémité rembourrée dans la plaie, et ayant abaissé l'autre extrémité contre la poitrine par un mouvement de bascule, il l'y fixa à l'aide d'un ruban qui traversait deux ouvertures dont elle était percée et avec lequel il entoura le corps du malade.

*Bellocq* a cru atteindre plus sûrement son but en se servant d'une machine, composée de deux plaques garnies, dont l'une doit être engagée dans la plaie, tandis que l'autre est appliquée à l'extérieur, et qui se rapprochent l'une de l'autre au moyen d'une vis et d'un écrou.

*Desault* pense qu'il suffit, pour arrêter cette hémorrhagie, d'engager dans la plaie la partie moyenne d'une compresse, de manière à lui former dans la poitrine une sorte de cavité digitale que l'on remplit de charpie, et d'attirer ensuite en dehors cette compresse devenue trop grosse pour ressortir par la plaie.

*Boyer* pense qu'on obtiendra le même résultat, en introduisant par la plaie, dans la poitrine, un bourdonnet de charpie, lié par sa partie moyenne avec un fort fil double, en écartant ensuite les deux chefs de ce fil, et en plaçant dans leur intervalle un rouleau formé par une compresse épaisse, sur lequel on le noue. Ce moyen agit comme la machine de *Bellocq*, et n'a pas comme elle l'inconvénient d'exiger la construction d'une machine particulière.

Le plus facile d'entre tous ces procédés est, sans contredit, celui de *Desault*, auquel on aurait recours s'il était impossible de pratiquer la ligature de l'artère intercostale, ce que quelques auteurs regardent comme fort praticable (1).

Lorsqu'on a arrêté la source de l'hémorrhagie fournie par l'artère intercostale, il reste souvent ensuite à évacuer le sang qu'elle a pu fournir et qui est épanché dans la poitrine (2). Souvent aussi, cette opération, ainsi que nous l'avons vu, est nécessaire, lorsque le sang provient d'une autre source, mais que la suffocation du malade, par suite de la compression pulmonaire, est très-grande.

Toutefois, il ne faudra se décider à faire cette opération, toujours dangereuse, que lorsque l'on n'aura aucune espérance que la résorption du sang puisse se faire ; car, dans certaines circonstances, cette résorption a eu lieu. En voici deux exemples dont nous avons été témoins.

(1) John Bell ordonne positivement de pratiquer de grandes incisions, de mettre à nu le vaisseau, de le comprimer ou de le lier. (*Traité des plaies*, traduction de M. Estor, pag. 310.) M. Sanson (*Nouveaux élémens de pathologie médico-chirurgicale*, t. 4, p. 74, troisième édition ) donne le même conseil. Cette ligature, dit-il, n'est pas impossible.

( *Note des Rédacteurs.* )

(2) En effet, il ne faut pas compter sur la résorption du sang, quand il y en a une certaine quantité d'épanché.

Le nommé *Daugera.*( *Antoine* ), âgé de vingt-huit ans, maître d'armes, fut conduit à l'Hôtel-Dieu, le 25 juin 1819.

En se battant en duel, il reçut un coup d'épée qui pénétra entre les sixième et septième côtes du côté gauche ( il est gaucher ). La blessure fut suivie d'un écoulement de sang abondant que les personnes présentes finirent par arrêter en entourant et en serrant la poitrine avec des mouchoirs. A son arrivée, le malade était pâle, respirait avec peine ; le pouls était petit et serré ; il ne crachait pas de sang ; la plaie était entourée d'un bourrelet mou dans lequel on reconnut un emphysème très-prononcé. Saignée du bras, diète absolue, repos au lit ; on recommande au malade de ne point parler, d'éviter les efforts de toux et tous les autres mouvemens de la poitrine. Le lendemain, état d'anxiété extrême ; la respiration est difficile ; le malade ne crache pas de sang. L'emphysème a augmenté et s'est étendu à tout le côté gauche du thorax. Le malade se tient couché sur le côté gauche : il ne peut se coucher à droite. En percutant la poitrine, on obtient un son clair de toute sa partie supérieure, tant en avant qu'en arrière, mais toute la partie inférieure donne un son absolument mat, comme celui qui résulterait de la percussion de la cuisse ; on pratique une deuxième saignée, et on continue l'emploi de tous les autres moyens. Le troisième jour, même état d'anxiété. La face grippée porte l'empreinte d'une douleur profonde. Sinapismes aux jambes, troisième saignée, diète, boissons émollientes. La percussion donne toujours un son mat dans tout le côté droit de la poitrine. A ce signe, à la difficulté de la respiration, au coucher constant du malade sur le côté gauche, il était facile de reconnaître un épanchement formé dans la cavité thorachique gauche, produit probablement par du sang fourni par une artère intercostale. On maintint le malade à une diète rigoureuse. Le huitième jour, il y avait déjà une amélioration bien marquée, la fièvre avait cessé, la respiration était plus facile; le malade commençait à se remuer dans son lit sans éprouver de gêne. Il se trouvait très-bien sur son séant. Le son de la poitrine devint de jour en jour plus clair. Le malade toussait continuellement, mais on pouvait attribuer cette toux à un catarrhe chronique qu'il avait depuis plusieurs années, et qu'il avait contracté en couchant dans des lieux malsains et humides. Le dixième jour, on commença à lui donner quelques alimens. Le dix-huitième jour, la respiration s'éxécutait librement; la percussion donnait partout un son clair. La petite plaie était depuis long-temps cicatrisée. Le vingt-cinquième jour, le malade était rendu à la vie commune; il pouvait également se coucher sur les deux côtés; il faisait de grands efforts d'inspiration, des efforts de toux, sans éprouver de douleurs (1).

OBSERVATION.

*Marqué* ( François-Victor ), sellier, âgé de dix-neuf ans, d'une assez forte constitution, rentrait chez lui vers les quatre heures du matin, lorsqu'au détour d'une rue, il fut attaqué par quatre voleurs : l'un d'eux le frappa d'un coup de couteau au côté droit et postérieur de la poitrine. Resté sans secours pendant environ une heure, Marqué dit avoir perdu une assez grande quantité de sang par sa plaie; au bout de ce temps il fut secouru et transporté à l'Hôtel-Dieu ( 10 octobre 1814 ) dans l'état suivant :

(1) Par les Rédacteurs.

Plaie à la poitrine du côté droit, au niveau de l'angle inférieur de l'omoplate, à la réunion du tiers postérieur avec les deux tiers antérieurs du sixième espace intercostal; léger écoulement de sang par la plaie dont le plus grand diamètre transversal était d'environ un pouce; pouls plein et développé, point de crachement de sang, jusqu'alors point d'oppression, légère dyspnée. Persuadé de l'inefficacité des moyens proposés pour constater la pénétration de la plaie dans la poitrine, et surtout du cathétérisme, M. *Dupuytren* les négligea, et, dans le doute, eut recours aux moyens capables de prévenir les accidens d'une plaie pénétrante. Trois saignées, de deux palettes chacune, furent pratiquées durant la journée; diète sévère, tisane pectorale, pansement simple de la plaie; application d'un bandage de corps autour de la poitrine. Le deuxième jour, oppression, augmentation de la dyspnée, toux, insomnie, emphysème assez marqué aux environs de la plaie de poitrine, crachats un peu sanguinolens, fièvre avec redoublement le soir; son mat de la poitrine, du côté droit, tandis que le côté gauche rendait un son clair. Deux nouvelles saignées sont pratiquées durant la journée. Troisième jour, respiration un peu plus libre, pouls moins fort, plus de sang dans les crachats, diminution de l'emphysème, mais impossibilité de se coucher sur le côté droit, douleurs le long de l'épine, réveil en sursaut, sentiment d'un poids dans la cavité thoracique droite. Content d'avoir prévenu les accidens inflammatoires, M. *Dupuytren* ne voulut pas affaiblir davantage le malade par des saignées, mais ordonna la continuation des potions adoucissantes et de la diète. Quatrième jour, mieux sensible, respiration assez facile; le malade demande des alimens, on lui accorde quelques soupes. Les jours suivans, on vit insensiblement la respiration se faire avec plus de facilité, l'emphysème disparaître, la plaie se cicatriser, après avoir fourni pendant quelques jours une légère suppuration, la poitrine rendre successivement un son de plus en plus clair, le décubitus devenir également facile sur les deux côtés; plus de réveil en sursaut. Le quinzième jour, le malade se promène dans la salle. Enfin, se voyant dans un bon état, quoique éprouvant encore des douleurs vagues dans la poitrine, il voulut sortir le 4 novembre 1814.

D'après cette observation il résulte 1° que la plaie pénétrait dans la poitrine, puisqu'il est survenu un emphysème; 2° que les réveils en sursaut, le son mat de la poitrine percutée du côté droit, etc., etc., rendent sinon indubitable, du moins très-probable un épanchement sanguin dans la poitrine du côté droit (1).

Lorsqu'il est absolument nécessaire d'évacuer le sang contenu dans la poitrine, et que la plaie faite par l'instrument vulnérant répond à la partie la plus déclive de la poitrine, il suffit en général de l'entr'ouvrir ou de l'agrandir par des débridemens convenables pour évacuer la collection sanguine. Mais lorsqu'elle répond au contraire à un point plus élevé, il faut employer d'autres moyens, et surtout, à l'imitation d'*A. Paré* (2), faire

(1) Par les Rédacteurs.

(2) Estant à Thurin, au service de desfunct monsieur de Montjean, je fus appelé pour panser un soldat nommé Leuesque, natif de Paris, qui estoit lors souz la charge du capitaine Renouart, qui fut blessé de trois grands coups d'espée, desquels en auoit vn au costé dextre souz la mamelle, où la playe estoit assez grande, penetrant en la capacité du thorax, et estoit descoulé grande quantité de sang sur le diaphragme qui empeschoit la respiration, et ne pouuoit qu'à bien grande peine parler, ayant une fièvre fort véhémente, et auec la toux jettoit le sang par la bouche, et

prendre au malade, pendant le pansement, une position telle que la plaie devienne momentanément le point le le plus déclive de la poitrine ; de cette manière le sang sort librement de l'intérieur du thorax.

' On a conseillé encore, dans ce cas, d'introduire par la plaie, dans l'intérieur de la poitrine, une sonde ou tube flexible, terminée d'un côté par une extrémité obtuse, percée latéralement de beaucoup de trous, et de l'autre disposée de manière à ce qu'on puisse ajuster une seringue qui fait l'office de pompe aspirante. *Scultet* se servait d'un tube courbé à angle, et qui agissait absolument comme un siphon. D'autres auteurs ont eu recours à la succion. Enfin il y en a qui ont mis, comme *Lamotte*, simplement une canule droite. En tout cas, on favorise

disoit sentir vne douleur extrême au costé blessé. Or le chirurgien qui premièrement l'auoit pensé, auoit cousu du tout sa playe, de sorte que rien n'en ponuoit sortir : et le lendemain je fus appelé pour visiter le malade, où estant arriué, voyant les accidens et la mort proche, fus d'auis de descoudre la playe à l'orifice de laquelle je trouuai du sang coagulé, dont subit feis esleuer le malade par les jambes, la teste en bas : laissant vne partie du corps dessus le lict, s'appuyant vne main sur vne escabelle plus basse que le lict, et estant ainsi, lui fais fermer la bouche et le nez, afin que les poumons se tuméfiassent, et le diaphragme s'esleuast et les muscles intercostaux se comprimassent, ensemble ceux de l'épigastre, afin que le sang découlé au thorax, fust jetté hors par la playe : et encore pour mieux faire, mettois le doigt assez profondément en la playe pour desboucher ladite playe du sang coagulé, et en sortit près de sept à huict onces ja fétide et corrompu : puis le feis situer au lict, lui faisant des injections en sa playe, d'eau d'orge en laquelle auois faict bouillir miel rosat et sucre candi, le faisois tourner de costé et d'autre, et derechef le feis esleuer par les jambes comme auparauant. Lors on voyoit sortir avec ladite injection, des petits thrombus et grumeaux de sang. Cela fait, les accidens diminuèrent, et petit à petit cessèrent. Le lendemain luy fis encore injection, en laquelle ajoutay centaure, absinthe, aloïs, pour encores mieux mundifier, etc., etc. : or pour conclure, ladite playe fut si bien traittée, qu'outre mon espérance, le malade guarit. ( *A. Paré*, liv, x, chap. 32. )

la sortie du liquide à l'aide d'injections d'eau tiède, si la plaie par laquelle doit sortir le sang, au lieu d'être large, se trouve étroite et tortueuse. Ces injections délaient d'ailleurs le sang qui peut avoir perdu sa fluidité et s'est mis en caillot.

Mais quand la plaie est fort étroite, tortueuse, sinueuse, et située très-haut, et de telle manière qu'elle ne peut donner issue au sang, il faut absolument pratiquer l'opération de l'*empième*, opération qui ne doit être faite que lorsqu'on s'est assuré, d'une manière positive, que l'écoulement du sang hors des vaisseaux ouverts est entièrement cessé. On sent en effet que l'opération pratiquée pour évacuer le sang sorti d'un vaisseau qui en fournirait encore, ne pourrait avoir d'autre résultat que de favoriser la continuation de l'hémorrhagie en détruisant les caillots dont la présence aurait pu contribuer à la ralentir ou à l'arrêter. Quand l'hémorrhagie est le résultat de la lésion de l'artère intercostale, et que l'on a été appelé auprès du blessé immédiatement après l'accident, cette certitude est facilement acquise, puisque l'on a dû, avant tout, pratiquer la ligature ou la compression ; mais lorsqu'on est appelé plus tard, et que l'hémorrhagie provient d'une autre source, c'est à l'examen de l'état général du blessé qu'il faut recourir pour constater s'il est ou s'il n'est pas encore temps d'opérer. Tant que le blessé est pâle, faible, qu'il a des lypothimies, qu'il présente enfin tous les symptômes généraux des hémorrhagies que nous avons déjà indiqués, il faut attendre ; mais quand les forces sont relevées, que le blessé a repris de la coloration, etc., etc., on peut opérer. Toutefois, il ne faut pas trop se presser, surtout quand l'hémorrhagie n'a point été arrêtée par des moyens directs, et que la suffocation n'est pas très-

II.                                                    24

grande; il faut agir ainsi pour que l'oblitération de la plaie du vaisseau qui fournit l'hémorrhagie soit assez solide pour résister à l'impulsion du sang, après la soustraction de l'appui extérieur que lui fournit le sang épanché. Mais la temporisation ne doit point être poussée trop loin, car le sang épanché est un corps étranger qui produit une vive irritation sur la plèvre. Bref, c'est au chirurgien à choisir, pour pratiquer cette contre-ouverture, un moment qui soit assez éloigné de celui de la blessure, pour qu'il n'ait plus à craindre le retour de l'hémorrhagie, et qui en soit assez rapproché cependant, pour que la présence du corps étranger n'ait pas eu le temps de déterminer une pleurésie trop violente et par conséquent incurable. C'est ordinairement au bout de dix à douze jours qu'on peut pratiquer cette opération.

Au bout de quelque temps de séjour dans la cavité de la poitrine, il se joint au sang d'autres liquides, d'autres produits, tels que de la sérosité, du pus, etc., etc. Alors, le côté dans lequel siége l'épanchement s'agrandit, les côtes s'écartent, la fièvre continue avec des redoublemens se manifeste, les extrémités inférieures s'infiltrent et peu à peu cette infiltration gagne l'abdomen, le thorax et devient générale; la mort arrive si l'art ne vient pas au secours du malade, à moins qu'une ouverture spontanée ne soit faite par la nature sur un point des parois de la poitrine, ou bien que les liquides épanchés ne s'échappent par expectoration au moyen d'une perforation aux poumons, circonstances bien heureuses sans doute, mais fort rares.

Beaucoup de praticiens ont pensé qu'une quantité énorme de sang épanchée dans la poitrine pourrait être facilement absorbée, et c'est même ce qui a contribué à leur faire recommander de fermer hermétiquement les plaies de poitrine et d'abandonner ainsi l'épanchement aux seules ressources de la nature. Mais ils se sont évidemment abusés et et ont trop compté sur ces ressources. Cette faculté absorbante des séreuses pour le sang, est bien plus limitée qu'on ne le croit généralement. Des expériences que j'ai faites à ce sujet sur les animaux vivans, ne me laissent aucun doute à cet égard. La sérosité du sang est vite absorbée sans doute, mais sa portion fibrineuse l'est très-difficilement et ne tarde pas à agir comme corps étranger ; elle excite l'inflammation, tantôt seulement au point sur lequel elle repose, d'autres fois à toute l'étendue de la plèvre. Dans le premier cas, des fausses membranes ne tardent pas à entourer l'épanchement et à l'isoler complétement du reste de la cavité thoracique. L'art peut tenter avec bien plus de chances de succès l'évacuation de ce liquide que lorsqu'il ne se trouve point circonscrit par ces adhérences salutaires. L'inflammation ne s'étend qu'au sac après l'opération ; tandis que, lorsque ces adhérences ne se rencontrent point, l'évacuation artificielle du liquide est le plus ordinairement suivie d'une pleurésie générale. Il faut que la quantité de sang épanché dans la plèvre, comme dans toutes les séreuses en général, soit assez faible pour que la résorption soit entière.

Lorsqu'on pratique cette opération au bout de dix à douze jours, on n'évacue pas du sang pur, mais un liquide roussâtre et mêlé à une certaine quantité de pus et de sérosité ; plus tard c'est un mélange de pus, de sérosité et de fausses membranes. La guérison peut avoir lieu si, l'évacuation étant graduelle, les poumons reviennent à leur état habituel, mais il faut pour cela bien du temps ; des mois, des années suffisent à peine quelquefois pour que l'écoulement des liquides sécrétés à la surface des parties enflammées ait cessé. La mort est le résultat le plus ordinaire de l'opération, ce qui provient de la pénétration de l'air dans la cavité thoracique, de l'inflammation qui s'empare de la plèvre, et surtout de la décomposition putride du sang et du pus qui y sont épanchés, décomposition favorisée surtout par le contact de l'air et par la chaleur du lieu où les liquides sont rassemblés. Je puis assurer avoir vu tout au plus trois ou quatre empièmes purulens guérir sur cinquante au moins que j'ai opérés ou vu opérer.

La nature, qui guérit quelquefois seule les empièmes purulens, montre au chirurgien la marche qu'il doit suivre dans cette terrible maladie. En effet, qu'une pleurésie, malgré les soins les mieux entendus, se termine par suppuration, le malade succombe ordinairement; mais quelquefois aussi il résiste; il se fait alors une usure des parois de la poitrine, et bientôt une petite ouverture a lieu à la peau; une petite tumeur fait saillie à travers, une phlyctène la surmonte et se rompt; une immense quantité de pus s'écoule, le malade s'en trouve inondé. Néanmoins tout le pus qui est contenu dans la cavité thoracique ne sort point, il n'y a que le trop-plein qui s'écoule. L'ouverture se ferme et se rouvre alternativement pour donner issue à ce trop-plein. Peu à peu la quantité diminue, le poumon reprend son élasticité, le diaphragme remonte, les côtes s'abaissent, et, après un temps ordinairement très-long, l'écoulement se tarit, et l'ouverture, qui a été pratiquée par la nature, se ferme pour toujours; cela n'arrive quelquefois qu'au bout de dix-huit mois, deux ans et même davantage. On a vu il y a quelque années à l'Hôtel-Dieu, salle Saint-Paul, un malade atteint d'un empième de pus et chez lequel on a compté qu'il s'était fait spontanément, pendant l'espace d'une année, soixante-treize ouvertures.

On pourrait, dans des cas d'empième de pus, imiter la

nature en faisant de temps en temps, avec un trois-quarts, une ponction aux parois de la poitrine, afin de vider ce trop-plein, et de fournir aux organes contenus dans la cavité thoracique, petit à petit, la faculté de reprendre complétement leurs fonctions Ce mode de traitement, proposé d'ailleurs par un professeur de l'école de Paris, semble réunir beaucoup plus de chances de succès que l'opération ordinaire, dite de l'empième.

Lorsque la guérison des épanchemens de poitrine a eu lieu, le côté de cette cavité qui en a été le siége, au lieu de rester plus large qu'il n'était avant l'accident, devient au contraire ordinairement plus petit ; il est ré-tréci, ce qui dépend de l'atrophie du poumon qui, malgré les circonstances les plus favorables, ne revient jamais bien complétement à son état naturel. Il ne retrouve que très-difficilement toute son élasticité qui a été perdue ou diminuée par une longue compression.

Nous ne parlerons point des épanchemens de matière alimentaire, ni de ceux de matière chyleuse par suite de la lésion du canal thoracique. Ces maladies se rapportant trop indirectement à notre sujet, dont nous nous sommes peut-être même déjà trop écartés.

Lorsque la contre-ouverture nécessaire ou lorsque l'opération de l'empième a été faite d'après les procédés ordinaires, le liquide s'écoule au dehors ; on facilite sa sortie par une position convenable, par de grands mouvemens d'inspiration et d'expiration, et même par des injections émollientes qui délaient les caillots. On panse la plaie à l'aide d'une mèche de linge effilée et graissée qui s'oppose suffisamment à la réunion de la plaie, et ne gêne pas l'écoulement des liquides comme les tentes de charpie qu'y mettaient les anciens. On applique ensuite sur la plaie un linge fenêtré, pièce d'appareil fort importante, en ce qu'elle s'oppose à l'introduction des boulettes ou des plumasseaux de charpie dans la poitrine, où ces corps produiraient des accidens très-graves et même des accidens mortels. Par dessus ce linge on place un gâteau de charpie que l'on soutient à l'aide d'une compresse épaisse et d'un bandage de corps. Le malade est ensuite couché autant que possible sur le côté opéré. C'est alors qu'il faut redoubler de soins pour mettre le sujet à l'abri du renouvellement ou de l'exacerbation de l'inflammation de la membrane séreuse, qui fait périr presque tous les individus auxquels on pratique l'opération de l'empième. Il faut pendant long-temps que le malade évite les efforts violens, dans la crainte qu'ils n'amènent la rupture d'un vaisseau qui n'aura pu être comprimé ni lié, et qui reproduirait l'hémorrhagie. Quand l'épanchement est complétement évacué, on rapproche les bords de la plaie le plus exactement possible, de manière à en obtenir la réunion.

Quand les malades sont fort maigres, cette plaie demeure souvent fistuleuse, mais ordinairement elle se ferme quand ils ont repris de l'embonpoint. On maintient du reste sur ce point une compression légère pendant un certain temps pour raffermir la cicatrice, et éviter qu'il ne se forme une hernie du poumon, ainsi que cela s'est vu quelquefois.

E. — *Des corps étrangers dans les plaies de poitrine autres que les projectiles lancés par la poudre à canon.*

Les plaies pénétrantes de la poitrine peuvent être compliquées de la présence de corps étrangers, tels que la pointe d'une épée, de sabre, baïonnette, ou tout autre instrument piquant ou tranchant. On reconnaît cette complication par l'examen de la plaie, de l'instrument vulnérant, lorsqu'on peut se procurer ce dernier, et par quelques symptômes particuliers, comme la toux, une douleur fixe dans quelque partie, une tuméfaction dans un point que le corps vulnérant a parcouru. Dans quelques cas, le corps étranger détermine une vive inflammation dans le lieu qu'il occupe; il s'y forme un abcès, et la suppuration l'entraîne au dehors. On a vu des corps étrangers logés dans le tissu des poumons, tels que les tentes, par exemple, qu'on introduisait autrefois dans les plaies de poitrine, être rejetés au bout d'un temps plus ou moins long par l'expectoration (1). Il faut s'occuper de les extraire; cette extraction présente rarement des difficultés, à moins que ce corps étranger ne soit engagé dans un cartilage ou dans un os. Dans ce cas, on est quelquefois obligé d'avoir recours à de petites tenailles, ou à des étaux à main. Si le corps étranger ne déborde pas assez la surface de l'os pour qu'on puisse le saisir avec l'un ou l'autre de ces instrumens, on entaillera de chaque côté la portion osseuse. Enfin, s'il ne peut être saisi d'aucune manière, et si sa pointe, dépassant la côte intérieurement, irritait le poumon et la plèvre, on aurait recours au trépan, pour enlever le corps étranger avec la portion osseuse dans laquelle il est fiché. On pourrait aussi avoir recours au procédé de *Gérard* dont nous avons déjà parlé.

Quant aux esquilles provenant des côtes fracturées par les armes, et qui enfoncées dans le poumon le bles-

(1) Tulpius ( *Observ. médic.* ) et Fabrice de Hilden ( *Observ. chirurg.* ) rapportent d'intéressantes observations de tentes que des chirurgiens négligens avaient laissé tomber dans la poitrine, et qui ont été expectorées au bout de trois et six mois.

( *Note des Rédacteurs.* )

sent et l'irritent, il faut de toute nécessité en faire l'extraction avec les doigts, les pinces, etc. Cette complication se rencontre surtout dans les plaies par armes à feu.

F. — *Plaies pénétrantes de la poitrine par armes à feu.*

Les projectiles lancés par la poudre à canon et qui pénètrent dans la poitrine, produisent des blessures qui présentent beaucoup de variétés, à raison du viscère blessé, du désordre qu'il a éprouvé et des diverses complications qui peuvent avoir lieu, comme inflammation, hémorrhagie, corps étrangers de diverses nature.

Tantôt la poitrine est seulement perforée, d'autres fois, elle est traversée de part en part.

Quoique contenant les principaux organes de la respiration et de la circulation, la poitrine peut être traversée de part en part sans que le malade succombe, et tout ce que nous avons dit à cet égard sur les plaies pénétrantes de poitrine par les armes piquantes et tranchantes, est parfaitement applicable aux coups de feu qui pénètrent dans cette cavité. En effet, ces plaies peuvent guérir lorsque les principaux vaisseaux des poumons, les gros vaisseaux et les cavités du cœur n'ont point été attaqués : dans le cas contraire, le malade périt ordinairement avec une grande promptitude.

Les balles, après avoir traversé les parois de la poitrine et la plèvre, peuvent ne point aller plus loin, et rester dans la cavité pleurale où elles tombent. Ces cas sont très-rares, sans doute, cependant on en a observé quelques exemples (1). Nous en avons observé un cas fort intéressant. Le voici :

OBSERVATION.

Après une querelle survenue entre M. *Hess* et le comte

(1) *Diemerbroëck* et *Manget* ont connu chacun une femme qui depuis

de *L...*, un duel au pistolet eut lieu au bois de Vincennes, tout près de la porte de Nogent. M. *Hess*, impotent du bras droit, par suite d'une blessure reçue à *Waterloo*, dut saisir son arme avec la main gauche, et présenter ce côté de son corps. C'est dans cette position que M. *Hess* marchait contre son adversaire, lorsque deux coups de pistolet se firent entendre presque en même temps, les adversaires n'étant plus qu'à dix pas l'un de l'autre. Le pistolet de M. le comte de *L....* atteignit M. *Hess* à la partie supérieure et antérieure de la poitrine, sur le côté gauche, et tout près de la ligne médiane.

Par suite de la position de M. *Hess*, la balle dut parcourir la paroi de la poitrine, dans une direction presque horizontale, en allant d'avant en arrière, et de la gauche vers la droite. Cette direction semblait devoir conduire le projectile vers l'épaule, cependant celle-ci ne fut pas traversée. Le coup ne fit qu'une ouverture d'entrée et la balle resta perdue dans le corps.

M. *Hess* se soutint pendant quelques instants, mais bientôt il fléchit, tomba entre les bras de ses amis, et fut transporté à la porte de Nogent ; là, commencèrent à se faire sentir des douleurs vives, un engourdissement au bras et à l'épaule du côté gauche, des douleurs aiguës à la poitrine, et particulièrement à la clavicule, à la mamelle et au dos du même côté, douleurs suivies de cris plaintifs, mais sans aucun crachement de sang. Des saignées et des applications de sangsues calmèrent ces symptômes, et avant la nuit ils étaient presque dissipés. Les évacuations sanguines furent néanmoins continuées ; elles furent portées, pendant les quatre jours suivans, jusqu'à

long-temps portait dans la poitrine une balle qui y roulait au moindre mouvement qu'elle faisait. *Valeriola* et *Bidloo* affirment avoir vu ce fait sur plusieurs blessés. ( *Bibliot. chir.* ) ( *Note des Rédacteurs.* )

huit ou dix livres de sang. Pendant ce temps, l'état du malade s'améliora, au point que ses parens, ses amis, ses médecins et lui-même, crurent à la possibilité de sa guérison. Le malade avait annoncé plusieurs fois qu'il sentait sa balle descendre et se mouvoir dans sa poitrine ; lorsqu'au bout de quatre jours révolus, en se réveillant d'un sommeil agité par des rêves pénibles, M. *Hess* fut pris d'un frisson violent, de fièvre, d'oppression et de douleurs en respirant. Il perdit connaissance, eut quelques indices de paralysie au côté gauche de la face, et succomba après quatre heures d'angoisses inexprimables.

Ce récit semble indiquer que la balle, après avoir fracturé le sternum, peut-être la clavicule, après avoir atteint quelques uns des nerfs du plexus brachial, s'était arrêtée au sommet de la poitrine, ou dans l'épaule du côté gauche. C'est d'après ces renseignemens que s'est dirigée l'ouverture du corps.

Ce corps lui-même était celui d'un homme de cinq pieds cinq pouces environ, fort et bien musclé ; quelques traces de putréfaction existent sur le cou, sur la partie supérieure de la poitrine et sur le ventre.

*Tête.* Autour du cerveau et dans les ventricules, on trouve beaucoup de sérosité sanguinolente ; le cerveau et le cervelet sont sains, leurs enveloppes sont fortement injectées.

*Poitrine.* Sur le côté gauche et supérieur de la ligne médiane, au devant de l'articulation de la clavicule avec le sternum, on remarque une ouverture étroite, déchirée, irrégulièrement arrondie. C'est la plaie par laquelle est entrée la balle. La peau ayant été enlevée, on remarque sous elle une ecchymose très-considérable, bornée à quelques pouces du côté gauche, mais plus étendue et plus forte du côté droit, où elle se dirige jusque vers le moignon de l'épaule. En suivant la direction présumée de la balle, on trouve la partie gauche de la base du sternum creusée d'une gouttière profonde, la tête de la clavicule droite brisée, et son extrémité interne partagée suivant sa longueur, en deux fragmens inégaux, l'un interne, très-petit et adhérant au sternum, l'autre externe, formé par la presque totalité de la clavicule et creusé à sa partie inférieure d'une gouttière longue d'un pouce environ. Dans les chairs qui environnent la clavicule, on trouve une très-grande quantité de sang épanché ou bien infiltré, des esquilles détachées des os lésés, des parties de vêtemens entraînées par la balle; en suivant toujours la trace des effet produits par le projectile, on voit la partie inférieure du plexus brachial traversée sans que ni la veine ni l'artère sous-clavière soient intéressées. Arrivée à cet endroit, la trace de la balle est perdue. Elle est inutilement cherchée dans le cou, dans l'épaule et dans le dos. Cette trace n'est retrouvée qu'au sommet de la poitrine, vers lequel la balle avait été réfléchie, par la résistance de la clavicule. Là, on observe une ouverture à la plèvre, au niveau du bord interne de la première côte. Cette ouverture conduit à la cavité droite de la poitrine, dans laquelle existent dix ou douze onces de sang noir, moitié fluide, moitié concret. C'est à la base de cette cavité qu'on trouve parfaitement libre et reposant sur le diaphragme, une balle de plomb, déformée sur un de ses côtés, incrustée de quelques parties osseuses enlevées à la clavicule, d'un volume et d'un poids inférieurs à ceux d'une balle de calibre. La cavité droite de la poitrine offre, dans toute sa surface, et particulièrement à sa base, des traces d'une inflammation récente. Le côté gauche de la poitrine offre quelques adhérences anciennes de la plèvre pulmonaire à la plèvre costale. Les autres organes sont parfaitement sains (1).

Ce duel est devenu plus tard le motif d'une accusation contre M. le comte de *L*.... Un arrêt de la cour d'assises l'a acquitté.

Quoi qu'il en soit, les cavités sont souvent traversées de part en part, sans qu'aucun des organes qui y sont contenus soit intéressé ; la balle a heureusement passé entre eux sans les toucher. C'est une circonstance que l'on observe plus souvent encore dans les perforations de l'abdomen. On ne peut expliquer ces cas heureux que par la disposition variée des plans que présentent ces organes et leurs parois.

On doit peu compter sur les instrumens pour extraire une balle flottante dans la poitrine. La situation peut avoir cependant quelque avantage dans ce cas; c'est ainsi que les anciens plaçaient le blessé sur deux tables séparées l'une de l'autre, de manière que la plaie répondît à leur intervalle et fût plus ou moins déclive. Ils faisaient mouvoir le tronc en tous sens, et épiaient la balle pour la retirer avec des pincettes ou une sonde en crochet en cas qu'elle se présentât. C'est une ressource assez incertaine que l'on peut néanmois employer et qui est sans danger. Du reste, si le blessé étant couché sur le côté de sa blessure et au bord du lit, la balle dérangée se rapprochait assez pour être sentie avec le stylet, ou une sonde de poitrine, on tâcherait de l'attirer avec la curette, ou de la saisir avec des pinces, celles de *Percy*, par exemple, qui risqueraient moins que les autres de la laisser échapper.

Dans ces plaies pénétrantes de la poitrine, les parties molles sont blessées d'abord, ce qui est peu de chose;

(1) Rapport fait par **M.** Dupuytren.

mais les parties osseuses le sont aussi, ce qui est beaucoup plus sérieux. Il arrive quelquefois que la balle pénètre à travers un espace inter-osseux, et alors les désordres sont bien moins considérabes. Mais, ordinairement, les fragmens osseux, brisés par la balle, sont entraînés en dedans, lorsqu'elle entre dans le thorax, pénètrent dans cette cavité à une plus ou moins grande profondeur, et irritent continuellement par leurs aspérités les viscères qui s'y trouvent, particulièrement la plèvre et le poumon.

La présence des corps étrangers complique d'une manière très-fâcheuse les plaies pénétrantes de la poitrine par armes à feu. Ces corps étrangers sont d'abord les balles, la bourre et autres projectiles lancés par la poudre, puis des portions de vêtemens, habits, capotes, gilets, chemises, des morceaux de fer, de cuivre, qui font partie de l'armure, des pièces de monnaie, etc., etc. Les esquilles provenant de côtes brisées en un nombre plus ou moins considérable d'éclats, sont particulièrement au nombre de ces corps dangereux introduits dans la poitrine, qui blessent la plèvre, le poumon, le cœur et les gros vaisseaux.

Quand une balle a traversé le poumon de part en part, qu'il y a deux ouvertures, l'une d'entrée et l'autre de sortie, que convient-il de faire? A quelle méthode de traitement faut-il avoir recours? Doit-on débrider comme le veulent beaucoup de praticiens? faut-il clore hermétiquement l'une et l'autre plaie? ou bien enfin faut-il les laisser ouvertes afin que les liquides épanchés ou produits puissent s'écouler facilement et librement?

Je pense qu'il convient mieux de les abandonner à elles-mêmes, afin que les liquides puissent sortir librement et que l'expulsion naturelle et l'extraction des corps étrangers soit plus facile. On doit, je crois, se contenter d'appliquer sur elles des compresses fenêtrées et enduites de cérat, et de la charpie qui absorbe ces liquides.

Le débridement ne peut servir à rien dans ces sortes de plaie; il n'y a point en effet d'inflammation par étranglement à redouter dans ce cas, et le débridement expose d'ailleurs à la lésion de vaisseaux qui peuvent fournir une hémorrhagie dangereuse à l'intérieur du thorax; il peut détruire des adhérences salutaires et donne en outre une entrée plus grande à l'air dans la poitrine, ou expose à des hernies du poumon.

On conçoit cependant qu'il y a des cas dans lesquels le débridement peut être utile, c'est celui dans lequel on aurait à extraire des esquilles aiguës, pénétrant le poumon et l'irritant continuellement et pouvant ainsi déterminer les accidens les plus graves. Ces débridemens sont surtout nécessaires pour pratiquer la résection de ces extrémités pointues des côtes, pratique qui, dans le plus grand nombre de cas de fracture comminutive de ces os par des coups de feu, est suivie des plus grands avantages.

Du reste, une blessure de poitrine par armes à feu qui traverse le poumon ne doit jamais être sondée; c'est la plus grave hérésie que l'on puisse commettre en chirurgie, et l'instrument dit *sonde de poitrine*, que l'on trouve dans les trousses des chirurgiens, devrait bien en être bannie, au moins pour ces sortes de lésions. Sonder le trajet de la blessure est d'abord une chose inutile; ensuite, quand même on pourrait le faire, on réussit toujours mal avec cette sonde à connaître le véritable trajet, on s'égare à droite ou à gauche, jamais on ne s'engage directement dans ce trajet, et l'on fait ainsi quelquefois beaucoup de mal.

Quant *à la clôture* exacte de la poitrine par des emplâtres agglutinatifs et des bandages appropriés, je répète que c'est un moyen peu avantageux et qu'on emploie souvent inutilement. En effet, une balle en traversant le poumon a produit sur son trajet une escharre plus ou moins profonde, c'est un corps étranger qui doit sortir pour que la guérison s'opère, ainsi que le pus qui doit être formé inévitablement pendant et après l'élimination de l'escharre. Si on ferme hermétiquement les ouvertures, le pus, dont l'absorption n'a point lieu, peut s'amasser en foyer plus ou moins considérable et produire des accidens graves s'il n'est point évacué. On prévient mieux ces derniers en lui permettant un issue facile par l'une ou l'autre ouverture de la balle, ou même par toutes les deux.

Au surplus, quelle que soit la méthode dont le chirurgien a fait choix pour le pansement d'une plaie faite par une balle qui a traversé la poitrine de part en part, l'art peut encore beaucoup pour le malade, sous le rapport médical. Il faut qu'il soit dans un calme parfait, réduit à un silence absolu, et à une diète excessivement sévère. Le chirurgien doit surtout avoir recours, dans ces circonstances, au régime antiphlogistique le plus actif, et à toute la série des révulsifs connus, pour tâcher de détourner autant que possible l'inflammation des poumons et des plèvres.

Tout ce que nous avons dit en traitant des blessures pénétrantes de poitrine par armes piquantes, pénétrantes et tranchantes, et qui est relatif aux hémorrhagies, est parfaitement applicable ici aux mêmes blessures produites par des armes à feu.

Convient-il de faire primitivement l'extraction de ces corps étrangers quand ils se trouvent engagés dans le poumon? C'est toujours un avantage de le faire quand ils sont superficiellement placés, ou qu'on ne les croit point en contact avec des vaisseaux assez volumineux pour fournir une hémorrhagie à laquelle il apportent un obs-

tacle par leur présence. Dans ce cas là, il vaut mieux attendre que l'oblitération du vaisseau ait pu avoir lieu et
qu'un trajet muqueux et protecteur des parties environnantes se soit organisé depuis le siége de la balle jusqu'à
son ouverture d'entrée.

Tant que les corps étrangers, quels qu'ils soient, restent engagés dans le tissu du poumon, ils y entretiennent une inflammation, de la suppuration, de la toux,
et finissent très-souvent par amener la phthisie et la
mort. Aussi doit-on toujours les extraire quand ils ne
sont pas trop profondément situés, et que le doigt ou les
instrumens peuvent les atteindre.

Mais s'il est facile de reconnaître les esquilles d'une
côte fracturée dans une plaie pénétrante de la poitrine
par arme à feu, et d'en faire l'extraction, il n'en est pas
de même des balles et des autres corps étrangers. Lorsque
la poitrine n'est pas percée de part en part, il est certain,
ou au moins presque certain, qu'elle renferme la balle;
mais il est impossible de déterminer au juste le lieu qu'elle
occupe. On parvient quelquefois, à force de palper la
poitrine, à découvrir une balle qui, après avoir pénétré
d'un côté et traversé les poumons, s'est arrêtée entre deux
côtes sur un endroit par lequel elle serait sortie si elle
avait eu plus de force. Dans ce cas, on extrait la balle à
l'aide d'une contre-ouverture. Mais quand la balle est
restée au milieu du poumon, il serait imprudent de
chercher à l'extraire. Cette extraction n'est guère possible que dans le cas où le poumon serait adhérent à la
plèvre dans l'endroit blessé, et que l'on sentirait la balle
avec le doigt ou la sonde. Mais quand une balle est perdue dans la poitrine, les tentatives que l'on ferait pour
l'extraire seraient plus dangereuses que le séjour de la
balle elle-même. Souvent même ce séjour ne détermine

aucun accident, et dans quelques cas on a vu des blessés expectorer une balle dont ils avaient été percés très-long-temps auparavant. Les auteurs, du reste, sont pleins d'observations d'individus qui vivaient en parfaite santé avec une balle dans les poumons.

Le coup de fusil chargé à plomb, chevrotines, plomb de loup, etc., qui pénètre dans la poitrine, est beaucoup plus dangereux que le coup de fusil à balle et qui est tiré d'une certaine distance. Ce danger dépend du grand nombre de projectiles qui, en pénétrant dans le thorax, s'éparpillent dans les viscères qui y sont contenus. Souvent la mort subite est le résultat de ces sortes de coups, et, quand elle n'arrive point ainsi, il se développe le plus ordinairement une inflammation suraiguë qui ne tarde point à faire mourir le malade. On conçoit facilement que s'il est difficile, et souvent imprudent de rechercher et d'extraire une balle logée assez profondément dans le thorax, il devient impossible d'extraire huit, dix, douze et plus de grains de plomb, chevrotines, etc., etc., éparpillés dans le thorax.

Le coup de pistolet pénétrant dans la poitrine est une blessure fort commune dans les duels. Ordinairement elle attaque le côté droit, parce que c'est ce côté qui est présenté dans ces sortes de combats. Cette plaie ne diffère de celle qui est produite par le coup de fusil qu'à cause du volume du projectile, nous n'avons donc pas besoin de répéter ce que nous avons dit à ce sujet.

Dans l'assassinat ou le suicide par le pistolet tiré à bout portant, le danger augmente à cause de la fréquence de la présence de la bourre de l'arme dans la plaie, et de la brûlure de la poudre à canon.

Il est digne de remarque que les individus qui cherchent à se suicider en se tirant un coup de pistolet à bout

portant dans la région précordiale, ne l'appliquent que rarement d'une manière assez directe sur le thorax pour traverser le cœur, et que le coup, dirigé plus ou moins obliquement, ne traverse ordinairement que les poumons, et très-souvent même la balle ne fait que labourer les parois de la poitrine sans pénétrer dans cette cavité.

L'hémorrhagie produite par les vaisseaux contenus dans les parois du thorax est ordinairement le résultat des blessures faites par instrumens piquans ou tranchans. Il est rare qu'un coup de feu en soit la cause, car ordinairement, dans ces sortes de plaies, les orifices des vaisseaux ouverts, tels que l'artère intercostale, la mammaire interne ou sous-sternale, sont froncés de manière à ne pas fournir d'hémorrhagies primitives; il est plus facile de concevoir dans ces cas des hémorrhagies consécutives; cependant il y a des exemples, même assez nombreux, d'hémorrhagies produites par la lésion de l'artère mammaire interne. En 1814, j'ai eu l'occasion d'observer plusieurs exemples de lésion de l'artère mammaire interne par des coups de feu; mais l'hémorrhagie se faisait au dehors, parce que dans ces cas la plèvre n'avait point été ouverte. Nous avons traité assez longuement de l'hémorrhagie et des épanchemens sanguins pour ne pas avoir à y revenir.

Un boulet qui pénétrerait dans la poitrine ne pourrait qu'y produire des désordres mortels à l'instant même ou peu de temps après. Les secours de l'art sont à peu près inutiles dans ce cas. Cependant il est permis de penser que la vie pourrait à la rigueur continuer encore quelque temps, lorsqu'on songe à cet individu qui reçut dans les rues de Londres un coup de timon de voiture qui perfora le sternum et sortit en arrière par un des côtés de la poitrine, sans que l'individu succombât immédiatement. Il vécut assez au moins pour qu'un travail pût se faire à l'ouverture du sternum, et éliminer toutes les portions d'os nécrosées.

Un biscaïen peut traverser la poitrine de part en part et l'individu vivre et même guérir, si le cœur, ou des gros vaisseaux n'ont point été atteints dans le trajet qu'il a parcouru. Les combats de juillet nous ont fourni un exemple bien remarquable de ce genre, et que nous avons déja cité dans le tom. 1ᵉʳ.

G. — *Des fistules thoraciques, suite de blessures par armes de guerre.*

Les plaies de la poitrine, particulièrement celles que font les armes à feu, restent souvent fistuleuses. Bien des causes peuvent s'opposer à la guérison de ces plaies et les faire dégénérer en fistules. Les plus ordinaires sont les corps étrangers, un foyer purulent dont l'ouverture est trop étroite ou défavorablement située pour donner une libre issue au pus, ou bien enfin, la maigreur extrême du malade.

Lorsque la fistule est entretenue par un corps étranger venu du dehors il faut en faire l'extraction par les procédés connus. Si cette extraction est impossible, on se bornera à tenir l'ouverture fistuleuse assez grande pour que le pus s'écoule librement, et on attendra que la nature pousse le corps étranger au dehors; on pourra seconder ses efforts par le moyen des injections, des douches, etc. Si le corps étranger qui entretient la fistule est une portion d'os ou de cartilage nécrosée, on attendra qu'il se détache. Dans l'un ou l'autre cas, lorsque la plaie fistuleuse est débarrassée du corps étranger, elle ne tarde pas à se cicatriser.

On juge que la plaie est restée fistuleuse, à cause de

l'étroitesse de l'ouverture, par la grande quantité de pus que la fistule fournit dans l'intervalle d'un pansement à l'autre, par la sortie du pus, lorsque le malade tousse ou qu'il fait quelque autre effort expiratoire, par l'introduction facile dans la fistule d'un gros stylet boutonné, ou d'une sonde de poitrine, et quelquefois par l'expectoration d'une matière semblable à celle qui sort par la plaie fistuleuse. Avant d'entreprendre la cure des fistules de cette espèce, il faut s'assurer, par le moyen de la sonde, du rapport de l'ouverture fistuleuse avec le fond du foyer qui peut être situé plus haut ou plus bas que l'ouverture.

Quand l'ouverture occupe la partie inférieure du foyer, il est infiniment probable que son étroitesse est la seule cause qui empêche la guérison de la fistule : dans ce cas, le traitement consiste à dilater cette ouverture avec de la racine de gentiane, de l'éponge préparée, etc., à y placer ensuite une canule d'argent, de gomme élastique, pour assurer la sortie libre et continue du pus, et faire dans le foyer des injections détersives, propres tout à la fois à entraîner la matière purulente et à donner aux parois du foyer le degré d'action nécessaire à leur agglutination. A mesure que la quantité de pus diminue, on diminue aussi la longueur et la grosseur de la canule, et lorsque la suppuration intérieure est entièrement tarie, on cesse de se servir de cet instrument.

Lorsque l'ouverture fistuleuse est située plus haut que le fond du foyer purulent, son agrandissement ne suffit pas pour guérir la fistule ; il faut alors pratiquer une contre-ouverture à l'endroit qui correspond au fond du foyer, et lui donner assez d'étendue pour que le pus sorte librement.

La maigreur extrême du malade est rarement l'unique

cause qui empêche une plaie pénétrante de la poitrine de guérir, et qui la fait dégénérer en fistule, mais cette maigreur, qui est elle-même ordinairement l'effet de la suppuration abondante, et de la fièvre lente que le malade éprouve, se joint aux autres causes de la fistule pour en empêcher la guérison; en sorte que cette guérison n'a lieu que par la destruction de ces causes, et le retour de l'embonpoint du malade.

Quelquefois ces fistules résistent à tous les secours de l'art, et il ne reste d'autre parti à prendre que celui d'entretenir l'écoulement du pus au moyen d'une canule, afin de prévenir les accidens que sa rétention pourrait occasioner, et avec cette précaution, les sujets qui portent ces fistules peuvent jouir d'une assez bonne santé.

Il existe encore un autre accident consécutif des plaies pénétrantes, et surtout de celles qui sont produites par les coups de feu, les écrasemens, etc., etc. : c'est la hernie du poumon. Cette maladie survient quand l'ouverture des parois de la poitrine a été large, qu'il y a eu un grand fracas dans les os, etc. On remédie aux accidens et aux incommodités peu graves d'ailleurs qu'éprouvent les malades, en leur faisant porter un bandage qui maintienne le viscère dans sa cavité, et l'empêche d'en sortir.

### H. — *Des blessures du diaphragme.*

Les blessures du diaphragme peuvent consister en plaies, déchirures, ruptures, etc., etc.

Ces plaies, comme celles de toutes les autres parties du corps, peuvent être produites par des instrumens piquans, tranchans, tels que couteau, épée, baïonnette, etc. , ou par des coups de feu. Les fragmens aigus des côtes ont pu quelquefois blesser le diaphragme et le percer même de part en part, ainsi que cela s'est vu. En vertu de ses rapports avec les organes thoraciques et abdominaux, les plaies du diaphragme sont rarement simples.

Ces plaies doivent toujours entraîner les conséquences les plus graves, par la raison qu'elles ne sauraient avoir lieu sans que le thorax et l'abdomen soient intéressés en même temps, et que des lésions simultanées de l'estomac, des poumons, du péricarde et du cœur exposent à des inflammations souvent mortelles.

Les signes de la lésion du diaphragme sont souvent fort obscurs. Ordinairement, pourtant, cette complication se décèle par la difficulté de la respiration, qui est en même temps entrecoupée et convulsive, par une toux fréquente et sèche, par le hoquet, les vomituritions, et surtout, suivant la plupart des auteurs, par le rire sardonique, signe qui a été indiqué généralement comme caractéristique de la lésion traumatique du diaphragme. Ces symptômes sont en général assez promptement suivis de la mort.

Les ruptures du diaphragme se remarquent assez souvent à la suite de chutes d'endroits élevés, de coups violens appliqués sur le ventre et sur la poitrine, du passage d'une voiture sur ces parties, des efforts très-violens pour soulever des fardeaux très-pesans. Le passage des viscères abdominaux dans la cavité pectorale est la suite ordinaire des ruptures un peu étendues du diaphragme. Ces ruptures sont immédiatement suivies des symptômes les plus graves, tels qu'une douleur déchirante dans la région du diaphragme, une grande suffocation, la décoloration, le refroidissement de la peau, la petitesse du pouls, les lipothymies et une mort plus ou moins prompte.

La mort immédiate n'est cependant pas toujours le résultat des plaies et des ruptures du diaphragme. C'est ainsi que *A. Paré* rapporte l'observation d'un manœuvre qui, ayant été blessé à la poitrine, succomba au bout de trois jours seulement. A l'examen du cadavre, on crut, au premier coup d'œil, reconnaître une difformité très-singulière. L'estomac paraissait manquer complétement; mais par un examen attentif, on découvrit que ce viscère, énormément distendu par des gaz, était passé dans la poitrine, en traversant une ouverture accidentelle du diaphragme qui n'avait pas plus d'un demi-pouce de diamètre.

Souvent même, les blessés vivent plus long-temps encore, et la guérison de la plaie du diaphragme s'opère complétement. Les individus qui sont assez heureux pour ne pas succomber, restent sujets à divers accidens, tels que constipation opiniâtre, vomissemens, coliques, vives douleurs dans la poitrine, accidens malheureusement sans remède. Quelquefois il s'opère des étranglemens mortels des viscères passés dans cette hernie du diaphragme. A la mort des malades, on trouve les bords de la rupture ou de la plaie arrondis, calleux, cicatrisés ou adhérens aux organes voisins. A. Paré a rapporté de ces exemples de guérison (1).

OBSERVATION.

Une des personnes attachées à la suite de *M. de Biron,*

(1) M. J. Cloquet a aussi observé et publié des faits intéressans de ce genre.

( *Note des Rédacteurs.* )

grand-maître de l'artillerie de France, fut atteinte, devant La Rochelle, d'une balle qui pénétra sous l'appendice xiphoïde, et sortit entre la cinquième et la sixième côte. La blessure était grave ; le projectile avait passé immédiatement au dessus de l'estomac, et l'aurait infailliblement ouvert, s'il eût été plein d'alimens. Le diaphragme et une partie des poumons furent seulement traversés. Cependant le malade se rétablit, mais il lui resta une infirmité qu'il conserva jusqu'au moment de sa mort, qui eut lieu environ neuf mois après. Il éprouvait une faiblesse d'estomac et une colique habituelle, qui augmentait surtout après le repas, et dont environ huit mois après il eut une attaque si forte, qu'il mourut. A l'ouverture du corps, *Guillemeau* trouva qu'une grande partie de l'intestin colon, distendu par des gaz, avait pénétré dans la poitrine, et formait ainsi une hernie dont l'étranglement avait causé la mort. Elle s'était faite au travers d'une ouverture du diaphragme, tellement étroite, qu'elle aurait admis à peine l'extrémité du petit doigt (1).

Voici une observation curieuse de plaie pénétrante dans l'abdomen et dans la poitrine, avec lésion d'une artère intercostale, du poumon et du diaphragme, hernie de l'épiploon, de la poitrine, épanchement de cette

---

(1) Dans le cinquième volume du *Recueil de médecine et chirurgie militaire*, on trouve, rapportée par M. le docteur Cherveau, l'observation d'un soldat qui reçut, en 1813, un coup de lance entre la septième et la huitième côte, et qui en guérit très-bien. Cinq ans après ( 1818 ) ce soldat éprouva tout à coup des symptômes d'étranglement interne. Il mourut, et à l'autopsie, on trouva au diaphragme une ouverture du diamètre de sept à huit lignes, ronde, à bords cicatrisés depuis long-temps, épais et calleux, et ayant donné passage à une anse du colon, de quinze pouces de longueur. Cet intestin était étranglé.

( Note des Rédacteurs. )

cavité, sans accidens pendant près d'un mois, mais suivie de mort subite au bout de ce temps.

OBSERVATION.

*Pierre René Dubois*, natif de Poitiers, âgé de cinquante-deux ans, de forte constitution, de tempérament bilieux, mécanicien, manquant de travail, dénué de tout secours, trop fier pour en implorer, forma le projet de se suicider ; en conséquence, le 10 février 1807, il s'enfonce au dessous de la réunion de la septième côte avec son cartilage du côté gauche, un instrument tranchant et étroit, qu'il dit être pénétré dans la profondeur de vingt lignes environ ; cette première tentative ne remplissant pas son attente, il aiguise un couteau qu'il cherche ensuite à s'enfoncer dans la région du cœur ; ses premiers essais n'étant suivis que de douleur, il retire le premier instrument, dont la sortie est suivie de l'écoulement d'un peu de sang, et remet l'exécution de son projet au lendemain, ne voulant pas, dit-il, en se suicidant la nuit, s'exposer à troubler le repos de ses voisins. Le 11, vers les huit heures, s'étant couché sur le carreau, la tête soulevée par un panier d'osier ; il cherche avec le doigt les battemens du cœur, place son instrument, graissé d'huile, vers le point ou ils les sent, et cherche à l'enfoncer, en le frappant avec un maillet dont la main droite était armée ; le couteau étant entré dans la profondeur de trois pouces, et ne voyant point jaillir le sang, il le frappe pour la troisième fois, et le croyant suffisamment atteint, il retire l'instrument : un demi-verre de sang s'écoule à peine : resté dans cet état, et ne pouvant se relever, il appelle un voisin qui le fait transporter à l'Hôtel-Dieu, où il entre vers les onze heures. Il était alors très-pâle, très-faible, le pouls était à peine sensible, il se plaignait surtout du froid ; la respiration, quoique douloureuse, se serait faite avec facilité, si des crachats qu'il ne pouvait évacuer n'eussent produit une sorte d'engouement. La plaie, immédiatement placée au dessous du sein gauche, était transversale, avait un pouce d'étendue ; peu de sang s'en échappait ; il n'était point écumeux ; rien n'annonçait la sortie de l'air. Les battemens du cœur se faisaient sentir au dessus et en dedans. La plaie abdominale était presque réunie.

Le soir, le pouls semble se relever un peu ; on prescrit une boisson pectorale, on applique un bandage de corps et quelques compresses. La nuit est tranquille, mais sans sommeil ; des crachats embarrassent la respiration ; la boisson provoque la toux.

Le 12, au matin, le pouls est petit et fréquent ; on ajoute un looch à la boisson.

Le soir, le malade se trouve bien des efforts qu'il fait pour expectorer ; la nuit est tranquille.

Le 13, le pouls est dur, un peu fréquent, la respiration plus facile, la douleur peu vive, la soif intense.

Le 14, pouls moins dur, moins fréquent, toux avec expectoration de crachats muqueux, sans aucune trace de sang.

Le 15, toux fréquente, qui détermine la sortie d'une assez grande quantité de sang par la plaie ; le pouls est petit, lent, la soif moindre.

Le 16, même état, respiration non douloureuse, seulement douleur au voisinage de la plaie, lors de la toux, qui fait encore sortir du sang ; ecchymose jaunâtre aux environs ; la toux est moindre, le sang a cessé de couler, la plaie est comme cicatrisée ; le pouls est un peu faible. Le malade ne présente dès lors rien qui puisse attirer l'attention ; on le regarde comme en convalescence. Tous les matins, interrogé sur son état, il dit se bien trouver, lorsque le 2 mars, s'étant levé pour la première fois, à peine a-t-il fait quelques pas, qu'il se sent suffoqué, regagne difficilement son lit, et y expire au bout de deux minutes, disant que quelque chose l'étouffe.

*Autopsie.* — Maigreur générale, teinte jaunâtre de la peau au voisinage de la plaie, surtout en approchant de l'abdomen ; son plus sourd obtenu par la percussion du côté blessé ; la plaie, déjà cicatrisée, contient une petite quantité de pus sous une légère croûte. A l'ouverture de l'abdomen, on voit dans une ouverture dont le bord n'offre aucune trace d'inflammation ni de commencement de cicatrice, et qui répond à la plaie extérieure, s'engager au travers du péritoine, une petite portion d'épiploon. Tous les organes abdominaux paraissent sains. La veine cave est distendue et gorgée de sang.

Une portion épiploïque plus considérable que la précédente, se dirigeant en haut et en dehors du grand cul-de-sac de l'estomac, se porte à travers le diaphragme dans la poitrine. L'ouverture de cette dernière cavité présente le côté droit sain, mais avec des adhérences anciennes entre les portions costales et pulmonaire de la plèvre. Du côté gauche, il s'échappe un sang liquide déjà décomposé, épanché dans la plèvre. Sa quantité est évaluée de six à huit onces, il offre çà et là quelques caillots peu consistans. La plèvre, rouge, épaissie, présente les traces d'une irritation déjà un peu ancienne ; le poumon est peu revenu sur lui-même et gorgé de sang. Le péricarde, nullement enflammé, présente le cœur sans lésions ni traces d'inflammation.

Une masse épiploïque assez considérable faisait saillie au dessus du diaphragme. Le muscle percé dans sa portion charnue gauche, n'offrait aucun vestige d'inflammation, non plus que sa tunique péritonéale. L'ouverture, à bords mousses, non adhérente à l'épiploon, large de trois à quatre lignes, est à deux pouces des côtes, et à trois à peu près de la plaie extérieure ; de sorte que l'instrument, partant du sein gauche, passant entre les cartilages des cinquième et sixième côtes ( le premier, entamé un peu au dessus du trajet de l'instrument, confirmait ce qu'avait dit le malade sur les différens coups de maillet qu'il s'était donnés ) pour arriver à un pouce de la portion gauche du centre aponévrotique du diaphragme, a parcouru un trajet de trois à quatre pouces, oblique de haut en bas, d'avant en arrière, de gauche à droite, rasant pour ainsi dire la pointe du cœur, qu'il laisse au dessus. Il n'a pas été possible de constater la lésion du poumon. Si le trajet de la plaie, l'existence de l'épanchement portaient à y croire, le défaut d'expectoration sanguine pourrait faire croire le contraire ; le sang épanché pouvait d'ailleurs provenir de l'artère intercostale qui s'est trouvée coupée sur le trajet de la plaie. Les bronches et la trachée-artère contenaient des mucosités assez abondantes.

Nous n'avons rien de spécial à dire sur le traitement des plaies, ruptures et déchirures du diaphragme. Il est purement médical, et le chirurgien se trouve réduit exclusivement à l'emploi des moyens antiphlogistiques, employés avec énergie, pour prévenir ou diminuer l'inflammation des viscères abdominaux, pectoraux, et du diaphragme lui-même.

## I. — *Des écrasemens de la poitrine.*

Les écrasemens de la poitrine sont plus communs que ceux du cou. Il faut distinguer soigneusement les lésions partielles et circonscrites des parois de cette cavité, de celles des organes qui y sont contenus. Une roue de voiture pesamment chargée a passé sur la partie antérieure de la poitrine ; le sternum et les cartilages, les côtes elles-mêmes sont déprimées et rapprochées du rachis : le diamètre antéro-postérieur de la poitrine est retréci, et, suivant l'incurvation plus ou moins forte des côtes, est plus ou moins effacé et même presque entièrement effacé. Les diamètres transverses, au contraire, sont agrandis. Les côtes deviennent saillantes en dehors. Si, parvenu à ce point, la violence extérieure borne son action, les parois de la poitrine reviennent à leur état naturel, et les organes contenus dans la cavité en sont quittes pour quelques changemens de forme et pour quelque gêne et quelque difficulté plus ou moins durable dans leurs fonctions. Mais si la violence extérieure est portée plus loin, le sternum et les côtes se brisent en un plus ou moins grand nombre de fragmens ; le premier est enfoncé vers les médiastins, les côtes sont portées en dehors et font saillie sous les parties molles ; on a vu dans ces cas la majeure partie des côtes brisées ; les plèvres sont déchirées aussi bien que le poumon. Si les malades ne succombent pas immédiatement, ils sont en proie à une oppression extrême, à des douleurs vives, à des palpitations, à des crachemens de sang abondans, à des emphysèmes, et ils meurent au bout de peu de jours. S'ils résistent à ces accidens primitifs, ils éprouvent constamment des inflammations des plèvres, du poumon, des médiastins, et même du cœur et du péricarde.

Si par bonheur ils échappent encore à ces inflammations, ils peuvent guérir ; mais presque toujours ils éprouvent des douleurs, de la dyspnée, des affections catarrhales, chroniques, ou un trouble plus ou moins grand dans la circulation.

Dans le cas que nous venons d'indiquer, la cause de l'écrasement avait agi d'avant en arrière ; mais dans d'autres circonstances, plus communes encore, c'est d'un côté à l'autre, c'est-à-dire suivant le diamètre transverse du thorax qu'agissent ces causes. Un instinct, dont il est difficile de trouver la raison, porte presque toujours les personnes renversées et menacées par une voiture, à se placer sur l'un ou sur l'autre côté pour recevoir le choc. Dans cette situation de la poitrine, on observe l'inverse de ce que nous avons décrit dans la situation opposée. Alors, en effet, les côtes au lieu d'être éloignées sont rapprochées, pressées d'un côté à l'autre ; leur courbure est diminuée, elles sont allongées et redressées ; leurs cartilages et le sternum sont poussés en avant. Le diamètre transverse est rentré, et lorsqu'enfin les côtes ne peuvent plus se redresser, elles se brisent de manière à ce que leurs fragmens se portent en dedans, et viennent presque toujours déchirer les plèvres, le poumon, et quelquefois même le péricarde et le cœur. Les deux observations suivantes, recueillies par M. Marx, et insérées dans le Répertoire d'anatomie, de physiologie pathologique et de chirurgie clinique, viennent à l'appui de ce que nous venons d'avancer.

OBSERVATION.

Aubin (Louis-Henri-Ferdinand), charretier, âgé de vingt-trois ans, d'une forte constitution, était ivre, lorsqu'il eut le malheur, le 3 mai 1830, de se trouver pris entre le moyeu de sa voiture et celui d'une charrette qui venait en sens opposé ; il perdit connaissance et, transporté immédiatement après à l'Hôtel-Dieu, il mourut au bout de quelques instans.

*Autopsie.*—De légères ecchymoses existant de chaque côté de la poitrine, indiquent assez que cette cavité a été comprimée transversalement.

L'ablation des tégumens qui recouvrent les côtes fait reconnaître que la huitième et la neuvième côtes sont fracturées à la réunion de leurs deux tiers posterieurs avec leur tiers antérieur. Une dépression existe à l'endroit dé la fracture. Rien de remarquable dans la plèvre droite. La plèvre gauche est remplie par une grande quantité de sang noir, liquide, et d'énormes caillots. Le diaphragme est repoussé en bas ; le poumon est refoulé en haut et en dedans. On fait écouler tout le sang épanché, alors il est permis de rechercher la source de cette hémorrhagie. La crosse de l'aorte, l'aorte pectorale sont intactes. Le péricarde présente une légère teinte bleuâtre, il contient un peu de sang noir coagulé. A son côté gauche existe une ouverture de deux pouces dirigée du haut en bas, et de gauche à droite. Le cœur est gros et ferme ; il offre à sa face postérieure une plaie transversale, longue d'un pouce et demi, pénétrant dans la cavité des deux ventricules, mais dont les bords sont un peu ecchymosés. On dirait qu'après la mort on a commencé à faire une incision transversale avec un mauvais instrument tranchant pour examiner les cavités de cet organe. Cette plaie correspond parfaitement à l'ouverture du péricarde. La plèvre costale est déchirée au niveau des huitième et neuvième côtes. Les fragmens de la huitième côte sont portés en dedans. Le fragment antérieur fait une saillie considérable dans la cavité de la plèvre ; il est aigu, piquant, taillé en bec de flûte ; c'est évidemment lui qui a produit la blessure du péricarde et du cœur. Les fragmens de la neuvième côte sont à peine déplacés. Le poumon gauche offre à sa base une légère ecchymose. L'air que l'on insuffle dans son parenchyme ne s'échappe par aucun point et ne décèle pas de blessure. Le tissu pulmonaire est partout crépitant. Nulle déchirure au diaphragme, et par conséquent nulle communication entre les cavités thoracique et abdominale. Cependant il y a du sang épanché dans l'hypochondre gauche ; il vient de la rate déchirée transversalement à la partie supérieure de sa face interne. Le foie est pâle ; l'estomac contient quelques alimens à moitié digérés ; la muqueuse est décolorée. Tous les organes sont, en quelque sorte, vides de sang.

OBSERVATION.

Mahuet ( François ), âgé de quarante et un ans, d'une constitution robuste, venait d'être latéralement pressé contre un mur, par le timon d'une voiture, lorsqu'on l'apporta à l'Hôtel-Dieu le 9 juillet 1827, au soir. Sa respiration était courte et laborieuse. Le côté gauche de cette cavité ne présenta aucune lésion appréciable; la main promenée sur le sternum de la partie supérieure à l'inférieure, fit reconnaître que cet os était transversalement fracturé à l'union de ses deux tiers supérieurs avec l'inférieur, et que le fragment supérieur était assez profondément déprimé vers le médiastin. La troisième côte du côté droit offrait, à quelques travers de doigt de son articulation sternale, une tumeur anguleuse à son sommet, à base large et fixe, tandis que la peau roulait facilement sur son sommet; le malade nous dit que c'était la trace d'une fracture de côte qu'il avait éprouvée dans sa jeunesse. Au niveau des quatrième, cinquième et sixième côtes, et à quatre ou cinq travers de doigt du sternum, existait une dépression très-évidente au fond de laquelle on sentait facilement une crépitation indiquant une fracture comminutive de ces côtes, et probablement aussi de leurs cartilages : on distinguait même très-facilement, avec la pulpe du doigt, l'extrémité saillante des fragmens externes. Un peu au dessous du siége de ces fractures, on trouvait une ecchymose large comme une pièce de cinq francs. Une contusion assez forte existait au pied et au côté externe de la jambe; la face du malade était pâle, couverte de sueur, les traits du visage exprimaient une profonde anxiété, la parole était courte, interrompue, le pouls petit, presque insensible, très-fréquent, la peau froide. On ne pratiqua pas immédiatement une saignée, mais seulement quelques heures plus tard, parce que le pouls était alors très-développé; le malade n'avait pas craché de sang et ne se plaignait que d'oppression. (Julep calmant; petit-lait émulsionné, diète absolue; bandage de corps modérément serré).

Le lendemain matin le malade se plaint d'avoir éprouvé une oppression qui augmente encore, qui l'a privé de tout sommeil, et qui le force à rester sur son séant; il s'est débarrassé de son bandage de corps.

Le pouls est peu développé, toujours très-vif et sans ir-régularité. Les doigts promenés au-devant du foyer des fractures, y ressentent une crépitation analogue à celle que produit l'air en traversant les cellules du tissu cellulaire; mais ce qu'on observe de plus remarquable, c'est qu'à chaque temps d'inspiration, et non à celui de l'expiration, comme cela a lieu ordinairement quand c'est de l'air qui s'échappe de la poitrine, une tumeur se formait au-devant du sternum, s'étendant de la partie inférieure de cet os au siége de la fracture; la peau se soulevait puis s'abaissait lors de l'expiration.

Au niveau de la dépression résultant de la fracture des côtes, la peau se soulevait et s'abaissait alternativement de la même manière, mais formait une tumeur beaucoup plus considérable. La plus légère pression suffisait pour empêcher la formation de ces deux tumeurs.

M. Sanson conseilla de placer à l'endroit où elles se formaient, des compresses un peu épaisses imprégnées d'un liquide résolutif, et de les maintenir au moyen d'un bandage de corps ordinaire. La compression devait être assez forte pour maintenir la réduction de la fracture du sternum. Cette prescription fut exactement exécutée; le malade se félicita beaucoup de cette compression, elle diminuait la douleur qu'il éprouvait. L'auscultation fait reconnaître un gargouillement très-distinct dans les deux tiers inférieurs de la cavité droite de la poitrine.

Le quatrième jour l'oppression redouble tout à coup, les pommettes se colorent. Le pouls est très-vif et dur, on craint le développement d'une inflammation; une saignée de trois palettes est pratiquée à l'un des bras.

Les trois jours suivans le malade éprouve des alterna-tives de mieux et des accès de suffocation qui l'arrachent brusquement au sommeil; il se lève, descend de son lit, s'écrie qu'il étouffe, qu'il manque d'air, il arrache son bandage de corps. C'est surtout pendant la nuit qu'il est en proie à cette agitation. A la visite du matin il est assez paisible.

Le huitième jour une petite saignée est encore pratiquée ; elle ne produit, comme les précédentes, qu'un soulagement passager.

Le dixième jour on examine avec soin l'extérieur du thorax ; les tumeurs précitées ne se manifestent plus, une dépression notable existe à l'endroit de la fracture du sternum ; celle qui correspond aux fractures de côtes est beaucoup moindre, on dirait que les fragmens ont été soulevés, il n'existe nulle part des traces d'emphysème, mais une large et très-noire ecchymose s'étend de la base de la poitrine jusqu'à la partie supérieure et externe de la cuisse.

Les deux tiers inférieurs environ de la cavité pectorale droite rendent un son mat par la percussion. On n'entend pas dans toute cette étendue le souffle respiratoire, mais un gargouillement semblable à celui qui serait produit par un liquide mêlé d'une certaine quantité d'air. Ce côté de la poitrine paraît plus bombé que l'autre. L'hypochondre droit est tendu, volumineux ; peu ou point de toux ni d'expectoration. La langue est jaunâtre, sèche, la soif vive, l'appétit nul, le ventre un peu sensible à la pression ; le malade a de fréquentes envies d'aller à la garderobe et ne peut les satisfaire, les efforts qu'ils exigent lui coupant, comme il le dit, la respiration. (Lavemens émolliens.)

Dans les deux derniers jours la respiration s'embarrasse de plus en plus, la face se décompose, le malade peut à peine parler, cependant il lui arrive souvent encore de se lever brusquement au milieu de ses accès. Il succombe le 21 juillet, après un de ces accès.

*Nécropsie.* — Les côtes sont sciées de chaque côté depuis la deuxième jusqu'à la onzième un peu au devant de leurs angles, une autre section sépare la première pièce du sternum de la deuxième. Des adhérences anciennes et très-fortes unissaient les deux feuillets de la plèvre gauche; on les détruit successivement de dehors en dedans, et on arrive ainsi bientôt à la face postérieure du sternum, au foyer de sa fracture. En ce point des adhérences semblent aussi exister entre la face postérieure de l'os et le péricarde; on incise et on est tout étonné de voir qu'on a pénétré dans le péricarde, que le fragment supérieur de l'os s'y est engagé, et qu'il a même produit une plaie déchirée au ventricule droit du cœur, laquelle est voisine de sa partie supérieure, et intéresse à peu près le tiers de son épaisseur. Il y a correspondance parfaite entre cette plaie et la saillie que fait le fragment; aucun liquide ne remplit le péricarde; mais la surface de sa cavité est couverte de pseudo-membranes, d'un jaune pâle, et d'une organisation ancienne. Le tissu du cœur est pâle aussi et paraît friable.

Ces adhérences celluleuses circonscrivaient en tous sens la plaie du péricarde, et établissaient comme une sorte de conduit entre lui et la fracture. On continue de détacher le lambeau fait à la partie antérieure du thorax; à peine a-t-on pénétré dans la cavité de la plèvre droite, qu'il s'en échappe une énorme quantité de sérosité mêlée de sang, puis du sang noir presque sans mélange. Ce fluide était logé dans une vaste cavité formée aux dépens des deux tiers inférieurs du sac pleurétique, tapissée, surtout en arrière, par des fausses membranes nombreuses, entrecroisées, déjà très-consistantes et d'apparence celluleuse; des caillots de sang noirâtre remplissaient leurs intervalles. Le poumon était fortement refoulé vers le sommet de la cavité thoracique; il était du reste dans l'état normal.

Les quatrième, cinquième et sixième côtes étaient fracturées, leurs cartilages étaient détachés du sternum;

entre elles existait une ouverture déchirée assez large pour laisser passer très-aisément un doigt.

Les tissus environnant les fractures étaient déjà infiltrés de sang et de lymphe coagulable.

Le feuillet intestinal du péritoine offrait, en beaucoup de points, des plaques d'injection sanguine très-foncée; un litre environ de sérosité, tenant en suspension des flocons albumineux, était contenu dans la cavité de cette membrane séreuse.

La colonne vertébrale, dans sa portion dorsale elle-même, n'est point exempte des écrasemens, malgré sa position et sa solidité. Nous avons vu plusieurs fois une, deux et même un plus grand nombre de vertèbres dorsales ou lombaires écrasées; mais dans tous ces cas, c'est la lésion de la moelle spinale et celle de ses nerfs, beaucoup plus que celle de son enveloppe osseuse, qui est grave et qui mérite l'attention. Dans quelques cas, on voit la moelle spinale échapper comme par miracle au désordre du rachis, et c'est ce dont on peut se convaincre par la persistance du sentiment et du mouvement dans les diverses parties du corps.

Quand l'écrasement borne ses effets à la solution de continuité du rachis, il arrive des accidens d'inflammation et de suppuration auxquels nous avons vu quelques malades survivre. Mais dans le cas où la moelle épinière est lésée, ainsi que les nerfs qui en émanent, la perte du sentiment et du mouvement au dessous du point lésé, la paralysie de la vessie et du rectum en sont les effets primitifs; des infiltrations, des escharres, la gangrène partielle ou générale des membres inférieurs, en sont les effets consécutifs, et la mort presque toujours le dernier terme.

# CHAPITRE V.

### BLESSURES DE L'ABDOMEN.

Nous diviserons les plaies de l'abdomen, comme celles de la poitrine, en celles qui sont pénétrantes et en celles qui ne le sont point. On nomme *plaies non pénétrantes* toutes celles qui n'intéressent que la peau et les tégumens, et qui laissent intact le péritoine. Toutes les fois, au contraire, que cette membrane est divisée, les plaies sont nommées *pénétrantes*.

### SECTION PREMIÈRE.

#### Plaies non pénétrantes de l'abdomen.

**A. —** *Piqûres non pénétrantes des parois de l'abdomen.*

Les piqûres non pénétrantes des parois de l'abdomen, faites par des épées, des baïonnettes, des stylets, des fleurets démouchetés, etc., etc., ne présentent aucune gravité quand elles sont peu profondes, qu'elles sont simples, qu'elles n'ont divisé aucun nerf, aucune artère d'un assez gros volume. On les traite comme nous l'avons déjà dit à l'article des plaies par piqûre ou par ponction, considérées d'une manière générale. (*Voyez* tome 1er.) La diète et le repos sont toujours des précautions utiles à prendre dans ces lésions, et il est même prudent d'avoir recours aux antiphlogistiques et surtout à la saignée générale, pour prévenir les inflammations vives qui compliquent quelquefois ces sortes de plaies.

Lorsque les armes piquantes ont été enfoncées profondément et obliquement dans l'épaisseur des parois de l'abdomen, qu'elles sont compliquées de la lésion d'une artère, d'un gros nerf, lorsqu'elles siégent dans la région du cordon spermatique, qu'elles pénètrent jusqu'aux vertèbres, et que ces parties sont blessées, quand enfin une portion de l'arme est restée dans la plaie, la blessure est plus grave, et il peut survenir quelquefois des accidens plus ou moins dangereux.

Les corps étrangers devront être extraits aussitôt qu'ils seront découverts, et suivant les procédés que nous avons déjà décrits un grand nombre de fois. Il y a quelquefois hémorrhagie produite par la lésion des artères mammaire interne ou épigastrique, les autres vaisseaux étant généralement trop peu volumineux pour fournir une quantité de sang considérable. Ces hémorrhagies sont rares cependant, car l'étroitesse de la plaie, son obliquité, le gonflement qui survient dans son trajet, le changement de position des parties sont autant de causes qui suspendent ordinairement l'écoulement du sang. Quelquefois même, il résulte de cet obstacle à l'écoulement du sang, une tumeur molle, indolente, qui fait reconnaître promptement l'accident dont il s'agit. Le repos, la diète, les réfrigérans et la compression suffisent presque toujours pour arrêter cette hémorrhagie.

On emploie contre les épanchemens sanguins qui sont le résultat de la lésion de ces artères, les résolutifs de diverses sortes, et presque constamment on obtient leur résolution au bout d'un temps plus ou moins long.

L'inflammation est un des accidens les plus graves qui puissent compliquer les piqûres non pénétrantes de l'abdomen. Cette inflammation se communique souvent au péritoine, et alors on a à redouter la terminaison fâcheuse qu'on remarque si souvent dans cette terrible affection. On ne doit donc pas négliger de combattre avec la plus grande énergie les accidens inflammatoires aussitôt qu'ils se déclarent. En conséquence, dès qu'une douleur aiguë commence à se faire sentir dans le trajet de la plaie, il faut avoir recours avec activité aux saignées générales et locales, aux topiques émolliens, à la diète, au repos absolu, etc., etc. (1).

Si les accidens tiennent à la lésion incomplète d'un filet nerveux, ou à un étranglement sous-aponévrotique, il faut débrider promptement, et le faire même dans plusieurs directions, pour prévenir la gangrène des parties enflammées, et les mauvais effets qui en résultent. Ces débridemens font cesser subitement les douleurs, et préviennent la formation des abcès sous-aponévrotiques, et plus tard, de fistules très-rebelles. Lorsque ces abcès se forment, il faut les ouvrir de bonne heure, de crainte qu'ils ne fusent au loin, qu'ils ne se creusent des sinus, et qu'obéissant aux lois de la pesanteur et à l'action des parties, ils ne s'étendent jusque dans le bassin, ou qu'al-

---

(1) *Boyer*, dans son *Traité des maladies chirurgicales*, parle d'une complication qui se remarque dans les piqûres de l'épigastre et des muscles droits. Cette complication, qui survient ordinairement au bout de trois ou quatre jours, se manifeste par un gonflement de la plaie qui rougit, se sèche, fournit peu de pus, et devient très-douloureuse dans tout son trajet. Cette douleur s'étend au thorax, au bassin et même aux membres. Il s'ensuit bientôt de la fièvre, de la dyspnée, des nausées, du hoquet et des vomissemens. Cet appareil effrayant de symptômes est surtout suivi de sueurs froides, de petitesse et de concentration dans le pouls, de resserrement à la gorge, de convulsions et de la mort. Au bout de sept ou huit jours, à l'ouverture du cadavre, on ne trouve point ou peu de pus dans le trajet de la plaie, aucun épanchement liquide dans le bas-ventre, et point de péritonite. C'est évidemment à la section incomplète de filets nerveux que ces accidens sont dus. Boyer conseille contre eux l'emploi de trochisques caustiques dans le trajet de la plaie, ou, ce qui vaut encore mieux, l'emploi des débridemens.

( Note des Rédacteurs. )

térant le péritoine, l'usant et le perforant, ils ne pénètrent dans la cavité de l'abdomen.

B. — *Plaies non pénétrantes des parois de l'abdomen par des*
*armes tranchantes.*

Les plaies non pénétrantes des parois abdominales par
des armes tranchantes varient en étendue, en profondeur et en direction. Elles peuvent être très-courtes, ou
avoir plusieurs pouces de longueur; mais il est rare
qu'elles dépassent sept à huit pouces sans intéresser le
péritoine. Quant à la profondeur, elles offrent aussi de
grandes variétés. La plaie peut être bornée au derme,
s'étendre à la couche cellulaire sous-cutanée, intéresser
les plans musculeux superficiels, diviser les muscles placés immédiatement sur le péritoine, et le tissu cellulaire
qui les unit à cette membrane. Quant à leur direction,
elle a peu d'importance, quand la peau seule est coupée;
mais il en est autrement, lorsque les muscles sont divisés
dans une portion ou dans la totalité de leur épaisseur. En
effet, quand la plaie est parallèle aux fibres des muscles,
l'écartement de ses bords est peu considérable, la réunion
est facile et la cicatrisation prompte. Dans le cas contraire, et lorsque la plaie est perpendiculaire à la longueur des fibres, les extrémités de ces fibres s'éloignent, et
la guérison est plus longue. Il faut encore avoir égard au
siége de la blessure. Ainsi les plaies de la ligne blanche,
surtout au voisinage de l'ombilic, donnent souvent
naissance à des hernies ; celles qui divisent transversalement les muscles de la région postérieure se cicatrisent
avec beaucoup de lenteur, à raison de la difficulté que
l'on éprouve à maintenir le tronc dans l'extension convenable à la réunion. Un des accidens primitifs qui compliquent le plus souvent ces plaies par armes tranchantes,

c'est l'hémorrhagie, et un des accidens consécutifs les plus communs, ce sont les hernies.

Le premier soin du chirurgien appelé pour traiter une plaie non pénétrante de l'abdomen, produite par une arme tranchante, c'est de donner une position favorable au rapprochement des bords de la plaie. En conséquence, si c'est à la partie antérieure de l'abdomen qu'une division transversale existe, il faut fléchir la tête sur la poitrine, la poitrine sur le bassin, en même temps qu'on place les cuisses dans la flexion sur le bassin. La même position doit être observée dans les plaies longitudinales des muscles lombaires. Si, au contraire, les muscles de la paroi antérieure sont divisés longitudinalement, ou ceux de la paroi postérieure transversalement, il faut mettre le tronc dans une extension continuelle. Si la plaie se trouve sur un des côtés de l'abdomen, il faut, si elle est transversale ou oblique, incliner le corps du côté blessé, et au contraire l'incliner du côté opposé, si elle est longitudinale.

Pour rendre la réunion de ces plaies plus parfaite, on a recours aux bandelettes agglutinatives. On complète le pansement par des bandelettes de cérat, ou mieux par une compresse trouée et enduite de cérat, de la charpie, et on soutient le tout par un bandage disposé de manière à maintenir jusqu'à la guérison les parties dans la position dans laquelle on vient de les placer.

Un des accidens consécutifs commun à la suite des plaies non pénétrantes des parois de l'abdomen, est, ainsi que nous l'avons dit, la hernie. Le lieu qui a été le siége de la plaie a souvent beaucoup moins de force que les autres, même lorsqu'elle est parfaitement cicatrisée, et la cicatrice permet alors aux viscères abdominaux de former là une hernie. Cet accident arrive surtout quand la plaie est située au dessous de l'ombilic. Il est très-fréquent chez les hommes robustes et livrés à une profession fatigante. On prévient cette complication consécutive des plaies non pénétrantes de l'abdomen, en conseillant aux blessés, après la guérison de ces sortes de plaies, de porter constamment, ou au moins pendant très-long-temps, un bandage qui puisse suppléer au défaut de résistance de cette partie des parois abdominales.

Quant à l'hémorrhagie qui complique les plaies non pénétrantes des parois de l'abomen par armes tranchantes, elle n'est pas très-grave, parce que l'œil peut toujours découvrir le vaisseau d'où s'écoule le sang. Si l'écoulement est peu considérable, et qu'il ait lieu seulement par des vaisseaux d'un petit calibre, il suffit très-souvent du simple rapprochement des bords de la plaie pour le suspendre ; dans le cas contraire, et si le vaisseau est d'un diamètre plus considérable, on peut avoir recours à la compression, à la torsion, ou à la ligature.

Quant à l'inflammation qui peut compliquer les plaies par armes tranchantes, on doit la combattre aussi d'une manière énergique, et à l'aide des moyens qui ont été déjà indiqués contre celles qui sont produites par des armes piquantes.

C. — *Plaies non pénétrantes des parois de l'abdomen, produites par des armes contondantes et par des armes à feu.*

1° *Contusion des parois abdominales.*

Les armes contondantes, et principalement les projectiles lancés par la poudre à canon, peuvent borner leur action à une simple contusion limitée aux parois de l'abdomen, et qui présente ici comme partout ailleurs les divers degrés qui ont été déjà indiqués et décrits, ou bien cette action peut s'étendre aux viscères qui sont contenus dans la cavité abdominale.

La contusion simple des parois abdominales par des projectiles lancés par les armes à feu, ne présente rien qui la différencie des contusions ordinaires, sous le rapport de ses suites et de son traitement. Mais quand les contusions sont très-fortes, elles laissent dans l'endroit qui a été frappé une faiblesse plus ou moins considérable, et qui permet ensuite aux viscères abdominaux de former l'espèce de hernies auxquelles on a donné le nom d'*éventrations*. Ces violentes contusions des parois abdominales exigent que, pendant la durée de leur traitement, on ajoute aux moyens appropriés l'usage d'un bandage contentif assez fortement serré.

Mais c'est surtout la contusion des viscères contenus dans la cavité abdominale qui mérite l'attention du chirurgien.

Rarement l'action des corps contondans sur les viscères de l'abdomen, et principalement celle des projectiles volumineux lancés par la poudre à canon, celle des boulets, surtout, se borne à un seul de ces viscères. Presque toujours, elle s'étend à plusieurs en même temps. Les accidens qui en résultent sont nombreux et variés. Souvent les malades périssent sur-le-champ, ou au bout d'un très-court espace de temps. On trouve alors, à l'ouverture du corps, le foie, la rate écrasés ou rompus, les intestins, l'estomac meurtris, déchirés, de gros vaisseaux ouverts, les reins, la vessie rompus, etc., etc. Ces observations sont communes dans les auteurs, et on trouve souvent tous ces désordres à l'intérieur de l'abdomen, sans que les parois de la cavité aient été divisées.

On conçoit que, dans ces cas, les secours du chirur-

gien sont tout-à-fait inutiles. Mais dans une foule d'autres
circonstances, les armes contondantes ne produisent
point des accidens si graves ; elles peuvent borner leur
action à un seul viscère, et laisser à l'art le temps et les
moyens de prévenir ou de guérir les désordres qui existent. L'inflammation des viscères contenus dans l'abdomen et de la membrane séreuse qui les recouvre est l'accident le plus ordinaire qui résulte de ces contusions, et
on peut la considérer comme la source de tous les autres ; aussi doit-on s'attacher à la prévenir ou à la combattre par tous les moyens antiphlogistiques qui sont à
notre disposition. Souvent ces contusions violentes des
viscères abdominaux y amènent des lésions organiques
chroniques qui rendent les malades languissans pendant très-long-temps, et qui guérissent avec peine,
ou bien qui produisent des dégénérescences qui les font
périr.

### 2o *Contusion du foie.*

Le foie, organe volumineux et lourd, est très-sujet
aux contusions, et l'action des armes contondantes sur
l'hypochondre droit peut aller même jusqu'à produire la
rupture de cet organe, et dans la cavité abdominale un
épanchement de sang ordinairement mortel. Douées
d'une force moindre, ces armes contondantes produisent
des contusions faibles qui disposent seulement le foie
à l'inflammation. Alors, au bout de quelques jours,
pendant lesquels le malade n'a ressenti qu'une douleur
obtuse et profonde dans le côté, douleur que l'on confond facilement avec celle qui dépend de la contusion
des parois du ventre ou de la poitrine, on voit les symptômes de l'hépatite se manifester. Celle-ci a beaucoup
plus que l'hépatite de cause interne une tendance mar-

quée à se terminer par suppuration. Son traitement est celui de l'hépatite ordinaire.

### 3° *Contusion de la rate.*

La rate, de même que le foie, peut être déchirée par des coups portés sur la région qu'elle occupe dans le ventre, et il résulte généralement de cette lésion un épanchement de sang plus ou moins considérable dans la cavité du péritoine. Les contusions moins fortes disposent la rate à s'enflammer. Cette inflammation passe rarement à la suppuration, mais très-souvent à l'état chronique. Le traitement de cette lésion doit être tout entier destiné à prévenir l'inflammation ou à la combattre lorsqu'elle se développe.

Les ruptures étendues du foie et de la rate sont constamment mortelles. L'importance de ces organes et l'épanchement de sang qui accompagne toujours cette lésion en expliquent suffisamment l'issue funeste. La mort est ordinairement trop rapide pour qu'il ait été permis pendant la vie de recueillir les phénomènes morbides de cette grave lésion, et d'en tracer le traitement.

Quand les lésions sont peu étendues, les blessés peuvent guérir, et l'ouverture des cadavres d'individus morts de maladies attaquant d'autres organes, et chez lesquels on trouve des cicatrices fibreuses, blanches et plus ou moins profondes, semblent prouver que long-temps auparavant, il a dû y avoir là quelque rupture qui s'est heureusement cicatrisée.

La rupture de la vésicule du fiel, distendue par la bile, est suivie d'un épanchement qui amène une péritonite rapidement mortelle et contre laquelle l'art ne peut rien ou presque rien. Alléger, s'il est possible, les souffrances du malade par les bains émolliens et les saignées locales, les antispasmodiques, les narcotiques, etc., mais sans espoir de le guérir; voilà à peu près à quoi se réduit le rôle du chirurgien dans ces terribles lésions.

### 4° Contusion de l'estomac.

Les coups portés sur la région épigastrique déterminent souvent une syncope plus ou moins prolongée et qui devient quelquefois mortelle. Cette syncope résulte-t-elle de la douleur qu'éprouve l'estomac ou de la lésion du plexus solaire? ou bien est-ce que le coup porté obliquement de bas en haut est venu attaquer le cœur à travers l'épaisseur des parois abdominales, et la cloison formée par le diaphragme? Quoi qu'il en soit, lorsque les choses ne sont pas portées à ce point, les vaisseaux de l'estomac peuvent être rompus, et un vomissement de sang plus ou moins opiniàtre en être la suite : mais soit que cet accident survienne ou qu'il n'ait pas lieu, le malade est souvent pris d'une gastrite aiguë ou chronique, et c'est cette affection que le chirurgien doit traiter.

La rupture de l'estomac peut enfin être la suite de ces violentes contusions. Les symptômes consistent dans une douleur violente et subite à la région épigastrique, une sensation de chaleur qui se répand tout à coup dans la cavité abdominale, la tuméfaction du ventre, son ballonnement, une anxiété extrême, le sentiment d'une mort prochaine, un état de défaillance insurmontable, la sueur, le froid des extrémités, des syncopes prolongées, etc., etc. Les premiers symptômes sont bientôt accompagnés, si le malade ne succombe pas promptement, de ceux d'une péritonite violente et générale, déterminée par l'épanchement des matières alimentaires dans la cavité du péritoine. Une mort en général très-rapide est constamment la suite de cette lésion , contre laquelle l'art est tout-à-fait impuissant.

### 5° Contusion des intestins.

Les contusions des intestins peuvent se borner à produire l'inflammation de ces viscères, inflammation contre laquelle on a recours aux moyens ordinaires de traitement, ou bien elles peuvent aller jusqu'à produire leur déchirure et leur rupture.

Cette rupture se termine par un épanchement mortel des matières contenues dans leur cavité, épanchement contre lequel l'art ne possède aucune ressource. La mort est amenée ordinairement, dans ces cas, avec une extrême rapidité, par le développement d'une péritonite suraiguë (1).

(1) M. Jobert de Lamballe a donné comme signe caractéristique de la rupture des intestins, le ballonnement subit du ventre, produit par l'épanchement des gaz intestinaux. Ce signe est vraiment très-précieux pour reconnaître cette lésion quand les parois abdominales sont intactes. Voici deux observations qu'il a faites et qui viennent à l'appui de son opinion.

N....., âgé de vingt-deux ans, fut renversé par une voiture, dont une roue lui passa sur le ventre sans léser en aucune manière la paroi antérieure de l'abdomen. Transporté de suite à l'hôpital Saint-Louis, il présenta les symptômes suivans : Douleur presque nulle; ventre ballonné, tendu et résonnant comme un tambour. Il fut saigné plusieurs fois : on appliqua sur le ventre un grand nombre de sangsues, et des cataplasmes émolliens. La tympanite disparut, et le malade, soumis à une diète sévère et à des boissons adoucissantes, marcha, sous le rapport de cette lésion du ventre, vers une rapide convalescence. Resté à l'hôpital pour rétablir ses forces, il fut pris tout à coup d'une hémoptysie, à laquelle il succomba, malgré tous les secours, deux mois après son entrée.

A l'autopsie, outre les lésions qu'on trouva dans les poumons, nous observâmes dans le ventre les altérations suivantes :

L'intestin grêle était, dans un de ses points, adhérent au péritoine de la face interne de la dernière fausse-côte; l'épiploon était au-devant de lui et lui adhérait d'une manière intime. En examinant avec soin l'intérieur de l'intestin, on trouva une espèce de tampon saillant dans sa cavité, et qui

Lorsque les contusions des intestins ont été moins violentes, elles peuvent amener une inflammation chronique de ces organes, inflammation qui peut se terminer au bout d'un temps plus ou moins long par le rétrécissement d'un de leurs points, sa dégénérescence squirrheuse, cancéreuse, etc.

### 6° *Contusion de la vessie.*

Lorsque la vessie est vide, elle est très-difficilement atteinte par les corps contondans qui agissent sur la région hypogastrique, mais il n'en est pas de même quand elle est remplie d'urine. Dans le tome 1<sup>er</sup>, nous avons rapporté plusieurs faits de rupture de la vessie, par suite de

n'était autre chose que l'épiploon engagé dans une ouverture faite à l'intestin, ouverture du diamètre de quatre lignes à peu près.

De cette manière on put se rendre un compte satisfaisant des phénomènes qui avaient été observés, et de l'absence de l'épanchement à la suite de la plaie de l'intestin.

M. Jobert possède cette pièce anatomique curieuse.

#### Seconde Observation.

N....., âgé de cinquante ans, fut renversé avec beaucoup de violence par une poutre qui lui tomba sur le ventre. La paroi de l'abdomen ne fut point entamée ; elle ne présenta qu'une très-légère contusion.

Immédiatement après son accident, il fut transporté à l'hôpital Saint-Louis. Le ventre était énormément distendu, dur, et résonnant comme un tambour ; il éprouvait très-peu de douleurs. Malgré l'emploi d'un traitement antiphlogistique très-actif, le malade mourut la nuit même de son arrivée à l'hôpital.

A l'autopsie, que je fis vingt-quatre heures après la mort du malade, je trouvai un épanchement sanguin très-peu considérable entre les muscles abdominaux.

L'intestin grêle était coupé entièrement ; le mésentère même l'était dans l'étendue de six lignes environ. Les deux bouts de l'intestin étaient écartés, renversés et encore contractés de manière à pouvoir à peine y introduire le doigt. Un épanchement considérable de matières stercorales existait dans la cavité de l'abdomen.                    ( *Note des Rédacteurs.* )

coups portés sur cette région. Des contusions moins fortes peuvent déterminer un engorgement sanguin ou inflammatoire des parois de l'organe, engorgement dont le premier effet est une grande difficulté, et quelquefois même l'impossibilité complète d'expulser le liquide qu'il contient. Ce dernier effet n'indique pourtant pas toujours la contusion de la vessie, car il peut dépendre de la seule contusion des muscles qui forment les parois de l'abdomen. Dans quelques cas, la déchirure des parois de la vessie ne porte que sur la membrane interne, et les vaisseaux divisés versent dans la cavité de l'organe une plus ou moins grande quantité de sang, qui se mêle à l'urine, et la teint plus ou moins fortement en rouge. Le traitement de la contusion simple de la vessie se compose de celui des contusions en général, et de celui de la cystite aiguë ou chronique, auxquels il faut joindre le cathétérisme ou même l'usage d'une sonde à demeure, tant que la vessie n'a pas retrouvé la faculté de se contracter.

La rupture de la vessie est une maladie presque constamment mortelle. L'inflammation de tout le tissu cellulaire du petit bassin que produit l'épanchement de l'urine, est toujours très-prompte et très-violente, et est presque constamment accompagnée de celle du péritoine. Une vive douleur dans tout le bassin et dans la région hypogastrique, une chaleur intense, une soif extrême; la petitesse du pouls, des sueurs froides, des syncopes et le hoquet, sont les symptômes qui suivent bientôt cet accident. La mort est toujours prompte. Cependant, dans quelques cas, fort rares d'ailleurs, il se forme des dépôts urineux qui s'ouvrent à l'extérieur après avoir produit de grands désordres, et le malade guérit. Le chirurgien, dans cette espérance, doit donc introduire à demeure dans la vessie une sonde de gomme élastique, afin de porter l'urine au dehors à mesure qu'elle arrive dans cet organe, et pour empêcher que ce liquide en s'accumulant ne tienne les bords de la crevasse écartés, et ne s'épanche continuellement dans le petit bassin. L'indication qui se présente ensuite est de combattre l'inflammation par tous les moyens antiphlogistiques qui sont en notre pouvoir, et d'ouvrir de bonne heure les abcès urineux qui peuvent se former.

### 7° *Contusion des reins.*

Les reins, quoique cachés très-profondément dans l'abdomen, peuvent aussi être le siège de contusions simples, qui amènent seulement l'irritation ou l'inflammation de cet organe, ou qui peuvent, si elle est portée à un très-haut degré, produire sa rupture, sa déchirure, son écrasement en un mot. Les symptômes propres à l'inflammation du rein peuvent seuls faire soupçonner la nature de cette lésion, que l'on ne peut combattre que par l'emploi des saignées générales, locales, des bains, des antispasmodiques, etc., etc.

L'écrasement des reins est une lésion presque constamment mortelle; d'ailleurs elle est rarement seule, et presque toujours elle se complique de désordres très-grands dans les parties environnantes, dans le poumon, les côtes, le rachis, etc., etc., désordres qui seuls suffiraient pour amener la mort.

Voici quelques observations intéressantes de lésion des viscères de l'abdomen par des armes contondantes qui ont frappé les parois abdominales sans y produire de plaies pénétrantes.

## OBSERVATION.

Vasseur François, âgé de vingt ans, charretier de profession, conduisait, le 22 vendémiaire an 4, sa voiture, qui fut heurtée par une autre beaucoup plus lourde. Jeté par le choc entre la roue de sa voiture et le mur, il retomba sans qu'on ait pu savoir précisément quels coups il avait pu recevoir, ni sur quelle partie du corps il était retombé.

Immédiatement après cet accident, il fut trouvé couché sur le côté gauche, le corps recourbé en avant, la main placée sur l'épigastre, dont il paraissait beaucoup souffrir. La poitrine était couverte de sueur. Sa figure était pâle, sa voix extrêmement faible, son pouls imperceptible. Il fut transporté immédiatement à l'Hôtel-Dieu, où il périt trois quarts d'heure après l'accident.

*Etat extérieur.* Contraction générale des muscles du tronc et des membres; face très-pâle, couverte de boue à gauche; quelques traces de contusions produites par des têtes de clous à droite. La poitrine de ce côté ne rend aucun son, excepté à sa partie la plus élevée. Ventre de volume ordinaire, tendu seulement par la contraction des muscles abdominaux. Nulle fracture, nulle luxation apparente.

*Etat des organes intérieurs.* Une grande quantité de sang épanché dans la cavité abdominale remplissait les hypochondres, les intervalles des circonvolutions intestinales : le sang était noir et en grande partie encore fluide.

La partie par laquelle le foie adhère au diaphragme était déchirée, brisée, écrasée et comme réduite en bouillie dans une très-grande étendue; quelques portions de cet organe détachées du tout étaient encore adhérentes au foie; d'autres flottaient en quelque sorte dans une énorme cavité remplie de sang qui s'était formée aux dépens de l'organe.

La rate était également déchirée dans plusieurs points et formait plusieurs cavités remplies de sang épanché et concret.

Nul épanchement dans la poitrine ni dans le péricarde.

Nulle fracture aux côtes non plus qu'aux vertèbres.

### OBSERVATION.

Un homme de quarante ans, très-robuste, eut la poitrine fortement pressée entre deux bateaux, quelques instans après son déjeuner. Il est retiré de l'eau et transporté à l'Hôtel-Dieu où l'agitation extrême du malade, les douleurs aiguës qu'il éprouvait semblaient annoncer sa fin prochaine; à quatre heures du soir l'agitation était moindre, les douleurs moins aiguës, la respiration semblait se faire aisément. Cependant le pouls était petit, faible. On crut qu'une saignée pourrait le relever; elle fut pratiquée, mais le malade périt à 11 heures du soir.

Le lendemain, à l'ouverture du corps, on trouva, épanchées dans la cavité du péritoine une grande quantité de matières alimentaires, et l'estomac déchiré dans une étendue de deux pouces et demi sur sa face antérieure et près l'orifice pylorique.

### OBSERVATION.

Landoy, charretier, âgé de quarante-cinq ans, s'étant enivré la nuit du 30 floréal an 11, conduisait sa charrette non chargée : il se laissa tomber, et une des roues lui passa transversalement sur la partie inférieure du bas-ventre. La peau était un peu ecchymosée et excoriée sur les épines antérieures et supérieures des os des îles. Il fut transporté à l'Hôtel-Dieu la même nuit, à trois heures du matin ; il était sans parole ni connaissance, tant à cause de son accident que de l'ivresse dans laquelle il était. Il vomit du vin qu'il avait bu avec quelques parcelles d'alimens à demi-digérés , puis une matière d'un vert brunâtre. Au moment de la visite, on l'a trouvé la face pâle, jaunâtre, surtout autour des ailes du nez, couleur qui s'est de plus en plus prononcée. Le pouls était petit, serré, concentré et fréquent. Le bas-ventre était très-douloureux ( saignée du bras, fomentations émollientes sur la partie douloureuse ). Le soir, mêmes symptômes, faiblesse extrême ; décubitus sur le dos, extrémités froides ( potion cordiale et calmante ).

Le 2 , un peu moins mal, mais souffrant toujours des douleurs si vives qu'il désirait la mort. Le blessé vomissait constamment tout ce qu'il prenait, et avec une matière visqueuse filante, de couleur vert-brunâtre. Le soir, frissons, extrémités plus froides que la veille. Continuation du vomissement ; pouls très-petit et irrégulier. Au milieu de la nuit il a voulu se lever ; mais les forces lui ayant manqué pour se recoucher, il s'est jeté à la renverse en travers de son lit, où il a expiré au même instant.

A l'ouverture du corps, nous avons trouvé un épanchement de matières fécales liquides dans l'abdomen ; à la partie inférieure de l'intestin grêle était une large tache gangréneuse au milieu de laquelle on trouva une ouverture du calibre d'une très-grosse plume.

Le péritoine était vivement enflammé dans toute son étendue. Les intestins adhéraient entre eux par le moyen de fausses membranes , et offraient dans différens endroits de leur étendue des points livides et brunâtres. La face convexe du foie était entièrement recouverte de la même concrétion membraniforme. La vésicule du fiel était vide.

OBSERVATION.

Le nommé Maximien (Eugène), palefrenier, étant en train de panser un cheval, le 1er août 1819, reçut de lui une ruade dans la région hypogastrique entre le pubis et l'ombilic. Il fut renversé et éprouva dans le ventre une douleur très-vive qui fut presque immédiatement suivie de vomissement. Un chirurgien lui pratiqua une forte saignée du bras, et fit couvrir le ventre de fomentations émollientes. Les coliques devinrent très-fortes, le ventre tendu et très-douloureux à la moindre pression; le surlendemain de l'accident, on l'apporta à l'Hôtel-Dieu. Le ventre était dur, tendu, très-douloureux ; on ne voyait à l'extérieur ni ecchymoses ni aucune trace de contusion. Pouls petit, serré, fréquent, face livide, grippée, portant l'empreinte d'une douleur profonde. La peau de tout le corps est froide et couverte d'une sueur visqueuse. Saignée du bras, quarante sangsues sur l'abdomen. Le soir état encore plus fâcheux. Deuxième saignée du bras, un quart de lavement avec une décoction de tête de pavot et six gouttes de laudanum. Dans la nuit le malade paraît plus calme, il se plaint moins ; mais la peau est froide, le pouls à peine sensible. Mort vingt-quatre heures après son entrée, troisième jour depuis l'accident.

*Autopsie.* Les parois de l'abdomen offraient une légère ecchymose au dessus du pubis ; un peu de sang épanché se trouvait dans le tissu cellulaire sous-cutané, et entre les fibres musculaires des intestins. La cavité du péritoine était remplie d'une grande quantité de matières fécales liquides, d'une couleur jaune ; le péritoine qui recouvre les intestins grêles était rouge et violacé dans quelques points ; dans presque tout le reste de son étendue il était fortement injecté, et offrait des signes d'une inflammation intense. A la fin de l'iléon, à un pied du cœcum, on voyait une crevasse d'une largeur différente, suivant les trois membranes : celle du péritoine avait environ un pouce ; la musculeuse était de moitié plus petite ; enfin celle de la muqueuse était encore plus étroite ; tous les autres viscères étaient sains (1).

Les projectiles lancés par la poudre à canon, ne se bornent point toujours à faire des contusions simples ou compliquées ; ils produisent très-communément des plaies. C'est des plaies non pénétrantes que nous devons parler seulement dans cette section.

Les balles atteignent les parois de l'abdomen plus ou moins obliquement, plus ou moins directement, y font des blessures en gouttières plus ou moins profondes, et des blessures en canal plus ou moins longues. Elles contournent même les parois abdominales comme les parois thoraciques et le crâne, et peuvent en imposer pour des plaies pénétrantes. Nous n'avons pas besoin d'insister sur ces illusions, nous avons assez parlé de ce phénomène à propos des blessures des deux premières cavités splanchniques. La peau seule et le tissu cellulaire sous-cutané peuvent être atteints ou bien les plaies peuvent arriver jusqu'aux aponévroses et aux muscles. Elles ne présentent pas alors d'indications ni des symptômes particuliers. On doit, il est vrai, débrider comme dans toutes les autres plaies, mais il faut avoir soin de ne pas donner à ces incisions plus d'étendue qu'il n'est nécessaire, afin de ne point exposer par la suite le blessé à des hernies

(1) Par les Rédacteurs.

ventrales, surtout quand on est obligé de comprendre dans le débridement les aponévroses ; on fait l'extraction des balles restées dans les parties molles, comme dans toutes les autres parties du corps.

Les plaies de la partie postérieure de la paroi abdominale pénètrent plus difficilement dans celle-ci', à cause de l'épaisseur de la paroi dans ce point. Les plaies superficielles ne présentent point d'indication ni de symptômes particuliers, mais celles qui sont profondes peuvent se compliquer de la lésion de la portion lombaire de la colonne vertébrale. Nous parlerons plus loin des blessures de cette partie. Les plaies par armes à feu qui intéressent les parties latérales de la paroi abdominale ne nous présentent non plus rien de particulier.

Les vaisseaux qui sont contenus dans l'épaisseur des parois abdominales peuvent être blessés par des coups de feu, et donner lieu à des hémorrhagies plus ou moins abondantes ; telles sont les artères épigastriques, lombaires, etc., etc. ; néanmoins il est rare que ces hémorrhagies aient lieu, le froissement des orifices des vaisseaux par les projectiles suffisant ordinairement pour mettre obstacle à l'écoulement du sang pendant un temps assez long pour que l'oblitération du vaisseau ait lieu.

L'inflammation est la complication la plus ordinaire des plaies des parois abdominales par des armes contondantes. Elle a lieu surtout quand les aponévroses et les gaînes musculaires, celles du muscle droit, par exemple, sont rompues et déchirées. On combat cette inflammation par des saignées copieuses plus ou moins répétées, selon l'âge, le tempérament des individus, par la diète, les fomentations émollientes, etc.

Les plaies non pénétrantes des parois de l'abdomen faites par de gros projectiles lancés par la poudre à

canon, tels que les boulets, les biscaïens, les éclats de
bombe, sont, ainsi qu'on peut le penser, beaucoup plus
graves que les mêmes blessures faites par des balles ou
du petit plomb. Leur danger dépend surtout de l'inflammation des parties sous-jacentes et du péritoine en particulier, inflammation qu'on doit prévenir par le régime
antiphlogistique le plus énergique. Lè traitement local
est du reste tout-à-fait semblable à celui des plaies des autres parties du corps : faire le débridement avec mesure,
mettre les parois abdominales dans le relâchement le
plus complet, ouvrir les abcès aussitôt qu'ils se forment,
éviter que le pus ne séjourne et n'use les parois abdominales, et ne pénètre dans la cavité du ventre, telle est
la conduite que doit tenir le chirurgien jusquà la cicatrisation des plaies. Quant aux hernies ventrales, consécutives à ces sortes de plaies, surtout si elles ont été
étendues, on prend les mêmes précautions qui ont été
indiquées à l'article qui traite des plaies non pénétrantes
de l'abdomen par des armes tranchantes.

## SECTION II.

### Des plaies pénétrantes de l'abdomen.

Les plaies pénétrantes de l'abdomen par des armes piquantes, tranchantes, etc., etc., sont simples ou compliquées : simples, quand les parois seules sont ouvertes ;
compliquées, quand il y a eu lésion plus ou moins grave
des viscères contenus dans l'abdomen.

### A. — *Plaies pénétrantes de l'abdomen par des armes piquantes* (plaies simples).

Il est quelquefois très-difficile de reconnaître si une
plaie faite par une arme piquante sur les parois abdominales, est pénétrante ou non. Cela est même très-souvent

impossible quand la plaie est très-étroite et oblique.
Presque tous les signes tirés de la situation où était le
blessé quand il a reçu le coup, la force avec laquelle il
a été frappé, la profondeur présumée à laquelle il a pénétré, l'emploi de la sonde, etc., etc., sont insuf-
fisans pour décider de la pénétration dans la cavité abdominale. L'épaisseur variée de la couche graisseuse ajoute
encore à la difficulté, et plusieurs fois même a été la
source d'erreurs. C'est ainsi qu'une épée peut traverser
de part en part l'abdomen sans intéresser le péritoine,
quoiqu'en considérant seulement la position des deux
orifices, la pénétration paraisse évidente. C'est dans
la couche graisseuse que se trouve le trajet de l'arme.
Ces circonstances pourraient encore jeter le chirurgien dans l'incertitude ou l'erreur, s'il n'apportait
pas une attention suffisante dans l'examen de la plaie.
Dans quelques cas aussi, plusieurs vésicules graisseu-
ses des parois abdominales s'échappent par l'ouverture des tégumens, et peuvent être prises pour des
portions de l'épiploon. Mais il suffit d'être prévenu de la
possibilité d'un pareil fait pour être à l'abri de l'erreur.
Au reste, il n'en est pas des plaies de l'abdomen comme
des plaies de la poitrine. Dans celles-là l'introduction
de l'air ne présente aucune espèce de danger. Ce n'est
donc nullement de cette pénétration qu'il faut s'occuper,
mais seulement de la lésion des viscères abdominaux.
Aussi doit-on s'abstenir de toute tentative dans le but
de reconnaître si une plaie est pénétrante ou non. La
sonde, non-seulement n'est point utile, mais encore elle
est nuisible. Sans parler des obstacles qui s'opposent à
son introduction, tels que les changemens de direction
de la plaie, le gonflement de ses bords, les caillois de
sang qui l'obstruent, il est évident que la sonde
peut renouveler l'hémorrhagie, faire une fausse route,

et, dans tous les cas, augmenter l'irritation et les symptômes inflammatoires, sans rien apprendre au sujet de la lésion des viscères, seule circonstance qu'il importe de connaître. La sonde ne peut convenir que dans une seule circonstance de ces plaies, c'est quand on veut s'assurer de la présence d'un corps étranger, tel que fragment d'épée, de stylet, fleuret, etc., etc.; hors ce cas, il ne faut jamais se servir de cet instrument.

Les armes piquantes, après avoir traversé les parois abdominales, glissent très-souvent entre les viscères sans en atteindre aucun. Dans ces cas, la plaie guérit ordinairement avec autant de facilité et de promptitude que si elle n'était pas pénétrante, et elle n'exige pas d'autres soins. Il est inutile de dire que ces plaies peuvent être compliquées, comme celles qui ne pénètrent point, de l'inflammation des parois de la cavité et du péritoine en particulier ; la pénétration étant elle-même une cause d'inflammation, on doit insister avec plus d'énergie encore sur les moyens propres à la combattre. Nous n'insisterons donc point sur cette lésion simple.

Mais rarement ces plaies par armes piquantes sont simples, comme nous venons de le dire. Il existe presque toujours des complications plus ou moins graves, telles que lésion des viscères, épanchement d'air, de liquides; corps étrangers, etc., etc.

Nous allons entrer dans les détails de chacune de ces complications.

### 1º *Plaies du foie.*

Les symptômes qui annoncent la piqûre du foie varient suivant la portion du viscère qui a été atteinte. Dans l'état naturel, la face externe du foie, protégée par les fausses côtes, n'est guère accessible qu'à travers les espaces intercostaux inférieurs et le diaphragme. Cependant il est d'observation que le foie descend souvent au dessous du rebord des côtes, il pourra donc arriver que ce viscère soit intéressé dans cette circonstance, surtout si l'arme est enfoncée au moment d'une grande inspiration. On sait d'ailleurs que lorsque le foie est plus volumineux qu'à l'ordinaire, ou engorgé, ou déprimé à l'occasion d'un épanchement thoracique du côté droit, il dépasse souvent et de beaucoup le rebord des fausses côtes. Quant à la face concave du foie, elle peut être atteinte par les armes qui sont enfoncées vers la région épigastrique, et qui sont dirigées de gauche à droite et de bas en haut.

Lorsque la face convexe du foie a été atteinte par des armes qui ont pénétré par la partie supérieure et latérale droite de la cavité abdominale ou par les espaces intercostaux inférieurs, le blessé éprouve d'abord une douleur vive qui s'étend souvent à l'épaule droite et au larynx. Quand c'est la face concave qui a été atteinte, les douleurs aiguës se font surtout sentir vers l'appendice xiphoïde. Dans les deux cas, il survient ordinairement au bout d'un temps plus ou moins long un ictère général ou partiel, et tous les symptômes qui annoncent le développement de l'hépatite, laquelle, dans cette circonstance, peut affecter toutes ses terminaisons habituelles. Ces plaies donnent lieu quelquefois tantôt à des épanchemens sanguins dans la poitrine, tantôt dans la cavité du péritoine (Voyez plus bas : Épanchemens sanguins dans l'abdomen).

Le traitement de ces piqûres du foie est tout-à-fait celui des plaies pénétrantes de l'abdomen et celui de l'hépatite, traitement auquel on joint celui que réclame l'épanchement du sang dans le ventre ou dans la poitrine, quand cet épanchement a lieu. Les blessures du tissu du foie sont du reste fort graves, et malgré le traitement le plus énergique, il arrive très-souvent qu'elles se terminent d'une manière fâcheuse.

Les blessures de la vésicule du fiel sont rares ainsi que celles de son canal excréteur. La petitesse de ces organes rend raison de cette circonstance. Toutefois on observe encore quelquefois cette lésion qui est mortelle dans la plupart des cas, par suite de l'épanchement de la bile qui se fait dans la cavité du péritoine, et produit sur cette membrane une inflammation suraiguë qui fait promptement périr le blessé. Si la blessure pouvait être assez petite pour ne pas permettre à la bile de s'épancher, il est probable qu'elle ne se ferait reconnaître par aucun symptôme particulier, et qu'on ne pourrait que soupçonner l'accident par la situation de la plaie extérieure. Mais dans presque tous les cas connus de plaie de la vésicule biliaire, il y a eu épanchement de bile dans la cavité du péritoine, et la mort est arrivée au bout d'un temps ordinairement très-court, et quelquefois même au bout de quelques heures.

Les ressources de l'art ont toujours échoué dans ces terribles blessures.

2° Plaies de la rate.

Les blessures la rate n'ont point de signes particuliers, ce qui tient à l'ignorance dans laquelle on est des usages de ce viscère, ignorance qui nous prive du secours que pourrait offrir le trouble de ses fonctions. Aussi n'est-ce que d'après la situation de la plaie dans l'hypochondre gauche, d'après la connaissance de la profondeur à laquelle l'instrument vulnérant a pénétré, et de la direction qu'il a suivie, que l'on peut soupçonner qu'elle a été atteinte. Si la blessure de la rate est un peu étendue, et si quelques uns des vaisseaux volumineux qui entrent dans sa substance ou qui en partent ont été intéressés, il se formera nécessairement un épanchement de sang dans le péritoine, et cette circonstance ajoutera encore à la présomption, sans cependant la transformer en certitude. Les phénomènes consécutifs à la blessure de la rate sont ceux d'une inflammation obscure, quand elle se borne au viscère, d'une péritonite, quand l'inflammation s'étend à la membrane séreuse du ventre, ou enfin ceux d'un épanchement de sang.

Dans les deux premiers cas, le traitement est purement antiphlogistique ; dans le dernier, il faut y ajouter celui qui convient aux épanchemens sanguins abdominaux.

Ces blessures de la rate sont du reste fort dangereuses, et beaucoup de praticiens très-recommandables ont pensé que sans la lésion des autres viscères, elles étaient toujours mortelles par elles-mêmes à cause de la grande quantité de sang qui s'épanche dans le ventre, et de l'impossibilité d'en suspendre l'écoulement. Quelques faits sembleraient, à la vérité, confirmer ce fâcheux pronostic; mais ils ne sont point assez nombreux pour qu'on puisse en tirer une conséquence générale.

### 3° *Plaies des reins.*

Les reins peuvent être intéressés par les armes piquantes, ou piquantes et tranchantes tout à la fois, soit par leur côté antérieur, soit par leur côté postérieur. Dans le dernier cas, l'arme, pour arriver jusqu'au rein, n'a besoin que de traverser les muscles de la région lombaire, et alors, les rapports du rein avec le péritoine sont tels, que cette membrane ne sera point intéressée. Dans le premier cas, au contraire, il faut nécessairement que le péritoine ait été ouvert. Les signes qui annoncent la blessure du rein sont, outre ceux que l'on tire de la situation de la plaie extérieure, de sa profondeur et de sa direction, une douleur vive qui se propage dans toute l'étendue des voies urinaires, l'hématurie ou pissement de sang, la rétraction des testicules, enfin tous les symptômes de la néphrite. Lorsque cet organe a été atteint par sa face postérieure, outre les symptômes que nous venons d'indiquer, on voit quelquefois l'urine sortir par la plaie extérieure, et dans ce cas, si le rein n'a point été traversé de part en part, le blessé peut guérir ainsi qu'on a eu des exemples. Mais quand le péritoine a été intéressé, il se fait bientôt un épanchement d'urine dans la cavité abdominale, épanchement auquel succède une péritonite violente qui est promptement et inévitablement mortelle. Le traitement de cette blessure est purement antiphlogistique, et doit être très-énergique. Si, dans le cas de plaie à la région lombaire, on s'apercevait que l'urine eût de la peine à sortir par l'ouverture extérieure, il faudrait dilater celle-ci afin de prévenir des infiltrations urineuses dans le tissu cellulaire, et des inflammations de la nature la plus fâcheuse. Des fistules urinaires rénales sont quelquefois le résultat de ces plaies de la face postérieure du rein.

### 4° *Plaies du pancréas.*

Les plaies du pancréas n'ont point de signes particuliers. On a annoncé que l'on pouvait reconnaître cette lésion à l'écoulement d'un liquide transparent par la plaie extérieure ; mais la profondeur à laquelle l'organe est placé doit rendre cet écoulement impossible. D'ailleurs, une simple augmentation dans l'exhalation de la sérosité péritonéale suffirait pour faire croire à l'écoulement du suc pancréatique. On sent au reste que les signes de l'inflammation de cet organe blessé doivent se perdre en quelque sorte dans ceux de l'inflammation du péritoine qu'il faut nécessairement traverser jusqu'à lui. Le traitement, du reste, serait celui des plaies pénétrantes de l'abdomen.

Il en est d'autres organes abdominaux blessés comme du pancréas, ils ne présentent point de signes particuliers; tel est, par exemple, le canal thoracique, qui, suivant quelques auteurs, laisse échapper quand il est ouvert hors du temps de la digestion une lymphe sans couleur, et fournit après le repas un fluide lactiforme qui s'écoule par la plaie des parois abdominales. C'est ici évidemment le résultat d'un raisonnement, et non point de l'observation, sur laquelle il convient seulement de fonder les signes des maladies. Telle est encore la lésion de l'épiploon et du mésentère. La lésion de ce dernier repli avait été regardée comme mortelle par quelques auteurs, entre autres par *Ruysch*. Elle est grave, sans doute, à cause du grand nombre de vaisseaux et de nerfs qu'elle contient, et dont la piqûre ou la section peuvent donner lieu à des accidens nerveux ou à des épanchemens sanguins abdominaux. Mais ces symptômes sont communs à la lésion des autres viscères, et ne sont point particuliers à celle du mésentère.

### 5o *Piqûres de la vessie.*

Le vessie, profondément cachée derrière le pubis, semblerait, lorsqu'elle se trouve vide, devoir être plus que tous les autres organes abdominaux à l'abri des blessures. Cependant, même dans l'état de vacuité, elle peut être blessée par une arme piquante, ou piquante et tranchante tout à la fois, arme qui, pénétrant au dessus du pubis, serait dirigée de haut en bas et d'avant en arrière. Elle peut être aussi intéressée par ces corps vulnérans appliqués au périnée, sur les côtés du raphé, et dirigés de bas en haut et d'arrière en avant. Cet organe a été aussi blessé quelquefois dans des chutes faites sur des corps aigus qui, après avoir pénétré dans l'anus et divisé la paroi antérieure du rectum, avaient traversé son bas-fond. La vessie peut, dans ces cas, être traversée de son sommet à son bas-fond, ou de son bas-fond à son sommet, sans que le péritoine soit intéressé. Mais cette membrane est nécessairement intéressée toutes les fois que la blessure partant d'un des points que nous venons d'indiquer vient traverser la paroi postérieure du réservoir urinaire.

Quand la vessie est pleine, elle s'élève au dessus du pubis, et monte quelquefois jusqu'à l'ombilic ; alors elle peut être ouverte par tous les corps vulnérans qui pénètrent d'avant en arrière dans la cavité abdominale, entre l'ombilic et le pubis. Si la paroi antérieure de l'organe a seule été atteinte, le péritoine est encore ordinairement intact. Sa cavité, au contraire, est nécessairement ouverte, quand la plaie compromet en même temps la paroi postérieure de la vessie.

Les symptômes de la lésion de la vessie sont l'existence d'une plaie à l'hypogastre, ou au périnée, dans une des directions que nous avons indiquées, une douleur vive dans tout le trajet des voies urinaires, douleur qui, chez l'homme, se propage jusqu'au gland, et est souvent accompagnée d'érections de la verge, et d'émission d'urines rares et sanguinolentes. A ces symptômes se joignent des accidens qui diffèrent suivant la disposition particulière de l'ouverture de la vessie, et de ses rapports avec la plaie extérieure. Lorsque le péritoine est intact, que le trajet de la plaie est direct, et l'ouverture extérieure plus grande que l'ouverture intérieure, l'urine s'écoule librement au dehors, sans s'infiltrer dans le tissu cellulaire, et les blessés peuvent guérir comme ceux auxquels on a pratiqué l'opération de la taille sus ou sous-pubienne. Mais quand la plaie extérieure est fort petite et la plaie de la vessie très-grande, ou que le trajet qui conduit de l'une à l'autre n'est pas direct, alors l'urine s'infiltre dans le tissu cellulaire du bassin, du périnée, des aines ou des bourses, selon le lieu de la solution de continuité, et elle y détermine d'énormes abcès gangréneux qui détruisent le tissu cellulaire et quelquefois les tégumens, et compromettent toujours plus ou moins gravement la vie des malades; mais quand le péritoine est ouvert, un épanchement urineux dans la cavité abdominale se forme d'autant plus vite que la blessure de la vessie est plus grande, et que cet organe contient une plus grande quantité d'urine au moment de l'accident. Il ne sort alors que très-peu ou point d'urine par la plaie, et le malade ne tarde pas à succomber aux accidens d'une péritonite suraiguë.

Le traitement des plaies de la vessie consiste d'abord à prévenir l'infiltration ou l'épanchement de l'urine, en plaçant une sonde de gomme élastique à demeure dans la vessie. Cette sonde doit rester ouverte, afin que l'urine s'écoule à mesure qu'elle arrive dans la vessie. Lorsque la plaie extérieure est petite, et que la plaie de la vessie fournit beaucoup d'urine, il ne faut pas balancer à dilater la première, afin de procurer au liquide un écoulement facile. Enfin, lorsque, malgré tous ces soins, l'infiltration urineuse se forme dans le tissu cellulaire, il faut pratiquer de bonne heure, sur tous les points où le liquide se porte et produit de l'inflammation, de profondes scarifications qui ouvrent à l'urine une large voie, car on sait combien est nuisible la présence de ce liquide irritant dans le tissu cellulaire.

### 6° *Plaies des gros vaisseaux artériels et veineux contenus dans l'abdomen.*

Les blessures de l'aorte, de la veine cave inférieure, de la veine porte, et des autres grosses artères ou veines qui se trouvent dans l'abdomen, sont caractérisées par des signes propres aux hémorrhagies abondantes. ( Voir *Hémorrhagie.* ) Si l'ouverture des vaisseaux n'est point assez large pour causer la mort à l'instant même, le blessé devient très-faible, son visage est décoloré, son pouls est intermittent, son ventre se tuméfie, sans cesser d'être mou; il éprouve de l'anxiété, des syncopes, il change continuellement de position, il a des sueurs froides, il est pris de convulsions et il meurt. Quelquefois, néanmoins, lorsque c'est une veine qui est blessée, et que l'ouverture est étroite, il peut se faire que le malade se soutienne quelque temps, et même qu'il guérisse, surtout si on emploie dès les premiers temps les moyens propres à modérer ou à arrêter l'hémorrhagie intérieure. Quant à la lésion des autres vaisseaux moins considérables, elle n'a point de symptômes particuliers. Ce n'est qu'à l'époque où il s'est formé un épanchement de sang dans la cavité abdominale, que l'on peut soupçonner ou reconnaître cette complication. ( Voyez plus bas *Épanchemens sanguins abdominaux.* )

7. *Plaies de l'utérus par armes piquantes.*

L'état dans lequel se trouve la matrice influe beaucoup sur la facilité avec laquelle cet organe peut être atteint par les corps vulnérans extérieurs, ou se soustraire à leur action. Quand il est rempli par le produit de la conception, ou dilaté par la présence de quelque produit morbide, il est facilement compromis dans les blessures qui traversent la partie inférieure de la paroi antérieure de l'abdomen. Mais quand il est vide, il est beaucoup plus difficile à atteindre.

Les signes qui annoncent la lésion de l'utérus sont la situation de la plaie extérieure, la direction qu'a suivie l'arme vulnérante, une douleur vive à l'hypogastre, douleur qui se propage aux lombes, aux aines, à la vulve, aux cuisses, aux hanches, et qui est accompagnée d'un écoulement sanguin par la vulve, de dysurie, de ténesme, etc., etc.; ces symptômes sont bientôt suivis des accidens de la métrite, et très-souvent de ceux de la péritonite.

Quand la femme est enceinte, l'avortement est un des effets premiers de la blessure de la matrice. Cette affection est fort grave et doit être traitée avec beaucoup d'énergie. Le traitement est celui de la métrite : il en est de même du traitement de la contusion de l'utérus, dont nous avons omis de parler plus haut, et qui, dans le cas de grossesse, peut aller assez loin pour produire quelquefois la rupture et l'écrasement de cet organe.

8. *Plaies de l'estomac par armes piquantes.*

Il est difficile de fixer d'une manière certaine les limites hors desquelles une arme piquante qui pénètre perpendiculairement à l'épaisseur des parois abdominales ne doit pas atteindre l'estomac. Les variations infinies de volume auxquelles ce viscère est sujet, et qui dépendent non-seulement de sa plénitude ou de son état de vacuité, mais encore de dispositions tout-à-fait individuelles, rendent cette appréciation presque impossible. Cependant, en supposant cet organe tout-à-fait vide, il est douteux qu'il ne serait pas blessé, si l'arme avait pénétré au milieu de l'espace compris entre l'appendice xyphoïde et l'ombilic, et il est certain qu'il l'est quant la blessure a été faite plus haut. Quand il est plein, il peut être intéressé dans des plaies même placées au dessous de l'ombilic. Une douleur plus ou moins vive dans la région épigastrique, des vomissemens de matières alimentaires unies à une certaine quantité de sang, des vomissemens de sang pur, quelquefois des selles sanguinolentes, l'écoulement par la plaie, quand elle a une certaine largeur, d'une matière brune, aigre, semblable à celle qui est rejetée par le vomissement, tels sont les principaux symptômes qui indiquent une lésion de l'estomac par une arme piquante. A ces symptômes s'en joignent d'autres qui sont variables, tels que sueurs, frissons, horripilations, petitesse et concentration du pouls, convulsions, syncopes, etc., etc.

Que l'estomac soit vide ou plein, lorsque la plaie est très-petite et qu'aucun vaisseau considérable n'a été ouvert, il ne se fait aucun épanchement de sang dans l'abdomen, parce que l'exacte compression qu'exercent les viscères abdominaux les uns sur les autres nécessite une plaie d'une certaine étendue, pour que les matières qu'ils contiennent trouvent plus de facilité à sortir de leurs canaux ou de leurs réservoirs qu'à suivre leur route naturelle. Les bords de la petite plaie ne s'écartent point, et bientôt une adhérence entre ce point blessé et la membrane péritonéale se développant, met pour toujours un obstacle à l'épanchement.

Le traitement de pareilles blessures est donc tout-à-fait celui des plaies pénétrantes de l'abdomen. On insistera particulièrement sur les saignées, et surtout sur les moyens propres à prévenir la péritonite et la gastrite. On prescrira l'abstinence complète, non seulement des alimens, mais encore des boissons, dont on doit redouter le passage dans la cavité péritonéale. Cependant, si l'hématémèse était par trop considérable, et qu'elle ne cédât pas à la saignée, aux réfrigérans, etc., etc., on pourrait tenter l'emploi de quelques boissons astringentes en très-petite quantité, et par petits coups. Ce moyen a souvent parfaitement bien réussi.

9° *Plaies des intestins par des armes piquantes.*

Les signes de la piqûre des intestins sont plus obscurs que ceux de l'estomac. Le siége de la plaie ne prouve rien ou peu de chose, car il est peu de points du ventre où l'on ne trouve quelque portion du conduit intestinal, et il y a d'ailleurs peu de plaies pénétrantes de l'abdomen qui ne puissent être compliquées de la lésion de cet organe. Cependant toutes les parties du conduit intestinal ne sont point également exposées à l'action des corps vulnérans. C'est l'intestin grêle qui y est le plus sujet; viennent après lui, et successivement, l'arc du colon, le cœcum, les portions ascendantes et descendantes du colon, le duodénum et le rectum.

Quand la piqûre est étroite, unique, qu'il n'y a point lésion de vaisseaux, et qu'il ne s'est point fait d'épanchement de matières stercorales pour les raisons que nous avons déjà indiquées, la lésion se reconnaît à des douleurs vagues dans le ventre, à des coliques assez fortes, à des selles sanguinolentes, à une tuméfaction médiocre du ventre, et à des symptômes d'entérite et presque toujours de péritonite qui se développent promptement. Quand la plaie est petite, le même phénomène que nous avons indiqué pour l'estomac se retrouve ici, c'est-à-dire qu'il ne se fait point d'épanchement de matières stercorales et que les blessés guérissent comme s'ils avaient une plaie pénétrante simple (1). Ce traitement est absolument le même que celui de ces plaies, ainsi que nous

(1) Les plaies des intestins, considérées sous le rapport des moyens employés par la nature pour les guérir quand elles sont abandonnées à ses seules ressources, constituent une des études les plus curieuses et les plus intéressantes. Cette étude nous fournit d'ailleurs la facilité d'imiter, dans un grand nombre de cas, les moyens qui lui servent à soustraire les blessés aux accidens formidables dont ils sont menacés.

Les plaies des intestins peuvent consister en une simple piqûre, être longitudinales, et, dans ce cas, n'avoir qu'une petite étendue ou bien une fort grande. Elles peuvent être transversales, et n'intéresser qu'une fort petite partie de l'intestin, ou le quart, le tiers, la moitié, et même la totalité du viscère.

Voici ce qui arrive dans le cas où la maladie est abandonnée aux seules ressources de la nature.

Lorsqu'il y a une simple piqûre étroite, elle se referme presque aussitôt par la contraction de la tunique musculeuse de l'intestin, et par le boursouflement de sa membrane muqueuse. Il n'y a épanchement ni des matières solides, ni des matières liquides. Les gaz seuls contenus dans le tube digestif peuvent s'échapper, pénétrer dans la cavité abdominale, et donner lieu à une tympanite de peu de durée, car l'ouverture qui leur a livré passage se cicatrisant bientôt solidement, il n'y a plus issue de nouveaux gaz, et la résorption de ceux qui se sont échappés se fait promptement. Bientôt une inflammation s'empare des bords de l'ouverture, qui s'applique à quelque point du péritoine environnant, soit à celui de la paroi abdominale, soit à celui d'une portion voisine d'intestin, soit à l'épiploon, ou enfin à tout autre viscère recouvert par cette membrane séreuse. Une exsu-

l'avons dit à l'occasion des plaies de l'abdomen. Il doit
seulement être plus énergique, car la maladie pré-

dation albumineuse se fait, une adhérence solide s'établit entre ces parties,
et la guérison a lieu.

La piqûre des intestins n'est donc point aussi redoutable que le disent
les auteurs ; et la ponction de ces viscères pour en évacuer les gaz qui y
sont contenus, pour diminuer leur volume et parvenir à les réduire quand
ils sont sortis par une plaie faite aux parois abdominales, plaie trop petite
pour leur permettre de rentrer, ou dans une hernie étranglée, par exemple,
cette ponction des intestins, disons-nous, peut se faire sans donner toujours lieu au danger que signalent les auteurs. Cependant, si un intestin étranglé dans une plaie faite aux parois abdominales ou dans
une hernie, était frappé d'atonie et presque sans vie, les circonstances
heureuses pour la guérison prompte et sûre d'une piqûre de l'intestin faite à dessein ou par accident, c'est-à-dire la contraction
de la tunique musculeuse et le boursouflement de la membrane muqueuse
n'existant plus, la réduction dans le ventre de l'intestin ainsi blessé pourrait être suivie de l'épanchement des matières stercorales et de la mort du
malade, surtout si la perforation de l'intestin était un peu grande. Cependant il pourrait arriver encore ce que l'on voit quelquefois dans la réduction des hernies. Quand un intestin a un très-petit point sphacélé, et qu'il
a été imprudemment réduit dans le ventre, une portion quelconque du péritoine, de l'intestin ou de l'épiploon, placé au devant du point malade,
s'y applique, y adhère, et prévient ainsi l'épanchement.

Quand il y a une plaie longitudinale et de peu d'étendue, de quelques
lignes, par exemple, elle guérit par le même mécanisme, c'est-à-dire par
la contraction de la membrane musculeuse et le boursouflement de la
muqueuse, l'application de l'ouverture accidentelle à un point du péritoine, et l'exsudation albumineuse qui unit ensuite solidement les parties
entre elles.

Lorsque la plaie longitudinale a une plus grande étendue, elle peut encore guérir par ce même mécanisme ; mais voici ce qui arrive très-souvent.
L'épiploon recouvre entièrement la plaie, s'interpose entre ses bords, et la
réunion se fait entre eux et lui, à l'aide de l'exsudation albumineuse qui
résulte de l'inflammation, et aux dépens du tissu cellulaire placé entre les
diverses tuniques de l'intestin. L'épiploon forme alors un véritable tampon
qui bouche la plaie et se trouve souvent flottant dans l'intérieur de la cavité
digestive ; une membrane muqueuse accidentelle s'organise promptement
sur cette portion flottante de l'épiploon.

sente plus de chances d'inflammation du péritoine.

Nous aurons occasion de parler plus longuement des plaies de l'intestin et de l'estomac, quand nous traiterons des blessures faites à ces organes par des armes tranchantes. Ici nous n'avons fait que parler des piqûres simples qui

C'est à l'aide de ce mécanisme, très-aisé à concevoir, que guérissent aussi très-souvent les plaies transversales de l'intestin, qui intéressent le quart, le tiers, et même plus encore de son calibre.

Dans le cas de plaies très-considérables de l'intestin, non-seulement par des instrumens tranchans, mais même par des instrumens contondans, la guérison s'est encore effectuée par les seules forces de la nature, à l'aide de l'épiploon qui couvre toute l'étendue de la plaie, et remplace ainsi la portion de la paroi détruite.

C'est par ce mécanisme qu'on se rend raison de ces guérisons si surprenantes de malades jugés perdus sans ressource, par suite de plaies pénétrantes de l'abdomen, avec lésion soupçonnée ou reconnue des intestins par des instrumens piquans et tranchans, tels qu'une épée, un sabre ; ou contondans, tels qu'une balle qui aura traversé tout l'abdomen, une roue de voiture qui aura passé sur le ventre, un corps très-lourd tombé sur cette partie, comme une pierre, une poutre, etc., etc.

Que l'intestin soit coupé en travers totalement, ou qu'il n'y ait qu'une rupture légère, les gaz seuls s'échappent d'abord, parce que dans le premier cas, c'est-à-dire dans celui où il y a section complète, les deux bouts d'intestin s'écartent, se renversent, se contractent et ne peuvent laisser d'issue qu'aux gaz ; mais après un temps plus ou moins long, le relâchement arrive, l'épanchement se fait, et la mort en est la suite. Dans le cas où la rupture n'occupe pas tout le calibre de l'intestin, les mêmes signes, c'est-à-dire la tympanite, sont observés, et un épanchement mortel se fait, si l'interposition de l'épiploon ou du péritoine environnant n'y met obstacle et ne guérit pas la maladie, comme il a été indiqué plus haut.

Ce signe, tout-à-fait caractéristique de la rupture de l'intestin, a été observé plusieurs fois par M. Jobert, auquel est due la théorie de la guérison des plaies du canal intestinal par les seules forces de la nature ; théorie confirmée par des expériences nombreuses qu'il a faites sur des animaux vivans et par des observations intéressantes de malades.

( *Note des Rédacteurs.* )

ne produisent point d'épanchement alimentaire ou stercoral et n'exigent par conséquent aucun traitement chirurgical différent de celui des plaies pénétrantes simples de l'abdomen.

10°. *Plaies pénétrantes de l'abdomen par des armes piquantes, et compliquées de la présence de corps étrangers.*

Il est rare que les plaies pénétrantes du bas-ventre par des armes piquantes soient compliquées de la présence de corps étrangers, surtout lorsqu'elles ont lieu à la partie antérieure de l'abdomen. On n'en sera pas surpris, si l'on considère qu'une arme piquante, qui pénètre dans l'abdomen, ne pouvant guère se casser qu'autant qu'elle est arrêtée par la colonne vertébrale, il faudrait, pour qu'elle atteignît cette colonne, lorsqu'elle est dirigée de devant en arrière, qu'elle pénétrât à une profondeur à laquelle elle arrive bien rarement. On juge qu'une portion de l'arme est restée dans le ventre par l'examen de cette arme, lorsqu'on peut se la procurer, par la sensation que l'on éprouve d'un corps dur et résistant en comprimant l'abdomen avec les deux mains en différens sens, par la douleur locale que le corps étranger cause, et que la compression explorative augmente. Mais ordinairement on n'est point prévenu du séjour du corps étranger, parce que les symptômes graves qui accompagnent ces plaies n'indiquent que la lésion des viscères, et on ne s'occupe que des moyens d'y remédier, sans faire les recherches propres à faire connaître la présence du corps étranger. Au reste, il est bon d'observer que la connaissance de son séjour est rarement utile, puisqu'il est presque toujours impossible de l'extraire, et que dans le cas même où on pourrait l'ôter, s'il traverse des gros vaisseaux, ou des viscères, il y aurait du danger à en faire l'extraction, surtout à cause de l'hémorrhagie mortelle sur-le-champ, ou en peu de temps, qui en serait la suite (1). Nous avons cependant rapporté, dans le tome 1er, au chapitre qui traite des blessures par armes piquantes, l'observation d'un homme qui s'était complétement embroché avec une épée, qui lui traversait l'abdomen de part en part, auquel j'en fis l'extraction, et qui guérit très-bien. C'est aux principes posés dans ce chapitre qu'il faut s'en rapporter pour l'extraction des corps piquans introduits dans l'abdomen, par suite de plaies pénétrantes dans cette cavité.

### B. — *Plaies pénétrantes de l'abdomen par des armes tranchantes.*

Les plaies pénétrantes de l'abdomen par des armes tranchantes sont, comme celles qui sont produites par des armes piquantes, simples, c'est-à-dire bornées à l'ouverture des parois abdominales, ou bien compliquées de la lésion des viscères qui sont contenus dans cette cavité.

### 1° *Plaies pénétrantes des parois abdominales par des armes tranchantes* ( simples ).

Il n'y a point de difficultés pour reconnaître si une

(1) La nature parvient quelquefois à se délivrer seule du corps étranger. C'est ainsi qu'*Alex. Benedictus* a vu un soldat rejeter par l'anus, au bout de deux mois, le fer d'une flèche dont il avait eu le dos percé. On lit dans *Fabrice de Hilden*, qu'un jeune homme qui avait reçu à la partie antérieure gauche de l'abdomen un coup de poignard, rendit avec de très-grandes douleurs par l'anus, au bout d'un an, une portion de cet instrument, longue d'environ trois pouces.

plaie produite par arme tranchante est pénétrante ou non, comme cela se voit lorsqu'il s'agit d'une plaie étroite faite par une arme piquante. La vue, le toucher et la nature des fluides qui s'écoulent par la plaie, font aisément juger qu'il y a pénétration. Ces plaies simples, en ce qui concerne l'état des viscères, peuvent être compliquées des mêmes accidens que les plaies par armes piquantes, comme inflammation du péritoine, hémorrhagie par les vaisseaux contenus dans l'épaisseur des parois, hémorrhagie qu'il est facile d'arrêter par les moyens ordinaires, tels que compression, torsion, ligature, etc., etc. Mais il est un accident que les plaies par armes piquantes ne présentent pas, ou au moins présentent très-rarement, et qui est au contraire fort commun dans celles-ci, c'est la sortie et l'étranglement des viscères contenus dans l'abdomen.

Dans les plaies pénétrantes de l'abdomen par armes tranchantes, le pronostic est plus grave que dans celles qui sont produites par des armes piquantes. En effet, les parties étant divisées dans une plus grande largeur, les hémorrhagies sont plus à redouter, et les hernies consécutives très-communes et souvent même inévitables.

La sortie des viscères à travers les plaies produites par des armes tranchantes a lieu presque toujours quand les plaies ont une certaine étendue. De tous les organes contenus dans la cavité abdominale, l'épiploon et les intestins sont ceux qui se présentent le plus souvent ; viennent ensuite l'arc du colon, plus rarement l'estomac, encore moins les autres viscères. Quand la plaie faite aux parois abdominales est très-grande, plusieurs de ces viscères sortent à la fois, et on voit quelquefois la masse intestinale s'échapper en presque totalité. Ces viscères peuvent être sains ou lésés par l'arme tranchante; nous les supposons ici tout-à-fait intacts.

La première indication qui se présente dans ce cas, c'est de replacer sur-le-champ les viscères herniés. Après les avoir nettoyés et lavés avec soin et ménagement, on procède à leur réduction absolument comme s'il s'agissait d'une hernie étranglée que l'on opère. Quand les parties sont bien libres, cette réduction est facile. Mais quelquefois il se manifeste des obstacles qui proviennent soit du gonflement des lèvres de la plaie par l'inflammation qui s'en est emparée, soit du gonflement des parties herniées elle-mêmes (1). Il y a alors un véritable étranglement. Si on ne peut obtenir la réduction à l'aide du taxis fait avec précaution, il faut, suivant le conseil donné par tous les bons praticiens, avoir recours au débridement de la plaie. Ce débridement, qui consiste dans une incision faite dans un des points de l'épaisseur des lèvres de la plaie, doit être en général, et autant que possible, dirigé vers l'angle supérieur de la plaie, parce que la disposition aux hernies consécutives est d'autant moins marquée que la cicatrice occupe un point plus élevé de l'abdomen. Pour éviter de donner trop de

---

(1) Lorsque le gonflement des parties herniaires est déterminé par l'accumulation d'une grande quantité de gaz dans l'intestin, et qu'il n'a pas été possible de les refouler dans la masse intestinale et de réduire ces derniers dans le ventre, *A. Paré* conseillait de piquer l'intestin avec une aiguille pour les faire sortir ; *Chopart, Desault et Boyer* conseillèrent même de se servir d'un petit trois-quarts. Ce moyen est efficace sans doute ; mais malgré tout ce qui a été dit sur l'innocuité des piqûres du tube intestinal, dans ces derniers temps, et malgré les travaux intéressans de M. Jobert, surtout, sur ce sujet, ce moyen ne nous paraît pas sans danger. Ces piqûres pourraient bien laisser quelquefois échapper des liquides stercoraux, et produire une péritonite mortelle.

( *Note des Rédacteurs.* )

chances pour ces hernies consécutives, beaucoup de chirurgiens ne font d'abord de débridement que dans l'étendue d'une ligne, puis ils essaient de réduire. Si leurs essais sont infructueux, ils coupent de nouveau dans une très-petite étendue, jusqu'à ce qu'ils soient arrivés au point où la réduction puisse avoir lieu. Il est inutile de dire que cette opération doit être faite en éloignant l'instrument tranchant du trajet connu des vaisseaux. C'est assez d'avoir dit qu'elle devait être faite avec tous les ménagemens que l'on emploie dans l'opération de la hernie étranglée.

Par suite de l'étranglement qu'ont éprouvé les parties herniées, celles-ci peuvent être profondément altérées, l'épiploon ou l'intestin peuvent être gangrenés dans une étendue plus ou moins considérable ; c'est encore dans cette circonstance qu'il faut que le chirurgien se comporte comme dans le cas d'opération de hernie étranglée, compliquée de gangrène des parties herniées.

Lorsque les parties ont été réduites dans l'abdomen, le chirurgien doit s'occuper de la plaie faite aux parois de l'abdomen. On a de tout temps opposé la suture aux plaies des parois abdominales, sans doute à cause de l'impossibilité d'employer le bandage unissant qui comprime toujours plus ou moins fortement les parties sur lesquelles on l'applique, et qui ajouterait par conséquent à l'effort que font les viscères pour sortir du ventre. Cependant l'expérience a prouvé aux chirurgiens modernes que quand le tronc peut être mis dans une position telle que les bords de la plaie se rapprochent avec facilité et restent en contact, que lorsque les viscères sont à l'aise dans la cavité abdominale et ne tendent point à en sortir, que le blessé est docile, qu'il n'a ni hoquet, ni vomissement, ni toux violente, on peut se borner à l'emploi de la position, de bandelettes agglutinatives, d'un pansement simple et d'un bandage contentif peu serré, et que l'on ne doit ajouter la suture que dans des circonstances opposées à celles que nous venons d'indiquer. C'est alors à la suture enchevillée qu'il faut avoir recours. Nous l'avons décrite dans notre premier volume. Lorsque la cicatrisation des plaies des parois abdominales est achevée, on doit recommander aux blessés de porter sur la cicatrice un bandage herniaire propre à prévenir une hernie ventrale. On doit recommander au malade de porter ce bandage pendant fort long-temps, et s'il est nécessaire toute sa vie, pour prévenir cette infirmité.

*2° Plaies pénétrantes de l'abdomen par des armes tranchantes avec lésion des organes abdominaux.*

Les plaies pénétrantes de l'abdomen par des armes tranchantes sont très-souvent compliquées de la lésion des viscères qui y sont contenus. Cette lésion, considérée d'une manière générale, est accompagnée des mêmes symptômes que celles qui sont faites par des armes piquantes. Mais lorsque les plaies par armes tranchantes ont beaucoup de largeur, elles sont, toutes choses étant égales d'ailleurs, moins suivies d'épanchement dans la cavité péritonéale, parce que la grandeur de la plaie faite aux parois abdominales permet aux liquides de s'écouler au dehors à mesure qu'ils sont versés dans la cavité abdominale. La présence des corps étrangers qui compliquent quelquefois ces blessures est beaucoup plus facile à reconnaître que dans les plaies par piqûre. Il est des plaies pénétrantes qui sont compliquées de la lésion des organes contenus dans l'abdomen, et dans lesquelles il n'y a pas eu perforation du péritoine. Telles sont les plaies du périnée, des lombes, des flancs, de l'hypogastre, dans lesquelles la vessie, le rectum, les reins, le colon peuvent être blessés. Ces plaies-là ne sont jamais compliquées de la sortie des viscères, à cause des liens qui unissent aux parties voisines ceux qui correspondent à la plaie. Il en est de même de certaines plaies, dans lesquelles l'instrument, après avoir traversé un espace intercostal, parvient jusqu'au foie. Ces dernières plaies, qui au premier coup d'œil semblent intéresser la poitrine plutôt que l'abdomen, ne sont pas toujours suivies de l'inflammation du péritoine quand cette membrane n'a point été intéressée.

3º *Plaies par armes tranchantes avec hémorrhagie.*

Lorsque dans une plaie pénétrante de l'abdomen par arme tranchante, un vaisseau considérable artériel ou veineux a été ouvert, le pronostic est très-fâcheux, et la mort est souvent la suite très-prompte de l'hémorrhagie. Si le vaisseau n'a qu'un diamètre médiocre, on peut espérer que le sang cessera de couler au bout d'un certain temps. On peut même suspendre l'hémorrhagie en pratiquant une saignée assez copieuse pour amener une syncope. Les saignées sont encore utiles, lorsque l'hémorrhagie a diminué ou même cessé spontanément, pour préserver le malade du danger qui suivrait le décollement du caillot; mais alors il suffit d'entretenir la faiblesse du blessé au moyen de quelques petites saignées. Dans les plaies dont il est question, il est toujours facile de connaître s'il y a hémorrhagie, si elle augmente, si elle diminue, si elle cesse, parce que la largeur de la plaie extérieure ne permet guère au sang de séjourner dans l'abdomen. Une diète sévère, un repos absolu sont encore indispensables pour prévenir le retour de ces hémorrhagies.

4° *Plaies par armes tranchantes avec lésion des viscères abdominaux placés hors du péritoine.*

Les plaies du foie, de la rate, des reins, des parties du colon et de la vessie, situées hors du péritoine, sont moins fâcheuses que celles des autres viscères, parce que le sang, le pus et les autres liquides qui en proviennent ne s'épanchent pas dans l'abdomen, et peuvent être transmis au dehors par la plaie elle-même. Le chirurgien doit, dans ces circonstances, avoir soin de maintenir ouverte la partie inférieure de la plaie, au moyen de bandelettes de linge qu'il y introduit profondément pour favoriser l'écoulement du sang, du pus, de l'urine ou des matières fécales. Si la plaie est trop étroite, il faut l'agrandir. On joint à ces moyens les soins généraux dont il a été question à l'occasion des blessures de ces viscères par des armes piquantes. Il est du reste fort important que dans ces plaies la cicatrisation marche de l'intérieur vers l'extérieur, et que les tégumens ne se réunissent pas lorsque le fond de la plaie suppure encore. Malgré ces précautions il est fort à craindre qu'il ne reste une fistule qui s'ouvre et se ferme par intervalles, suivant que les matières rencontrent plus ou moins d'obstacles dans leur trajet. Aussi est-il très-important, lorsque le colon ou le cœcum a été blessé, de tenir le ventre libre au moyen de doux laxatifs, et d'éviter les alimens dont l'usage amène la constipation.

*5° Plaies par armes tranchantes avec lésion des épiploons.*

Les plaies pénétrantes de l'abdomen par des armes tranchantes sont très - souvent compliquées de la sortie et de la lésion de l'épiploon.

Lorsque l'épiploon est blessé, divisé, et que les vaisseaux qui entrent dans sa composition sont ouverts et fournissent du sang, il faut, avant de le réduire dans l'abdomen, arrêter cet écoulement par la torsion, le froissement ou la ligature. Quand on a employé la ligature on la maintient en dehors de l'abdomen, jusqu'à sa chute. L'épiploon repoussé dans le ventre, contracte ordinairement des adhérences avec l'intérieur des lèvres de la plaie. Ces adhérences occasionent, dans certains cas, quelques accidens, et particulièrement des douleurs et des tiraillemens dans l'abdomen et l'épigastre après les repas. Ces tiraillemens obligent même quelquefois les personnes qui en sont affectées, de se tenir courbées en devant pendant la digestion stomacale. On peut prévenir cet accident, en recommandant au blessé de maintenir le tronc droit ou même courbé en arrière pendant le temps de sa blessure ; et aussitôt que cela est possible, on lui donne des alimens faciles à digérer et peu nourrissans, afin de développer l'estomac le plus possible sans néanmoins le surcharger.

Quand l'épiploon a été étranglé pendant long-temps dans la plaie, qu'il est gangrené, ou bien que cette gangrène est survenue par suite de déchirure, de meurtrissure survenues après la sortie de l'abdomen, on conseille de retrancher cette portion gangrenée avec des ciseaux, après avoir eu bien le soin de déployer cette portion pour s'assurer qu'il n'existe pas dans sa masse quelque portion d'intestin, et de réduire le reste dans l'abdomen, après avoir touché avec un pinceau imbibé d'une liqueur astringente les vaisseaux qui fournissent le sang, afin d'éviter une hémorrhagie et un épanchement sanguin abdominal. Cette réduction n'est pas sans inconvénient, car cette hémorrhagie peut se faire. La ligature en masse ou par portions de l'épiploon, puis sa section au devant de cette ligature et sa réduction dans le ventre, en retenant les bouts de fil dans l'angle supérieur de la plaie jusqu'à sa cicatrisation, est une méthode qui est suivie quelquefois d'accidens très-graves et même de symptômes d'étranglement, aussi a-t-elle été abandonnée. Cette méthode avait aussi été proposée dans le cas où l'épiploon était sain, mais gonflé et irréductible : on retranchait cette portion herniée dans le but d'éviter un débridement, et on réduisait le reste dans le ventre. Les expériences sur les animaux vivans et la pratique ont signalé les dangers de cette manière de faire, et elle est rejetée actuellement. Il vaut mieux dans le cas de gangrène ou d'altérations de l'épiploon qui font craindre la gangrène, laisser cet épiploon au dehors et l'abandonner à la nature. Si cette portion était considérable et qu'elle répandît une odeur infecte, on la retrancherait par parties en ayant soin de ne pas couper dans le vif. L'épiploon ainsi abandonné à lui-même contracte des adhérences qui préviennent la formation consécutive des hernies, il agit, comme on l'a dit, à la manière d'un bouchon, et s'oppose à la sortie ultérieure des viscères abdominaux. On recommande au malade le repos, la diète, le silence, enfin on prend toutes les précautions possible pour qu'une nouvelle portion de l'épiploon ne s'échappe point. La partie gangrenée se détache ordinairement au bout de sept ou huit jours. Ces adhérences que contracte l'épiploon derrière la plaie, et qui gênent souvent les malades dans leurs mouvemens et l'estomac lorsqu'il est distendu, finissent par s'allonger et même se rompent quelquefois, et cela sans accident, ainsi que les auteurs en rapportent des exemples, et les malades se trouvent alors débarrassés de leurs infirmités.

6° *Plaies par armes tranchantes avec lésion de l'estomac.*

Lorsque la plaie des parois abdominales est assez large pour permettre d'apercevoir l'estomac, ou que la partie de ce viscère qui est blessée fait hernie à travers cette plaie, on reconnaît facilement la lésion et son étendue ; mais quand la plaie des parois abdominales est très-étroite, ou que la portion blessée de l'estomac est déplacée, qu'elle ne fait point hernie, on ne peut reconnaître la lésion de l'estomac que par des signes rationnels que nous avons indiqués en parlant des blessures de ce viscère par des armes piquantes. A ces accidens s'en joignent d'autres qui dépendent de la disposition de la plaie, de l'état de l'estomac et du volume des vaisseaux divisés. Que l'estomac soit vide ou plein, quand la plaie est très-petite, ou quand aucun vaisseau considérable n'a été divisé, il ne se fait point d'épanchement sanguin ni alimentaire, mais le contraire a lieu quand la plaie a une certaine étendue. Au reste, les rapports de la plaie de l'estomac avec celle des parois abdominales et leurs dimensions respectives, font varier la manière dont ces épanchemens se forment, et les suites qu'ils peuvent avoir. Quand la plaie extérieure est très-large, que la plaie de l'estomac n'a que les dimensions nécessaires pour laisser échapper les matières qu'il contient, et que ces plaies sont voisines et parallèles, les matières alimentaires et le sang, au lieu de s'épancher au dedans, s'échappent au dehors en grande partie, et l'on voit sortir par la plaie extérieure des substances semblables à celles qui sont rejetées par les vomissemens. Lorsqu'au contraire la plaie extérieure est petite, et la plaie du viscère grande, l'épanchement a lieu, ce qui développe une péritonite promptement mortelle. Si l'estomac était vide d'alimens au moment de l'accident, et s'il était seulement distendu par des gaz, ceux-ci se répandent aussi dans l'abdomen, et produisent une tympanite qui est suivie très-souvent aussi d'une péritonite.

Si la plaie de l'estomac est assez petite pour ne pas permettre aux matières de s'échapper en grande quantité, mais seulement par petites portions, il arrive que les parties voisines contractent des adhérences entre elles et avec les parois abdominales, de manière à circonscrire l'épanchement dans un petit espace. Cet épanchement devient la source d'un abcès qui se vide souvent par la plaie extérieure ou bien dans les environs. Cette terminaison si heureuse est rare, et se remarque bien moins souvent quand il s'agit d'un épanchement alimentaire que d'un épanchement sanguin.

Quand l'estomac blessé par une arme tranchante ne se présente pas à l'ouverture faite aux parois de l'abdomen, il n'y a presque rien à ajouter au traitement des plaies pénétrantes de l'abdomen que nous avons décrit, si ce n'est qu'il faut insister avec beaucoup plus de persévérance encore, sur tous les moyens de prévenir l'inflammation de l'estomac et du péritoine, et prescrire nonseulement l'abstinence complète des alimens, mais aussi celle des boissons, dont on doit redouter le passage dans la cavité du péritoine. Plus tard on supplée à la nécessité des alimens, jusqu'à ce que la guérison soit complète, par des lavemens d'abord émolliens et ensuite nourrissans. Lorsque, malgré tous les moyens employés, il se forme un épanchement rapide et considérable de matières alimentaires ou de sang, le blessé périt ordinairement en trop peu de temps pour que l'on puisse opposer à son mal les secours de la chirurgie. Mais lorsque cet épanchement est circonscrit, il faut, après avoir employé tous les moyens connus pour modérer l'inflammation dont il est l'occasion, procurer de bonne heure une issue aux liquides épanchés, afin d'éviter les accidens qui résulteraient de l'ouverture de l'abcès dans la cavité du péritoine.

Lorsque l'estomac blessé fait hernie à travers la plaie de l'abdomen, on peut agir directement sur lui. Si l'ouverture est très-petite, on n'a pas plus à craindre d'épanchement que dans le cas de plaies produites par des armes piquantes. Ces plaies étroites se réunissent d'elles-mêmes. On impose seulement au malade une diète sévère, et on combat l'inflammation par les moyens usités. On pourrait donc réduire sans danger l'estomac dans le ventre. Mais quand la plaie est un peu étendue (1), il faut avoir nécessairement recours à la suture de cette plaie. La suture, suivant les procédés de MM. *Jobert* ou *Lembert*, ou mieux encore celle que nous avons décrite (v. t. 1<sup>er</sup>), est préférable à toutes les autres, et même à celle du *Pelletier*, qui est celle dont les praticiens faisaient le plus habituellement usage avant les travaux intéressans qui ont été publiés dans ces derniers temps sur les plaies du canal intestinal (1).

(1) *Boyer* dit quand elle a plus de quatre lignes, pour l'estomac comme pour les intestins. On lira avec beaucoup d'intérêt tout ce qui est relatif aux plaies de l'estomac et des intestins dans l'ouvrage de M. *Jobert de Lamballe.*

( *Note des Rédacteurs.* )

*7° Plaies par armes tranchantes avec lésion des intestins.*

Lorsqu'une plaie attaque une portion d'instestin qui fait hernie au dehors, il est toujours facile de reconnaître cette lésion. Mais, de même que pour l'estomac, lorsque la portion intestinale blessée est cachée dans l'abdomen, et que la plaie n'est point assez large pour donner issue aux matières stercorales, on ne peut la reconnaître qu'aux signes rationnels que nous avons indiqués déjà en parlant des plaies par armes piquantes. Lorsque la portion de l'intestin blessée est restée cachée dans le ventre, et que la plaie est assez large pour donner lieu à un épanchement de matières stercorales, les suites qui en résultent sont différentes suivant la portion d'intestin qui a été blessée.

Quand c'est le duodénum qui, ainsi qu'on le sait, ne peut pas se déplacer et se présenter jamais à l'extérieur; quand c'est le cœcum, le colon ou l'intestin grêle qui sont blessés, les suites des épanchemens qui se forment, et les symptômes qui les annoncent, ainsi que le traitement qu'il convient de leur opposer, sont exactement les mêmes que ceux qui ont été indiqués lorsque nous avons décrit les plaies de l'estomac par des armes tranchantes. On voit dans quelques cas heureux très-rares, à la suite de plaies qui ont traversé toute la cavité abdominale, et blessé plusieurs anses intestinales, les parties contracter entre elles des adhérences qui préviennent les épanchemens dans le péritoine, et conserver des communications par lesquelles elles se versent l'une dans l'autre les matières qui les parcourent. Quelquefois c'est entre deux anses que ces communications s'établissent. Alors les malades, après avoir éprouvé des accidens

longs et redoutables, paraissent tout-à-fait guéris , et ne
conservent que quelques coliques ou des embarras divers
dans le cours des matières stercorales. D'autres fois c'est
entre l'intestin et la vessie qu'a lieu cette communication. Alors, quand les plaies extérieures sont cicatrisées, le blessé reste sujet à rendre des vents et
des matières fécales par la verge, et des selles dé-
layées par l'urine. Quelquefois enfin , c'est avec les
parois abdominales que l'anse intestinale blessée s'unit ,
et la plaie dégénère en une fistule ou ne guérit qu'après
avoir long-temps livré passage aux matières stercorales ; quand, au contraire , la plaie affecte le cœcum
sans ouvrir le péritoine, ou bien le rectum dans sa
partie inférieure, alors les accidens sont beaucoup
moins graves. En effet , lorsque la plaie communique directement à l'extérieur, les matières s'écoulent au dehors
sans s'épancher ; et lorsque la communication avec l'extérieur n'est pas très-facile, l'épanchement se faisant
dans le tissu cellulaire , il se borne à produire un abcès
stercoral, maladie grave sans doute, mais infiniment
moins dangereuse que les blessures qui intéressent le
péritoine, lors même qu'on peut espérer un des modes
de guérison dont nous avons parlé.

Le traitement des plaies de l'intestin consiste à prévenir l'épanchement des matières stercorales dans la cavité
péritonéale, et à combattre l'inflammation à l'aide des
procédés connus, lorsqu'elle se manifeste. Lorsque la
portion blessée de l'intestin est cachée dans le ventre, il
n'y a rien autre chose à faire que de combattre les symptômes inflammatoires et les épanchemens stercoraux ,
comme il a été dit pour les plaies de l'estomac. Quand
c'est le rectum ou le cœcum qui sont intéressés, on favorise l'écoulement par les ouvertures extérieures , en

les dilatant. Quand la portion blessée fait hernie en
dehors , on peut agir directement sur elle. Ici comme
dans les plaies de l'estomac, pour peu que la blessure ait
de l'étendue, il faut retenir cette portion de l'intestin
hernié près de la plaie, à l'aide d'un fil que l'on passe
dans le mésentère, et pratiquer la suture de cette plaie
pour la réunir. (Voir, pour la meilleure manière de pratiquer la suture des intestins, le tom. 1ᵉʳ).

C. — Plaies pénétrantes de l'abdomen par des armes<br>
contondantes , et par des armes à feu.

Les plaies pénétrantes de l'abdomen par des corps
contondans ( et nous voulons surtout parler ici des projectiles lancés par la poudre à canon ) qui frappent
l'abdomen, peuvent, comme les armes piquantes et tranchantes, se borner à ouvrir les parois de cette cavité
ou bien en même temps à léser les viscères qu'elle
contient.

1° Plaies pénétrantes de l'abdomen par des armes à feu , sans<br>
lésion des vicères abdominaux.

Les plaies pénétrantes de l'abdomen par des armes à
feu, et qui ne sont point compliquées de la lésion des
viscères abdominaux, ne présentent pas toujours des
symptômes particuliers et des indications spéciales. Elles
rentrent dans la classe de celles qui ne sont point pénétrantes ; on les traite absolument comme elles. Si elles
sont peu étendues, et qu'elles aient été débridées avec le
ménagement que nécessite cette région du corps, il est
très-rare que le gonflement inflammatoire soit porté au-
delà du degré nécessaire à la formation de la suppuration.
On arrête les hémorrhagies qui peuvent se manifester, on

extrait les corps étrangers comme dans toutes les autres régions du corps, et on a soin de combattre l'inflammation et l'étranglement qui se manifestent si communément dans ces sortes de plaies, à l'aide des moyens antiphlogistiques les plus énergiques. On conçoit que le danger de ces plaies sera d'autant plus grave que les parois abdominales seront plus largement ouvertes. C'est ainsi que l'on voit quelquefois des boulets ouvrir largement l'abdomen, sans intéresser les viscères, et détacher pour ainsi dire presque complétement les parois abdominales des points osseux où elles se fixent. Ces vastes plaies sont presque toujours mortelles.

Les balles et autres projectiles peuvent pénétrer dans l'abdomen après avoir perforé les parois abdominales sans cesser d'être enveloppées par les vêtemens qui recouvrent les blessés. Elles en sont coiffées, ainsi qu'on le dit, et en retirant avec précaution les vêtemens qu'elles ont poussés au devant d'elles, on les extrait facilement. On conçoit très-bien la manière dont ces balles ont poussés les vêtemens. Nous avons assez longuement décrit ces phénomènes dans le premier volume, pour n'avoir pas besoin de les décrire de nouveau.

A moins qu'une balle libre ne soit entrée dans la vessie, si elle a pénétré profondément dans la cavité du ventre, et si elle n'a point blessé de viscères, elle doit être regardée comme perdue, et toute perquisition faite pour la découvrir serait inutile et même dangereuse, car on pourrait avec la sonde, par exemple, crever un intestin qui n'aurait été que froissé.

Dans ce cas de balle perdue dans la cavité abdominale, on doit s'occuper seulement de prévenir l'inflammation. La présence de la balle n'empêche pas la guérison. On a beaucoup d'exemples de personnes blessées au ventre par des coups de feu, qui ont porté le reste de leur vie une balle dans cette cavité, sans éprouver aucune incommodité. Quelquefois aussi, après un temps plus ou moins long, la balle s'est frayé une route dans le conduit intestinal, et a été rendue par l'anus (1).

Est-il sage d'imiter la conduite de quelques chirurgiens qui ont été assez hardis pour faire à l'aine une contre-ouverture, dans l'espoir d'y rencontrer une balle perdue dans le bas-ventre, ou de l'y voir s'y porter dans la suite, entraînée par sa pesanteur? Ce serait une témérité, à moins qu'on ne pût raisonnablement conjecturer que la balle s'est arrêtée sur la face interne de l'os des îles, ou dans les muscles qui la recouvrent.

On conçoit à peine comment une balle peut pénétrer dans le bas-ventre sans blesser gravement aucun viscère et sans causer des accidens fâcheux; cependant, on a beaucoup d'exemples de personnes qui ont eu le bas-ventre traversé de part en part par une balle, sans qu'il soit survenu d'accidens sérieux, et qui ont toujours joui depuis d'une santé parfaite, il est probable qu'alors la balle aura glissé obliquement sur la surface des intestins, n'aura produit

---

(1) Une balle qui pénètre de haut en bas l'excavation pelvienne, tombe quelquefois sur le plancher du petit bassin, et y donne lieu à des accidens plus ou moins formidables. Dans un cas de cette espèce, *Bordenave* ayant senti une fluctuation au périnée, se décida à pratiquer une incision comme pour la lithotomie. Il en fit sortir des portions de vêtemens, une grande quantité de sang et d'urine, et enfin la balle; le blessé guérit. *Ravaton* dit avoir vu un lingot de plomb sortir par l'anus, chez un officier de marine qui avait été blessé vingt-un jours auparavant.

*Schenkius* rapporte l'histoire d'un soldat qui reçut une balle à un travers de doigt au dessus de l'estomac; elle fut rendue par les selles.

*Bilguer* dit avoir observé plusieurs cas analogues. Etc., etc.

( Note des Rédacteurs. )

sur eux qu'une contusion légère, et que les saignées et les autres moyens antiphlogistiques qu'il est de règle d'employer dans de pareils cas, auront prévenu l'inflammation (1); mais le plus ordinairement, quand une balle

(1) Sur un soldat, à Anvers, l'un de nous a vu une balle frapper le milieu des parois abdominales sur les côtés de la ligne blanche, et sortir sur les côtés du rachis, sans produire aucune espèce d'accident. Cette balle avait traversé complétement la cavité abdominale, et ne s'était point bornée à contourner ses parois, ainsi qu'il arrive quelquefois; elle avait été bien réellement pénétrante. En peu de jours ce soldat fut guéri.

Nous possédons deux faits, recueillis en juillet 1830, et qui sont à peu près pareils à celui du soldat d'Anvers. Ces deux blessés, dont l'un était à l'hôpital Beaujon et l'autre à l'Hôtel-Dieu de Paris, guérirent très-bien en peu de temps. Ils n'avaient aucune lésion aux viscères contenus dans le ventre. Il ne faut pas trop s'abuser cependant sur le mode d'action de ces *coups prétendus heureux*, qui ont traversé l'abdomen de part en part : ils peuvent avoir réellement intéressé les intestins, mais leur lésion est demeurée cachée, et est guérie par les seules forces de la nature. En effet, à la suite de l'action d'un corps contondant, il peut se former une escharre, et si elle n'est pas très étendue, au bout de cinq ou six jours elle se détache, tombe dans le canal intestinal, et la cicatrisation s'opère, par le moyen de l'épiploon ou des portions intestinales voisines. *Dufouart* avait déjà remarqué, il y a long-temps, que les escharres devaient être regardées sur les organes creux comme des espèces de bouchons, et que pendant leur existence, la nature avait le temps d'entourer les viscères d'adhérences salutaires ( *Plaies par armes à feu*, p. 272, 288. ) Les tuniques intestinales déchirées, ne se recollent pas immédiatement, dit ce chirurgien, à leurs parties congénères : elles s'agglutinent aux parties adjacentés, et leur empruntent, pour ainsi dire, la portion dont elles ont besoin pour remplacer leur perte de substance. M. *Jobert* a expliqué plus tard, comme cet auteur, le mécanisme de la guérison des intestins. Les expériences qu'il a faites sur les animaux, et ses observations sur l'homme, confirment la justesse de l'opinion de *Dufouart*, dont l'ouvrage sur les blessures par armes à feu contient une foule de choses intéressantes, au milieu d'erreurs grossières et tout-à-fait en désharmonie avec les connaissances qu'on possédait de son temps.

( Note des Rédacteurs. )

pénètre dans l'abdomen, elle y produit une forte contusion ou le déchirement d'un ou de plusieurs viscères.

2° *Plaies pénétrantes de l'abdomen par armes à feu avec lésion des viscères contenus dans cette cavité.*

Il y a de ces plaies produites par des projectiles lancés par la poudre à canon, qui ne sont susceptibles d'aucun traitement, et qui entraînent immédiatement ou presque immédiatement la mort : ce sont celles qui, causées par de gros projectiles, tels que boulets, biscaïens, éclats de bombe, etc., ont produit de vastes plaies aux parois abdominales, et de grandes déchirures à un ou plusieurs des viscères qui y sont contenus. Quoi de plus commun aux armées que ces coups de boulets qui déchirent à la fois les parois abdominales, le foie, la rate et les intestins, lesquels se trouvent réduits, pour ainsi dire, en bouillie. La mort est ici inévitable dans un court espace de temps, et les secours de la chirurgie sont tout-à-fait inefficaces. Prolonger de quelques instans la vie des malades, en arrêtant les hémorrhagies qui peuvent avoir lieu, faire quelques pansemens simplement contentifs et adoucissans, ranimer, par quelques cordiaux, les forces éteintes des malheureux blessés, voilà à peu près tout ce que peut l'homme de l'art dans ces épouvantables blessures.

D'autres plaies produites par ces mêmes projectiles, mais moins étendues, ne présentent pas un danger aussi imminent et une mort aussi prompte; mais celle-ci arrive ordinairement au bout de peu de jours par suite de l'inflammation et des épanchemens qui se font. Le traitement de ces plaies si graves consiste à réduire les parties, si leur état le permet, à extraire les

corps étrangers, s'il en existe, à tâcher de prévenir l'inflammation par tous les moyens dont on peut dispo-
ser , à donner issue aux épanchemens , etc. , etc.
Enfin on prodigue aux malades tous les soins nécessaires en pareille occasion , et comme s'ils devaient guérir ,
car on a vu quelquefois des blessés échapper à des blessures tellement graves qu'on pensait qu'elles devaient
entraîner inévitablement la mort.

Après les généralités , nous allons entrer dans le détail
de la lésion de chaque viscère, lésion qui permet un
traitement et l'espoir de guérir les blessés.

L'abdomen renferme beaucoup de viscères ; les uns
sont fixes, les autres sont mobiles. Quand les coups de
feu qui les ont atteint sont sont placés justement sur le
point de la paroi abdominale qui leur correspond , on
peut présumer qu'ils ont été touchés ; mais on n'en devient certain que lorsque les liquides particuliers qu'ils
renferment s'écoulent au dehors, et que des symptômes
particuliers et propres à leur seule lésion se déclarent.
Mais quand les viscères atteints sont mobiles, et que
l'ouverture de la plaie est étroite comme l'est ordinairement celle qui est faite par une balle, on conçoit combien
il devient difficile de s'assurer du fait.

### 3° *Plaies par armes à feu avec lésion de l'estomac.*

*L'estomac* est élevé et abaissé alternativement par le
diaphragme ; son volume varie suivant son état de vacuité et de plénitude , et suivant les habitudes sobres ou
intempérantes des individus. Aussi est-il très-difficile de
décider d'une manière positive, dès les premiers momens, s'il a été ou non blessé, lorsqu'une balle a pé-

nétré dans la région épigastrique ou dans son voisinage.

Au surplus, les plaies par armes à feu qui attaquent l'estomac sont excessivement graves, et le plus ordinairement mortelles. Le boulet ou le biscaïen qui ouvrirait ce viscère produirait bien certainement ce résultat. Mais la balle n'agit pas toujours de même. Un individu peut avoir l'estomac perforé par une balle et ne pas succomber de suite, ni au bout de quelques jours. Il peut même guérir. Une inflammation s'emparant des bords de la plaie avec perte de substance produite par la balle, fait naître des adhérences salutaires qui unissent la séreuse de l'estomac avec la séreuse pariétale, et tout épanchement étant ainsi prévenu, les antiphlogistiques, la diète absolue, le calme parfait, le repos, des pansemens simples et doux peuvent amener le malade à une guérison parfaite.

Si une balle, après avoir perforé l'estomac, était restée dans ce viscère, il ne faudrait point chercher à l'extraire. Elle serait probablement rendue tôt ou tard par les selles.

*4° Plaies par armes à feu avec lésion du duodénum.*

Le duodénum peut être atteint et traversé par une balle ; sa situation profonde et sa fixité empêchent de pouvoir reconnaître cette lésion. La nature a seule des ressources contre cette lésion : le chirurgien n'y peut rien faire.

*5° Plaies par armes à feu avec lésion de l'intestin grêle.*

L'intestin grêle est très-communément blessé par les projectiles lancés par la poudre à canon ; souvent même il l'est dans plusieurs points. Nous ne nous arrêterons pas long-temps sur les lésions produites par les boulets, les bombes ou les biscaïens. Lorsque ces projectiles, en ouvrant le ventre , blessent l'intestin grêle , la blessure est ordinairement mortelle immédiatement ou presque immédiatement. Si, néanmoins, ils avaient agi très-obliquement sur les parois abdominales , et ouvert dans une petite étendue l'intestin grêle, on pourrait attirer l'intestin blessé, si on le voyait, et le fixer au dehors , pour guérir ensuite , s'il était possible , cette ouverture par un des procédés opératoires appropriés à cette affection.

L'intestin grêle peut n'être que contus par ces boulets ou biscaïens qui agissent très-obliquement sur les parois du ventre, ou qui sont arrivés au terme de leur course. Le traitement antiphlogistique général et local employé avec énergie, les émolliens, etc., etc., peuvent alors prévenir les accidens. Mais quand la contusion a été jusqu'à une rupture un peu étendue, l'épanchement presque inévitable des matières stercorales dans la cavité du péritoine amène promptement la mort du malade.

C'est aussi ce qui arrive le plus ordinairement quand une balle pénètre dans la cavité abdominale et traverse l'intestin. Si cette balle a fait aux parois abdominales une ouverture étroite, d'une dimension égale à la sienne, il est tout-à-fait impossible de savoir au premier abord si un intestin a été blessé , et d'y remédier. La sortie des matières fécales par la plaie constitue le seul signe certain de cette lésion.

Si une balle avait largement labouré les parois abdominales et ouvert l'intestin, le chirurgien pourrait reconnaître plus aisément la lésion et y porter un remède plus efficace, ainsi qu'on le fait dans le cas de blessures par instrumens tranchans.

Dans ce cas, il faut agrandir la plaie extérieure, tenir ses bords écartés, fixer l'intestin au dehors, établir un anus artificiel, que l'on guérira plus tard, ou abandonner le malade aux seules ressources de la nature, qui, après avoir fait naître des adhérences salutaires, fixe l'intestin au dehors et préviennent tout épanchement dans le ventre ; on emploie enfin les mêmes moyens que dans les hernies avec gangrène, ou bien enfin le chirurgien, après avoir fixé l'intestin au dehors, emploie, pour guérir sa blessure, un des moyens spéciaux imaginés à cet effet, et particulièrement ceux de M. Lembert ou de M. Jobert. Nous avons exposé dans le tome premier les modifications que nous croyons utiles de faire à ces procédés.

Lorsqu'une balle a traversé l'abdomen et blessé l'intestin grêle dans une très-petite étendue, l'observation et l'expérience ont prouvé que la guérison pouvait avoir lieu avec les seules ressources de la nature qui produisait des adhérences autour de la portion contuse, autour de l'escharre, qui, en se détachant, tombait dans la cavité de l'intestin. L'épanchement est prévenu par les adhérences, et la guérison de la plaie se fait en très-peu de temps (1). Mais quand l'ouverture de l'intestin est large, et que l'épanchement s'est fait de suite en grande quantité dans la cavité abdominale, une péritonite sur-aiguë se dé-

---

(1) Les adhérences qui s'opposent efficacement à l'épanchement des matières fécales, s'organisent ordinairement avec une grande rapidité. C'est ainsi que l'on voit dans l'ouvrage de *Hunter*, sur les plaies par armes à feu, l'observation d'un jeune homme qui ayant eu, en duel, le bas-ventre traversé par un coup d'arme à feu, périt au bout de trente-six heures. A l'ouverture du cadavre, on reconnut que dans ce court espace de temps il s'était déjà formé des adhérences.

( *Note des Rédacteurs.* )

clare et emporte très-rapidement le blessé. Le chirurgien ne peut presque rien contre elle, et tous les antiphlogistiques possibles n'apportent aucun soulagement.

Une douleur vive , des coliques, des vomissemens, une faiblesse et une petitesse extrême du pouls qui se retire avec une rapidité prodigieuse : tels sont les principaux symptômes qui arrivent dans cette affreuse maladie. La faiblesse est si prompte, que le chirurgien est effrayé à l'idée seule de tirer du sang.

Les chevrotines et les plombs qui pénètrent dans la cavité de l'intestin produisent les mêmes phénomènes que les balles ; seulement, comme ces corps sont d'un moindre volume que les balles , ils font à l'intestin des ouvertures moins grandes et qui permettent à la nature de les guérir plus facilement.

*6° Plaies par armes à feu avec lésion du gros intestin. — Colon. — Cœcum.*

Le gros intestin, qui a une position assez fixe, est très-souvent aussi atteint dans les plaies par armes à feu.

Le cœcum, en particulier, présente fréquemment cette lésion. Sa disposition anatomique fait que les épanchemens de matière stercorale dans la cavité abdominale se font moins facilement que lorsque d'autres parties du tube digestif sont ouvertes. En effet, le péritoine ne le recouvrant communément qu'en partie, celle qui n'en est pas pourvue peut être blessée sans que la bouillie stercorale se trouve en contact avec la surface péritonéale. L'écoulement de cette matière se fait alors au dehors, soit à l'aine, soit au flanc ou dans la fosse iliaque externe, si l'os iliaque a été traversé , ainsi que cela s'est vu souvent.

Lorsque l'épanchement ne s'est point fait dans la cavité abdominale, les malades guérissent souvent par les seules ressources de la nature, après une inflammation plus ou moins vive, une suppuration abondante et une fistule stercorale qui dure plus ou moins long-temps, et qui quelquefois même ne tarit jamais.

Quand la plaie se trouve en avant, on doit se garder de la débrider, dans la crainte de produire un épanchement dans le ventre; mais si elle se trouve dans la fosse iliaque externe, il faut au contraire le faire largement, afin de prévenir les inflammations violentes et les fusées de pus ; on enlève les esquilles détachées, provenant de la fracture de l'os des îles, on entretient les ouvertures très-larges, afin de donner un libre écoulement aux matières, etc.

Les lésions du colon ascendant ressemblent, quant aux symptômes, aux lésions de l'intestin grêle, et les indications se trouvent les mêmes, quant au traitement. Il en est de même de celles du colon transverse, du colon descendant et du colon iliaque. Voici une observation de lésion du colon descendant par armes à feu, observation faite à l'Hôtel-Dieu, dans ces derniers temps.

### OBSERVATION.

Le nommé Périgoron (Pierre-André), fut atteint, dans la journée du 29 juillet, d'une balle qui pénétra à travers la paroi antérieure de l'abdomen, au niveau du flanc droit, et sortit en arrière par le point diamétralement opposé. Il tomba sur le coup, et fut apporté à l'hôpital. L'ouverture d'entrée de la balle était un peu plus petite que l'ouverture de sortie. Les bords en étaient contus, froissés, et un peu grisâtres ; le malade n'accusait qu'une médiocre douleur. Il ne sortait par la plaie que du sang, mais ni gaz ni matières stercorales. La situation de l'ouverture antérieure sur la paroi abdominale ne permit pas de débrider. C'eût été exposer le malade à une hernie. En arrière, les parois étant beaucoup plus épaisses, plus résistantes, on n'avait pas les mêmes accidens à redouter, et le débridenent fut fait dans le sens longitudinal. Pansement simple, cataplasme, limonade.

Le surlendemain, à la levée de l'appareil, la plaie postérieure commençait à suppurer ; elle était en bon état. La plaie antérieure était rouge, douloureuse sur les bords, qui étaient saignans et inondés en même temps d'un liquide jaune-brun, fétide, dont l'odeur était celle de matières fécales ; des gaz stercoraux s'échappaient en outre par l'ouverture de la plaie, lorsqu'on venait à presser le ventre ; le ventre était douloureux à la pression et météorisé. Des sangsues furent appliquées en grand nombre, principalement aux environs de la blessure, on mit des cataplasmes émolliens sur les plaies, et on recommanda au malade de boire peu et à petits coups, afin de ne point entretenir par la fistule un écoulement continuel qui s'opposerait à son occlusion. Le lendemain, à la levée de l'appareil, tous les linges étaient imprégnés de matières fécales, plus abondantes que la veille ; les excrémens ne sortaient presque plus par l'anus, et avaient pris presque entièrement cours par la nouvelle voie. En même-temps la plaie présentait un bourrelet assez saillant, augmentant dans les efforts d'inspiration par l'abaissement du diaphragme et par le refoulement des viscères abdominaux ; ce bourrelet parut formé par un commencement de renversement de l'intestin ; nous ne le vîmes que cette seule fois. Un stylet introduit avec ménagement par l'ouverture, arrivait dans une vaste cavité, que l'on reconnut être celle de l'intestin ; mais quelle était la portion de l'intestin ouvert ? Sa position dans le flanc gauche, l'élaboration avancée des matières qui en sortaient, la distance de quatre ou cinq heures qui séparait le moment des repas de celui des évacuations alvines, donnaient lieu de croire que le colon descendant ou l'extrémité gauche de l'arc transverse avaient été blessés.

Ces phénomènes durèrent pendant trois semaines que le malade séjourna à l'hôpital. Pendant ce laps temps, la plaie postérieure se cicatrisa presque complétement, la plaie antérieure se rétrécit, devint moins accessible au passage des matières. Celles-ci coulèrent avec moins d'abondance, et reprirent en partie leur cours par le reste de l'intestin. Les craintes que l'on avait conçues sur le développement d'une péritonite s'étaient promptement dissipées, le malade avait recouvré les forces, l'appétit. Il voulut partir et aucune instance ne put le retenir. La fistule se sera-t-elle complétement fermée d'elle-même ? et faudra-t-il plus tard recourir au procédé de M. Dupuytren pour la guérison des anus contre nature ? Quoi qu'il en soit, il eût été imprudent de tenir l'ouverture continuellement fermée dans les premiers temps, dans le but de forcer les matières à couler dans le reste de l'intestin. On aurait par là rompu sans doute toutes les adhérences qui fixaient les bords de l'ouverture intestinale au péritoine qui tapisse la paroi abdominale, et les matières, au lieu de sortir par l'ouverture faite à ses parois, se seraient épanchées dans le péritoine (1).

(1) Par les rédacteurs.

7₀ *Plaies par armes à feu avec lésion du rectum.*

Le rectum peut être blessé, soit par derrière, après une lésion primitive du sacrum, soit sur les côtés ou en avant. Il peut l'être seul ou avec la vessie, et une communication être établie entre les deux réservoirs. Dans ces cas, les matières stercorales retenues par les sphincters dans le rectum, refluent nécessairement de manière à passer continuellement par les ouvertures des plaies, ce qui les entretient pendant un temps fort long. Je pense que le meilleur moyen à employer dans ces circonstances serait de fendre largement et profondément les sphincters, de manière à donner un très-libre et très-facile écoulement aux matières stercorales à mesure qu'elles arrivent dans le rectum; alors les ouvertures accidentelles faites aux autres points du rectum se cicatriseraient bien plus promptement, puisque les matières stercorales ne s'y présenteraient plus.

Ces plaies du rectum par des balles peuvent souvent être faites sans que celles-ci pénètrent dans la cavité péritonéale. J'ai vu, en 1814, un individu qui avait reçu une balle immédiatement au dessus du pubis; la vessie avait été traversée de part en part et le rectum ouvert, sans que le péritoine ait été lésé. Nous avons eu, en 1830, l'occasion d'observer à l'Hôtel-Dieu une blessure simultanée du rectum et de la vessie, sans que la balle ait pénétré dans le péritoine.

Voici cette observation, curieuse sous plus d'un rapport.

## OBSERVATION.

Dulondel (Iréné), âgé de trente ans, fourrier au troisième régiment de l'ex-garde royale, d'une forte constitution, a été blessé le 29 juillet, à la porte Saint-Denis.

Une balle lancée d'une maison vint frapper la partie inférieure de l'abdomen au côté gauche de la ligne blanche, et faire saillie à la fesse droite, en arrière de la tubérosité de l'ischion, après avoir fracturé le pubis et l'ischion gauche, et traversé le col de la vessie et la partie inférieure du rectum, immédiatement au dessus du sphincter. On fit une incision pour extraire la balle du tissu cellulaire sous-cutané de la fesse. La plaie antérieure, de la largeur d'une pièce de deux francs, laissa dès le principe échapper des matières fécales et de l'urine; autour d'elle existait une forte ecchymose. La contre-ouverture postérieure ne tarda pas à devenir une fistule stercorale. Quant à la verge, elle ne donnait pas d'urine, de telle sorte qu'il était permis de penser que la continuité de l'urètre était interrompue. Le malade fut saigné, on lui appliqua des sangsues à plusieurs reprises, rien ne fut négligé pour les soins de propreté. Nul symptôme de péritonite ne survint. Vers le 10 août, on retira par la plaie antérieure une partie blanchâtre, recouverte par des matières urineuses et stercorales, que l'on prit pour une portion d'intestin, mais qui n'était réellement qu'une portion d'aponévrose exfoliée. Le 15 août on découvrit sous le muscle grand pectoral gauche une tumeur considérable, indolente, sans changement de couleur à la peau, et fluctuante. On ouvrit là par une simple ponction, pratiquée dans la partie la plus déclive, un énorme abcès contenant un pus bien lié. On chercha à rétablir le cours des urines par l'urètre à l'aide d'une

sonde de gomme élastique, laissée à demeure. Par cette
sonde l'urine s'écoulait limpide et transparente; les
matières stercorales sortaient en moindre quantité par
la plaie de l'hypogastre; l'abcès de la poitrine guérit
promptement. La plaie du bassin continua à fournir
une suppuration abondante; une diarrhée opiniâtre s'é-
tablit, des escarrhes se formèrent sur les parties saillantes
du corps. Le malade épuisé tomba dans le marasme, il
succomba au commencement de septembre, n'ayant jamais donné de signes de péritonite, ni d'aucune autre
inflammation intérieure. La plaie de la fesse droite était
tout-à-fait fermée.

*Autopsie quarante-deux heures après la mort.*

*Habitude extérieure.* Marasme très-avancé. Escharre
au sacrum, trace d'escharre cicatrisée sur le grand
trochanter gauche. Ouverture fistuleuse assez large en
arrière, entourée par une membrane rouge encore lisse,
et au fond de laquelle on sent des parties d'os nécrosées.

*Tête, poitrine.* Rien de remarquable.

*Abdomen.* La cavité du péritoine ne contient pas la
moindre trace de sérosité. Cette membrane est violacée
dans l'excavation pelvienne. On rencontre à peine
quelques plaques d'injection dans tout le canal intestinal. Mais dans l'S du colon et dans le rectum,
la membrane muqueuse est le siége d'une injection
capillaire d'un rouge-brun très-intense, avec quelques excoriations allongées, grisâtres, au bas du
rectum, où l'on trouve, 1° à la partie latérale gauche
et un peu en avant au dessus du sphincter ( un pouce
au dessus ), une ouverture pouvant recevoir le doigt
indicateur et qui se dirige vers la plaie du pubis, et
qui pendant la vie livrait une libre issue aux matières

stercorales; 2° une autre ouverture opposée à la précédente, et placée à la partie postérieure et droite de l'intestin, très-rétrécie, ne pouvant pas recevoir l'extrémité
du petit doigt, se dirigeait vers la plaie de la fesse par
un petit trajet rétréci et revenu sur lui-même.

La vessie est très-petite, elle ne pouvait pas contenir
un œuf de poule. Son col est tout-à-fait divisé dans sa
portion prostatique. La prostate est en partie détruite
par la suppuration. Là existe un foyer où l'on voit
1° l'ouverture du rectum, 2° l'ouverture du col de la
vessie, 3° l'ouverture de l'urètre en avant; les os ischion
et pubis gauches sont dénudés et fracturés; l'articulation
pubienne dénudée, mobile, baignée par le pus. La
partie antérieure de l'urètre est un peu injectée.

Rien de remarquable dans les vaisseaux artériels et
veineux du bassin (1).

Les plaies par armes à feu, du mésentère seul, ne sont
graves qu'à cause de l'inflammation qui peut s'emparer
du péritoine, ou des épanchemens sanguins qui peuvent
résulter de la lésion des vaisseaux contenus dans ce repli
membraneux. Nous n'avons donc pas besoin de nous en
occuper d'une manière spéciale.

Les auteurs citent des cas nombreux d'individus qui
avaient reçu des balles dans le ventre et qui s'y étaient
perdues. Ces balles ont été rendues au bout d'un temps
plus ou moins long par les selles. Ce phénomène est assez
facile à expliquer. En effet, ou bien la balle, arrivée au
terme de sa course, a pénétré dans la cavité de l'intestin,
mais n'ayant point assez de force pour aller plus loin, elle
tombe dans sa cavité et est rendue avec les matières ster-

____

(1) Observation recueillie et rédigée par M. Loir, alors interne à l'Hôtel-
Dieu.

corales ; ou bien , après avoir pénétré dans la cavité abdominale , mais sans intéresser aucun viscère , elle est restée aux environs de l'intestin , en contact avec lui : elle détermine là une inflammation avec adhérence, et s'entoure d'un kyste ; elle finit à la longue par déterminer une inflammation suppurative qui use les parois de l'intestin, tombe dans sa cavité et est rendue a'ors par l'anus.

Ces exemples sont assez communs, et les auteurs en citent un assez grand nombre.

8° *Plaies par armes à feu avec lésion du foie.*

Le foie est sujet à de fréquentes blessures par armes à feu , soit dans les combats à l'armée , soit dans les duels. Nous avons eu l'occasion d'observer plusieurs plaies du foie par armes à feu dans les journées de juillet 1830.

Le foie est dans une situation à peu près fixe. Aussi les coup de feu qui atteignent les points des parois de l'abdomen auxquels il correspond , et qui pénètrent, indiquent-ils d'une manière assez sûre la lésion de cet important viscère. Cependant les mouvemens d'élévation et d'abaissement alternatifs du diaphragme , qui l'entraîne avec lui et le déplace continuellement, peuvent être cause d'illusion , et, dans l'élévation du diaphragme, le foie, entraîné très-haut quelquefois, peut n'être pas blessé , lors même qu'une plaie pénétrante paraîtrait devoir l'atteindre inévitablement.

Quoi qu'il en soit, les blessures du foie par armes à feu peuvent atteindre soit son tissu, soit la vésicule biliaire , ou bien les conduits excréteurs de la bile.

Les boulets, en frappant l'hypochondre droit, plus ou moins obliquement, donnent lieu souvent à une contusion du foie, qui produit souvent la mort immédiatement ou presque immédiatement. D'autres fois, ce n'est qu'au bout de quelques heures que la mort arrive, et après qu'il s'est manifesté une douleur violente dans l'hypochondre droit, des vomissemens répétés, une grande faiblesse du pouls et un ictère presque subit. Enfin, si la contusion est beaucoup plus légère, il se déclare, mais plus tard, une hépatite à laquelle le malade peut succomber. En 1814 et 1815, j'ai a eu l'occasion d'observer un très-grand nombre de ces contusions du foie produites par des boulets. Dans la pratique de la chirurgie civile on observe des effets tout-à-fait semblables à ceux des boulets par le passage ou la chute de corps lourds sur la région du foie, par un coup très-violent porté sur cette région, comme un timon de voiture et surtout par un coup de pied de cheval.

Nous ne parlerons point de l'enlèvement d'une portion du foie par un boulet qui a ouvert l'abdomen, ou par un biscaïen. Ce cas, qui est mortel presque immédiatement, ne permet point d'autres secours de la part du chirurgien qu'un pansement simplement contentif. Il en est de même d'un biscaïen qui aurait pénétré dans le tissu du foie.

Quant au traitement à employer contre les contusions légères du foie et susceptibles de guérir, il est purement antiphlogistique et propre à prévenir l'hépatite qui suit presque inévitablement cette lésion.

Mais ce sont surtout les coups de balles qui sont communs dans le foie. Ces blessures sont de la dernière gravité, et le plus ordinairement elles sont mortelles au bout de peu de jours : un des blessés qu ont été reçus à l'Hôtel-Dieu dans les journées de juillet a cependant survécu vingt-trois jours à sa blessure, un autre treize jours, un troisième huit jours.

Les balles peuvent entrer dans le foie en suivant toutes les directions possibles, de haut en bas, en traversant en même temps les parois de la poitrine, et souvent alors en poussant devant elles, et dans le tissu du foie, des débris de côtes et de cartilages, ce qui complique beaucoup la blessure; ou bien elles pénètrent de bas en haut, d'avant en arrière, d'arrière en avant, de gauche à droite ou de droite à gauche.

Ces balles peuvent intéresser dans le tissu du foie les gros vaisseaux qui s'y rencontrent et produire à l'instant même une hémorrhagie mortelle. D'autres fois la balle reste dans le tissu du foie, met obstacle à l'hémorrhagie en fermant elle-même l'orifice d'un vaisseau qu'elle a ouvert. C'est ce qui rend très-dangereuse parfois l'extraction d'une balle engagée dans le foie.

L'écoulement du sang produit par une balle qui a lésé le foie peut se faire au dehors, ou bien se faire en dedans et produire ainsi un épanchement dans la cavité abdominale.

Quand le foie a été traversé par un balle de part en part, et qu'il y a deux ouvertures, ce n'est pas une chose aussi malheureuse qu'on pourrait le croire d'abord; les produits liquides et solides, le pus, le sang, les escharres, la balle enfin, ont plus de facilité à sortir, et la guérison présente plus de chances de succès.

Un pansement fait avec du cérat troué et de la charpie, des cataplasmes émolliens pour calmer la douleur et l'inflammation, des saignées générales et locales, le repos absolu, la diète et l'eau de Seltz pour modérer les vomissemens; extraire la balle, quand elle n'est point trop profondément engagée dans la substance du foie, et qu'on ne craint point une hémorrhagie : tel est le rôle que le chirurgien est appelé à remplir dans cette maladie trop souvent mortelle. Néanmoins on observe quelquefois des guérisons. En voici une observation.

### OBSERVATION.

Un malade, admis à la maison de convalescence de Saint-Cloud, avait reçu dans les journées de juillet, à la partie antérieure et supérieure de l'hypochondre droit, au dessous du rebord des fausses côtes, un coup de feu qui sortit en arrière au point correspondant. Des débris de la substance du foie et de la bile sortirent par les ouvertures. Il survint des accidens inflammatoires violens, qui furent combattus par des remèdes appropriés. La plaie resta fistuleuse pendant trois mois et demi environ, époque à laquelle ces plaies se fermèrent trop promptement, car quelques jours après (1) il se manifesta de l'oppression, de la douleur et tous les symptômes d'une collection de pus.

Les blessures du foie par armes à feu peuvent donc guérir (2), quand certaines conditions, heureuses se rencontrent pour le malade. D'ailleurs de nombreuses observations prouvent que les plaies du foie par armes blanches peuvent très-bien guérir. Ainsi, on voit des individus qui, en se battant en duel, ont reçu des coups d'épée qui ont pénétré dans le foie, et qui guérissent

(1) 25 novembre, époque à laquelle cette observation est recueillie.

(2) Les plaies du foie par des coups de feu ne sont pas toujours mortelles ainsi qu'on l'a souvent répété, même dans ces derniers temps. (*Voy.* l'ouvrage de M. Jobert *sur les plaies par armes à feu*, 1833, pag. 216.) Cet auteur prétend que les plaies par armes blanches peuvent guérir, mais que les plaies par armes à feu, de cet organe, sont toujours mortelles. M. *Larrey* a cependant cité dans ses ouvrages des observations de guérison de plaies du foie par des coups de feu. Voyez entre autres dans ses Mémoires, tom. 4, pag. 272.

( Note des Rédacteurs. )

assez promptement. D'autres succombent à des hépatites, des péritonites, des épanchemens dans l'abdomen ; d'autres échappent, après avoir eu des abcès dans l'épaisseur du foie, et même des abcès centraux, qui se vident à l'extérieur en suivant le trajet des plaies. Ces suppurations centrales sont beaucoup moins graves que les hépatites générales.

A l'autopsie des individus qui ont eu autrefois soit des plaies du foie par des armes blanches, soit des déchirures de cet organe par une cause quelconque, on trouve des cicatrices fibreuses ou fibro-celluleuses plus ou moins épaisses, de fortes adhérences du foie aux parois abdominales : états divers qui indiquent que des lésions même assez profondes du foie par causes externes peuvent guérir.

Les plaies de la vésicule du fiel, ainsi que celles des conduits cystique, hépatique et cholédoque par des coups de feu sont presque inévitablement mortelles. L'épanchement de bile qui se fait dans la cavité péritonéale produit, en peu d'instans, une péritonite sur-aiguë qui emporte avec une extrême rapidité les blessés. Les ressources de l'art, dans de pareilles circonstances, se bornent à des moyens généraux ordinairement inutiles : car de toutes les substances épanchées et capables de produire de l'irritation sur le péritoine, aucune ne jouit à un plus haut degré de cette propriété que la bile.

Il faut des circonstances très-heureuses, et malheureusement trop rares, pour que, la vésicule biliaire ayant été blessée, il ne se fasse pas d'épanchement, et par suite de péritonite mortelle. Si elle n'est que très-légèrement intéressée, et qu'une très-petite quantité de bile soit épanchée, des adhérences peuvent limiter promptement ce petit épanchement. Des abcès se forment alors et s'ouvrent à l'extérieur. Le malade peut guérir ; mais, ainsi que nous

l'avons dit, ces cas sont excessivement rares, et presque
toujours la blessure de la vésicule biliaire ou des conduits
excréteurs de la bile est suivie de la mort.

### 9° *Plaies par armes à feu avec lésion de la rate.*

La rate est exposée comme le foie aux coups de feu,
mais moins cependant que lui, à cause de son volume
qui est beaucoup plus petit. On a eu l'occasion d'en
recueillir une observation à l'Hôtel-Dieu, dans les journées de juillet

Un homme fut frappé d'un coup de feu dans l'hypochondre gauche. Il éprouva au moment de sa blessure
un écoulement de sang abondant. Il mourut au bout de
quelques jours et on trouva à l'autopsie des adhérences
qui séparaient le trajet parcouru par la balle de la cavité
de l'abdomen. La balle était restée dans le tissu de la rate.

En 1814, je vis un jeune conscrit qui reçut obliquement un coup de boulet sur l'hypochondre gauche. Une
violente douleur se fit sentir sur ce point, le malade
devint ictérique en très-peu de temps, et mourut au
bout de quelques jours. A l'autopsie on trouva la
rate réduite en une bouillie tellement diffluente qu'il
était difficile de concevoir comment le liquide qu'elle
formait ne s'était point épanché dans le ventre. Cet état
était l'effet de la contusion du boulet sur le viscère.

Une pareille lésion ne laisse encore au chirurgien pour
ressource que le traitement général.

Quant aux balles qui peuvent atteindre et pénétrer
la rate, il n'y a point de signes positifs qui indiquent
cette lésion. C'est par des signes négatifs de la blessure
des autres viscères contenus dans l'abdomen que l'on
peut établir des présomptions sur celle de la rate. Cet
organe contenant une énorme quantité de vaisseaux vo-

lumineux doit fournir promptement un épanchement considérable dans la cavité abdominale. C'est cette hémorrhagie intérieure, et l'inflammation qui résulte de la lésion du viscère ( splénite ), et celle du péritoine, qui doivent attirer l'attention du chirurgien.

10° *Plaies avec lésion du rein et des uretères.*

Les blessures du *rein* sont assez rares par des armes à feu. Le peu de volume de l'organe et la profondeur à laquelle il se trouve placé sont probablement la cause de la rareté de ce genre de blessures ; néanmoins il n'en est pas complétement à l'abri. Nous avons eu l'occasion d'en observer un cas à l'Hôtel-Dieu dans les journées de juillet 1830. Un homme reçut dans le flanc un coup de feu, la balle se perdit dans l'abdomen ; la seule ouverture d'entrée qui existait donnait issue à un liquide qui fut reconnu pour être de l'urine. Aucun accident grave ne survint et le malade sortit de l'hôpital au bout de quinze jours, étant en voie de guérison ; plus tard nous apprîmes que la plaie était tout-à-fait cicatrisée.

Ces sortes de plaies doivent devenir particulièrement dangereuses quand l'urine ne prend pas son cours au dehors. En effet, l'épanchement dans la cavité du péritoine donnerait lieu à une péritonite sur-aiguë promptement mortelle. Celui qui se ferait dans le tissu cellulaire si abondant au milieu duquel le rein se trouve placé, l'enflammerait et produirait une suppuration énorme. Le débridement de ces plaies, pour donner une issue plus facile aux liquides urinaire et purulent, est une ressource que le chirurgien ne doit point négliger, à moins que l'ouverture faite par le projectile ne soit jugée suffisante pour cela.

La lésion des *uretères* doit donner naissance aux mêmes

indications. Du reste, je n'ai jamais observé cette lésion dont il est possible cependant qu'on trouve des exemples dans les auteurs.

11° *Plaies par armes à feu avec lésion de la vessie.*

Les plaies de la vessie *par armes à feu* sont assez communes et surtout fort graves. La vessie peut être traversée de part en part, ou dans une de ses parties seulement. La balle peut enfin rester dans sa cavité. Elle peut être percée dans un point où elle est recouverte par le péritoine, et dans d'autres parties où le tissu cellulaire seul l'environne.

Quand une balle a pénétré dans la vessie après avoir traversé le péritoine, il est excessivement rare qu'il ne se fasse point un épanchement d'urine dans la cavité abdominale, épanchement suivi d'une péritonite promptement mortelle.

Les balles qui pénètrent dans la vessie par sa partie antérieure, ou par tout autre point qui n'est point recouvert par le péritoine, ne produisent point toujours des blessures mortelles, et après avoir essuyé des accidens inflammatoires provenant soit de la lésion du tissu cellulaire environnant, soit de l'épanchement de l'urine dans ce tissu, les malades peuvent guérir. Nous avons déjà parlé de la lésion simultanée de la vessie et du rectum, et du moyen que je conseille pour combattre les accidens auxquels elle donne lieu. Quant aux précédentes, l'indication qu'elles, présentent consiste principalement à éviter l'épanchement des urines, soit dans le péritoine, soit dans le tissu cellulaire environnant. C'est par l'introduction d'une sonde à demeure dans la vessie qu'on y parvient. C'est toujours par cette opération qu'on doit commencer le traitement de ces sortes de blessures. Les accidens consécutifs à la perforation de la vessie par une balle ne réclament point de traitement différent de celui que l'on emploie dans les crevasses de cette cavité, par quelque cause que ce soit.

Quand un projectile lancé par la poudre à canon, après avoir perforé la vessie, est resté dans cette cavité ( circonstance qui s'est présentée nombre de fois à l'observation des chirurgiens militaires et à la mienne), quel moyen employer pour délivrer le malade de ce corps étranger qui doit nécessairement devenir le siége d'un calcul ? Si ce sont de petites balles ou des grains de plomb qui ont pénétré dans la vessie, ces corps peuvent être expulsés spontanément au dehors par le canal de l'urètre. *Théophile Bonnet* cite l'observation d'un officier qui avait reçu un coup de pistolet au côté droit du bas-ventre, d'où la balle pénétra dans la vessie. La plaie se ferma et le blessé guérit ; mais au bout d'un certain temps il ressentit des douleurs vives semblables à celles de la pierre. Après de grands efforts, il rendit par le canal de l'urètre une balle de plomb de la grosseur d'un pois.

Mais quand il s'agit d'une balle de calibre, on ne peut espérer une issue aussi favorable. Ce projectile peut gagner le périnée, y produire un abcès gangréneux qu'on ouvre ou qui s'ouvre spontanément, et la balle se fait jour au dehors. Elle peut également passer dans l'intestin rectum après avoir usé la cloison recto-vésicale.

Si le corps étranger est de plomb, peut-on tenter de le dissoudre avec du mercure, comme a essayé de le faire *Ledran* ? Il paraît que les expériences de *Ledran* laissent des doutes sur leur exactitude et leur fidélité. Il est douteux d'ailleurs qu'une balle de fusil, dont le poids est

au moins d'une once, pût être facilement dissoute par
du mercure. Enfin ne pourrait-on pas tenter la litho-
tritie (1)?

Si on ne peut débarrasser le malade par aucun de ces
procédés spéciaux, il faut extraire nécessairement le corps
étranger. Est-ce par le point par lequel la balle est entrée, ou bien en pratiquant l'opération de la taille d'une
manière régulière? Il est difficile que la plaie faite par
la balle soit restée dans un rapport assez exact avec celle
de la vessie, pour que le chirurgien puisse conduire les
instrumens de l'une à l'autre et aller chercher la balle dans
le bas-fond de la vessie. Il faudrait souvent, pour rétablir
le parallélisme des deux ouvertures, pratiquer des débridemens qui pourraient être dangereux. Il est donc
plus convenable, surtout si les plaies sont un peu étroites
et éloignées de la région vésicale, d'avoir recours à l'o-
pération de la taille pratiquée d'une manière régulière.
Ici le chirurgien a beaucoup de procédés parmi lesquels
il peut choisir. Quant à nous, les succès nombreux que
nous avons obtenus par le procédé bilatéral nous font
sans balancer fixer notre choix sur celui-ci.

Des circonstances particulières peuvent cependant déterminer le chirurgien à recourir à une autre méthode
ou procédé, mais nous ne croyons point que ce soit ici
le moment de discuter ce point intéressant de haute pratique chirurgicale.

(1) *Ledran* prétendit avoir guéri le gouverneur de la Martinique, en faisant
parvenir dans la vessie ; à l'aide d'un entonnoir, du vif-argent qui détermina
la fusion d'un morceau de soude de plomb qui était resté dans cet organe. Ce
fait est faux, car les chirurgiens de la Martinique ont trouvé, à l'ouverture
du corps de ce gouverneur, le morceau de plomb que Ledran disait avoir
vu rendre par les urines mêlé au mercure.

*Note des Rédacteurs.*)

### 12° *Plaies avec lésion du diaphragme.*

Le diaphragme ne peut guère être lésé sans que d'autres viscères contenus soit dans la poitrine, soit dans le bas-ventre, ne soient atteints en même temps. C'est surtout dans le cas de plaies par armes à feu que cela se remarque.

Cette blessure du diaphragme donne lieu sans doute à de la difficulté dans la respiration ; mais cette difficulté se rencontrant aussi dans les blessures des viscères voisins du diaphragme, on ne peut pas compter sur ce signe comme caractéristique de la lésion de ce muscle. Quand les blessures du diaphragme ne sont point mortelles, rien n'en peut faire constater l'existence d'une manière positive.

Si les plaies du diaphragme sont graves quand elles sont produites par des armes blanches, elles le sont bien davantage quand elles sont faites par des armes à feu. On trouve quelquefois sur les cadavres d'anciennes plaies du diaphagme par des armes blanches, guéries complétement, ou dont les bords se sont cicatrisés isolément; mais nous ignorons si on a pu constater de semblables guérisons quand il s'agit de plaies par armes à feu.

Quoi qu'il en soit, le traitement de celles-ci ne présente aucune indication particulière, et le traitement général constitue la seule ressource dont peut user le chirurgien.

### D. — *Des épanchemens abdominaux suite des blessures par armes de guerre.*

Les épanchemens qui peuvent se faire dans la cavité abdominale à la suite des plaies pénétrantes de cette cavité, sont de nature variée. Du sang, des matières alimentaires, des matières stercorales, de la bile ou de l'urine : telles sont les matières qui peuvent former ces épanchemens. Déjà, en traitant des lésions des divers organes creux qui se trouvent dans l'abdomen, nous avons parlé des matières qu'ils pouvaient laisser échapper, et qui pouvaient former des épanchemens. C'est ainsi que nous avons traité de l'épanchement des alimens à la suite des blessures de l'estomac ; de l'épanchement des matières stercorales et des gaz, à la suite de la lésion des intestins ; de l'épanchement de la bile et de l'urine, à l'occasion des blessures du foie, des reins et de la vessie. Nous n'avons spécialement à traiter maintenant que de l'épanchement sanguin.

Pour qu'un liquide contenu dans un conduit s'en échappe, il faut que la force qui tend à le pousser au dehors soit supérieure à la résistance qui s'y oppose. Lorsqu'un vaisseau sous-cutané est divisé, le sang s'écoule aussitôt, parce que rien ne s'oppose d'abord à son écoulement, et que la contractilité du vaisseau qui le renferme et l'afflux d'une nouvelle quantité de sang sont deux forces qui le poussent vers le lieu le moins résistant. Il en est tout autrement lorsqu'un vaisseau d'un calibre médiocre, comme un de ceux qui sont contenus dans le mésentère, les parois de l'estomac ou des intestins, est ouvert. Ici la contractilité des conduits et l'afflux de nouveaux liquides sont contrebalancés par la résistance des organes contigus, pressés eux-mêmes entre des muscles puissans, le diaphragme d'un côté et la ceinture musculeuse des parois de l'abdomen de l'autre. *Petit* a prouvé, dans un excellent mémoire inséré parmi ceux de l'Académie, que c'est cette résistance qui est un obstacle très-grand à l'épanchement.

Toutes les fois que ces deux puissances seront égales,

l'épanchement n'aura pas lieu : à plus forte raison lorsque la résistance exercée par les viscères sera supérieure à la force qui tend à le produire. Ainsi la blessure d'une artère donnera lieu à cet accident plus souvent que celle d'une veine ; la lésion de la vessie plus souvent que celle de l'intestin, qui se contracte moins fortement. Cette force de résistance qui empêche les épanchemens contribue aussi à les suspendre lorsqu'ils se font, et qu'elle ne peut les empêcher complétement. Cette force de compression est démontrée par la circonscription de tous les épanchemens en général ; car, ainsi que *Petit* l'a démontré dans son excellent mémoire sur les épanchemens sanguins abdominaux, lorsque le sang sorti d'un vaisseau abdominal ne s'échappe pas avec trop de rapidité, il se rassemble toujours en un foyer qui se vide aussitôt, soit par la plaie elle-même, soit, ainsi qu'on l'a vu, en usant et en perforant l'intestin. Voici un exemple d'épanchement sanguin circonscrit qui s'est vidé seul par la plaie au bout de quelques jours (1).

OBSERVATION.

Dans la salle Saint-Jean, au n° 23, fut amenée, le 17 mai 1829, une jeune fille âgée de dix-neuf ans : elle venait d'être atteinte d'un coup de couteau dans l'abdomen.

(1) *John Bell*, dans son *Traité des plaies*, a développé et donné toute l'extension qu'elle méritait à la belle observation du fils de *J.-L. Petit*, sur la compression continuelle qu'exercent les parois de l'abdomen sur les viscères contenus dans cette cavité, et sur les avantages de cette compression pour prévenir les épanchemens, arrêter leurs mauvais effets, et guérir les solutions de continuité des viscères. Il s'est étendu aussi fort longuement sur les adhérences salutaires qui résultent de l'inflammation du péritoine, avec ces mêmes viscères. Ces pages de son ouvrage en forment la partie la plus intéressante et on les lira toujours avec fruit.

( *Note des Rédacteurs.*)

A son entrée à l'Hôtel-Dieu, elle était dans un état d'ivresse qui aggravait encore sa situation. Elle était pâle et presque sans pouls, quoiqu'elle n'eût perdu qu'une palette de sang environ. Elle vomit bientôt des liquides alcooliques sans mélange de sang et se plaignit de coliques qui ne furent suivies d'aucune évacuation par l'anus. Cependant l'abdomen est légèrement tendu, douloureux, surtout aux environs de la plaie, qui est située environ à deux pouces en dehors de l'ombilic du côté droit; sa longueur est d'environ un pouce, et sa direction à peu près transversale; aucun viscère ne tend à s'échapper par cette plaie, qui ne fournit pas de sang en dehors. On réunit les bords de la plaie et on les maintient affrontés au moyen d'un morceau de diachilum en forme de croix de Malte. Vu la petitesse du pouls et l'état d'ivresse dans lequel se trouvait cette femme, il ne fut pratiqué d'abord aucune saignée. On s'abstint aussi des lavemens, afin de ne pas exciter les selles, qui auraient pu donner lieu à la sortie de quelque viscère par la plaie. Le lendemain, 18 avril, les effets de l'ivresse étaient disparus, le pouls s'était relevé, le ventre médiocrement tendu présentait un peu de dureté aux environs de la plaie.

Le 19, une péritonite partielle s'était développée aux environs de la solution de continuité; le pouls était fréquent et assez fort.

Le 20, la dureté sentie derrière les parois de l'abdomen persistait toujours, mais l'application des sangsues fit disparaître la sensibilité. Cependant, au bout de huit jours, le ventre avait à peu près repris son indolence et sa souplesse; la plaie paraissait cicatrisée; mais au dessous se faisait toujours sentir une sorte de tumeur dure et circonscrite. Le neuvième jour, la cicatrice s'étant ouverte spontanément, il s'en échappa trois ou quatre cuillerées d'un sang brunâtre et altéré dans sa composition. La dureté diminua d'une manière très-sensible, de telle sorte qu'elle était entièrement disparue quelques jours après cette évacuation. La malade fut depuis de mieux en mieux. Toutes les fonctions se remplissaient avec régularité, et il y avait déjà quelques jours qu'elle se promenait, lorsqu'elle demanda à sortir, ce qui lui fut accordé un mois après son entrée (1).

L'épanchement sanguin s'opère avec une rapidité variable. Si l'hémorrhagie est considérable et rapide, le malade éprouve tous les symptômes généraux qui accompagnent les grandes pertes de sang. Il s'y joint souvent une tuméfaction subite et molle du ventre, qui, avec les symptômes généraux de l'hémorrhagie, concourt à le faire reconnaître. Dans les autres circonstances bien plus fréquentes où le sang s'épanche avec lenteur, ce n'est qu'au bout d'un certain nombre de jours qu'on peut le savoir. Sa présence ne détermine dans les premiers temps aucun accident particulier : d'abord parce qu'il n'y a qu'une petite quantité de liquide, et ensuite parce que sa nature n'a rien d'irritant, dans les premiers temps au moins, et les symptômes qu'on observe dépendent de l'inflammation dont la blessure est accompagnée. Ces premiers accidens disparaissent en général au bout de quelques jours; le sang fourni ainsi avec lenteur s'accumule ordinairement autour du vaisseau blessé, et il se répand rarement entre les circonvolutions intestinales, et forme presque toujours un seul foyer, à moins qu'il n'y ait plusieurs vaisseaux ouverts et assez éloignés les uns des autres pour

(1) Par les Rédacteurs.

former des épanchemens particuliers. Mais souvent aussi, ces épanchemens se rassemblent vers la partie inférieure et latérale du ventre ou dans la cavité du petit bassin. Le sang ainsi réuni se coagule et contracte des adhérences avec les parties voisines dont les fonctions sont alors plus ou moins gênées ou troublées. C'est au bout de cinq ou six jours que se manifestent les signes de l'épanchement, après que les accidens de la blessure ont été adoucis ou calmés. Ces signes varient suivant l'endroit où se trouve le foyer. Tantôt c'est à l'hypogastre, mais très-souvent aussi c'est au côté sur lequel le blessé s'est tenu couché. Dans certaines circonstances, c'est entre le foie et le colon, ou bien entre l'intestin et l'estomac, que se manifeste une tumeur plus ou moins volumineuse, accompagnée de tension dans le reste du ventre et de douleur, de constipation, de vomissemens et de besoins fréquens d'uriner, quand c'est l'intestin, l'estomac, la vessie que se trouvent comprimés, de la fièvre avec des frissons irréguliers, etc., etc.; tels sont les signes qui annoncent l'épanchement d'une quantité de sang assez considérable dans le ventre, et dont on ne peut guère espérer la résorption. Cette résorption ne se fait que lorsque l'épanchement est très-peu considérable. On voit quelquefois, ainsi que nous l'avons dit, le foyer sanguin s'ouvrir dans l'intestin, s'échapper par l'anus et le malade guérir ; mais ces cas sont fort rares. Le liquide sanguin finit par agir à la manière d'un corps étranger, et provoque l'inflammation des parois du foyer dans lequel il est contenu, inflammation qui se propage aux organes voisins du péritoine, et finit par faire succomber le malade.

Il faut donc donner issue à ce sang épanché aussitôt qu'on a reconnu sa présence. On attend cependant pour faire cette opération que les symptômes indiquent que le vaisseau divisé ne fournit plus de sang. Dans le cas contraire il faudrait la retarder jusqu'à ce qu'on eût acquis la certitude qu'il ne coule plus. Alors on fait dans le point le plus saillant des parois de l'abdomen une incision. Cette incision est faite avec toutes les précautions nécessaires pour prévenir l'hémorrhagie et les hernies consécutives. Le péritoine ouvert, et le liquide étant évacué, on favorise sa sortie continuelle à l'aide d'une bandelette de linge mince et effilé sur ses bords, qui prévient le recollement des bords de la plaie. On achève ensuite le pansement avec de la charpie, des compresses et un bandage de corps. Quelquefois, après avoir ouvert le péritoine, le sang ne sort pas, et un intestin se présente. Il faut, dans ce cas, le repousser doucement dans la plaie, avec précaution et rompre les adhérences, afin d'établir une route entre le foyer et la plaie extérieure. On donne au blessé une position favorable à l'écoulement du liquide; on fait de douces pressions sur l'abdomen. On peut même avoir recours à des injections émollientes et adoucissantes pour délayer le sang et favoriser sa sortie du foyer où il se trouve. On laisse pendant un certain temps la bandelette de linge dans la plaie, afin que la cicatrisation marche de l'intérieur vers l'extérieur.

### E. — *Des plaies du bassin par des armes à feu.*

Les blessures par armes à feu des parties molles et des parties osseuses du bassin sont extrêmement communes dans les combats d'armée comme dans les duels, cette partie du corps étant une de celles que l'on vise le plus pour être plus certain d'atteindre son ennemi. Il n'est donc point étonnant que, dans les journées de juillet, nous ayons eu à observer un bon nombre de ces blessures.

Les parties molles du bassin, les parties dures de cette cavité, enfin les organes qui y sont suspendus, c'est-à-dire les organes génitaux, peuvent être isolément ou simultanément affectés. Nous devons donc traiter de chacune de ces blessures.

A moins de toucher obliquement le bassin, un boulet de canon, en frappant cette cavité, déterminerait la mort immédiatement par l'épouvantable désordre qu'il y produirait. Mais il se peut qu'en frappant très-obliquement, le danger ne soit point aussi grand. Néanmoins, il produit encore d'énormes contusions, et des fractures comminutives des os coxaux. Les muscles sont réduits en bouillie, et cela quelquefois sans lésion de la peau, et la mort arrive, dans ces cas, bien avant l'époque de l'inflammation. Quand la contusion est moins profonde, les malades peuvent échapper après avoir éprouvé des accidens inflammatoires plus ou moins graves, des abcès, des fistules, etc., etc. Ils guérissent encore bien plus sûrement, quand les contusions sont légères et les fractures simples. En 1814, j'ai vu un militaire qui avait eu une portion de l'os coxal et du sacrum enlevée par un boulet qui l'avait obliquement frappé. Ce malade guérit cependant de cette affreuse mutilation, mais avec une cicatrice difforme et une grande gêne dans les mouvemens.

Le biscaïen doit produire des désordres à peu près semblables, quoique moins graves. Cependant, quand ils bornent leur action aux parties molles extérieures, ces plaies même fort étendues sont souvent curables. Quand les fractures sont simples, il y a encore possibilité de guérir.

Les balles produisent aux parties molles du bassin des plaies en gouttière et des plaies en canal. Ces plaies n'exigent pas un traitement différent de celui que nous avons tracé dans nos généralités.

Les balles se perdent quelquefois dans les parties molles extérieures du bassin, et ne peuvent jamais être retrouvées. Le chirurgien ne doit point s'obstiner à les retrouver quand elles ne déterminent point d'accidens graves.

Le bassin semblerait, par ses inégalités, par ses aspérités, peu disposé à se laisser contourner par les balles qui le frappent obliquement, ainsi que cela se remarque au crâne, à la poitrine, et même à l'abdomen. L'observation prouve le contraire, et nous avons eu dans les combats de juillet l'occasion d'observer quelques exemples de ces coups heureux pour les malades.

Un jeune homme admis à la maison de convalescence de Saint-Cloud reçut au côté droit de la hanche un coup de fusil qui sortit au côté diamétralement opposé. Il avait contourné le bassin à travers les parties molles dans sa moitié postérieure. On pouvait sentir à travers l'épaisseur des parties molles le trajet du canal qui avait été fait par la balle. Un autre individu, également admis à la maison de convalescence de Saint-Cloud, avait reçu une balle à la hanche gauche, balle qui, après avoir contourné la partie antérieure du bassin était sortie à la partie antérieure, supérieure et externe de la cuisse. Dans ces deux cas, les os n'avaient point du tout été altérés. Ces blessures des parties molles ne réclament point d'indication particulière.

Les blessures des os du bassin faites par des balles, lors même qu'elles ne sont point graves, sont au moins fort longues à guérir. Les parties d'os nécrosées, et surtout celles qui sont poussées dans le bassin, entretiennent pendant un temps extrêmement long des fistules. Un grand nombre de blessés des journées de juillet conservaient encore quatre mois après des fistules fournissant une suppuration abondante. La forme aplatie des portions nécrosées des os du bassin rend leur élimination longue et leur sortie difficile à travers les ouvertures fistuleuses.

La blessure de la crête de l'os des îles est en général peu grave, et guérit facilement. Celle qui est située dans les environs du grand trochanter est au contraire très-difficile à guérir. Les balles s'y perdent souvent, et les portions nécrosées ont beaucoup de peine à sortir. Il résulte souvent de ces blessures des fistules intarissables pendant toute la vie des blessés.

Quand les balles ont pénétré par ces points dans la cavité du bassin, et qu'elles s'y sont perdues, il n'y a rien à faire, aucune recherche à tenter, et on doit se borner aux ressources générales. Cependant si une balle, après avoir percé l'os des îles, n'était pas allée trop loin dans le bassin, qu'elle se fût fixée dans le tissu cellulaire du péritoine, ou dans les muscles psoas et iliaque, et qu'il fût possible de la reconnaître avec le doigt ou la sonde, on pourrait chercher à l'extraire; il faudrait alors augmenter l'ouverture par quelqu'un des moyens ci-devant énoncés, et même trépaner l'os, si le siége de la balle ne correspondait point à cette ouverture (1).

(1) Les os du bassin présentent une très-grande épaisseur, et contiennent surtout beaucoup de tissu spongieux, et souvent les balles y causent des gouttières ou des canaux d'une très-grande longueur. En avril 1834, nous avons observé dans le service de M. *Sanson*, à l'Hôtel-Dieu, sur le cadavre d'un des insurgés, un canal pratiqué par une balle dans l'épaisseur de l'os coxal, canal qui commençait près de l'épine postérieure et supérieure du bassin, et finissait au milieu de la fosse iliaque interne. La balle n'était point ou très-peu déformée.

( Note des Rédacteurs. )

Les blessures de la partie inférieure du bassin présentent quelquefois des particularités assez remarquables. Les balles atteignent souvent la tubérosité ischiatique, la brisent, et entretiennent là de longues fistules jusqu'à ce que tous les fragmens nécrosés soient sortis. D'autres fois elles séparent complétement la tubérosité ischiatique du reste du bassin. Tel était le cas d'un individu âgé d'environ quarante ans, reçu à l'Hôtel-Dieu dans les journées de juillet. Il avait reçu un coup de feu à la partie interne et supérieure de la cuisse ; la balle sortit près de la tubérosité ischiatique. Une inflammation violente qui se manifesta, et fut suivie d'une abondante suppuration, masqua d'abord le véritable état des choses. Un affaiblissement considérable eut lieu dans les forces du malade ; mais soutenu par de bons toniques, et en particulier par le vin de Bordeaux, il ne succomba pas. Le gonflement étant diminué, on put remarquer que la tubérosité de l'ischion était tout-à-fait séparée et tirée en bas par les muscles qui s'y insèrent. Actuellement ( quatre mois après la blessure reçue ), une suppuration assez abondante a encore lieu aux environs de la tubérosité ischiatique. Néanmoins celle-ci commence à se consolider.

*Le pubis* peut être fracturé par un projectile lancé par la poudre à canon. Lorsque la vessie n'est point affectée, le cas est beaucoup moins grave et la guérison possible. Cette lésion ne présente point d'indication différente de celles des plaies par armes à feu en général.

La lésion de la branche horizontale du pubis par les coups de feu n'est grave qu'à cause de celle des vaisseaux et nerfs cruraux qui reposent sur elle (1).

(1) Les blessures de la branche horizontale du pubis sont très-communément suivies de la perte de la balle dans l'intérieur de la cavité pelvienne

Quant à celle de la branche descendante, elle ne présente de gravité que par sa complication avec celle de gros vaisseaux, nerfs ou organes voisins, et particulièrement des organes génitaux.

F. — *Plaies du rachis par armes à feu.*

Il n'est aucune partie du corps dans laquelle les projectiles lancés par la poudre à canon, et les balles en particulier, s'égarent plus facilement et soient plus difficiles à extraire que dans la partie postérieure de la colonne vertébrale. Les nombreuses saillies osseuses qui se rencontrent là, les plans divers et inclinés formés par les muscles, les tendons et les aponévroses qu'on y trouve réfléchissent les balles dans mille directions variées. Parmi les blessés des combats de juillet, il y en a beaucoup qui ont reçu des balles dans la partie postérieure du cou, au dos et aux lombes, et chez lesquels il a été tout-à-fait impossible de les extraire, et même de les trouver, à cause des déviations considérables qu'elles ont éprouvées, des enclavemens, etc.

Si une balle logée dans la région vertébrale y était arrivée par un trajet assez direct, nul doute qu'on ne pût reconnaître sa présence et l'extraire facilement avec les pinces ou le tire-balle, après avoir fait les incisions nécessaires. On pourrait, si elle était enclavée entre les os, l'extraire avec des leviers, et surtout avec le tire-fond. Il est inutile de dire qu'il faut enlever aussi avec elle tous les autres corps étrangers, tels que les esquilles, les portions de vêtemens, etc.

où il n'est pas permis d'aller à leur recherche. Elles y restent souvent sans déterminer aucune espèce d'accident; d'autres fois elles entretiennent des fistules intarissables. Ces blessures sont souvent suivies de l'entrée dans la vessie de la balle ou d'esquilles osseuses complétement détachées du pubis.

( *Note des Rédacteurs*).

Les plaies du rachis par des armes à feu, outre les accidens inflammatoires qui leur sont communs avec toutes les autres plaies par armes à feu dans lesquelles les os sont fracassés, produisent des paralysies subites des parties situées au dessous de la blessure et particulièrement de la vessie et du rectum. Quand la moelle épininière a été atteinte, c'est seulement de la lésion de cet organe, ou des nerfs qui en partent, que les blessures de cette région tirent leur gravité. On ne doit rien négliger pour faire l'extraction de ces balles, quand elle est possible et qu'elle n'est point dangereuse, car c'est le seul moyen de faire disparaître la paralysie des membres, de la vessie et du rectum. *Vigarous* avait même, dans ce but, proposé d'appliquer une couronne de trépan sur le corps d'une vertèbre fracturée, pour relever des esquilles qui piqueraient la moelle épinière, et vider un épanchement qui se serait fait autour de cet organe.

Il est difficile de tracer des règles fixes à ce sujet. C'est au chirurgien, dans de pareilles occurrences, à choisir celui qui convient le mieux à ses vues, et à suppléer aux règles que l'art ne saurait prescrire sur tant de cas imprévus que fournit journellement la pratique.

Lorsqu'un projectile lancé par la poudre à canon a traversé le corps des vertèbres par sa partie antérieure, et qu'il a déterminé une paralysie, par suite d'une commotion, ou compression, ou contusion de la moelle épinière, le chirurgien n'a d'autre chose à faire que de condamner le blessé au repos le plus absolu au lit , à recourir aux moyens généraux, et à abandonner le blessé aux ressources de la nature, qui, dans certains cas, guérit seule des fractures de la colonne vertébrale, avec lésion plus ou moins profonde de la moelle spinale.

Quelquefois, et même très-souvent, les balles se perdent au milieu des parties molles, ou s'enclavent au milieu des os, sans qu'il soit possible de les retrouver. Il faut alors les abandonner. Il est digne de remarque que, parmi les blessés de juillet, il y en a un assez grand nombre chez lesquels on n'a pu retrouver des balles ainsi égarées, et qui n'en éprouvent aucune incommodité.

Très-communément les plaies de cette sorte ne se cicatrisent jamais complétement, et il demeure aux individus une fistule qui dure toute leur vie, ou ne cesse que lorsque les corps étrangers, esquilles, balles, etc., etc., sont expulsés.

Voici une observation de lésion du rachis qui a été observée dans les combats de juillet, à l'Hôtel-Dieu de Paris, et qui s'est terminée d'une manière assez heureuse.

### OBSERVATION.

Le nommé Louis Lassaigne est atteint, dans la journée du mercredi 29, en combattant au Louvre, d'une balle, qui pénètre dans la région des lombes, près des apophyses épineuses, au niveau de la dernière vertèbre lombaire. Aussitôt il tombe la face contre terre, et bientôt se relève seul, et marche encore depuis le Louvre jusqu'à la rue Saint-Honoré. Là ses forces l'abandonnent. Porté à une ambulance il y reçoit les premiers secours. La balle est extraite, elle n'avait pénétré qu'à un pouce et demi de profondeur. Le jour même il est transféré à l'Hôtel-Dieu. Au rapport du malade une grande quantité de sang s'écoula par la plaie au moment de la blessure. Pansement simple, deux saignées; le blessé, dès les premiers jours qui ont suivi la blessure, n'a jamais accusé de douleur dans l'abdomen, point de météorisme ni de vomissemens, mais il avait des douleurs lancinantes qui, parties du niveau des échancrures sciatiques, se propageaient tout le long des extrémités inférieures jusqu'à la maléole externe. Elles persistèrent pendant les huit premiers jours de son séjour à l'Hôtel-Dieu, augmentant pendant la nuit et quand l'atmosphère se chargeait d'humidité ; elles cédèrent à des frictions faites avec le baume tranquille pendant trois ou quatre jours. La sensibilité et la myotilité des extrémités inférieures n'ont reçu ancune atteinte ; mais il n'en est pas de même de celles de la vessie et du rectum. Dès l'instant de sa blessure le malade a perdu la faculté d'uriner volontairement. On fut obligé de le sonder d'abord plusieurs fois le jour ; depuis on lui mit une sonde à demeure. Cependant la paralysie se borne à la faculté contractile. Il sent comme avant sa blessure le besoin d'uriner, et s'efforce d'y parvenir en contractant les muscles abdominaux ; quand la vessie est fortement distendue, il urine par regorgement. Le rectum participe à cette inertie ; mais c'est une simple paresse plutôt qu'une paralysie. Les vingt-six premiers jours qui suivirent son entrée, il n'alla pas une seule fois à la selle malgré l'usage de plusieurs lavemens. Il n'éprouvait du reste aucun besoin de rendre les matières fécales ; depuis, la contractilité de l'intestin s'est un peu réveillée, il rend ses matières tous les trois jours environ, mais sans le sentir. Vient-il à marcher, à faire quelque effort violent, elles s'échappent à son insu. Du reste, les lombes, l'abdomen, les parties génitales ont conservé leur sensibilité habituelle ; la digestion s'accomplit librement, et la lésion porte uniquement sur l'innervation qui préside aux fonctions du rectum et de la vessie (1).

L'anatomie rend assez facilement compte de ces phénomènes. La vessie reçoit, comme on sait, les nerfs du

(1) Par les rédacteurs, observation rédigée au commencement de septembre 1830.

plexus formé par la partie inférieure des grands sympathiques, et les dernières paires sacrées; le plexus hypogastrique lui en envoie encore, la vessie reçoit les siens des mêmes sources, du trisplanchnique, et des plexus sacrés et hypogastrique. Bien que la balle ait pénétré un peu trop haut pour aller léser ces plexus, que la faible profondeur à laquelle on a pénétré pour l'extraire indique assez qu'elle ne s'est pas enfoncée jusque dans le petit bassin, on conçoit cependant que cette balle en atteignant une ou plusieurs branches du plexus lombaire, a pu faire ressentir ses effets à la vessie, au rectum, à la faveur des anastomoses nombreuses qui font communiquer entre eux les plexus lombaire, sacré et hypogastrique.

### G. — *Des écrasemens du ventre et du bassin.*

Les écrasemens du ventre sont peut-être plus communs encore que ceux de la poitrine; mais ils offrent ceci de remarquable que', comme les parois de cette cavité sont formés de parties susceptibles de céder, c'est moins sur elles que sur les viscères qui y sont contenus que se portent les efforts de l'écrasement. C'est ordinairement sur le foie, la rate, les intestins, la vessie, etc., etc., qu'ils ont lieu.

Le foie par son volume et sa texture friable y est plus exposé que les autres. La rate y serait encore plus sujette à cause de sa texture et de son peu de consistance, mais l'exiguité de son volume et l'abri qu'elle trouve derrière les côtes la préservent souvent. Cependant si une maladie quelconque vient accroître son volume, elle est autant que le foie exposée à l'action des violences extérieures.

Les reins sont moins exposés encore aux écrasemens

que les viscères précédens; leur situation profonde, leur petitesse et leur texture les en préservent beaucoup.

Viennent enfin les intestins, l'estomac et la vessie, dont les ruptures sont si communes par suite de pressions violentes exercées sur l'abdomen. Mais nous n'avons pas besoin de revenir sur ce que nous avons déjà dit sur ce sujet.

Les gros vaisseaux contenus dans la poitrine ou l'abdomen, tels que l'aorte, les veines caves, etc., etc., peuvent malgré leur situation profonde être, comme les viscères qui y sont aussi renfermés, atteints dans ces écrasemens. Ces lésions, soit des grosses artères, soit des grosses veines, sont bien plus fréquentes quand ces vaisseaux offrent ou des ossifications ou des dilatations. Cette dernière circonstance doit être prise en grande considération lorsque, en médecine légale, il s'agit d'apprécier les effets de violences extérieures et de faire la part qu'elles peuvent avoir eue dans la mort des sujets.

Les écrasemens du bassin sont aussi très-communs; mais ses parois, au lieu d'être formées comme celles de la poitrine de parties flexibles qui résistent ordinairement en cédant, sont solides et ne peuvent résister que par leur épaisseur et leur densité. Si la force qui agit sur les parois du bassin n'est point au dessus de leur résistance, il n'y a de lésion qu'aux parties molles, à la peau et aux muscles; mais si cette force est au dessus de la résistance des os, il en résulte des fractures plus ou moins multipliées. Si cette force s'arrête alors, les organes du bassin peuvent être intacts; mais si elle n'est pas épuisée, ces organes peuvent être plus ou moins gravement intéressés par les nombreux fragmens déplacés vers eux par suite de l'enfoncement des os des îles, du corps du pubis et de ses branches. De là résultent des déchirures de la vessie, du rectum, des épanchemens de sang, d'urine, de matières stercorales, des abcès urineux et stercoraux qui se terminent presque toujours par gangrène et entraînent la mort. Dans quelques cas de solution de continuité survenue aux os et aux parties molles, on observe une rupture des ligamens des articulations, d'où résultent des mobilités contre nature, qui, lorsque le malade échappe, ne cèdent plus ou moins complétemeut qu'au temps et aux bandages contentifs. La station et la marche sont empêchées jusqu'au rétablissement, ce qui résulte soit du défaut de base solide au bassin ou au rachis, soit du nouvel état vicieux de conformation apporté par la maladie dans ces parties. Quant au traitement de ces lésions du ventre et du bassin, nous renvoyons à ce que nous avons dit à l'occasion des contusions des organes contenus dans le ventre. Il ne présente aucune différence.

# CHAPITRE VI.

## BLESSURES DES ORGANES GÉNITAUX.

### 1₀ *Piqûres du scrotum.*

Les piqûres de la peau du scrotum ne présentent rien de particulier sous le rapport des phénomènes et du traitement. Seulement le grand nombre de nerfs qui se trouvent dans cette partie rendent ces piqûres fort douloureuses, et la laxité du tissu cellulaire rend très-faciles les infiltrations sanguines. Les applications calmantes et résolutives doivent surtout être employées dans ce genre de lésion.

### 2° *Plaies du scrotum par armes tranchantes.*

Il en est de même des plaies du scrotum produites par des armes tranchantes. Elles ne présentent absolument rien de spécial dans leurs phénomènes et leur traitement. Elles se cicatrisent généralement avec une grande rapidité.

### 3₀ *Plaies du scrotum par armes contondantes. Contusions du scrotum.*

La texture lâche du tissu cellulaire du scrotum l'expose, comme celui des paupières, à devenir le siége d'infiltrations sanguines très-considérables à l'occasion des contusions d'une intensité médiocre. Quelquefois aussi les vaisseaux de la tunique vaginale sont divisés, et l'extravasation du sang se fait même dans la cavité de cette tunique. La tumeur prend alors tous les caractères de l'épanchement ; elle constitue une des variétés de la maladie à laquelle les auteurs donnent le nom d'*hémato-cèle*. Quel que soit son siége, la tuméfaction, favorisée par la position déclive de la partie, est ordinairement très-considérable et la couleur de la peau souvent d'un violet très-foncé ou même tout-à-fait noire. Cette contusion se termine rarement par gangrène, mais souvent au contraire par une suppuration qui détruit une étendue plus ou moins considérable du tissu cellulaire et de la peau du scrotum. Le plus ordinairement les infiltrations et les épanchemens de sang dans le tissu cellulaire du scrotum se résolvent avec promptitude. Il suffit, pour obtenir cette heureuse terminaison, d'administrer convenablement le traitement que nous avons recommandé pour les fortes contusions en général, d'y joindre le repos absolu au lit, et la suspension exacte de la partie à l'aide d'un bandage approprié ou d'un suspensoir des bourses.

Ce qui vient d'être dit des contusions du scrotum est tout-à-fait applicable aux contusions des grandes et petites lèvres chez la femme; c'est-à-dire que ces organes deviennent souvent, ainsi que le scrotum chez l'homme, le siége d'ecchymoses et d'épanchemens de sang considérables; que ces organes prennent un volume énorme et une couleur livide ou tout-à-fait noire à l'occasion de coups portés sur eux avec une certaine force. Assez souvent l'inflammation qui survient se termine par un abcès ou la gangrène de la partie. Cependant le plus ordinairement le sang extravasé est absorbé en un temps assez court, et les organes reprennent promptement leur volume ordinaire. Le traitement est absolument le même que celui des autres contusions.

#### 4° *Contusions du périnée.*

Les contusions du périnée sont aussi remarquables par la facilité avec laquelle il se forme des ecchymoses profondes et étendues dans le tissu cellulaire abondant de cette partie, par les obstacles que ce tissu cellulaire engorgé apporte à l'excrétion des matières fécales et de l'urine, et par la facilité avec laquelle elles provoquent la formation d'abcès vastes et profonds. Quand l'action des armes contondantes a été violente et a eu lieu de bas en haut, il n'est pas rare de voir l'urètre déchiré laisser échapper l'urine dans le tissu cellulaire ambiant, et un abcès gangréneux être la suite de cet accident. Nous avons vu plusieurs individus chez lesquels de violens coups de pied dans le derrière, et qui avaient porté sur le périnée, avaient produit cet accident. Cela se voit souvent encore chez les individus qui tombent à cheval sur un corps un peu anguleux.

Lorsqu'il y a simple contusion, le traitement rentre tout-à-fait dans celui des contusions ordinaires; mais lorsque l'urètre est rompu, ce n'est qu'à cette maladie qu'il faut s'attacher, et l'on remédie à l'infiltration urineuse par les moyens appropriés.

#### 5° *Plaies du scrotum par des armes à feu.*

Les plaies de la peau du scrotum produites par des armes à feu ne présentent pas plus de symptômes particuliers que celles qui sont produites par des armes piquantes et par des armes tranchantes. Elles doivent être traitées comme celles qui existent dans d'autres parties du corps.

*6° Plaies du testicule par des armes piquantes et tranchantes.*

Le testicule est un organe si délicat que toutes les plaies qui l'affectent constituent généralement une lésion grave. En effet, aussitôt que la tunique albuginée est ouverte, la substance des canaux séminifères tend à faire hernie à travers les bords de la plaie, et pour peu que celle-ci soit un peu étendue, l'organe peut se vider en partie ou en totalité, et devenir ainsi tout-à-fait impropre à la fonction de la génération.

Lorsque le testicule a été blessé, une inflammation très-violente s'en empare ordinairement. Cela a surtout lieu quand la lésion est produite par une arme piquante. Le traitement à employer dans ces sortes de blessures consiste essentiellement dans tous les moyens résolutifs et antiphlogistiques connus. Il en est de même des plaies produites par des armes tranchantes.

*7° Plaies de la verge et de l'urètre par des armes piquantes et
tranchantes.*

Les plaies des corps caverneux de la verge, par des armes piquantes et par des armes tranchantes, sont remarquables par l'hémorrhagie qu'elles fournissent, lors même qu'aucun gros vaisseau n'a été ouvert. Quand cette plaie est peu profonde, elle guérit avec facilité et par les moyens ordinaires, la position, les bandelettes agglutinatives, etc., etc., et la verge remplit ensuite ses fonctions comme auparavant. Quand la section des corps caverneux, par des armes tranchantes, a été presque totale, la plaie peut guérir encore par les mêmes moyens, mais il est rare que le blessé reste apte à la génération, parce que, en général, après de semblables blessures, l'érection ne se fait plus que très-imparfaitement.

Dans d'autres circonstances la verge est entièrement tronquée ; alors l'hémorrhagie qui est fournie par le tissu érectile et par les artères qui se distribuent au membre viril, est très-abondante, et peut même devenir mortelle si l'art ne vient au secours du blessé. Une fois que l'hémorrhagie est arrètée, la plaie se cicatrise ordinairement avec promptitude, mais le blessé reste d'autant plus impropre à l'acte de la copulation et à la fécondation que le moignon de la verge est plus court.

La première indication à remplir dans les plaies des corps caverneux, c'est d'arrêter l'hémorrhagie : lorsque les vaisseaux capillaires ont été seuls intéressés, on y parvient facilement par les réfrigérans et les astringens employés avec persévérance. On éloigne ensuite du malade tout ce qui pourrait déterminer l'érection et par conséquent ramener l'hémorrhagie. Les lotions froides et l'application des moyens astringens peuvent suffire aussi dans le cas de section incomplète des corps caverneux. Mais si, malgré leur usage, l'écoulement du sang continuait, il faudrait avoir recours à la compression, à l'aide d'une bande dont on entoure la verge, et après avoir préalablement mis une sonde de gomme élastique dans l'urètre. Cette sonde a en même temps l'avantage de prévenir les obstacles à l'émission de l'urine qui résulteraient de la compression du canal.

Lorsque la verge a été complétement coupée, il faut d'abord lier les vaisseaux qui fournissent des jets de sang, ou bien avoir recours à la cautérisation. On place ensuite une sonde de gomme élastique dans le canal de l'urètre, parce que le retrait des extrémités tronquées des corps caverneux donne aux tégumens une longueur telle qu'ils se roulent en dedans et qu'ils gênent l'émission de l'urine. On termine l'appareil par quelques plumasseaux de charpie que l'on fixe à l'aide d'une compresse en croix de Malte, percée à son milieu pour laisser passer la sonde, ou de quelques compresses longuettes et d'une bande. La sonde est fixée à un suspensoir, et on garantit l'appareil du contact de l'urine par une pièce de taffetas gommé.

Il est facile de reconnaître quand l'urètre a été blessé, d'abord à la situation de la plaie et ensuite à la sortie de l'urine, chaque fois que le malade veut uriner. Lorsque ces plaies affectent une portion du canal qui est caché dans la profondeur du périnée, on les distingue de celles du bas-fond ou du corps de la vessie, en ce que dans celles-ci le malade a perdu la faculté de retenir ses urines, tandis que dans les solutions de continuité du canal il a conservé cette faculté, et que le liquide excrémentitiel ne s'échappe par la plaie que quand il veut satisfaire au besoin de le rendre. Tant que les plaies longitudinales, obliques ou transverses de l'urètre ne sont pas compliquées de perte de substance, elles guérissent pour ainsi dire d'elles mêmes, et ne demandent que des soins de propreté. Il faut toutefois ajouter à ces soins des débridemens convenables, toutes les fois que la plaie existant au périnée est disposée de manière à ce que son ouverture extérieure ne donne pas un libre écoulement au liquide urinaire, afin de prévenir l'infiltration de celui-ci dans le tissu cellulaire. Quant au contraire l'urètre a éprouvé une perte de substance, il faut faire porter une grosse sonde de gomme élastique qui s'oppose au rétrécissement du canal dans ce point affecté, et on fait usage d'un pansement simple. On peut guérir ainsi, sans rétrécissement et sans fistule, des plaies qui ont détruit une grande portion de la circonférence de l'urètre. Mais quand la perte de substance est beaucoup plus considérable , ainsi que cela se remarque souvent dans les blessures par armes à feu , la plaie devient presque toujours fistuleuse, et le malade reste affecté d'un hypospadias accidentel, à moins qu'on n'ait recours, pour guérir le blessé , à un des procédés empruntés à la rhinoplastique , procédé qui a été mis en usage , il y a déjà un certain nombre d'années , avec un grand succès, par M. Earle.

8° *Plaies de la verge et de l'urètre par les armes à feu.*

Les plaies par armes à feu des organes génitaux sont en nombre immense dans les combats réguliers aux armées; elles ont aussi été très-nombreuses à Paris dans les journées de juillet.

Un boulet ou un biscaïen, en frappant les parties génitales, peut les détruire en totalité ou presque en totalité. Nous avons eu l'occasion de voir il y a un an environ, à l'Hôtel-Dieu, un malade qui, pendant les guerres de l'empire, avait eu la verge emportée complétement à sa racine par un bicaïen.

Conserver de la verge et des autres organes génitaux la plus grande partie possible, ne rien enlever de ce qui vit encore, est un précepte que le chirurgien ne doit jamais manquer de suivre dans ces sortes de blessures. On sait combien les hommes sont affligés de la perte complète de ces organes.

La verge peut être blessée dans une plus ou moins grande étendue, une plus ou moins grande profondeur; le corps caverneux plus ou moins détruit; le canal de l'urètre ouvert dans une longueur variée.

On pourrait croire que la blessure des corps caverneux devrait être suivie d'une hémorrhagie très-grave. Cela n'est pas toujours ainsi. La balle en atteignant ces parties les cautérise pour ainsi dire. Le froissement de l'orifice des vaisseaux et l'escharre qui est à leur surface s'opposent à l'écoulement du sang , et on est rarement obligé d'avoir recours soit à la cautérisation , soit à la ligature pour y mettre obstacle. Des pansemens simples et doux, les antiphlogistiques généraux et locaux doivent être mis en usage dans ces cas , et on voit communément ces plaies marcher avec une très-grande rapidité vers la cicatrisation. Les blessures profondes des corps caverneux par des balles , accompagnées nécessairement d'une grande perte de substance , sont suivies, après la guérison, d'une difformité de la verge et d'une érection difficile ou nulle même d'un côté ou de l'autre. Tel était le cas d'un jeune homme qui fut blessé en juillet 1830.

### OBSERVATION.

L'Herbinier , âgé de vingt-un ans , marchand de légumes , reçoit le 28 juillet 1830 , une balle tirée à trente pas de distance. A peine s'il se sent frappé. Il se bat encore quelques instans ; mais bientôt il tombe et s'aperçoit, à son grand étonnement, qu'il a la verge , les bourses et et les cuisses percées d'outre en outre. La balle, entrée par la face dorsale de la verge , avait traversé toute l'épaisseur du corps caverneux droit, près de la ligne médiane, et à la moitié de la longueur de ce corps. Elle vint faire saillie dans le pli même qui sépare les bourses de l'origine de la verge, et déchira la peau de cette partie. Continuant son trajet, elle se plonge dans le scrotum , le traverse obliquement de haut en bas, d'avant en arrière, glissant dans l'intervalle compris entre les deux testicules, mais un peu plus près du droit que du gauche. Enfin , parvenue en arrière des bourses, elle glisse à travers les parties molles du périnée, entre la peau et l'urètre qu'elle laisse en dedans, pour aller se porter dans l'épaisseur de la fesse du côté gauche. Elle la perce de part en part et vient sortir enfin en arrière de cette partie. Au moment de la blessure, il sortit par les deux plaies faites à la verge une assez grande quantité de sang fourni par les corps caverneux. Quand à l'ouverture de sortie elle donnait à peine quelque gouttes de sang. Une douleur vague se faisait sentir dans tout le scrotum. La verge était complétement insensible. Toutes les parties génitales présentaient une vaste ecchymose, une teinte violacée, et un volume énorme. Porté à l'ambulance de Saint-Médéric, le blessé y resta jusqu'au lendemain. Pendant cet intervalle, pris du besoin d'uriner, il ne put le satisfaire. On le sonda six heures après la blessure, et il ne sentit l'introduction de la sonde qu'au moment où elle atteignit le bulbe de l'urètre. Il urina librement par ce secours, sans rendre de sang par l'ouverture de la verge.

Porté le jeudi matin à l'Hôtel-Dieu, on lui pratiqua deux saignées dans le cours de la journée. Le lendemain, les bourses avaient encore augmenté de volume ; elles étaient le siége d'une vaste ecchymose et d'une énorme infiltration œdémateuse. Deux incisions pratiquées sur les côtés du raphé donnèrent issue à une abondante quantité de sérosité sanguinolente, qui ne cessa d'imprégner les pièces d'appareil pendant plusieurs jours. Du dimanche au mercredi suivant, il s'écoula par l'urètre une assez grande quantité de pus, qui suintait autour de la sonde. Le malade ayant involontairement fait sortir la sonde de la vessie, s'aperçut qu'il pouvait facilement uriner sans ce secours. Elle fut dèslors supprimée, et l'écoulement puriforme cessa. Le jeudi, 12 août, la plaie du dos de la verge était presque en-

tièrement cicatrisée. Celle qui était située au point d'union
du scrotum et de la verge marchait aussi vers la guérison, quand elle devint le siége d'une hémorrhagie assez
abondante, qui se prolongea pendant trois jours et fut
enfin arrêtée par le tamponnement. Huit jours après cette
hémorrhagie, un abcès se développa dans l'épaisseur
du scrotum, au côté gauche du raphé. L'inflammation
dont cette partie était le siége, la distension des enveloppes du scrotum, résultat de l'engorgement des tissus,
causait de vives douleurs. Le testicule gauche était dur,
et fortement engorgé. On ouvrit l'abcès, et l'on en vit
sortir du pus, du sang en abondance, d'une odeur urineuse. Soupçonnant l'existence d'une fistule urétrale,
M. *Breschet* voulut remettre la sonde, mais l'absence
de l'écoulement purulent par l'urètre jetant des doutes
sur l'existence d'une communication entre l'urètre et le
foyer de l'abcès, on ajourna l'introduction de la sonde.
Le lendemain le pus avait changé de nature; l'odeur
urineuse s'était dissipée, et la plaie continua de suppurer
sans aucun mélange de sang ni d'urine. Depuis cette époque
les plaies n'ont cessé de marcher vers la guérison. Le long
trajet que la balle a parcouru, depuis son entrée dans
le scrotum jusqu'à l'ouverture située derrière la fesse, est
complétement cicatrisé. La sensibilité des parties génitales amortie d'abord par l'effet du coup de feu, l'espèce
d'asphyxie locale dont elles étaient frappées, se sont
dissipées graduellement. Le malade urine librement.
Quand la verge entre en érection, elle décrit une courbure dont la concavité, tournée à droite, répond au corps
caverneux traversé par la balle, dont la convexité correspond au corps caverneux gauche, resté sain. Le testicule gauche est encore le siége d'un engorgement que
le temps dissipera sans doute.

Ce fait est digne de fixer notre attention sous plusieurs points de vue. On ne saurait assez s'étonner, en considérant le long trajet parcouru par la balle, de l'heureux hasard qui l'a fait glisser auprès de tant d'organes importans, sans qu'elle y portât une atteinte notable. Ainsi elle a glissé entre les deux testicules, et le droit seulement a été effleuré; elle a croisé le trajet de l'urètre au niveau de la portion bulbeuse sans intéresser ce canal; aucune des artères importantes du périnée n'a paru intéressée; enfin elle n'a pas provoqué d'accidens plus graves que ne l'aurait fait un coup de feu traversant l'épaisseur d'un membre, loin des os, des gros nerfs et des gros vaisseaux.

Si nous cherchons la cause de la rétention d'urine qui dura pendant les cinq premiers jours, nous la trouvons, d'une part, dans l'état de stupeur et d'engourdissement où étaient toutes les voies urinaires; de l'autre dans l'engorgement du corps caverneux blessé, du tissu cellulaire du scrotum, engorgement qui dut comprimer l'urètre. On conçoit alors comment, ces causes se dissipant par degrés, le malade a recouvré la faculté de rendre ses urines. L'hémorrhagie qui survint quinze jours après la blessure s'explique par la chute des escharres produites par l'attrition qu'avait exercée la balle; mais la texture vasculaire de ces corps donne lieu de s'étonner que les accidens n'aient pas eu des suites plus graves. L'abcès développé dans l'épaisseur des bourses était dû sans doute à l'irritation produite par un reste d'épanchement qui avait résisté à la résorption. L'engorgement du testicule droit devait avoir lieu par suite du froissement produit par la balle. Enfin, le phénomène le plus remarquable de tous, la courbure de la verge dans l'érection, s'explique d'un côté par la perte de substance que le corps caverneux droit aura sans doute éprouvée à la suite de la chute des escharres que la balle avait produite; d'un autre côté, par l'oblitération des cellules d'une partie de ce corps caverneux; enfin, par la destruction des nerfs qui s'y rendent et ne lui laissent plus la vitalité nécessaire à la circulation du sang (1).

L'urètre peut être ouvert et détruit dans une plus ou moins grande étendue, dans une plus ou moins grande épaisseur.

Ces blessures doivent être traitées comme les plaies ordinaires de l'urètre. Une sonde sera introduite à demeure dans la vessie et la cicatrisation s'opérera dessus. Du linge fenêtré et graissé de cérat, de la charpie et des compresses, compléteront l'appareil.

Des blessures très-étendues de l'urètre, par des coups de feu, guérissent très-bien à l'aide de cette sonde fixée à demeure dans la vessie.

En 1814, un officier de santé, qui avait été blessé par un coup de feu à l'urètre, vint se faire soigner à l'Hôtel-Dieu. L'urètre était détruit dans une longueur vraiment extraordinaire. Il existait une perte de substance qui s'étendait depuis l'anus jusqu'à la racine des bourses. La perte de substance était au moins de deux pouces et demi en longueur, et de plusieurs lignes en largeur. Une sonde fut mise à demeure dans la vessie. Ce moyen seul suffit pour guérir le malade; on vit chaque jour les bords de la plaie s'avancer sur la sonde et enfin se réunir sur la ligne médiane et se cicatriser complétement. Depuis cette époque la guérison ne s'est pas démentie.

Il ne faut pas croire cependant que la sonde à demeure

(1) Par les rédacteurs.

dans la vessie soit toujours un moyen infaillible de guérison. A une certaine époque, il arrive quelquefois
qu'elle nuit plus qu'elle ne sert, on voit la cicatrisation
s'arrêter, et en l'ôtant, celle-ci se fait très-rapidement.

Un individu reçut dans les journées de juillet un coup
de feu qui lui ouvrit l'urètre à la racine de la verge. Il
fut reçu à l'Hôtel-Dieu dans le service de M. *Breschet*;
on lui mit une sonde à demeure dans la vessie; il la
conserva pendant son séjour à l'Hôtel-Dieu et à la maison
de convalescence de Saint-Cloud pendant plus de trois
mois; à cette époque il n'était pas encore guéri, car la
plaie de l'urètre subsistait encore. Pensant alors que ce
malade était du nombre de ceux auxquels la sonde nuit
dans ces cas-là plus qu'elle ne sert, je l'ôtai, et en peu
de jours la guérison se fit.

Les plaies des bourses, quand elles n'intéressent que
la peau et les couches sous-jacentes, sont peu graves
et n'exigent pas de traitement spécial. Elles guérissent
généralement très-vite; mais ces blessures acquièrent une
gravité bien plus grande quand le cordon spermatique
ou le testicule sont atteints.

9° Plaies du testicule par des armes à feu.

Quand le cordon spermatique a été coupé par une balle,
le testicule ne recevant plus de matériaux de nutritir_
doit nécessairement s'atrophier. Le chirurgien dans ce
cas doit lier les artères qui fournissent du sang, et s'occuper à calmer les accidens inflammatoires locaux et
généraux. Quant au testicule il peut le laisser au milieu
des bourses s'atrophier, ou bien l'extirper s'il est fortement endommagé.

Quand le testicule lui-même a été atteint par un projectile lancé par la poudre à canon, par un boulet de

canon ou par un biscayen, qu'il est réduit en bouillie, le
chirurgien doit simplifier la plaie en l'extirpant; mais
s'il n'a été que traversé par une balle, ou endommagé par
elle d'une manière quelconque, il doit faire tous ses
efforts pour le conserver. Les débridemens des tissus
environnans, les antiphlogistiques généraux et locaux
propres à diminuer l'inflammation locale et l'énorme
tuméfaction qui survient, des pansemens appropriés peuvent conserver cet organe important. Quand la perte
de substance qu'il a éprouvée n'est pas très-considérable,
cet accident ne nuit même pas d'une manière sensible à
ses fonctions.

Quelquefois les blessures du testicule par armes à feu
sont suivies de fistules de cet organe. En voici une observation recueillie, en 1819, à l'Hôtel-Dieu de Paris.

### OBSERVATION.

Le nommé Bidault (François), bijoutier, rue de
Bercy, n° 8, entra à l'Hôtel - Dieu le 19 mars 1819.
Il reçut, étant militaire en 1810, une blessure par
arme à feu, qui intéressa une partie du scrotum et sans
aucun doute une portion du testicule du côté droit. Il en
résulta, d'après le rapport du malade, une tuméfaction
énorme de tout le scrotum, et une large plaie fournissant
une grande quantité de suppuration, pour laquelle il
resta un mois à l'hôpital; le traitement n'offrit, à ce qu'il
paraît, rien de particulier, et ne se composa que de
pansemens simples. Lorsqu'il sortit, la plaie n'était
pas entièrement cicatrisée, et ne l'a jamais été depuis : il est toujours resté une petite ouverture par
laquelle suinte une petite quantité de liquide. Cet homme,
retiré du service, continua à jouir d'une bonne santé,
se maria, eut même trois enfans de sexe différent. Ayant

eu occasion de montrer sa blessure à un médecin, celui-ci lui conseilla de venir à l'Hôtel-Dieu. Nous trouvâmes les parties dans l'état suivant. A la partie postérieure et inférieure du scrotum, du côté droit, existe une cicatrice étroite et enfoncée, entourée de bourrelets de rides rayonnées formées par les plis du scrotum et disposée comme on dit *en cul de poule*. Sur cette cicatrice se voit une petite ouverture fistuleuse arrondie, entourée d'un bourrelet étroit, dur et de couleur blanchâtre. Un stylet introduit s'y enfonce à la profondeur de trois à quatre lignes seulement, et paraît se rendre dans la substance même du testicule, qui est lui-même dur, adhérent à la cicatrice au bas du scrotum et un peu moins volumineux que celui du côté opposé. Par cet orifice, suinte habituellement un liquide, blanchâtre, séreux, visqueux, qui n'a aucun des caractères de l'urine, et dont l'odeur ne peut faire méconnaître le sperme. La quantité qui s'en écoule pendant vingt-quatre heures peut être évaluée à quinze ou vingt gouttes à peu près ; il y a des jours où l'écoulement est presque d'une cuillerée, d'autres où il n'est que de trois à quatre gouttes ; mais le malade n'a point fait de remarque sur le rapport qui pourrait exister entre la quantité du liquide sécrété et ses alimens, ses exercices, les saisons, les températures, etc.

On essaya de raviver ou plutôt de détruire le trajet fistuleux organisé, en y introduisant un petit cône de nitrate d'argent ; mais ces introductions, très-douloureuses pour le malade, ne supprimèrent pas l'écoulement. Il ne restait d'autre parti à prendre que d'enlever toute la portion de peau qui recouvrait les tissus sous-jacent, et qui concourait à la formation de la fistule, mais l'incommodité que le malade éprouvait était légère, et il ne voulut pas se décider à cette opération, de sorte qu'il sortit de l'Hôtel-Dieu comme il y était entré.

---

Après avoir traité des blessures par armes de guerre dans chaque région du tronc, notre intention avait été de terminer cet ouvrage par la description des blessures de chaque région des membres supérieurs et inférieurs. Mais nous nous sommes aperçus que ce serait faire une inutile répétition des principes que contiennent les généralités faites dans le premier volume, l'application en étant très-facile à faire à chaque partie des membres. Nous avons donc renoncé à l'impression de cette portion des leçons de M. *Dupuytren*, pour n'en pas faire un double emploi.

FIN.

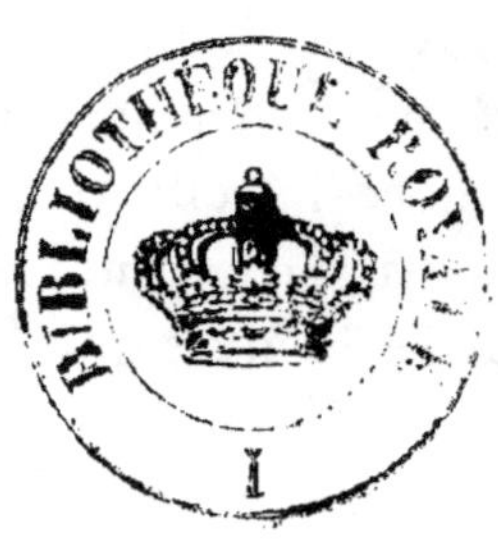

# TABLE DES MATIÈRES

## DU TOME SECOND.

### PREMIÈRE PARTIE.

#### CHAPITRE PREMIER.



#### CHAPITRE II.



#### CHAPITRE III.



#### CHAPITRE IV.



#### CHAPITRE V.

## SECONDE PARTIE.

### BLESSURES PAR ARMES DE GUERRE DANS CHAQUE RÉGION DU CORPS.

### CHAPITRE PREMIER.

## CHAPITRE II.

## CHAPITRE III.



## CHAPITRE IV.

## CHAPITRE V.

## CHAPITRE VI.



FIN DE LA TABLE.